精编肿瘤综合治疗学

高斌斌　等/主编

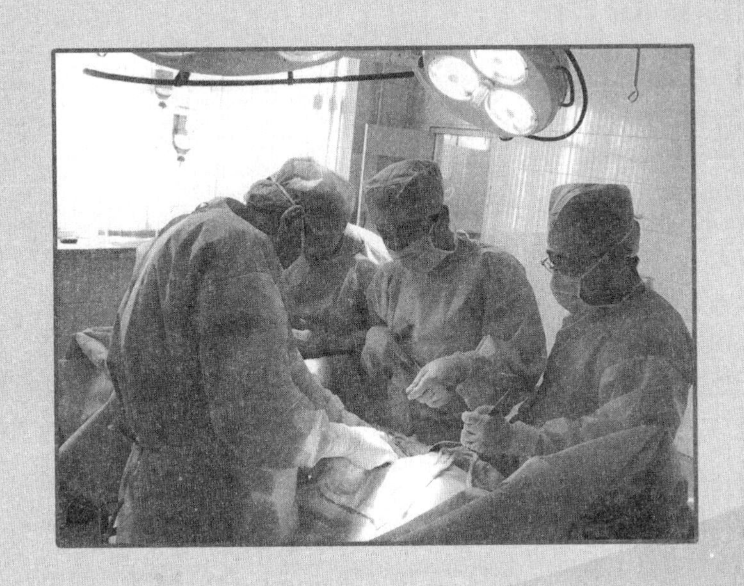

吉林科学技术出版社

图书在版编目（CIP）数据

精编肿瘤综合治疗学 / 高斌斌等主编. -- 长春 : 吉林科学技术出版社, 2018.6
ISBN 978-7-5578-4645-9

Ⅰ. ①精… Ⅱ. ①高… Ⅲ. ①肿瘤－诊疗 Ⅳ. ①R73

中国版本图书馆CIP数据核字(2018)第140217号

精编肿瘤综合治疗学

出版人 李梁
责任编辑 孟波 孙默
装帧设计 陈磊
开本 787mm×1092mm 1/16
字数 612千字
印张 25.5
印数 1-3000册
版次 2019年5月第1版
印次 2019年5月第1次印刷

出版 吉林出版集团
吉林科学技术出版社
发行 吉林科学技术出版社
地址 长春市人民大街4646号
邮编 130021
发行部电话/传真 0431-85635177 85651759 85651628
85677817 85600611 85670016
储运部电话 0431-84612872
编辑部电话 0431-85635186
网址 www.jlstp.net
印刷 三河市天润建兴印务有限公司

书号 ISBN 978-7-5578-4645-9
定价 138.00元

前　言

癌症已成为威胁人类健康的常见病，国内外基础和临床肿瘤医务工作者进行了大量研究，并取得了巨大进步，诊治水平也显著提高。半个世纪以来，肿瘤学科逐步发展，近年来，随着新药、新方法的不断涌现，肿瘤学科治疗已从姑息性化疗向根治性化疗迈进了一大步，成为肿瘤综合治疗的主要支柱，为提高癌症治愈率、延长生存期和改善病人生活质量发挥着重要的作用。为促进肿瘤科治疗的发展和规范应用，我们特组织编写了这本《精编肿瘤综合治疗学》。

本书在编写过程中，我们广泛收集近年来的国内外资料，并邀请部分肿瘤科临床医务工作者参加编写，使得本书更加充实。书中不仅阐述了肿瘤科基础知识，还贯穿了综合治疗的观点，并着重突出实用方面的临床实践。本书重视开阔眼界、提高知识、解决实际问题，可作为相关科室医务工作者以及医学院校研究生的学习参考书之一。

尽管在本书编撰过程中，编者做出了巨大的努力，对稿件进行了多次认真的修改，但由于编写经验不足，书中恐存在遗漏或不足之处。同时，由于篇幅所限，一些内容难免存在描述不够清晰的问题，敬请广大读者提出宝贵的批评意见及修改建议，不胜感激！

目　录

第一章 绪 论

一、基本概念

(一)定义

肿瘤流行病学是研究肿瘤在人群中的分布规律,流行原因和预防措施的一门学科。

(二)任务

肿瘤流行病学的主要任务是掌握癌情,探讨肿瘤的病因,预防肿瘤发生的措施以及考核肿瘤预防措施的效果。

(三)研究对象

以群体为对象,而不是临床上的某个显性患者。肿瘤流行病学研究立足于总体,即观察的对象不仅限于临床的显性肿瘤患者、隐性患者,还包括处于癌前状态的患者。

(四)常用的流行病学研究方法

流行病学研究方法的分类目前有多种,从流行病学研究的性质来分,大致可分为描述流行病学研究、分析流行病学研究、实验流行病学研究、理论性研究四大类。

描述流行病学研究主要有横断面研究、生态学研究等方法。

分析流行病学研究主要有病例对照研究、队列研究等方法。

实验流行病学研究主要有临床实验、现场实验、社区干预等方法。

理论性研究主要有理论流行病学、流行病学方法研究等。

(五)肿瘤流行病学研究资料来源

1.肿瘤的登记报告　主要包括以人群或医院为基础的登记报告,是掌握肿瘤发病,死亡动态的一种基本方法。

2.肿瘤死亡回顾调查　对既往居民死亡及死亡原因的调查。它可以在较短时间内获得关于较大地区内居民的死亡情况和死因全貌的资料,尤其对恶性肿瘤的流行病学调查有很大的帮助。

3.肿瘤患病情况调查　反映该地区恶性肿瘤发病水平和分布的特一点。

4.肿瘤病理资料　在既无登记报告资料又无肿瘤普查资料时,病理诊断材料有时可提供有用线索。

(六)恶性肿瘤负担的描述指标

1.肿瘤发病率　是指一定时间内,某特定人群中某种恶性肿瘤新发病例出现的频率。计算发病率时，可根据研究疾病及研究问题的特点来选择时间单位，恶性肿瘤一般以年为时间单位，常以10万分率来表示。计算公式如下：

$$肿瘤发病率=\frac{一定时期某人群某恶性肿瘤新发病例数}{同期暴露人口数}\times 100000/10万$$

2.肿瘤患病率　也称为现患率、流行率。是指在特定时间内，特定人群中某种肿瘤新旧病例数所占的比例。计算公式如下：

$$肿瘤患病率=\frac{特定时期某人群某恶性肿瘤新旧病例数}{同期观察人口数}\times 100000/10万$$

其与发病率的区别表现在以下两个方面：①患病率的分子为特定时间内所调查人群中某种肿瘤的新旧病例数，而发病率的分子为一定时间内暴露人群中新发生的病例数。②患病率是由横断面调查获得的疾病频率，衡量肿瘤存在和流行的情况，是一种静态指标。而发病率是由发病报告或队列研究获得的疾病频率，衡量疾病的出现，为动态指标。

患病率主要受发病率和病程的影响。如果某地某病的发病率和病程在相当长的时间内保持稳定，则患病率、发病率和病程三者之间存在如下关系：

患病率＝发病率×平均病程。

患病率升高和降低的意义视各种疾病的实际情况而定。如某种肿瘤的患病率增高，既可以是发病率真的增高，也可以是因治疗的改进使患者寿命延长所致。因此，患病率的资料要结合发病率、治愈率等方面的资料进行综合分析，才能做出正确的结论。

3.肿瘤死亡率　是指某人群在一定时期内死于某种肿瘤的人数在该人群中所占的比例。肿瘤死亡率是测量人群某种肿瘤死亡危险的常用指标。其分子为某种肿瘤的死亡人数，分母为该人群年平均人口数。计算公式如下：

$$肿瘤死亡率=\frac{某人群某年某恶性肿瘤死亡例数}{该人群同年平均人口数}\times 100000/10万$$

4.构成比与率的区别　构成比说明某一事物内部各组成部分所占的比重或分布，常以百分数表示，构成比的分子部分包括在分母部分。因此，构成比不能说明某事件发生的频率或者强度，不同地区、不同条件下的构成比不能当作率使用，这种构成比也不能相互比较。构成比的计算公式为：

$$构成比=\frac{某一组成部分的数值}{同一事物各组成部分的数值总和}\times 100\%$$

5.标准化率　在分析肿瘤发病/死亡率的动态变化或比较不同地区、单位、职业的肿瘤发病率时要考虑到人口的性别、年龄等其他因素构成的影响。即不同地区人群之间的发病/死亡率的比较必须经过标准化的处理方可进行。

二、肿瘤在国内外流行情况和趋势

恶性肿瘤是全球第二大死因。全球癌症发病以欧美、澳大利亚等发达国家或地区的癌症发病率相对较高，而欠发达国家或地区的发病率则相对较低。其中，发达国家或地区以17.66%的人口占全球癌症发病的43.03%，而发展中国家人口约占全球人口的82.40%，癌症发病占全球发病的56.97%。从发病顺位看，肺癌位居发病首位，约占全部癌症发病的21.30%，其次为胃癌、肝癌、结直肠癌和食管癌，前5位癌症发病约占全部癌症发病的63%；男性中肺癌约占25.21%，其次为肝癌、胃癌、食管癌和结直肠癌，男性前5位癌症发病约占男性发病的74%；女性中肺癌发病位居首位，但乳腺癌发病与肺癌接近，均超过15%，其次为胃癌、结直肠癌和肝癌，女性前5位癌症发病约占女性发病的57%。

我国人口死因回顾抽样调查，基本摸清了我国人群的肿瘤死亡分布情况和变动趋势，使我国的肿瘤防治工作置于科学的基础之上，而我国特有的多种肿瘤高发现场为我国的肿瘤防治研究提供了宝贵的资源并能与世界共享。我国的肿瘤高发现场有：鼻咽癌——广东中山市、四会县；食管癌——河南林州市、河北磁县、四川盐亭；胃癌——山东临朐、栖霞；肝癌——江苏启东广西梧州；肺癌——云南个旧；宫颈癌——山西襄垣、阳城、陕西洛阳；肠癌——浙江嘉善。

目前在我国肿瘤死亡占全部死因的1/4，位居死亡第一位。中国人口约占全球人口的19.3%，癌症发病占全球癌症发病的21.8%，位居全球癌症发病的第74位，和世界癌症平均发病水平持平。全国恶性肿瘤发病第1位的是肺癌，每年新发病例约73.3万，按发病例数顺位，其次为胃癌、肝癌和结直肠癌和女性乳腺癌。男性发病第1位为肺癌，每年新发病例约48.9万，其次为胃癌、肝癌、结直肠癌和食管癌；女性发病第1位的为乳腺癌，每年新发病例约279万，其次为肺癌、结直肠癌、胃癌和甲状腺癌。中国癌症死亡约占全球癌症死亡26.9%，死亡率水平相对较高。从死亡顺位看，肺癌位居死亡首位，约占全部癌症死亡的2707%，其次为肝癌、胃癌、食管癌和结直肠癌，前5位癌症死亡约占全部癌症死亡的75%；男性中肺癌约占29.50%，其次为肝癌、胃癌、食管癌和结直肠癌；女性中肺癌死亡位居首位，占22.60%，其次为胃癌、肝癌、结直肠癌和食管癌。

我国20世纪70年代恶性肿瘤死亡顺位为胃癌、食管癌、肝癌、肺癌及官颈癌；20世纪90年代死亡顺位为胃癌、肝癌、肺癌、食管癌及结直肠癌；而到2000年，恶性肿瘤死亡顺位为肺癌、肝癌、胃癌、食管癌及结直肠癌。可以看出，我国正处于由发展中国家高发癌谱向发达国家高发癌谱过渡的时期，已经形成两者共存的局面，加大癌症防治的难度。

我国应该重点预防的癌症依次为肺癌、肝癌、胃癌、食管癌、结直肠癌、乳腺癌、宫颈癌以及鼻咽癌，以上肿瘤合计占恶性肿瘤死亡的80%。当前在肝癌、胃癌、食管癌等死亡率居高不下的同时，肺癌、结直肠癌、乳腺癌等有明显上升趋势。恶性肿瘤的防治是最重要的公共卫生问题之一。

三、癌症的预防

（一）概述

无论在发达国家还是发展中国家，恶性肿瘤的危害不容忽视，由于人口的老龄化等原因，使得恶性肿瘤增长的趋势不减，恶性肿瘤的预防与控制已经成为世界各国无法回避的公共卫生问题。

在环境因素致癌的理论提出后，人们发现80%～90%的肿瘤是由环境因素造成的，包括生活方式、膳食、社会经济和文化等。因此从理论上说大部分人类肿瘤是可避免的。已有的研究表明：癌症的死亡中1/3与吸烟有关，1/3与不合理膳食有关，其余1/3与感染、职业暴露及环境污染等有关，仅1%～3%为遗传因素所致。这种定量的估计为癌症的预防与控制提供了明确的思路。

WHO提出的"1/3肿瘤患者可以预防、1/3肿瘤患者可以治愈、1/3肿瘤患者可以延长生命提高生存质量"是对肿瘤预防与控制工作的高度概括，也是肿瘤防治工作为之努力的目标。

（二）恶性肿瘤的三级预防措施

1.肿瘤的一级预防（即病因学预防） 是指对一般人群消除或降低致癌因素，促进健康，防患于未然的预防措施。有效的一级预防措施包括以下几个方面：

(1)戒烟：吸烟与肺癌等癌症的因果关系已被全球多次流行病学研究所确定，提供了迄今为止人类预防癌症的最好机会，并为若干发达国家的实践所证实。控制吸烟可减少大约80%以上的肺癌和30%的总癌死亡。20世纪90年代美国男性肺癌的发病及死亡率的下降趋势带动了90年代美国肿瘤的总发病及死亡也呈下降趋势，归功于大规模的戒烟。

(2)合理膳食：膳食的作用具有普遍性，研究的焦点主要集中于膳食内脂肪和维生素的摄入。食用大量蔬菜和水果，会减少某些肿瘤的发生。

(3)节制饮酒：饮酒会诱发许多肿瘤，主要为咽、口腔、食管，并与吸烟有协同作用。

(4)免疫接种：已明确证实人乳头瘤病毒(HPV)与女性子宫颈的癌的发生有关、乙肝病毒(HBV)增加原发性肝癌的危险。由WHO资助的抗HBV感染的疫苗接种预防新生儿乙型肝炎进而降低肝癌发生的试验已在我国启动进行了18年。2016年7月，宫颈癌疫苗（人乳头状瘤病毒疫苗[16型和18型]）获得中国国家食药监总局(CFDA)的上市许可，成为中国首个获批用于预防宫颈癌的HPV疫苗。

(5)防止职业癌：如防止工作环境中的电离辐射、石棉等。

(6)健康教育健康促进：把已知的肿瘤的危险因素、保护因素通过各种形式、途径告诉广大群众，使他们建立合理的饮食习惯、健康的生活方式等。

2.肿瘤的二级预防（即发病学预防） 是指对特定高风险人群筛检癌前病变或早期肿瘤病例，从而进行早期发现，早期预防和早期治疗，其措施包括筛查和干预实验。

(1)宫颈癌筛查：宫颈涂片已取得了广泛的认同，是降低宫颈癌死亡率的首选方法。高危性HPV检测目前在许多国家已开始用于高风险人群筛查。

(2)乳腺癌的筛查：在拍片技术比较高的条件下对乳房拍片，可降低乳腺癌死亡率；向群众讲授乳房自检。

(3)结直肠癌筛查：大便隐血筛查早期结直肠癌；乙状结肠镜普查可明显降低死亡率。

(4)胃癌的普查：胃癌的内镜筛查在日本已取成功，使早期胃癌的发现率超过40%。

(5)食管癌的早期诊断和治疗：我国林县开展的内镜下碘染色＋指示性活检筛查食管癌，取得了良好的效果。检查发现的食管上皮重度不典型增生/原位癌可采取内镜黏膜切除、氩离子凝固治疗等微创治疗，效果良好。

3.肿瘤的三级预防 是指对现患肿瘤患者防止复发，减少其并发症，防止致残，提高生存率和康复率，以及减轻由肿瘤引起的疼痛等措施，如三阶梯止痛、临终关怀等。

第二章　肿瘤常用治疗方法

第一节　肿瘤的外科治疗

一、肿瘤外科的作用

（一）预防作用

一些疾病或先天性病变在发展到一定程度时，可引起恶变；有些先天性或遗传性疾病有发展成恶性肿瘤的危险性。及时手术可防止和预防肿瘤发生。

如先天性多发性结肠息肉病，40 岁以后有 50％的病人可发展成癌，70 岁以后几乎所有病人均发生恶变，因而患此病的病人最好在 20～30 岁之前做全结肠切除术。

溃疡性结肠炎有较高的癌变机会，有 40％的溃疡性结肠炎最终可发展成结肠癌。儿童的溃疡性结肠炎在 10 岁时有 3％可发展成癌，到 20 岁时则有 20％可发展成癌，因而应及早手术，防止癌变。

（二）诊断作用

肿瘤治疗前必须有明确的诊断，应该有组织学或细胞学诊断。组织和细胞的获得须通过外科手段。常用的方法有细针吸取、针吸活组织检查、切取活检及切除活检。

（三）治疗作用

外科手术是肿瘤治疗最重要的手段之一，也是最古老最有效的方法之一。早期的肿瘤，如Ⅰ期乳腺癌、喉癌、食管癌、子宫颈癌等，根治性切除的 5 年生存率超过 90％。

（四）重建及康复

外科手术亦可用于肿瘤病人手术后的重建及康复治疗。肿瘤外科不仅要根治性切除肿瘤，还要重视病人的生存质量。外科医师应设法为病人进行功能重建或康复，使病人的外形及功能有改善。如喉癌根治术后的喉重建术。

二、肿瘤外科的治疗原则

(一)综合治疗原则

肿瘤治疗失败原因主要在于治疗后肿瘤细胞的远处转移及局部复发。很多肿瘤在诊治时已存在亚临床的微小转移,手术时可能有癌细胞残留或显微镜下的残留,还有些可能因手术操作不当而造成播散。目前的各种治疗方法均有一定的局限性,如手术和放射是局部治疗的方法,不能防止癌细胞的远处转移。药物治疗是全身性的,但其选择性抑制作用不强,且常有一定的不良反应。中医中药可以调整机体的免疫功能,但对杀灭癌细胞的作用不大。免疫治疗及生物反应修饰剂是通过提高机体的免疫功能来抑制癌细胞的生长,但只有在用其他方法治疗后残存癌细胞量很少时才有效。因而只有将各种治疗方法有机地结合起来,发挥各自的特长,建立有效的综合治疗措施,才是提高疗效的关键。临床上以外科为主的综合治疗方法包括外科与放疗、外科与化疗的综合治疗。

肿瘤外科的一般原则是:早期肿瘤行根治术或广泛切除术;局部晚期肿瘤估计难以切除的应先术前化疗或放疗,肿瘤缩小后再手术;术后病理证实有残存者应考虑行术后辅助治疗。

恶性肿瘤治疗原则上应为多学科参与、应用多种手段的综合治疗。外科不是唯一的手段。外科医生应该运用自己掌握的综合治疗知识,考虑如何给予患者最佳治疗,而不是先考虑如何手术。

肿瘤外科医师不同于一般外科医师,除了掌握肿瘤外科的理论及操作外,还应熟悉其他的肿瘤治疗方法如放射治疗、化学治疗及内分泌治疗等方法,综合设计每个病人的具体治疗方案,以达到最佳效果。单靠手术治愈肿瘤的观点已经过时。

(二)防止医源性播散

恶性肿瘤手术不同于一般手术。恶性肿瘤可以有局部播散及远处转移。任何检查或手术的操作不当,都可以造成肿瘤的播散。术前皮肤准备时的摩擦、手术时的挤压、触摸肿瘤等均可使肿瘤细胞转移或污染手术创面。因而在肿瘤的诊治过程中,要防止癌细胞的播散。

1.防止肿瘤细胞的播散　检查肿瘤和手术操作时应轻巧,以防止瘤细胞的播散。应注意以下几项:①术前检查应轻柔,防止粗暴的检查。亦应减少检查次数。②术前皮肤准备时应轻巧,减少局部摩擦,防止癌细胞进入血管。③尽量不用局部麻醉,因为局部麻醉后可使组织水肿,造成解剖困难。同时局部麻醉使得局部压力增高,容易造成肿瘤细胞播散。如乳房肿块的活检可以在肋间神经的阻滞下进行。此外,除了抗癌药物以外,不应在肿瘤内注射任何药物。④外科手术尽可能不见瘤体,不进入肿瘤。手术时的切口要充分,暴露要清楚,以便于操作。⑤应用锐性分离,少用钝性分离。手术时采用电刀切割,不仅可以减少出血,同时,由于小血管及淋巴管被封闭,且高频电刀有杀灭癌细胞的功能,因而可减少血道播散及局部种植。⑥先结扎静脉,再结扎动脉,可以减少癌细胞的播散。⑦先处理手术切除的周围部分,再处理肿瘤邻近部位,一般与原发灶一起整块清除。

2.防止癌细胞的局部种植　脱落的肿瘤组织易在有外伤的组织创面上种植,手术时应采用以下措施:①创面及切缘应用纱布垫保护。②肿瘤如果有溃疡或菜花样外翻时,用手术巾保护，或用塑料布或纱布将其包扎，使其与正常组织及创面隔离。③切除的范围要充分，包括病变周围一定的正常组织。④勤更换手术器械，用过的器械应用蒸馏水或 1∶1000 氯化汞溶液冲洗后再用。⑤手术者的手套不直接接触肿瘤。⑥结、直肠癌术后局部复发，常在吻合口部及切口附近。因而，手术时在搬动肿瘤前先用纱布条结扎肿瘤的上、下端肠管，防止瘤细胞种植于创面及沿结肠管播散。在吻合前先用 1∶500 二氯化汞溶液冲洗两端肠腔。⑦切除肿瘤后可用抗癌药物如氮芥（HN_2）、顺铂（DDP）等冲洗创面，然后逐层缝合。

（三）原发灶的处理

恶性肿瘤可自局部向周围组织浸润及扩散，因此，手术治疗的原则是切除原发灶及其周围可能累及的组织。位于某一器官或组织的肿瘤要将该器官全部或大部切除，如肺癌、胃癌、肾癌、食管癌等肿瘤的切除。如果原发灶与邻近脏器有粘连或侵犯时，必要时可将邻近脏器一并切除，如胃癌侵犯肝左叶时可连同肝左叶一并切除。当然，手术切除的范围还应根据不同肿瘤的生物学特性而定，同时也需要熟悉肿瘤病理知识。如皮肤的基底细胞癌为局部浸润性生长，很少有淋巴道的转移，因而其手术的切除范围较一般鳞状细胞癌小，也不必做区域淋巴结的清除。对皮肤的恶性黑色素瘤则需要做局部的广泛切除，要连同周围淋巴结一并清除，以免引起局部的播散。为防止手术中切除不够广泛，常用冰冻病理切片来判断是否有肿瘤残存。但应注意并非所有切缘阴性的病例均不复发。然而如果病情已发展到超越根治性手术的范围，或有严重的脏器功能障碍，或年老体弱不能耐受根治性手术时，则不要勉强行手术，可根据病情采用姑息性手术或用其他治疗方法。

手术中应注意的问题如下。①要重视恶性肿瘤的生物学特性和扩散、转移规律。如对未分化癌不宜手术，对低分化癌、近期生长迅速的肿瘤不宜立即手术。②要根据具体情况及病变进行手术。如有的肿瘤需要大面积切除，有的肿瘤需要“量体裁衣”，应区别对待，不应一律扩大切除范围。③要有无瘤操作观念。任何手术的操作不当，都可造成肿瘤的播散。如瘤体暴露在术野，应先用纱布覆盖；先结扎静脉以避免瘤栓进入血液循环；结肠癌手术时应先结扎肠管等。④手术安全切缘问题。在肿瘤外切除多少周围组织才能基本将肿瘤细胞切除。

（四）区域性转移淋巴结的处理

根治性手术中要求对区域淋巴结连同原发肿块整块切除或分段切除。处理区域性淋巴结应注意以下几方面的问题：

1.临床未触及肿大淋巴结（N_0）的处理　对临床淋巴结未有明确转移时是否需要做清除，应根据原发肿瘤的生物学特性、肿瘤部位和肿瘤的扩展情况而定。如一般面部的高分化鳞状细胞癌、基底细胞癌等不必要行预防性淋巴结的清除。但部分 N_0 淋巴结内有微小转移，而整个区域性淋巴结清扫创伤太大，所以，目前有两种处理方法：一个是分区性淋巴结清扫，另一个处理方法为应用放射治疗。

2.区域性淋巴结手术切除范围　一个器官的淋巴引流方向及区域有一个范围。该器官患肿瘤后的转移多按这一范围进行。肿瘤科医生应掌握每一器官肿瘤区域性淋巴结转移的外科解剖特点，采取合理的淋巴结清扫术，保证手术的彻底性。

3.淋巴结有包膜受侵时的处理　当淋巴结内肿瘤侵犯包膜时，单纯手术清扫淋巴结已不能完全控制肿瘤，应考虑手术后行辅助治疗如放疗和化疗。

4.“哨兵”淋巴结问题　近年来通过对黑色素瘤淋巴结转移规律的研究，发现不同部位的原发肿瘤向区域淋巴结转移时总有第一个受累的淋巴结，以后在乳腺癌及胃癌的研究中亦发现原发灶的淋巴引流必经第一个淋巴结，再转向其他淋巴结，这个淋巴结被称为“哨兵”淋巴结。Krag等应用放射性核素或染料在手术前或手术中注射于肿瘤周围，以后应用放射性核素探测器或肉眼观察染料的淋巴引流方向，找到哨兵淋巴结。将哨兵淋巴结做活检，如果证实有转移再做淋巴结清除，如哨兵淋巴结无转移则可不必做淋巴结的清除。这样可避免不必要的淋巴结清除及由此引起的一些后遗症。在乳腺癌中哨兵淋巴结活检的准确率可达92%～100%，假阴性率在5%以下。

三、肿瘤外科手术的应用方式

（一）诊断性手术

1.细针吸取　细针吸取即通过用细针头，对怀疑的肿块进行穿刺做细胞学检查。该方法简便，准确率在85%以上，有一定的假阳性及假阴性率。

2.针吸活组织　即应用针吸取得到组织做组织学检查。通常用一些特殊的针头如Core-cut、True-cut、Vim-silverman针头等。一般在局部麻醉下操作，刺入可疑肿块内，吸得组织送病理检查。有时可在手术时应用，如探查胰腺有肿块，在不能明确性质时可用此法取得组织做病理检查。有时针吸的组织较少，诊断较困难；穿刺活检有可能促进肿瘤细胞的播散，因此，一定要严格掌握适应证。

3.切取活检　常在局部麻醉下，切取一小块肿瘤组织做组织学检查以明确诊断。有些内脏肿瘤在治疗前也必须有病理组织学的证实。如果肿瘤较大不能做全部切除时，可以采用切取活检。做切取活检时必须注意手术的切口及进入途径，要考虑到活检切口及进入的间隙能在以后手术时一并切除，不要造成肿瘤的播散。活组织检查与第2次手术间隔的时间应越短越好，最好是在有冰冻切片的条件下进行手术，以防止肿瘤的播散。

4.切除活检　指切除整个肿瘤送病理检查以明确诊断。常需要在麻醉下进行。切除肿块的边界必须有一些正常的组织。其优点是可以做正确的组织学诊断，如果是良性肿瘤时也不必再做进一步的处理。而恶性肿瘤在切除活检后所引起的损伤较少，从而可减少医源性播散，因而是一般肿瘤活检的首选方式。常用于较小的肿瘤。当然，和切取活检一样，手术时必须注意适当的手术切口，以免再次手术时发生困难，同时也要注意手术时不要污染手术创面。

切除活检如证实为恶性肿瘤，与第2次手术间隔的时间原则上也应是越短越好。如果临床考虑为黑色素瘤时，则不应做针穿、咬取或切取活检，应该做切除活检。

（二）探查性手术

目的一是明确诊断；二是了解肿瘤范围并争取肿瘤切除；三是早期发现复发及时切除。探查性手术前已作好大手术的准备，一旦探查明确诊断而又能彻底切除时，可转为根治性手术，所以术前准备要充分。

（三）根治性手术

只要肿瘤局限于原发部位和邻近区域淋巴结，或肿瘤侵及邻近脏器但能与原发灶一起切除者，均应行根治性手术。根治性手术的最低要求是切缘肉眼和显微镜下未见肿瘤。根治性手术对肉瘤而言为广泛切除术，即指广泛整块切除肉瘤所在组织大部分或部分邻近深层软组织。

（四）姑息性手术

姑息性手术是指对原发病灶或其转移性病灶的切除达不到根治的目的，切除肿瘤的目的是防止肿瘤危害生命及其对机体功能的影响，消除某些不能耐受的症状；或用一些简单的手术，防止和解除一些可能发生的症状，目的是提高生存的质量。如消化道肿瘤的姑息性切除或改道手术，可以解除肿瘤出血，防止空腔脏器穿孔，防止消化道梗阻及以后肿瘤引起的疼痛。

有时肿瘤的体积较大，手术治疗不能达到根治的目的，但将原发病灶大部分切除便于用其他治疗方法控制手术后所残存的肿瘤细胞，称为减积手术。这种减积手术仅适合于原发病灶的大部用手术切除后，残留的肿瘤能用其他治疗方法较有效地控制者。因而如果对残留的肿瘤组织无特殊有效的治疗方法者，一般不适合做减积手术。临床上适合于做减积手术的肿瘤有卵巢肿瘤、软组织肉瘤及 Burkitt 淋巴瘤等。卵巢肿瘤及 Burkitt 淋巴瘤在巨大的肿瘤切除后，残存的肿瘤应用放疗或化疗等能有效地达到治疗的目的。

（五）转移性肿瘤手术

转移灶的外科切除取决于原发肿瘤的基本生物学特性及原发肿瘤应用手术或其他治疗方法的效果。一般讲，转移性肿瘤的手术切除适合于原发灶已得到较好地控制而有单个转移性病灶，而无其他远处转移者；同时考虑手术切除无严重并发症者。对肺孤立性转移病灶应用手术治疗的效果是可以肯定的。对肺部多发性转移性病灶经严格选择的病例也有一定的效果。当然，在选择病例时，从手术到复发间隔时间长者效果好，一般以间隔时间在 1 年以上者的效果最好。其次，肿瘤生长越缓慢疗效亦越好。

肝脏转移性癌对生命有较大的威胁。常见转移到肝脏的恶性肿瘤以消化道肿瘤为最多。原发性结肠癌、直肠癌病人在最初诊治时 10%已有肝脏转移。如果肝脏有小而孤立性转移病灶，则在原发灶手术的同时做肝脏局部或楔形切除。如手术探查两叶均有病变而不宜手术切除者，做肝动脉插管注射抗癌药物，有一定的缓解作用。

脑转移癌亦可严重威胁生命。脑的单个性转移病灶常是手术的指征。常见脑转移的原发癌为肺癌、结肠癌、黑色素瘤、乳腺癌等。术前经 CT 等方法明确除脑有单个转移外，其他部位无转移时，可以考虑做手术切除，术后常需配合放疗或化疗；不过转移性肿瘤手术的效果比较差，需要与其他治疗手段配合进行。

（六）重建和康复手术

肿瘤外科是组织破坏性手术，创伤较大，需要外科手术对肿瘤病人手术后进行重建及康复治疗。肿瘤病人的生存质量，是非常重要的，外科医师应设法为病人进行功能重建或康复，使病人的外形及功能有改善。如乳腺癌根治术后应用腹直肌皮瓣重建乳房，或用硅胶人工乳房填充于胸大肌后，使胸部的外形趋向完美。近年来多应用游离肌皮瓣、微血管吻合技术进行缺损部位的修补，如对肢体软组织肿瘤或腹壁肿瘤广泛切除术后的修补。外科手术亦用于康复，有些由于以往手术或放疗后所致的功能丧失，尤其是肢体部位，常可通过骨或肌肉的移位来改善功能。

四、肿瘤外科的进展

近年来，随着生物学、遗传学、免疫学、分子生物学等学科的发展，人类对肿瘤的发生、发展有了更深入的认识，从细胞水平过渡到分子水平，认识到基因的改变是肿瘤发生、恶性变的分子学基础；而新的治疗设备、技术、药物的不断问世使肿瘤治疗的概念不断更新。因此，肿瘤外科的治疗应从肿瘤生物学角度考虑，增强整体治疗观念，重视综合治疗，兼顾根治和功能等方面。

（一）肿瘤的生物学观念

恶性肿瘤的重要标志为侵袭性和转移性，侵袭和转移密切相关，是一个过程的两个阶段，即侵袭是转移的前奏，转移是侵袭的延续。手术时发现肿瘤已侵袭周围组织，就意味着术后有可能发生远处转移。这是强调多学科综合治疗的生物学基础。

人体自身存在抗击肿瘤侵袭的免疫防御机制，即细胞免疫系统和体液免疫系统。在肿瘤的发生、发展过程中，机体的免疫反应起了很大的作用，正常免疫机制的破坏可能是肿瘤发生的一个重要因素。免疫功能一方面能抵御病原的侵袭，同时可防止因基因改变而突变的细胞向恶性转化。据估计，正常人DNA复制过程中每天有107～109个细胞发生突变，在机体免疫功能正常时，具有免疫活性的细胞能识别和消灭这些突变细胞以防止肿瘤的发生。机体免疫功能有缺陷或减弱时，免疫监视系统即不再发挥作用。如先天性免疫缺陷的病人易发生恶性淋巴瘤，脏器移植后用免疫抑制剂者恶性肿瘤发病率增高。肿瘤的逐步发展亦使机体的免疫功能降低。目前肿瘤治疗的三个重要手段：手术、放疗、化疗，对机体免疫功能都是重大打击。所以，用手术去除肿瘤的同时，应注意保护机体的免疫功能，以达到满意的治疗效果。

（二）肿瘤外科向细胞分子水平发展

近年来外科细胞分子生物学兴起，人们可以用分子手段去诊断、预测、治疗肿瘤，出现了分子分期、分子定界、分子预后等概念。

分子分期：用分子生物学的技术如RT-PCR确定用常规方法不能发现的淋巴结转移、血行转移、骨髓转移，从而进行精确的肿瘤分期的方法称为分子分期。

分子定界：用分子生物学方法如PCR技术检测p53突变，发现隐匿癌灶，准确判断肿瘤浸润的边界称为分子定界。如经病理组织学证实切缘无肿瘤残存25例头颈鳞癌标本用PCR技术检测切缘组织p53情况，随访8～27个月，发现p53阳性的13例病人有5例复发，而p53阴性的12例无1例复发。

分子预后：用分子生物学的技术如PCR、基因序列分析、免疫组化等方法来估计肿瘤的恶性程度、转移复发的危险称为分子预后。

肿瘤外科医生应注意应用现代分子生物学的研究成果，使肿瘤外科手术更精确，病灶切除更彻底，从而进一步提高生存率。

（三）注重综合治疗

肿瘤外科医生应知道“一把刀”不能治好癌症，必须联合使用其他疗法，才能获得更好的疗效。如保乳术近年来已成为早期乳腺癌主导治疗模式，手术后必须对整个乳腺放疗，这是典型的外科与放疗的综合应用方式。而目前乳腺癌根治术后的辅助化疗已经成为常规，这是手术与化疗的综合。综合治疗不是各种治疗手段的简单相加，而是有机的结合，需要各科专家参与讨论。

（四）重视提高生活质量

既往肿瘤外科手术范围大，导致病人器官功能丧失，生活质量下降。肿瘤外科医生应注意既要提高患者的生存率，又要保证患者治疗后的生活质量，不要术后不管功能恢复，使患者陷入无助状况。外科医生应尽早利用科学发展带来的新技术用于病人的治疗。

总之，肿瘤外科手术在肿瘤治疗中占有极其重要的地位，但单靠手术治愈肿瘤的观点已经过时。肿瘤外科医生应掌握更多的肿瘤生物学知识，熟悉机体免疫防御机制，了解其他学科的进展，制订合理的综合治疗方案，更好地发挥外科手术的作用。

第二节　肿瘤的放射治疗

放射治疗自1895年伦琴发现X射线至今已有一百多年的历史。目前，放射治疗已成为恶性肿瘤的主要治疗手段之一。据文献报道，约80%的恶性肿瘤病人在病程不同的时期需要放射治疗。放射治疗已发展成以放射物理、放射生物和临床肿瘤学为基础的一门独立的临床学科——放射肿瘤学。放射治疗对提高肿瘤治疗的疗效具有重要的意义。

一、放射物理学

（一）电离辐射

1.粒子辐射　包括中子射线、电子线、质子线、负π介子及其他氦、碳等重粒子。除了中子不带电外，其他粒子都带电。中子线由原子裂变产生，其他都由加速器产生。除中子外，它们的物理特性之一是在组织中有一定的射程，这一特点在临床上有重要意义，可使射程以外的组织免受照射。如电子线在组织内达到最高剂量后，剂量迅速下降。这样临床可按肿瘤深度选择不同能量电子线，以保护肿瘤后面的正常组织。电子线在不同密度组织中吸收差异明显。临床常用单野照射，肿瘤应包括在80%或90%等剂量曲线范围内。质子射线和其他粒子射线进入一定深度组织后，由于其能量骤然传递给所在物质而致深部剂量突然上升，形成Bragg峰。临床可按病灶深度选用这些射线，或加补偿物调节Bragg峰宽度。

2.电磁辐射　主要是X线和γ线，前者由X线治疗机和各类加速器产生，后者在放射性同位素蜕变过程中产生。X线是光子线，为阴极灯丝发出电子流，在高压电场中与阳极金属靶（钨、金）发生碰撞而产生，与此同时产生大量热量。如果电子流在通过加速管时获得不断加速，能量获得提高，与金属靶碰撞后即会产生由不同能量的连续波组成的高能量X线。如果电子流经加速后直接引出，则为高能量电子线，或称β线。

临床中应用的X线按其能量高低分为：①接触X线：能量为10～125kV，适用于皮肤表面或皮下1cm以内的病变。也被称为浅层X线。②深部X线：能量为125～400kV，适用于治疗体内浅部病变。③高压X线：能量为400kV～1MV。④高能X线：能量为2～50MV，主要由直线加速器产生，可治疗体内各个部位的肿瘤。深部X线的质与电压有关，用半价层(HVL)表示，其穿透力低，最高剂量在表面，进入组织后剂量下降较快，骨吸收也较多。高能X线的穿透力随能量升高而加强，深部剂量下降慢，其最高剂量(电子平衡建成区)在皮肤表面以下，表面剂量低，对皮肤有保护作用。X线能量越高，表面剂量越低，最高剂量处亦越深。不同密度组织对1～22MV的X线吸收差异很少。因此，高能X线适用于治疗较深部位的病灶。近年直线加速器可产生2种或3种能量的X线和几种不同能量的电子线，以供临床选用。

有些放射性核素衰变时释放出γ线。y线和X线不同，有固定的能量和波长，并因放射性核素的不同而不同。临床常用的人工放射性核素^{60}Co在衰变时可放出两种γ线，能量分别为1.17MeV和1.34MeV(平均1.25MeV)。γ线的穿透力大于深部X线，最高剂量在表面下0.5cm处，但半影较大。^{60}Co半衰期是5.3年，需要定时更换放射源。用于近距离放射治疗的^{125}I(<0.0355MeV)^{192}Ir(0.38MeV)等能量都较低，穿透力弱，剂量随距离下降快，这有利于保护正常组织，防护也较简单。

3.电离辐射　传能线密度有高低之分。在单位长度轨迹上能量丢失密度称为传能线密度(LET)，以keV/μm表示。不论能量高低，X线和γ线都为低LET射线，^{60}Co的LET为0.3keV/μm，高能X线为3keV/μm，中子(10keV/μm)和a粒子(>100keV/μm)都为高LET射线。高、低两种LET射线产生的生物效应有所不同。为比较两种射线生物效应，采用“相对生物效应”的概念。相对生物效应(RBE)：指要达到同样生物效应时标准射线(250kVX线或γ线)和某种射线剂量的比值。影响RBE值的因素很多，包括组织类型、射线能量、LET值的高低等，其中最重要的是与分次剂量大小有关。当分次剂量降低时，RBE逐渐增大；反之，分次剂量增大时，RBE逐渐变小。

(二)放射治疗中的剂量单位

辐射的基本电离单位是伦琴(R)，$1R=2.58\times10^{-14}C/kg$空气。临床上用“吸收剂量”表示放疗的剂量，即单位质量组织所吸收的电离辐射能量，按照SI单位制吸收剂量单位为戈瑞(Gray)，用符号Gy表示，1Gy=1J/kg，1Gy=100cGy。组织吸收放射线不是单纯的能量吸收，而是放射引起的生物学效应。如全身放射5Gy可因骨髓抑制而致死(约50%的人在15d内死亡)。如从能量吸收而言，同样5Gy的吸收剂量只能使1L水升温0.0018℃，所以射线的作用主要是生物学效应。放射性核素的放射性活度用贝克勒尔(Bq)表示，放射防护剂量当量单位用希沃特(Sv)表示。

(三)临床放射治疗常用的照射方式

临床上常用的照射方式有两大类：远距离放射和近距离放射。远距离放射是指放射源离开人体一定距离，也称为外照射。这是目前放疗中应用最多的照射方式。如^{60}Co、直线加速器距离人体80～100cm，深部X线机距离人体30～40cm。近距离放射是指放射源在组织、器官内或人体表面，其与放射性核素治疗的不同之处是放射源不直接和组织接触，而由金属外壳包住，可制成针、管或粒状。常用的放射源有^{60}Co、^{137}Cs、^{192}Ir、^{125}I等。按“吸收剂量与距离平方呈反比”规律，近距离放射可以使靶区达到较高的放射量，而周围正常组织受量很低。近年来，随着电子技术和计算机系统的发展，可以对剂量分布进行优化，使布源更精确合理，也可应用遥控系统而大大减少工作人员所受辐射量。近距离治疗的优点是可在肿瘤组织中给予高剂量照射。缺点是靶区剂量分布不均匀，也受肿瘤位置的限制。因此，近距离治疗主要用于对肿瘤局部的加量照射，多数情况下要与外照射配合使用。

（四）电离辐射的作用机制和剂量学要求

射线进入人体后被组织吸收，电磁辐射按其能量的大小可有三种不同的吸收机制：光电吸收、康普顿吸收和电子对效应3种，临床应用中以康普顿吸收最为重要。放射线的吸收程度呈指数吸收关系衰减，与组织厚度和不同组织的密度及其组成有关。

放射治疗时必须保证靶区剂量准确。放射线对肿瘤的杀伤作用与剂量有关，只有达到一定的剂量后才能有效，因此，必须采用各种相应的措施确保靶区剂量准确无误。外照射的临床剂量学四大原则：①靶区的剂量要求准确；②靶区内剂量分布要均匀，最高剂量与最低剂量的差异不能超过10%；③尽量提高治疗区内剂量，降低周围正常组织剂量；④尽可能不照射或少照射肿瘤周围的重要器官，使其照射剂量不超过其耐受量。

放射线对肿瘤有杀伤作用，对正常组织也有损伤，如治疗不当，使正常组织受到超量照射后会产生严重的放射损伤。而这些损伤大多数无根治的方法，给患者带来很大的痛苦，甚至危及生命。因此，一些重要器官尽可能不照射，一定要照射时照射剂量不能超过其可耐受的剂量，防止严重并发症的发生。

二、放射生物学

（一）放射线与生物体作用

放射线作用生物体细胞最关键的靶是DNA。放射线与生物体作用可分为直接作用和间接作用。直接作用是指射线直接对DNA分子链的作用，可引起DNA分子单链断裂或双链断裂。高LET射线如快中子主要以直接作用为主。间接作用是放射线与生物体内的主要组分的水分子作用，产生H_2O^+和OH^-等自由基，后者可对DNA造成损伤。自由基（OH^-）原子外层有不成对的电子，其高度活泼，寿命只有10^{-5}s。自由基先与生物大分子（RH）相互作用，然后再作用于DNA链。低LET射线γ线和X线对生物体的作用以间接作用为主。

（二）放射线的生物效应

细胞受到照射后，增殖能力受到损伤，在以后的分裂过程中逐渐丧失增殖能力。因此，放射线引起细胞死亡是在其分裂增殖的过程中体现出来的。损伤出现的快慢与组织的增殖快慢有关。如皮肤表皮增殖活跃损伤呈现早，神经系统增殖缓慢则呈现损伤晚。

照射后细胞生存的情况可用细胞生存曲线来描述。细胞存活曲线是用来描述照射剂量与相应细胞存活率关系的曲线。根据“靶学说”，可把存活曲线分成两部分：低剂量照射时（相当于临床应用的分次剂量)呈一肩区,在高剂量照射时剂量和细胞存活率呈线性关系。目前,常应用线性-平方模式(L-Q 模式)定量说明细胞存活曲线。L-Q 模式的数学关系为:$S = e^{-(\alpha d+\beta d)}$,其中 d 代表分次剂量或单次照射剂量;α 和 β 分别代表单靶和多靶击中引起的细胞死亡,当它们所产生的生物效应相等时,即可以用 α/β 的比值来表示不同类型组织修复能力的大小。

(三)放射治疗采用分次照射的生物学基础

放射治疗一开始就是一种分次治疗的模式。单次和分次照射的生物效应是不一样的。放射治疗的设计必须遵循两个重要的放射生物学原则,即每次照射剂量要低及总的治疗时间要短。这样既有利于保护正常组织又能增加肿瘤局部控制率。所以采用分次照射有其生物学原因。

1.放射损伤的修复 当细胞受到非致死放射剂量照射后,细胞能通过自身修复机制来修复放射损伤,这样不会引起正常组织细胞死亡。这些非致死性放射损伤包括两种:潜在致死性损伤(PLD)和亚致死性放射损伤(SLD)。潜在致死性损伤是指在某些情况下导致细胞死亡的损伤,如果照射后条件改变,潜在致死性损伤可得到修复,原本要死亡的细胞可得到挽救。潜在致死性损伤修复对临床放疗是重要的。研究提示,某些放射耐受的肿瘤可能与它们的潜在致死性损伤修复能力有关,即放射敏感的肿瘤潜在致死性损伤修复不充分,而放射耐受的肿瘤具有较充分的潜在致死性损伤修复机制。潜在致死性损伤修复和许多因素有关。高 LET 射线照射时没有潜在致死性损伤修复。

亚致死性损伤的修复指将某一既定单次照射剂量分成间隔一定时间的两次时所观察到的存活细胞增加的现象。亚致死性损伤的修复受许多因素影响:射线的性质如高 LET 射线照射后没有亚致死性损伤的修复、细胞的氧合状态、细胞群的增殖状态。由于存在亚致死性损伤的修复,分次照射会导致生物效应的下降,故为了保持相同的生物效应,必须增加总剂量。细胞的修复过程呈指数性。目前,我们可以定量地测定细胞的修复速度($T_{1/2}$,半修复时间,即完成50%细胞损伤修复所需要的时间)和修复能力(α/β 比值)来表示整个修复过程。根据照射后正常组织损伤出现的早或晚,可把正常组织分成两大类:细胞更新速度快的,在照射开始后不久即出现反应的称为早或急性反应组织,如黏膜、上皮组织等;细胞更新速度慢的,在照射结束后经过一段时间才出现反应的称为晚反应组织,如脊髓、肾脏等组织。早反应组织的 $T_{1/2}$ 大约为 0.5h;而晚反应组织的 $T_{1/2}$ 为 1.5～2.5h。然而,晚反应组织的 α/β 值一般在 2～3Gy,而早反应组织的 α/β 一般在 10Gy 左右。说明增殖慢的组织修复能力较强,而增殖快的组织修复能力较弱。大部分肿瘤组织的修复速度和能力相似于急性反应组织,极小部分与晚反应组织相仿。

2.细胞增殖周期的再分布 细胞周期中每个时相的放射敏感性是不一样的。处于 G_2 和 M 期的细胞放射最敏感,S 期细胞则对放射抗拒。在常规放射治疗中,每次照射 2Gy 主要是杀灭处于细胞周期中敏感时相的细胞。在两次照射之间,不敏感的存活细胞群可以进入到对射线敏感的时相,此时,再次照射会有助于更多地杀灭细胞。这种细胞增殖周期的再分布产生了“自身增敏作用”。这个过程对不增殖或增殖较慢的正常细胞影响很小。所以低剂量分次照射主要影响增殖快的肿瘤,而对属于晚反应的正常组织影响不大。

3.乏氧细胞的再氧合　由于肿瘤生长常快于新生血管的生长,使肿瘤内远离血管的部位成为乏氧区。肿瘤内乏氧区的存在不但与其单位容积内毛细血管网的总表面积比率低有关,也与血流淤滞和分流有关。乏氧细胞对射线的抵抗性高于富氧细胞2.5～3.0倍。在大剂量照射时,由于富氧细胞在照射的很早期即死亡,只留下对射线有抵抗性的乏氧细胞,因而从总体看,降低了照射的生物效应。然而在多次小剂量(如每次2Gy)照射时,每次照射后,由于乏氧细胞具有对射线的抵抗性而难于被杀灭,因而在余下的存活细胞中占据了很大的比例。照射后,血供不变时血管密度相应增加,缩短了血管与原来乏氧细胞之间的距离,使原来乏氧细胞较易得到营养供应而成为富氧细胞。这个过程被称为肿瘤细胞的再氧合。由于在整个治疗过程中,均存在肿瘤细胞再氧合,使得乏氧细胞在整个肿瘤中所占比例降到很低的水平。正常组织内基本不存在乏氧细胞,所以,再氧合过程主要产生在肿瘤组织内。

4.再群体化　损伤后组织细胞及子代细胞在机体调节机制作用下,增殖、分化、恢复组织原来形态的过程称为再群体化,亦有人称之为再增殖。两次分割照射间歇期可有细胞再群体化出现。细胞增殖不同于细胞的修复,它意味着细胞的分裂及细胞数的增加。大部分肿瘤组织照射后也会促使细胞增殖加快,如头颈部肿瘤平均倍增时间由治疗前的45～60天,缩短到3～4天。因此,从生物学角度看,根据头颈部肿瘤在疗程后期(4周左右)出现加速再群体化,对治疗方案进行时间-剂量的必要调整是可行的。一般地讲,由于肿瘤组织开始细胞再增殖的潜伏期较长及增殖速度较慢,因而与正常组织相比,肿瘤组织再群体化在影响放射治疗疗效中的作用低于正常组织。

(四)放射敏感性和放射治愈性

放射敏感性是指放射效应,是用来衡量细胞是否容易产生放射性损伤程度的。按放射治疗肿瘤的效应把不同肿瘤分为放射敏感、中等敏感及放射抗拒类肿瘤。在临床上,常错误地用肿瘤退缩快慢来判断放射敏感性和放射抵抗性。实际上,肿瘤经照射后的改变不仅决定于肿瘤细胞的死亡,而且决定于肿瘤细胞死亡的速度及丢失的状况。细胞死亡的速度主要决定于细胞周期的特点:增殖快的正常组织出现反应较早,而增殖慢的组织要在几个月甚至几年后才出现变化。而肿瘤照射后,生物效应表达的时间长短范围较大。大部分肿瘤要在照射开始后几周才会退缩。部分细胞周期较长的肿瘤要在数月以后才产生退缩。所以过早地取活检并不能真正反应肿瘤细胞存活与否。临床上,放射治愈性是指治愈原发及区域内转移的肿瘤。主要决定于肿瘤的部位、大小、组织学特点等,还有细胞内在放射敏感性差异、乏氧状况及细胞的加速增殖等有关。然而,照射期间肿瘤退缩的速度与放射治愈性的关系并不大。

(五)放射生物在临床肿瘤放疗中的应用及前景

放射治疗的最终目的是消灭肿瘤,但不对周围正常组织造成严重并发症。通过放射生物的研究可发现或发展更有效的放疗方法,以改善肿瘤局部控制率,减少正常组织损伤。

①在放疗前预测肿瘤的放射敏感性,制订个体化的放疗方法是目前的研究方向之一。如将肿瘤组织体外培养,照射2Gy后检测细胞生存率,预测肿瘤的放射敏感性。②为克服肿瘤乏氧细胞的放射抗拒性,发现了乏氧细胞增敏剂,目前部分已应用临床。③加热和放疗有很好的互补作用,目前已明确其作用机制。二者的合用在表浅肿瘤中显示出良好的疗效。④放疗过程中肿瘤细胞出现加速再增殖现象,临床采用加速超分割放疗,在食管癌的治疗中显示出其

优势。

目前,放射生物学研究的方向包括:第一,在分子水平研究放射对肿瘤和正常组织的效应。第二,把已获得的放射生物学知识用于临床,进一步提高治疗的疗效。

三、放射治疗学及其进展

(一)放射治疗计划的制定和实施

1.确定治疗方针　经过临床、影像学等各种检查确定肿瘤大小及其存在部位后,放射肿瘤学医师必须确定治疗的方针,即决定是否放疗,放疗的目的是根治性放疗、姑息性放疗还是综合治疗。

2.确定靶区　即确定照射的部位和范围。体表肿瘤往往通过体格检查就能确定靶区。但体内的肿瘤需要放射肿瘤学医师在CT、MRI、X线片上画出需要照射的范围和要保护的正常组织,并决定有关放射剂量。根据国际放射委员会(ICRU)规定,临床医师根据临床、影像学检查等定出肉眼肿瘤区(GTV),然后根据该肿瘤生物学行为扩大照射内径,以包括可能的浸润和亚临床病灶,称之为临床靶区(CTV)。然而考虑到每天放疗摆位时可能发生的差异,再扩大照射内径,以适应如呼吸时器官的可能移动,称为计划靶区(PTV)。靶区的确定是放疗过程中最重要的一个环节,是放疗成败的关键。放疗医生必须充分给予重视,尽一切可能做到精确无误。

3.制定治疗计划　根据靶区的部位、大小、与周围重要器官的关系,利用计算机计划系统制定治疗计划,确定照射野、放射源、照射方式等。放射物理学人员将有关图像资料输入治疗计划系统(TPS),通过计算机系统对照射野布置、射线选择、各照射野剂量分配、不同密度组织校正等进行优化,获得剂量分布图。此图可以是二维,也可以是三维。通常以95%～100%等量线范围计算靶区剂量。

4.治疗计划的验证和定位　放疗计划设计后,需要在模拟机上进行定位,这对深部肿瘤尤为重要。模拟机是能模拟直线加速器各种功能的X线透视系统,可以按治疗计划确定的照射野位置、大小、入射角、照射距离等逐一核对以验证治疗计划的准确性和可行性,并对治疗计划作出必要的修整。通过模拟机可确定重要组织、器官是否避开,并决定挡铅部位、大小是否准确。

5.治疗计划的执行　即正式开始治疗。第1次照射时应在治疗机上拍摄射野验证片,并和模拟定位片相对比。疗程期间和结束时最好也拍片复核。必须注意:保证病人每次治疗的重复一致性是放疗取得成功的重要因素之一,而确保病人的体位一致是重要的一环。

(二)根治性放射治疗

放射治疗作为根治性的方法已在一些肿瘤治疗中获得较为满意疗效,如对皮肤癌、鼻咽癌、头颈部肿瘤、乳腺癌、前列腺癌、宫颈癌、视网膜母细胞瘤、精原细胞瘤、Hodgkin病等。恶性淋巴瘤和精原细胞瘤都是放射敏感性肿瘤,给予35～40Gy的剂量就可达到90%的局部控制,而不引起显著的晚期反应组织损伤。如鼻咽癌放射治疗是首选方法,鼻咽癌放射治疗的5年生存率达50%～70%(其中Ⅰ期达95%),10年生存率达40%左右。

（三）姑息性放射治疗

对不能根治的肿瘤病人，治疗目的是解除症状、改善生活质量。放射治疗可解除肿瘤压迫、止痛、止血等，具有较好的姑息作用。由于患者为晚期，治疗目的不是消灭肿瘤，因而常在较短时间内给数次放射，总剂量不一定要求达到肿瘤完全控制水平。

如对骨转移瘤尤其是溶骨性转移瘤，放射止痛效果较好，能使60%以上病人的疼痛缓解。对椎体和肢体长骨病灶的放射治疗还可防止病理性骨折的发生。剂量为3Gy/次，共10次，12天内完成。对肿瘤引起的压迫阻塞，如食管梗阻、上腔静脉压迫、脊髓压迫等，放射治疗常可缓解症状。

在进行姑息治疗的同时，必须加强全身支持治疗。局部姑息治疗的效果及预后和原发灶有关，也和距离首次治疗的时间有关。如乳腺、肾、前列腺等部位增殖不快的肿瘤，姑息治疗后还可能使患者生存较长时间。因此，对每一位晚期病人都不要轻易放弃治疗。

（四）提高放射治疗疗效的途径和方法

放射线对肿瘤组织和正常组织均有杀伤作用，做放射治疗时，正常组织产生一定的并发症是不可避免的，但不应有严重的并发症。提高放射治疗疗效的途径是在不增加正常组织损伤的前提下，增加放射线对肿瘤的杀伤作用。临床上有四个方面的措施。

1.新放疗技术

(1)适形调强放射治疗：是近年来放射治疗中的一个热点，是放射物理对放射治疗的一大贡献。3D-CRT即三维适形放射治疗，IMRT即调强适形放射治疗。它们的出现与影像学、计算机技术、放射物理及放射治疗设备的发展密切相关。与常规放疗相比，3D-CRT和IMRT具有下列优点：

①最大限度地减少肿瘤周围正常组织和器官的照射，可明显地提高靶区剂量，降低正常组织并发症。如多年来的临床研究证明，3D-CRT和IMRT的应用使前列腺癌的放射治疗取得明显的进展。明显提高了前列腺癌的照射剂量，从而提高了前列腺癌的局部控制率；同时，直肠和膀胱的放疗反应比常规放疗轻。3D-CRT和IMRT已成为前列腺癌放疗的主要形式。②IMRT解决了一些常规放疗难以解决的问题，使一些紧邻靶区的正常组织得到很好的保护，在提高疗效的同时，极大地改善了病人的生活质量。如鼻咽癌应用IMRT对腮腺的保护使病人治疗后出现口干的概率大大减轻。③可望改变传统的治疗模式：3D-CRT和IMRT对正常组织的照射剂量低，使单次大剂量、分割少的照射方式成为可能。

总之，3D-CRT和IMRT使放射治疗进入一个全新的阶段。但也存在一些问题，其中靶区不确定性是关注的热点。

(2)图像引导的放射治疗(IGRT)：体内器官的运动是影响靶区精确性的重要因素，在直线加速器上安装锥形束CT扫描机获得每次照射时的肿瘤和邻近重要器官的三维图像，与带时序控制的CT模拟定位机获得的三维图像进行比较后的结果进行实时照射，这样，可有效地减少因器官运动造成的靶区不确定性，使调强适形放疗进入一个更高水平的阶段。IGRT是将来放射治疗发展的一个方向。放疗医生必须注意对IGRT的学习。

2.不同分割照射方式　每天放射治疗1次，剂量1.8～2.0Gy，每周5次的常规放射治疗方案，是数十年的经验方案，但对某些肿瘤可能并不合适。因此，改变放射剂量、时间等因素也成为提高放射治疗疗效的一条重要途径。其目的是在提高肿瘤控制率的同时,不增加正常组织的损伤。目前,临床研究中关注的分割照射方式有超分割照射、加速超分割照射。

(1)超分割照射:即减少每次分割剂量,每日放射治疗 1 次以上(间隔 4～6h),总疗程不变或略延长,总剂量增加。这种方案旨在提高肿瘤控制率,又不增加晚反应组织损伤。但由于每周剂量有增加,急性反应会增加。它的理论基础是:早反应组织和晚反应组织对分次剂量照射的反应是有差异的,大分次剂量照射对晚反应组织的损伤大,较低的分次剂量照射可使晚反应组织的放射损伤降低,从而使其耐受量比在标准治疗方案时为大。目前多采用每次 1.1～1.2Gy,总剂量和每日剂量都比常规方案增加 10%～20%。在不增加晚反应组织损伤的情况下,超分割可使肿瘤效应提高 14%。超分割放射适用于增殖快、α/β 值较大的肿瘤,且照射靶区内存在重要的晚反应组织如脊髓等。有报道此法可使头颈部肿瘤和膀胱癌疗效提高,虽急性反应增加,但患者都能耐受。

(2)加速超分割放射治疗:缩短治疗总时间的分割照射为加速超分割放射治疗。每次分割剂量与常规照射相仿或略少,每天照射 2～3 次,相隔 6h。总次数增加,总疗程缩短,总剂量减少或不变。此法适用于治疗增殖很快的肿瘤,但会使急性反应和晚期反应都增加。其理论基础为:治疗总时间的缩短减少了治疗期间肿瘤细胞再增殖的机会,增加了肿瘤局部控制率的可能性。Saunder 等用连续超分割加速放射治疗(CHART)方案:每次 1.5Gy,共 36 次,连续用 12 天,每天 3 次,间隔 6h。虽急性反应增加,但大多可耐受。

3.利用粒子射线进行放射治疗　粒子射线物理特性是在生物体中有一定的射程,在其大部分射程内近似恒定剂量,其射程末端出现 Bragg 峰,峰值剂量约为恒定剂量的 3～4 倍,峰值后剂量迅速减少并剧降为零。常用的是质子治疗。质子为带电的粒子。应用质子治疗的最大优点是它在体内剂量分布特点可使靶区获得高剂量照射,而周围正常组织可得到很好的保护,大大提高了放射治疗的精确性。如质子治疗在脉络膜黑色素瘤、恶性胶质瘤、前列腺癌、肝癌等治疗中有一定的优越性。质子治疗设备昂贵,但作为一种提高放疗疗效的新途径具有很好的治疗效果,值得有条件的单位进行临床应用。

另一种粒子射线治疗是快中子治疗。快中子属于高线性能量传递射线。英国 Hamme Smith 医院较早使用中子线治疗晚期肿瘤。美国放射治疗组(RTOG)对 300 余例不能手术的鳞状细胞癌用中子线和 X 线联合治疗,并和单用 X 线组比较,原发灶控制率和生存率两组相仿;但单用中子线治疗 CR 为 52%,而单用 X 线的仅 17%($P=0.035$),并发症分别为 18%和 33%。目前对快中子治疗的生物效应有了相当深入的了解,但中子治疗的结果不如预期的那么理想,临床应用的价值不高。

4.药物改变放射效应

(1)放射增敏剂:肿瘤中存在不同比例的乏氧细胞,这些细胞具有放射抵抗性,杀灭乏氧细胞所需放射剂量是杀灭富氧细胞的 3 倍。使用放射增敏剂的目的是提高肿瘤中乏氧细胞放射敏感性以增加对肿瘤的杀灭。在用药物提高乏氧细胞放射敏感性的研究中,最有代表性的是硝基咪唑(MISO)类高电子亲和力的药物系列。体内外大量实验资料证实 MISO 为乏氧细胞增敏剂,但其脂溶性所致的中枢神经系统毒性限制了其临床上的应用剂量。而且大量临床资料结果都看不出 MISO 能提高放疗疗效。在这基础上,第 2 代乏氧细胞增敏剂相继产生,其中以 SR-2508 和 RSU-1069 为代表。SR-2508 呈中性，其电子亲和力及脂溶性都比 MISO 小，但其增敏效果和 MISO 相仿，然而其有外周神经毒性作用。RSU-1069 具有双重功效，即具乏氧增敏作用和烷化作用(结构中有氮丙啶)，在放射前或后应用都有增敏效果。目前这两种化合物均已进入临床Ⅱ或Ⅲ期肿瘤治疗实验。第 3 代乏氧细胞增敏剂 SR-4233 为生物还原剂，对乏氧细胞有特异杀伤作用，且在有氧时有效浓度 1%～3% 即对低氧细胞有杀伤作用。本药在低氧和足氧时都有放射增敏作用，对放射后 DNA 修复有抑制作用。目前已进入临床试验。

(2)放射保护剂：至今仍未找到高效、低毒的放射增敏剂。人们试图用放射保护剂来提高放疗疗效。理想的放射保护剂能有效地保护肿瘤周围的正常组织，减少放射损伤，同时不减少放射对肿瘤的杀伤效应。以 WR2721 较为有前途。此药为水溶性，进入体内能很快进入肿瘤内，但不进入中枢神经系统。上海医科大学肿瘤医院和美国宾西法尼亚大学医学院合作进行了中晚期不能手术切除或术后复发直肠癌放疗中 WR2721 放射保护作用的临床Ⅲ期试验，于放疗前 15min 静脉注射 340/m^2 WR2721，结果与单纯放射组比较，皮肤、黏膜和血象变化都比较轻，且不保护肿瘤。同时有临床报道 WR2721 可减轻 DDP、环磷酰胺(CTX)的不良反应。缺点是此药本身可引起皮疹、恶心、呕吐和血压下降等不良反应。研究表明 WR2721 对正常组织有保护作用，但对肿瘤无明显保护效应。至今未见任何其他化学、血液的后期不良反应。

(五)放疗和化疗的综合应用

放疗和化疗联合应用的目的是提高肿瘤的局部控制率，减少远处转移率。放疗和化疗联合治疗主要用于中晚期恶性肿瘤。化疗的形式有三种：①诱导化疗，又称新辅助化疗，即放疗前用化疗；②同时使用；③放疗后使用，又称辅助化疗。临床研究已显示放疗和化疗的联合应用比两者单独使用疗效改善，表现为局部控制率提高，生存期延长。

在恶性淋巴瘤、肾母细胞瘤等肿瘤治疗中，放射治疗和化学治疗两者联合应用的疗效提高都已得到公认。在一些头颈部肿瘤用顺铂(DDP)和连续灌注 5-氟尿嘧啶(5-Fu)可提高放疗疗效。

在局部晚期非小细胞肺癌的治疗中，放疗和化疗是基本治疗手段，单纯放疗的 5 年生存率为 5%，而序贯放化疗的 5 年生存率为 8%。序贯放化疗的临床研究显示，放疗合并化疗与单纯放疗比较，提高了生存率，降低了远处转移率。尽管如此，序贯放化疗的治疗失败原因仍为局部复发和远处转移。因此，为提高局部控制率和降低远处微小转移的发生，利用放疗和化疗空间协作作用，放疗和化疗的不良反应各自独立，化疗药物可增强放疗效果等几种优势，提出了同步放化疗的治疗模式。目前同步放化疗是综合治疗临床研究的热点。在美国和欧洲同步放化疗已作为局部晚期非小细胞肺癌的标准治疗方案。

对一些放疗不敏感的骨肉瘤、软组织肉瘤应用手术、放疗和药物综合治疗可以提高疗效，并因缩小了手术范围而提高了生存质量。Regine 等(1995)报道对儿童局部晚期的横纹肌肉瘤进行强烈诱导化疗后做局部肿瘤切除和术后放射治疗，局控率高达 96%，无瘤生存率为 68%，明显优于单纯手术效果。

要注意加化学治疗时放疗效应可能加强，但亦会导致正常组织(如黏膜、骨髓)损伤增加，病人耐受性降低，严重时还可能影响放射治疗的进行。

第三节 肿瘤的化学治疗

化学治疗是恶性肿瘤治疗的三大主要方法之一，其有别于外科手术和放射治疗之处在于强调全身性治疗，而外科手术和放射治疗均为局部治疗方法。化学治疗（化疗）始于20世纪40年代，70年代初随顺铂和阿霉素进入临床，有少数肿瘤可经化疗治愈，如急性淋巴细胞白血病、何杰金淋巴瘤、睾丸肿瘤等；80年代以后，人们开始进一步研究如何以生物反应修饰剂等药物来提高化疗药物疗效，并探索肿瘤对化疗药产生抗药性而使化疗药失效的原因。近年来，第三代化疗药物的出现以及随对影响疗效的内在因素——肿瘤细胞免疫和抑癌基因认识的逐步深入，使化疗疗效进一步提高，治疗更趋于合理。De Vita（1993年）复习近半个世纪肿瘤治疗的发展，认为化学治疗在肿瘤治愈率的提高中占有一定的地位。目前，人们已经不再把化学治疗看作是只起姑息性作用的一种手段，而是正在向根治过度，化学治疗在肿瘤治疗中的地位越来越重要。

一、化疗药物的作用机制和分类

（一）根据化疗药物性质和来源可分为六类

1.烷化剂　烷化剂是第一类用于肿瘤治疗的化疗药物。烷化剂的细胞毒作用主要通过直接与DNA分子内鸟嘌呤的N-7和腺嘌呤的N-3位形成联结，或在DNA和蛋白质之间形成交联，这些均影响DNA的修复和转录，导致细胞结构破坏而死亡。烷化剂是细胞周期非特异性药物，对非增殖期即G_0期细胞也敏感，因而对那些生长缓慢的肿瘤如多发性骨髓瘤也有效。烷化剂主要包括氮芥类的氮芥、环磷酰胺、异环磷酰胺等；亚硝脲类的卡氮芥、环己亚硝脲、甲环亚硝脲；三嗪类的氮烯咪胺；磺酸酯类的马利兰和乙烯亚胺类的噻替哌。

2.抗代谢类药物　抗代谢类药物的化学结构与体内的某些代谢物相似，但不具有它们的功能，以此而干扰核酸、蛋白质的生物合成和利用，导致肿瘤细胞的死亡。主要包括甲氨蝶呤、5-氟脲嘧啶、阿糖胞苷。

3.抗肿瘤抗生素类药物　抗肿瘤抗生素类包括多种药物，蒽环类药物、放线菌素D、博莱霉素、丝裂霉素等。其中蒽环类药物包括阿霉素、柔红霉素、表阿霉素、去甲柔红霉素、米托蒽醌等。抗肿瘤抗生素作用机制多样化，蒽环类药物和放线菌素D的作用机制相似，与DNA结合后发生嵌入作用，而抑制依赖于DNA的RNA合成；博莱霉素直接损害DNA模板，使DNA单链断裂；丝裂霉素能与DNA的双螺旋形成交联，抑制DNA的复制。

4.抗肿瘤的植物类药物　抗肿瘤的植物类药物包括长春碱类、紫杉醇类、喜树碱类以及鬼臼毒素类。长春碱类包括长春新碱、长春花碱、长春碱酰胺等，它们与管蛋白二聚体结合，抑制微管的聚合，使分裂的细胞不能形成纺锤体，核分裂停止于中期。紫杉醇类有紫杉醇和泰素帝，能促进微管聚合，抑制微管解聚，使有丝分裂停止。喜树碱类包括羟基喜树碱等，通过抑制拓扑异构酶Ⅰ的活性而阻止DNA的复制。鬼臼毒素类包括鬼臼乙叉苷和鬼臼噻吩苷等，主要抑制拓扑异构酶Ⅱ的作用，阻止DNA的复制。

5.铂类　主要包括顺铂、卡铂和草酸铂等。其作用机制主要是与DNA双链形成交联，而呈现细胞毒作用。

6.其他　甲基苄肼通过形成活性甲基与DNA起烷化作用；左旋门冬酰胺酶使肿瘤细胞缺乏合成蛋白质必须的门冬酰胺，从而使蛋白质的合成受阻。

(二)按作用机制及与细胞周期的关系分为两大类

1.细胞周期非特异性药物　直接破坏DNA或影响它们的复制与功能，杀死处于增殖周期各期的细胞，甚至包括G_0期细胞，称为细胞周期非特异性药物。其作用强度随药物剂量增加而增加，一次给药剂量的大小与临床疗效成正比，故以一次静脉注射为宜。这类药物包括烷化剂和大部分抗肿瘤抗生素。

2.细胞周期特异性药物　化疗药物仅对增殖周期的某些期敏感，对G_0期不敏感，称细胞周期特异性药物。如作用于M期的各种植物类药物，作用于S期的一些抗代谢类药物。这些药物的作用受到处于周期或其中某一阶段的细胞数目限制，药量过分增大并不能呈正比地增加对细胞的杀伤能力，故一次大剂量给药，临床不会有较好的疗效，若能使有效血药浓度维持一定时间，则疗效更好。

在细胞周期非特异性药物和细胞周期特异性药物，或几种细胞周期特异性药物间的配合应用方面，一般有两种方法：一是“募集作用”，即先用细胞周期非特异性药物大量消灭肿瘤细胞，肿瘤细胞总数减少后，更多肿瘤细胞进入增殖周期而被后用的细胞周期特异性药物杀死。另一是“同步化作用”，即先用一种细胞周期特异性药物将肿瘤细胞阻滞于某一周期，待药物作用消失后，肿瘤细胞即同步进入下一周期，再用作用于后一周期的药物，即可较多杀死肿瘤细胞而较少损伤正常细胞。但临床上由于实体瘤与白血病不同，只有一小部分肿瘤细胞处于增殖周期，目前还缺少能使所有肿瘤细胞都同步化的药物。

(三)按在分子水平的作用不同分成四类

1.干扰DNA合成的药物　这类药物分别在不同环节阻止DNA的合成，抑制细胞分裂增殖。主要有：5-Fu可与胸腺嘧啶核苷酸合成酶结合，妨碍2-脱氧尿嘧啶核苷酸与酶结合，使前者不能甲基化，影响DNA合成。MTX与二氢叶酸合成酶及二氢叶酸还原酶结合，使叶酸不能形成甲基四氢叶酸，导致脱氧尿苷酸不能形成脱氧胸苷酸，DNA生物合成受阻。羟基脲(HU)与铁离子螯合，抑制核苷二磷酸还原酶，核苷酸不能还原为脱氧核苷酸，DNA合成受阻。

2.直接破坏DNA的结构或与DNA结合影响其功能的药物　这类药物包括CTX、苯丁酸氮芥(CB1348)等烷化剂，BCNU、司莫司汀等亚硝脲类药物，以及丝裂霉素(MMC)、BLM等抗生素类与DDP等铂类药物。烷化剂对DNA的主要作用可引起DNA分子内鸟嘌呤碱基N_7或腺嘌呤N_3分子的交联。亚硝脲类药物的氯乙氨基部分也可起烷化作用。MMC发生交叉连结的两个活性烷化基团可能是乙撑亚胺与氨甲酰酯基团。1/10～1/5的抗生素分子与DNA形成交联，其余仅起单臂烷化作用。

3.影响转录过程的药物　如ACTD等抗生素类药物可嵌入DNA双螺旋内，阻断RNA聚合酶的作用，抑制RNA的合成。

4.影响蛋白质或肿瘤细胞其他成分合成的药物　某些肿瘤细胞，如急性淋巴细胞白血病细胞，不能自行合成门冬酰胺，必须从细胞外摄取。化疗药门冬酰胺酶可将血清中门冬酰胺分解，使肿瘤细胞缺乏门冬酰胺，从而使其蛋白质合成发生障碍，而正常细胞可自己合成门冬酰胺，受影响较小。植物药长春花碱类和紫杉醇类可作用于肿瘤细胞微管蛋白，前者使微管不能聚合，后者使微管过分聚合，均妨碍纺锤丝形成，使细胞不能分裂。

二、化疗药物的合理使用

肿瘤化疗在肿瘤治疗中的作用越来越受到重视。化疗要取得良好的疗效，必须有合理的治疗方案，这涉及到药物的药理作用及其药代动力学、用药的剂量、配伍、预防和克服耐药等诸多问题。

（一）细胞增殖动力学

了解肿瘤细胞的增殖动力学，对指导肿瘤化学治疗有很大的帮助。肿瘤细胞一次分裂结束后到下一次分裂结束的时间称细胞周期（Tc）。细胞周期分为：合成前期（G_1）、DNA合成期（S）、合成后期（G_2）、有丝分裂期（M）等4期，每期有不同的生化活动。不同增殖期肿瘤细胞对化疗和放疗的敏感性不同，S期细胞对细胞周期特异性药物敏感性较强，而M、G_1、G_2期细胞对细胞周期非特异性药物及放疗较敏感。若因缺少营养或受机体免疫抑制，肿瘤细胞可暂时停留于延长的G_1期，即静止状态的G_0期，除细胞周期非特异性药物外，其他化疗药物对G_0期细胞杀伤作用不大。

由于肿瘤细胞的增殖并不同步，因此，在一个肿瘤群体内有着不同增殖期的肿瘤细胞。肿瘤的生长曲线类似Gompertzian曲线，开始时肿瘤增殖细胞多，肿瘤呈指数生长；肿瘤达到一定体积后，引起缺氧、出血、坏死，增殖细胞数减少，倍增时间延长，曲线趋向平坦。当肿瘤呈指数生长时，较多肿瘤细胞处于S期；生长缓慢后，较多细胞处于G_1期甚或G_0期，对化疗更不敏感。一个肿瘤群体内，既然包括不同增殖期的肿瘤细胞，就为作用于不同增殖期化疗药物的联合治疗提供了理论根据。细胞增殖动力学对肿瘤的治疗具有重要的指导意义，为制订合理的治疗方案提供了理论基础，而且在治疗策略方面已有较大的更新。

（二）剂量强度

多数化疗药物的剂量与肿瘤细胞的存活呈线性关系。化疗药物杀灭肿瘤细胞遵循“一级动力学”的规律，即一定量的化疗药物杀灭一定比率的肿瘤细胞，因此，肿瘤化疗需要多疗程的反复治疗。同时，化疗药物的剂量是限制化疗疗效的主要因素，化疗药物剂量的高低与肿瘤细胞残存的数目密切相关。

剂量强度的定义：不计较给药的途径，单位时间内每平方米体表面积的药物剂量，以每周mg/m^2表示。化疗药物的剂量疗效曲线多数呈线性关系，即剂量愈高疗效愈大。动物实验证实，按常规剂量的80%给药，完全缓解率明显下降。剂量疗效呈线性关系是临床应用高剂量化疗的基础，这种线性关系只见于淋巴瘤、睾丸肿瘤、乳腺癌和小细胞肺癌等几种对药物敏感的肿瘤。对一些不敏感的肿瘤如大肠癌、非小细胞肺癌、软组织肉瘤等剂量强度与疗效并无线性关系，提高剂量强度不能提高疗效。

在临床上，对有治愈可能的患者，应尽可能使用可耐受的最大剂量强度的化疗以保证疗效。近年来，随集落刺激因子、自身骨髓移植等的应用，使高剂量化疗更易进行。但是，必须注意剂量强度的增加，必然带来更大的不良反应，在没有合适的预防治疗措施的情况下，不应盲目提高强度。

（三）多药联合化疗

肿瘤由许多肿瘤细胞构成。通常情况下，只有部分细胞处于增殖活跃状态，其他细胞则处于相对静止的非增殖状态。如将作用于不同时相的药物联合使用，则有望达到一次大量杀灭肿瘤细胞的目的。

目前除个别肿瘤如慢性白血病和低度恶性淋巴瘤外，已很少单药治疗。联合化疗方案中一般应包括两类作用机制不同的药物，而且常常应用周期非特异性药物与作用于不同时相的周期特异性药物配合。选择药物时也应尽可能使各药的毒性不相重复，以提高正常细胞的耐受性。药物数量目前一般多主张2～4个药物最好，太多了并不一定能提高疗效。最重要的是，所选择的化疗方案应经严格的临床试验证明其有确切的实用价值。

（四）克服耐药

临床上经常观察到化疗使肿瘤缩小后，继续原方案治疗肿瘤反而增大的现象。这表明肿瘤细胞对化疗药物产生了耐药。近年来人们亦发现一旦肿瘤细胞对某一药物耐药时，对其他一些结构不同、作用机制也不同的药物也具有耐药性，即多药耐药现象。

1979年Goldie及Coldman提出抗药性学说，认为这是由于某些肿瘤细胞基因产生了变异而对化疗药物产生抗药性。肿瘤细胞在增殖过程中，以其本身固定的频率产生基因突变，每次突变均可导致抗药瘤株的出现。因此，肿瘤越大，突变细胞数越多，产生抗药细胞数也越多。

多药耐药性往往出现于天然来源的化疗药物，如植物类及抗生素类。1986年，美国国立癌症研究院的Ira、Pastan等发现了多药耐药性基因（MDR-1）。MDR-1可引起细胞膜蛋白、P糖蛋白扩增，后者相对分子量是170000，因此又称P_{170}糖蛋白。P_{170}糖蛋白是一种膜转运蛋白，既可与抗癌药结合，又可与ATP结合。通过ATP提供能量，将抗癌药从肿瘤细胞内排出。近年又发现拓扑异构酶Ⅱ减少也是造成耐药的重要原因。有些肿瘤细胞发生耐药时，药物的摄入及细胞内药物浓度和敏感细胞株并无差别，而拓扑异构酶Ⅱ的活性却有明显变化。正常情况下，拓扑异构酶Ⅱ与DNA连结，控制DNA复制。此外，近年来发现，肿瘤抑制基因p53突变后，不能抑制凋亡抑制基因Bcl_2表达，使肿瘤细胞凋亡减少也是一个原因。因此，多药耐药性是一个复杂的问题，只解决细胞膜P_{170}糖蛋白等运输方面问题，可能还不能恢复肿瘤细胞敏感性。

总之，肿瘤数量越多，出现变异、耐药的机会也越大。针对这些问题，应注意：①最大限度地消除巨大肿块，降低肿瘤负荷逐渐成为肿瘤治疗中的原则之一；②选择有利的治疗时机是能否取得良好疗效的关键之一；③选择新作用机制的化疗药物在一定程度上对耐药肿瘤有一定疗效；④新的联合化疗方案对耐药肿瘤也有相当疗效；⑤安全的可逆转多药耐药性的药物正在研究中。

三、化疗药物的不良反应及处理

目前化疗药物对肿瘤细胞和正常细胞缺乏理想的选择作用，即药物在杀伤肿瘤细胞的同时，对正常组织也有一定的损害。所以，化疗药物的不良反应成为化学治疗限制性因素之一。

（一）不良反应的分类

1.近期不良反应

（1）骨髓抑制：大多数化疗药物有不同程度的骨髓抑制。骨髓各种造血细胞经化疗后细胞数减少的机会决定于其生命半衰期的长短，血小板及白细胞的半衰期较短，分别为5～7天及6h，因此容易发生减少；红细胞的半衰期为120天，因此红细胞系干细胞数减少，不易从外周红细胞计数中反映出来。通常先出现白细胞减少，然后出现血小板减少，一般不会引起严重贫血。间歇地给予化疗，因有较长的休息期，干细胞受打击后有足够恢复时间，骨髓抑制较持续化疗要轻。一般化疗药物引起的骨髓抑制并不严重，但少数抗癌药如烷化剂、亚硝脲类药物对增殖及不增殖的造血细胞均有影响，容易引起严重而不易恢复的骨髓抑制。

（2）胃肠道反应：恶心、呕吐是化疗药物引起的最常见不良反应。恶心、呕吐本是人体的一种保护反应，人体误服了有毒物质后，恶心、呕吐可以帮助排出毒物。化疗药对人体来说也是一种有毒物质。也可以引起恶心、呕吐。引起恶心、呕吐较严重的化疗药有 HN_2、DDP、亚硝脲类等；化疗药物会影响增殖活跃的黏膜细胞，易引起口腔炎、舌炎、食管炎和口腔溃疡；化疗药物还可以引起腹泻和便秘。

（3）脱发：多数抗癌药都能引起程度不等的脱发，其中以 ADM、依托泊苷（鬼臼乙叉苷-VP-16）等最严重。但停止化疗后，头发仍可再生长。

（4）局部刺激：有些化疗药如5-Fu静脉注射时会刺激局部静脉产生静脉炎。由于化疗药大多需长期反复注射，因此，宜及早保护好静脉。长春碱类等刺激性强的化疗药物若外溢至皮下会引起红肿、溃烂或组织坏死。万一药液漏至血管外，可用生理氯化钠溶液注射于局部皮下，并用冰袋冷敷。严重而产生溃疡者，按皮肤溃疡处理。

（5）过敏反应：博莱霉素、紫杉醇有时可引起过敏反应，引起患者寒战、高热、休克，甚至死亡。第1次注射时可先用小剂量做试验性注射，严密观察体温、血压，如有反应，及时用退热剂、升压药及激素，以避免严重后果。紫杉醇应用前一定进行预处理，给予皮质类固醇和抗组胺药物。

（6）神经系统反应：VCR最易引起外周神经变性，主要表现为肢体远端麻木，常以对称性为特点，而严重感觉减退不常见。也可出现肌无力、腱反射抑制，停药后恢复较慢。若影响自主神经系统，可引起便秘、腹胀甚至麻痹性肠梗阻、膀胱无力等。5-Fu及其衍生物大量冲击时也可发生可逆性小脑共济失调、发音困难、无力。DDP可引起耳鸣、听力减退，特别是高频失听。神经系统反应往往与一次剂量或总剂量较大有关。有些化疗药如MTX、Ara-C等做鞘内注射时，也可引起脑组织损伤，产生化学性脑膜炎，出现恶心、呕吐、发热、偏瘫、截瘫或局限性神经症状，但并不多见。部分患者是由于针剂内含有的苯甲酸盐或苯甲醇所致。

（7）呼吸系统反应：呼吸系统反应可分为过敏性及肺纤维化两类。MTX常引起过敏性肺炎,其发生与剂量无关,多急性起病,大剂量长期应用 BLM 后可引起肺纤维化。肺内皮细胞内药物浓度过高可引起化学性肺炎。此外,用 BLM 后约 10%患者出现急性致死性肺炎,是否属过敏反应尚不清楚。其他可引起肺毒性的抗癌药有烷化剂、白消安(马利兰)、亚硝脲类,但起病多缓慢,症状常不明显。

(8)心脏反应:以 ADM 最常见。ADM 可引起心肌退行性变和间质水肿,但炎性改变常不明显。常见的临床表现有房室心律紊乱、心力衰竭等。ADM 的剂量低于 450～550mg/m^2 体表面积时,心脏并发症的发病率为 1%～2%。大于此剂量,心肌损害逐渐积累,心脏不能代偿,发病率即明显增加,如剂量为 600mg/m^2 体表面积时其发病率即达 30%。故 ADM 总剂量一般应小于 550mg/m^2 体表面积。但对原有心脏病的患者、曾经纵隔放射治疗的患者、合用其他抗癌药的患者,ADM 剂量不宜超过 450mg/m^2 体表面积。应用 ADM 的患者中,1/3 的心电图可出现变化,包括心律紊乱、ST-T 段改变等,但大多有自限性,不影响继续用药;10%～40%患者可出现肢体导联 QRS 电压降低,若下降超过 1/3,应考虑有产生心脏毒性可能,但此表现亦可见于心肌表面病变或心包病变,不一定反映心肌收缩力减退,心射血量减少。检侧心脏毒性以心肌活检最可靠,其次可测左心室射血时间(LV)。此外,5-Fu 可使冠状血管痉挛收缩,引起心肌缺血,尤其是持续静脉滴注的患者,冠状血管长时间收缩,心肌缺血更严重。

(9)肝脏反应:化疗药物引起的肝脏反应可以是急性而短暂的肝损害,包括坏死、炎症,也可以是由于长期用药引起的肝慢性损伤如纤维化、脂肪性变、肉芽肿形成、嗜酸性粒细胞浸润(是药物引起肝损害的特异性表现)等。Ara-C、亚硝脲类药可引起短暂转氨酶升高。6-MP 可引起肝坏死、胆汁郁积。长期应用 MTX 可引起肝纤维化、肝硬化。肝动脉注射化疗药物后,亦可引起化学性肝炎、肝功能改变,使外周血内药物半衰期延长。

(10)泌尿系统反应:泌尿系统损害主要包括引起尿道内刺激反应和肾实质损害两类。对化疗药物敏感的肿瘤如恶性淋巴瘤和白细胞计数很高的白血病,接受大剂量抗癌药治疗后,由于大量肿瘤细胞在短期内崩解,核酸分解代谢增加,产生大量尿酸,在输尿管内形成结晶,引起尿闭、肾功能损害。大剂量 CTX 或异环磷酰胺(IFO)治疗后,大量代谢物丙烯醛经泌尿道排泄,可产生出血性膀胱炎。

2.远期不良反应

(1)致癌作用:现已证实,很多化疗药物特别是烷化剂和亚硝脲类药物,有明显的致癌作用。用此类药物而获得长期生存的患者中,部分可能发生与化疗相关的第二原发肿瘤。第二原发肿瘤中以恶性淋巴瘤及白血病较常见。白血病常发生在化疗后 2 年左右,实体癌则可在化疗 10 年后发生。

(2)不育和致畸:许多化疗药可影响生殖细胞的产生和内分泌功能,产生不育及致畸胎作用。环磷酰胺、瘤可宁、氮芥、甲基苄肼和亚硝脲类药物可明显减少睾丸生殖细胞的数量.导致男性不育。特别是联合化疗对精子的影响更显著,如治疗何杰金淋巴瘤的 MOPP 方案可使近 80%的患者发生性腺功能障碍,甚至是不可逆的。很多烷化剂也可使女性病人产生永久性卵巢功能障碍和闭经。化疗药物对胎儿的影响与妊娠期早晚有关,对妊娠早期影响比后期大。妊娠早期应用化疗可能引起早产,后期则可能使新生儿体重不足,但对以后的生长发育并无影响,也很少产生先天畸形。

(二)不良反应的处理

1.化疗药物剂量的调整　化疗时,必须对可能出现的不良反应有高度的警惕,否则有可能造成不可挽回的后果。治疗中出现骨髓抑制与肝肾功能损害时,应根据药物的急性与亚急性反应的分度进行调整。由于各种药物的代谢不同,调整的幅度亦不同。在以下几方面应考虑停药:①呕吐频繁影响病人进食或电解质不平衡时;②腹泻超过每日 5 次,或有血性腹泻时;③血象下降如白细胞低于 2000～3000/mm^3,血小板低于 5～8 万/mm^3 时;有时发现血象锐减虽未达到此水平也应及时停药,以免发生严重骨髓抑制;④病人感染发热,体温超过 38℃者,由肿瘤引起的发热除外;⑤出现心肌损害、中毒性肝炎、中毒性肾炎及膀胱炎、化学性肺炎等不良反应时;⑥用药时间超过一般显效时间或累积剂量超过可能显效剂量,继续用药有效的机会不大者。发现上述情况,应及时停药并密切观察,根据情况给予处理。

2.常见不良反应的处理

(1)骨髓抑制:近年来发现,粒细胞-巨噬细胞集落刺激因子(GM-CSF)或粒细胞集落刺激因子(G-CSF)可刺激多能造血干细胞向粒、巨噬系祖细胞分化,从而提高外周血中粒细胞数。为避免化疗对不成熟白细胞的打击,一般在化疗后 48h 开始给集落刺激因子,此时大部分化疗药已过血液半衰期。集落刺激因子的每日治疗剂量为 75～250μg 不等。粒细胞数回升远较骨髓移植快,一般在 5～6 天。化疗剂量更高的患者,还可配合外周血干细胞移植或自身骨髓移植,即在化疗前先抽出患者骨髓,待大剂量化疗作用高峰期过后,再将骨髓输回患者。骨髓抑制的病人若有出血倾向,应及时输新鲜血。对血红蛋白低下患者,可应用重组红细胞生成素等。

(2)胃肠道反应:现有报道,GM-CSF 或 G-CSF 能减少口腔黏膜反应的产生;恶心、呕吐也是化疗药物常见的不良反应,抗多巴胺类药物甲氧氯普胺和抗 5-羟色胺类药物昂丹司琼、托烷司琼、格拉司琼等均可用于抑制化疗药物引起的呕吐。但对一些长期化疗的患者,由于产生了条件反射,见到化疗药物即会恶心、呕吐,这些精神因素引起的大脑性呕吐,可用地西泮等镇静药治疗;化疗药引起的腹泻反应,目前认为较好的保护剂是奥曲肽,这是一种生长激素释放抑制因子。其作用机制尚不清楚,可能与减慢肠蠕动有关。剂量为 500mg,每 8h 缓慢静脉滴注。

(3)泌尿系统反应:异环磷酰胺(IFO)引起的出血性膀胱炎主要由其代谢物丙烯醛造成,现通过合用巯乙磺酸钠,可在泌尿系中转化成游离的巯基与丙烯醛结合成无毒物排出。但巯乙磺酸钠不能解决 IFO 其他代谢物引起的肾毒性。DDP 由肾小管分泌,肾功能损害的原因与其他重金属导致的肾毒性机制相似,近年来采用水化及合用利尿剂甘露醇后,肾功能损害已大大减轻,二代、三代铂类药物如卡铂、草酸铂的肾毒性较轻。

(4)心脏反应:最常见的是 ADM 引起的心肌变性、心力衰竭、心律紊乱等,是由于 ADM 形成氧自由基引起心脏损伤。最近发现右雷佐生(ICRF-187)可通过与铁螯合,减少 ADM 与铁形成复合物,减少 ADM 产生氧自由基,产生心脏保护作用。应用右雷佐生后,ADM 总剂量可提高,心力衰竭者减少。由于右雷佐生会引起血粒细胞减少,与 ADM 合用时的剂量以 1/10 ADM 为宜。

四、肿瘤化疗的形式

并非每一例肿瘤病人均有治愈的机会，在治疗前应根据当前的治疗可能达到的疗效确定治疗目的，制定治疗策略。因此，根据治疗目的不同，肿瘤化疗可分成以下几种形式。

（一）根治性化疗

对化学治疗可能治愈的部分肿瘤，如急性淋巴性白血病、恶性淋巴瘤、睾丸癌和绒癌等，进行积极的全身治疗。此类癌症患者，除化疗外，通常缺乏其他有效治疗方法，应该一开始就采用化学治疗。根治性化疗最重要的观察指标是无复发生存率，表示患者取得治愈的潜在可能性。按照化疗药物杀灭肿瘤细胞遵循的“一级动力学”原理，根治性化疗必须由作用机制不同、不良反应各异而且单药使用有效的药物所组成的联合化疗方案，运用足够的剂量及疗程，间隙期尽量缩短，以求完全杀灭体内的癌细胞。但是，应该注意的是，即使是化疗效果很好的恶性肿瘤，经常也需要综合治疗。如睾丸肿瘤需要将睾丸原发病灶切除，小细胞肺癌需加用放疗甚至手术等，均是综合治疗的很好例子。

（二）辅助化疗

部分肿瘤在采取局部治疗后使用化疗的主要目的是针对可能存在的微转移病灶，防止恶性肿瘤的复发和转移。事实上，许多肿瘤在手术前已经存在超出手术范围外的微小病灶。原发肿瘤切除后，残留的肿瘤生长加速，生长比率增高，对药物的敏感性增加，且肿瘤体积小，更易杀灭。例如，骨肉瘤手术后用辅助化疗已被证明能明显改善疗效。在高危乳腺癌病人，多中心随机研究的结果也证明辅助化疗能改善生存率及无病生存率。目前辅助化疗多用于头颈癌、乳腺癌、胃癌、大肠癌、骨肉瘤和软组织肉瘤的综合治疗。但是，并不是所有这类肿瘤均需要辅助性化疗，每种肿瘤按病期的不同、高危因素各异决定其合适的治疗方案。完全缓解率在评价辅助性治疗的疗效意义不大，主要的观察指标也是无复发生存率。

因近年对肿瘤开始转移时间的看法与过去有显著不同，所以辅助化疗受到重视。过去认为肿瘤开始时仅是局部疾病，以后才向周围侵犯，并由淋巴道转移，最后经血液循环向全身转移。因此，治疗肿瘤的关键是早期将肿瘤彻底切除，手术范围力求广泛，如乳腺癌的根治术、扩大根治术等。但近年已认识到肿瘤发生后，肿瘤细胞即不断自瘤体脱落并进入血液循环，其中的大部分虽能被身体的免疫防御机制所消灭，但少数未被消灭的肿瘤细胞会成为复发转移的根源，因此，当临床发现肿瘤并进行手术时，大部分患者事实上已有远处转移。仅以手术或放疗消灭局部病变不可能根治肿瘤。以乳腺癌为例，当乳腺原发灶直径为1cm大小时，25％患者已有腋窝淋巴结转移，因此，手术后应当早期配合全身化疗，抓住大部分肿瘤已被切除的机会，及时消灭已转移的微小病灶。辅助化疗最成功的例子是乳腺癌。自20世纪70年代初期开展乳腺癌辅助化疗以来，经过20多年的经验积累，现在认为乳腺癌手术后，无论以联合化疗或内分泌药物三苯氧胺作为辅助治疗，10年无复发生存率和10年生存率都可以提高，但提高的程度均在10％以下。

（三）新辅助化疗

新辅助化疗是在手术前给予辅助化疗。希望通过化疗使局部肿瘤缩小，减少手术或放疗造成的损伤，或使部分局部晚期的患者也可以手术切除。另外，化疗可清除或抑制可能存在的微小转移灶从而改善预后。现已证实新辅助化疗能减少如肛管癌、膀胱癌、乳腺癌、喉癌、骨肉瘤、软组织肉瘤等外科治疗引起的损伤，并在多种肿瘤包括非小细胞肺癌、食管癌、胃癌、宫颈癌、卵巢癌、鼻咽癌及其他头颈肿瘤的综合治疗中产生很大的作用。

手术前给予辅助化疗的时间不可能太长，一般给 3 个疗程左右，它的作用机制可能不同于手术后 6～12 个疗程的辅助化疗，因此，不称为术前辅助化疗，而称为新辅助化疗或诱导化疗。由于化疗开始越早，产生抗药性的机会越少，近年不少肿瘤均采用新辅助化疗。新辅助化疗还有下列优点：①可避免体内潜伏的继发灶在原发灶切除后 1～7d 内由于体内肿瘤总量减少而加速生长；②可避免体内残留的肿瘤在手术后因血凝机制加强及免疫抑制而容易转移；③使手术时肿瘤细胞活性降低，不易播散入血；④可从切除肿瘤标本了解化疗敏感性；⑤早期消灭肿瘤可避免抗药性；⑥肿瘤缩小有利手术切除；⑦化疗若能消灭免疫抑制细胞，反可加强机体免疫功能，即使化疗使身体免疫机制受抑制，手术两周后仍可因反跳现象而恢复；⑧早期化疗可防止远处转移。

判断新辅助化疗疗效可观察手术切除标本内肿瘤坏死程度，如肿瘤坏死大于 60％面积可认为有效。或在手术后观察 20 张病理切片，将切片内肿瘤减少程度分为 4 级：Ⅰ：无变化；Ⅱ：仍有大片肿瘤灶；Ⅲ：仅有散在肿瘤灶；Ⅳ：肿瘤全消。其中Ⅲ、Ⅳ级可认为有效。

在大多数肿瘤，由于新辅助化疗往往只用 3 个疗程，而不同肿瘤患者的化疗敏感性不同，因此，手术后仍需给予辅助化疗。至今尚不能肯定新辅助化疗能否替代辅助化疗。行新辅助化疗后，69％～78％的患者肿瘤缩小，其中 12％～30％达到完全缓解。

（四）姑息性化疗

目前，临床最常见的恶性肿瘤，如非小细胞肺癌、肝癌、胃癌、大肠癌、胰腺癌、食管癌、头颈癌的化疗疗效仍不满意。对此类癌症的晚期病例，已失去手术治疗的价值，化疗也仅为姑息性。主要目的是减轻患者的痛苦，提高生活质量，延长病人的寿命。应避免因治疗过分而使患者的生活质量下降。姑息性化疗除全身性化疗的途径外，经常还使用其他特殊途径的化疗，如胸腔内、腹腔内、心包内给药治疗癌性积液，肝动脉介入化疗治疗晚期肝癌等。

五、化学治疗的发展

近半个世纪来，肿瘤内科治疗已取得很多重大成果，在常见肿瘤的综合治疗中，以肿瘤化疗为主的肿瘤内科治疗已是不可缺少的重要手段。随着肿瘤研究各个领域如肿瘤生物学、新抗肿瘤药物和新机制、化学预防、分子生物学研究和基因治疗等所取得的进展，必然会促进肿瘤化疗的进展。

（一）新靶点和新作用机制的抗肿瘤药物、高效低毒的已知抗癌药衍生物的研发

化疗药物的不良反应成为化学治疗限制剂量使用的阻碍。近年来，分子肿瘤学的研究所

取得的进展为肿瘤治疗提供了许多新的途径。人们不断开辟新靶点，发展新型抗肿瘤药物。发展针对新靶点和新作用机制的抗肿瘤药物，将有助于发现一些选择性高而不良反应低的新型抗癌药物。目前许多实验室都致力于拓扑异构酶抑制剂和干扰微管蛋白聚合或解聚的药物的设计与研究。近年问世的紫杉醇对乳腺癌、卵巢癌及非小细胞肺癌疗效显著；Topotecan 和 CPT-11 等对结肠癌疗效突出。而从已知抗癌药中发展高效低毒的衍生物亦是发展抗癌药物和改善疗效的重要途径。自 70 年代以来，广谱高效的抗癌药及其他抗癌药的衍生物不断问世，为扩大抗瘤谱、进一步改进疗效及生存期发挥重要作用，如亲脂性碘阿霉素和吗啉蒽环类化合物（MX-2）是目前临床实验中很有希望的蒽环类抗癌药物。

（二）肿瘤多药耐药性逆转剂的开发和临床应用

肿瘤细胞产生耐药性，尤其是多药耐药性是肿瘤化疗失败的主要原因之一，也是肿瘤化疗急需解决的难题。寻找低毒、有效的多药耐药性（MDR）的逆转剂是肿瘤化疗急需解决的问题。部分钙离子通道阻断剂如维拉帕米（VRP）钙调素拮抗剂、环孢霉素及多种多样的亲脂性阳离子化合物在体外均具有部分或完全的逆转 MDR 的作用。但许多都不能用于临床，这是由于其不良反应使逆转剂在病人体内达不到有效的血药浓度。因此，作为 MDR 逆转剂的药物，至今尚未开发成功并用于临床。理想的 MDR 逆转剂应具备下列特征：①对正常的组织细胞无毒性；②体内能获得的药物浓度在体外有逆转 MDR 的活性；③单药应用本身具有抗肿瘤作用；④稳定且半衰期长；⑤代谢物仍有活性。

（三）造血干细胞移植和提高化疗剂量强度

造血干细胞移植支持下的超大剂量化疗已成为一种较为成熟的肿瘤治疗手段。近 10 年来，自体造血干细胞移植合并大剂量联合化疗，使何杰金淋巴瘤、非何杰金淋巴瘤、多发性骨髓瘤和白血病等疾病的 5 年生存率显著提高，成为治疗这些疾病的常规手段之一；对常见化疗敏感的实体瘤如乳腺癌、睾丸肿瘤、卵巢癌和儿童实体瘤等亦有较好的疗效。采用大剂量化疗合并异基因骨髓移植使难治性急性粒细胞性白血病 5 年无病生存率高达 50%左右，而近期造血生长因子如粒细胞-巨噬细胞集落刺激因子（GM-CSF）及粒细胞集落刺激因子（G-CSF）的问世，为增加细胞毒药物剂量强度提供了保证。

单次的超大剂量化疗对恶性肿瘤的杀灭仍有一定的局限性。多程超大剂量化疗的相关死亡率增高，花费亦巨大，同时其时机亦不易掌握。所以简化这一治疗手段，比如直接进行全血干细胞回输支持、体外扩增造血干细胞等方法将会有临床的应用前景，尤其是体外扩增造血干细胞对造血干细胞移植的广泛应用有非常深远的意义。但是怎样减少体外扩增中造血干细胞过于分化成熟的问题，以及如何掌握回输的时机等方面仍有待进一步研究。

（四）抗癌药物的敏感实验和化疗药物个体化应用

由于病人的机体状况不同及肿瘤的不均质性，个别对待成为临床肿瘤治疗的基本原则之一。为了实现对肿瘤病人的合理用药和化疗药物个体化应用，应进行个体肿瘤的体内外药敏实验。体外药敏试验常用的有集落法、同位素法、荧光法和 MTT 法等，各有千秋，体内药敏实验主要为以裸鼠肾包膜下移植瘤模型进行体内抗肿瘤实验，能较准确地反映肿瘤对药物的敏感情况，是指导临床选择有效抗癌药物的一种方法，可减少治疗盲目性，但有花费昂贵、所需时间较长、不易开展等缺点。近来根据药物代谢曲线的曲线下面积(AUC)具体计算病人应用卡铂的合适剂量,从而达到最大耐受剂量、取得最大疗效,并避免了不可耐受的毒性。

(五)化学预防

肿瘤发生是一个多因素、多阶段逐渐发展过程,抑制其中一个或多个环节可能阻断或延缓肿瘤的发生发展,此为肿瘤化学预防的理论基础。所谓"化学预防"是指应用自然的、合成的或生物化学物质逆转、抑制或阻止肿瘤的发生。因其在肿瘤预防中占主导地位而倍受重视。目前已证实应用于临床的预防药物包括三苯氧胺、维甲酸类、COX-2 抑制剂、无环维甲酸,分别预防乳腺癌、头颈部肿瘤、结直肠癌及肝癌。尽管肿瘤化学预防已初见成效,但临床可选择药物并不多见。对基础和肿瘤学家来说这其中蕴含了极大的机遇和挑战。寻找针对更多肿瘤的有效的预防药物,对降低肿瘤发生率及死亡率具有举足轻重的作用。

第四节 肿瘤的生物治疗

肿瘤治疗的三大手段手术、放疗、化疗均直接杀伤肿瘤细胞,但它们同时也损伤正常组织,影响和伤害免疫系统,尤其是细胞免疫。其结果有可能导致机体防御和肿瘤之间动态平衡的失调,进而造成肿瘤的增殖和播散。随着现代生物技术的发展,在免疫治疗的基础上发展而来的生物治疗日趋重要,已经逐渐成为治疗肿瘤的第四手段。肿瘤的生物治疗主要是通过调动宿主的天然防御机制或给予机体某些生物制剂来取得抗肿瘤的效应。生物治疗需要通过生物反应调节剂(BRM)完成。广泛的 BRM 的定义为一种物质或方法,能通过调整宿主对肿瘤的反应使二者之间的相互作用向有利于治疗肿瘤的方向发展,均可叫 BRM。根据这个定义,除某些药物、细胞因子外,凡是借助于生物学技术的一些新的方法和手段,如某些基因治疗等,均可列入这个范畴。其作用机制可分两大方面:一是通过干扰细胞生长、转化或转移直接抗瘤作用;二是通过激活免疫系统的效应细胞及其所分泌的因子来达到对肿瘤进行杀伤或抑制的目的。这是当前发展最快、最富有挑战性的一个领域。

生物反应调节剂包括的种类有:①天然或基因重组细胞因子:包括白细胞介素(IL)、干扰素(IFN)、肿瘤坏死因子(TNF)、集落刺激因子(CSF)等;②抗肿瘤的各类体细胞和辅助性的造血干细胞,如 LAK 细胞、TIL 细胞、TAK 细胞;骨髓干细胞、外周血和脐带血干细胞等;③抗体:包括各类抗肿瘤单克隆抗体、抗细胞表面标记抗体等;④某些菌类及其有效成分:如卡介苗(BCG)、短小棒状杆菌(CP)、链球菌(OK432)、假单胞菌等;⑤基因治疗;⑥肿瘤疫苗;⑦细胞分化诱导剂;⑧酶制剂及酶抑制剂;⑨抗血管生成素类;⑩植物药包括中药及其有效成分:如香菇多糖、灵芝多糖、黄芪多糖、刺五加多糖、扶正女贞素、人参皂苷、冬虫夏草等。各类 BRM 在抗肿瘤作用中虽然机制有所不同,但不是孤立行动的。它们相互间有一定的关系和影响,它们与免疫系统、内分泌系统、神经系统等相互影响与协调,共同维持生命机制的稳定与平衡。

一、肿瘤生物治疗的分类概况

生物治疗的领域涉及面极广，仅就细胞因子、过继性细胞免疫治疗、肿瘤疫苗、单克隆抗体和基因治疗等方面的进展和问题作一简略的介绍。

（一）细胞因子

细胞因子由免疫细胞及其相关细胞产生的调节其他免疫细胞或靶细胞功能的可溶性蛋白，主要包括淋巴因子和单核因子，不包括免疫球蛋白、补体等。细胞因子的抗肿瘤机制包括以下几个方面：①控制肿瘤细胞的生长和促进分化；②调节宿主的免疫应答；③对肿瘤细胞的直接毒性作用；④破坏肿瘤细胞的血管和营养供应；⑤刺激造血功能，促进骨髓恢复。与肿瘤生物治疗有关的细胞因子有白介素、干扰素、肿瘤坏死因子、集落刺激因子和转化生长因子。

1.白介素　白介素是免疫系统分泌的主要起免疫调节作用的任何可溶性蛋白或糖蛋白物质。作为免疫反应的激素，白介素是通过内分泌、自分泌和旁分泌等的相互作用来实现的。这种白介素连锁反应的发生首先是由病原性接触和特异性抗原性反应在局部开始的，由于分泌的白介素有所不同，各类效应细胞表面所分布白介素受体种类和数量的不同而引发了各自不同功能的表达。这些细胞包括造血细胞、免疫细胞、内皮细胞和某些非免疫系统的细胞。而白介素的旁分泌作用包括引发、放大、维持和终结不同阶段的免疫反应等。此外，白介素也通过对血管内皮细胞、成纤维细胞、角化细胞、脂肪细胞等的作用发挥全身调节作用。目前，以白介素命名的细胞因子已达18种。其中，以白介素-2(IL-2)的研究最为深入，应用最为广泛。

IL-2又名T细胞生长因子，是一种含133个氨基酸的糖蛋白，分子量15000，是单核细胞或T细胞系在致分裂原或同种抗原刺激下产生。IL-2通过T细胞、B细胞、NK细胞、巨噬细胞表面的受体而起作用。IL-2通过激活CTL细胞、NK细胞、巨噬细胞、LAK细胞的细胞毒作用及诱导效应细胞分泌TNF的细胞因子而杀伤肿瘤细胞，也可能通过刺激抗体的生成而发挥抗肿瘤作用。

1985年12月美国国家肿瘤研究所(NCI)的Stephen Rosenberg在《新英格兰医学杂志》上首次报道了25例晚期黑色素瘤和肾癌病人经大剂量IL-2加LAK细胞治疗后，有效率达44%。这一成绩轰动了世界并开创了IL-2及其所诱导细胞治疗肿瘤的临床应用，目前全身性单独大剂量IL-2治疗恶性黑色素瘤和肾癌效果较好，有效率达20%，而对大多数免疫原性弱的肿瘤疗效有限。

IL-2对肿瘤细胞无直接的抗肿瘤作用。目前多主张局部应用IL-2，不仅疗效显著，而且所需剂量降低。此外，IL-2与LAK联合过继免疫治疗，或与化疗药物联合应用，可进一步提高抗肿瘤疗效。

2.干扰素(IFN)　IFN是一种糖蛋白，是由细胞对病毒感染或双链RNA、抗原的刺激起反应而诱导产生的。IFN有三种，即IFN-α、IFN-β和IFN-γ。IFN的主要作用有直接抗病毒作用、增强主要组织相溶性抗原(MHC)和肿瘤相关抗原(TAA)的表达、增强自然杀伤细胞(NK)的细胞毒作用、增强抗体依赖性细胞的细胞毒(ADCC)作用、直接的抗细胞增殖作用和抗血管生成作用等。

IFN 是最早用于肿瘤治疗的细胞因子。IFN 的抗肿瘤疗效与 IFN 和肿瘤类型有关。三种 IFN 中,以 IFN-α 使用最多。IFN-α 是第一个用于临床的基因重组细胞因子,可皮下或肌内给药,血浆半衰期为 4～6h,生物活性持续 2～3 天。于 1981 年开始临床试用,1986 年被 FDA 正式批准。

3.集落刺激因子　集落刺激因子(CSF)是一类调节血细胞生成的高度特异蛋白质,包括粒细胞集落刺激因子(G-CSF)、巨噬细胞集落刺激因子(M-CSF),粒细胞-巨噬细胞集落刺激因子(GM-CSF)和多功能集落刺激因子(IL-3)以及红细胞生成素(EPO)和血小板生成素(TPO)等。

集落刺激因子(CSF)具有多方面的功能:诱生 TNF-α、IFN-α 及其他 CSF 的分泌,协同其他细胞因子的作用,但其主要功能是对造血细胞的作用。CSF 对造血细胞具有刺激增殖、诱导分化、增强成熟细胞功能和维持成活等作用,但不同的 CSF 作用的细胞不同。G-CSF 主要刺激中性粒细胞的增殖和成熟,M-CSF 主要刺激巨噬细胞。

根据 CSF 的功能,主要用于抗肿瘤治疗中的减轻肿瘤化疗和放疗的不良反应。临床应用表明,G-CSF 或 GM-CSF 能迅速提高粒细胞数,帮助骨髓从放疗、化疗引起的抑制状态中得到恢复并增加抗感染能力。

(二)过继性细胞免疫治疗

过继性细胞免疫治疗(ACI)是通过输注免疫性细胞增强肿瘤病人的免疫功能达到抗肿瘤效果的一种免疫治疗方法。具有直接杀伤肿瘤细胞作用的免疫活性细胞主要包括自然杀伤细胞、杀伤性 T 细胞和巨噬细胞三类细胞。过继性细胞免疫治疗不仅使患者被动接受自身或同种特异性或非特异性肿瘤杀伤细胞,补充体内细胞免疫功能,而且直接或间接调动患者本身的特异性或非特异性抗肿瘤机制。目前用于肿瘤过继性细胞免疫治疗的主要是淋巴因子激活的杀伤细胞和肿瘤浸润淋巴细胞。

目前已证实,自然杀伤细胞在 IL-2 的维持下具有肯定的抗肿瘤作用。自然杀伤细胞 IL-2 疗法对肾癌、恶性黑色素瘤、结直肠癌等免疫原性强的肿瘤有显著的疗效。但仍有一些问题需要解决,如患者自体自然杀伤细胞前体细胞数少,扩增能力较低,杀伤能力有限;肿瘤过继性细胞免疫治疗疗效不稳定。因此,寻找高效、低毒的新型抗肿瘤免疫活性细胞是生物治疗的新方向,如何使过继性细胞免疫治疗更好地运用于临床实践还需深入研究。

(三)肿瘤疫苗

肿瘤疫苗原理是利用肿瘤细胞或肿瘤抗原物质诱导机体的特异性细胞免疫和体液免疫反应,增强机体的抗瘤能力,阻止肿瘤的生长、扩散和复发。肿瘤疫苗是以特异性杀伤 T 细胞免疫为主的肿瘤免疫疗法。肿瘤疫苗具有以下特点:①针对性强;②免疫反应产物能激活非特异性免疫,起增强、放大、协同作用;③细胞免疫具有记忆作用,在体内不断增值,并可生存较长时间。

肿瘤疫苗在本世纪初开始应用于临床。使用的是减毒的全细胞、细胞壁、特异性抗原或非致病性的活微生物来刺激病人的免疫系统。用肿瘤疫苗进行主动免疫治疗的目的是克服因肿瘤产物造成的免疫抑制状态,刺激特异性免疫来攻击肿瘤细胞,增强肿瘤相关抗原(TAA)的免疫原性。近年来,有关肿瘤疫苗的研究主要集中解决以下几方面:①TAA 在肿瘤宿主对抗中是靶目标;②脱落 TAA 造成的宿主免疫抑制;③抗原调变和免疫的异质性;④增加疫苗免疫原性的策略。

当前,尚无任何一种肿瘤具有疫苗治疗的标准方案。从许多临床Ⅰ、Ⅱ期研究的报告中看到这一疗法确实使一部分病人获得 PR、CR,而且基本无不良反应。值得注意的是有些病例持续时间相当长,可达数年之久。因此,肿瘤疫苗的临床使用价值不再是个问题。疫苗的研究再次成为热点,有些已进入临床Ⅲ期研究。希望在不久的将来,能看到某些肿瘤疫苗的标准治疗方案问世。

肿瘤疫苗面对的问题:①肿瘤病人中存在抗原特异性的免疫缺陷,对肿瘤抗原的免疫效应难以诱导;②肿瘤疫苗尚不足以产生足够的免疫效应导致肿瘤缩小;③肿瘤在抗原表达上存在异质性,需要针对多种抗原的肿瘤疫苗。

(四)单克隆抗体

杂交瘤技术问世后,单克隆抗体在肿瘤的诊断中取得了极大的进展,但在肿瘤的治疗上刚刚处于起步阶段。其机制主要是通过活化补体,构成复合物与细胞膜接触产生补体依赖性细胞毒作用,引起靶细胞的溶解和破坏,或通过封闭肿瘤细胞表面的受体,从而阻断细胞生长因子与受体结合诱发的促细胞增殖作用。

1.*诊断上的用途*　单抗用于诊断目的发展较快,产品也趋于多样化。①放射免疫成像:1993年 FDA 批准了^{111}In 放射标记的鼠单抗 CyT103,可用于对结肠癌和卵巢肿瘤的体外影像检查。临床研究证明,在原发和复发性结肠癌中 CyT103 有 92%的高度敏感性,但特异性略低,为 67%。虽诊断肝脏病灶不如 CT 敏感,但对腹腔盆腔内的复发灶更敏感。缺点为尚不能精确定位。②放射免疫导向手术:术前给病人注射^{125}I 标记的单抗 B72.3,在术中用手提 γ 射线探测仪探测放射标记的肿瘤组织,从而有效地进行切除。这样就有可能使本来可以治愈的肿瘤得到更彻底的切除和在晚期病人中避免切除不必要的组织器官。

2.*治疗上的用途*　长期以来,发展抗肿瘤的单抗在临床上一直未获成功。直至 1997 年底,FDA 批准了 Rituxan 用于抗肿瘤的临床治疗。Rituxan 是一种抗 B 细胞表面标记 CD20 的单克隆抗体。对复发性和化疗抗拒性的非霍奇金淋巴瘤有 48%的有效率。1998 年 9 月 FDA 批准了又一个用于肿瘤治疗的单抗 Herceptin,它作用的靶目标是具有 HER2 基因过度表达的肿瘤细胞。已观察到在约三分之一的乳腺癌妇女中由于 Herceptin 的使用而增加了化疗的敏感性,提高了有效率并延长了生存期。

3.*单克隆抗体存在的问题*　单克隆抗体的特异性;鼠源单克隆抗体产生的抗体;抗体转运的生理屏障及网状内皮系统对单克隆抗体的非特异性吸附;肿瘤抗原的异质性。

(五)基因治疗

基因治疗是指将外源功能基因转移到靶细胞中以扰乱或纠正某些病理生理过程。肿瘤的基因治疗是应用基因转移技术将外源基因导入人体,直接修复和纠正肿瘤相关基因的结构和功能缺陷,或间接通过增强宿主的防御机制和杀伤肿瘤的能力,从而达到抑制和杀伤肿瘤细胞的治疗目的。

基因治疗的成功需要两个条件:①具备将目的基因充分有效地导入细胞的方法;②导入的基因必须由导入细胞充分表达。基因转导大致可分二大类,体外和体内基因治疗。体外基因治疗是基因在离体培养情况下被转移或转导到靶细胞中后再放回到动物或人体中。体内基因治疗是基因在体内直接被转导到靶细胞中。要完成这一任务，涉及到两个相互独立而又有关联的因素，即治疗性的基因及其运载系统。基因的作用机制、大小、表达的稳定性、预期的效果等均是选择的重要因素。第二个因素决定了能否把一个治疗性的基因有效地运载到靶细胞并进行表达。运载系统也叫载体，是一个微基因盒。由一段能启动靶基因转录的核苷酸或叫启动子的成分和一个多聚腺苷酸信号组成。后者能稳定转录了的 mRNA。这个微基因盒通常位于一大段核苷酸的主链骨架里。这一骨架的序列可以简单到如在噬菌体里的一样，因此，可使载体在体外随细菌而增殖。也可复杂到如大 DNA 病毒一样。此外，这个微基因盒通常由其他一些大分子所包绕，如蛋白和碳水化合物等。它们在转基因的稳定性、靶向性和表达上执行某些特异性功能。

受体细胞是肿瘤基因治疗的靶细胞。人类基因治疗的受体仅限于体细胞。目前用于肿瘤基因治疗的受体细胞有淋巴细胞、造血干细胞、成纤维细胞、肝细胞和肿瘤细胞。

到目前为止，已鉴定的认为可能有治疗价值的基因数量迅速增加。美国 FDA 批准的治疗肿瘤的临床试验项目已有 103 项。然而，能否真正将治疗性基因成功地运用到人体的特定部位中还取决于一个有效的高度选择性的转运系统和高效的基因表达。因此，目前在基因治疗的基础科学研究上更多的精力还是强调发展更好的载体。

二、生物治疗在肿瘤治疗中的原则和作用

肿瘤的生物治疗起到了帮助机体恢复与肿瘤做斗争的能力的作用。只要用各种手段将肿瘤负荷降至 109 以下而同时恢复机体与之抗衡的能力，就有望使人体与肿瘤长期和平共处，达到治愈肿瘤的目的。临床上可以看到经细胞免疫治疗如 IL-2 治疗后，虽然总有效率不高，但有效者的缓解期远远超过同类病种的化疗、放疗效果，个别病例好到令人吃惊的程度。这些都说明了机体是有能力与肿瘤做斗争的。因此，生物治疗的原则是大多数情况下治疗宜在小肿瘤负荷的情况下使用。随着现代生物技术日新月异地高速发展，生物治疗在肿瘤综合治疗中的作用和地位也越来越重要。生物治疗不应看作是常规治疗手段失败后的补救手段，而应和各种常规手段有机配合，完成综合治疗的总体任务。

最近生物治疗的进展是极其令人鼓舞的。在乳腺癌的治疗中，Herceptin 是针对 HER2/neu 生长素受体的，其可下调这一癌基因的活性并解决因这一基因而造成的化疗耐药现象，解决了将近三分之一常规治疗困难的乳腺癌的问题。引起了肿瘤界极大的关注。基因治疗领域，EIA 基因的发展显示了强大的生命力。EIA 是对 HER2/neu 有抑制作用的抑癌基因，不但可抑制 HER2/neu 的表达，还可促进瘤细胞的凋亡和减少化疗耐药的发生。有可能是抑癌基因中最有前途的一个。

综上所述，肿瘤生物治疗已成为肿瘤综合治疗的一个重要组成部分，其对提高化疗、放疗的敏感性以及减少肿瘤的复发和转移具有重要的作用。

第五节　肿瘤的介入治疗

介入治疗，原意是介入放射学，因为放射科医生原来只做放射诊断，不做治疗，而现在的放射科医生利用先进的医疗设备，如血管造影机、X线电视、CT、B超等定位导引，将特制的导管经皮穿刺由导丝引导，选择性地插入病变器官进行药物灌注、腔道扩张、引流、放置支架、注射栓塞剂或经穿刺针直接注射药物进行治疗操作，达到治疗疾病的目的。因此诊断医生介入到了治疗疾病方面的工作而称为“介入治疗”。应用范围随着各项工作的开展而正在不断扩大。肿瘤的介入治疗是介入治疗的一个分支。

一、理论基础

介入治疗是以局部血管解剖、血液供应、血液循环为基础的，以局部治疗为主的一种治疗方法，同时对全身亦有一定的治疗作用。由于治疗是将导管选择性插入靶器官的供血动脉内注射药物，因此，首次到达局部的药物浓度为100%，通过靶器官代谢消耗一部分药物，其余部分经过靶器官静脉回流进人体循环。这时相当于药物从静脉注入，以大约10%的比率进入病变器官。由于药物进入器官时不断分解排泄，随着不断循环，药物浓度逐渐降低，直到全部清除。以上过程表明，经动脉选择性插管给药与静脉给药的不同点在于，前者药物与病变器官有一次百分之百的作用过程，而静脉给药时没有此过程。后者药物进入病变器官的途径为：药物→周围静脉→右心房→右心室→肺动脉→肺静脉→左心室→主动脉→肾、病变器官和其他部位，而经导管插管的途径为：药物→导管→靶器官（100%的浓度）→靶器官静脉回流→右心房→右心室→肺动脉→肺静脉→左心房→左心室→主动脉→肾、病变器官（约10%）和其他部位。

二、介入方法

肿瘤的介入治疗又分为动脉灌注化疗及肿瘤血管栓塞治疗。前者是采用股动脉穿刺选择性插管，将导管选择性插入靶器官的供血动脉内进行进一步诊断及治疗。栓塞治疗指的是将导管超选择性插入病变器官的供血动脉内，将栓塞剂注入以阻断肿瘤供血，切断营养来源，使肿瘤坏死缩小，达到治疗目的。

1.经动脉灌注化疗　采用Seldinger穿刺插管技术，局麻下常规消毒铺巾经右股动脉穿刺插管，此部位操作便利，并发症少。通过此动脉将导管超选择至病变器官的动脉分支内灌注化疗药物。

2.血管栓塞治疗　血管栓塞治疗一般与灌注化疗同时进行，也可单独采用，这要因人而异了。

三、化疗药物和栓塞剂的选择

（一）化疗药物选择原则

动脉灌注化疗药物具有高浓度、大剂量、一次性给药的特点，一般情况下每月1次，3次为1疗程。选择药物的原则为：①细胞周期非特异性杀伤药，这类药物对细胞各个分裂周期均有效。②对特定肿瘤敏感的药物。③联合用药方案，采用细胞周期非特异性药物与对特定肿瘤敏感药物同时应用，有利于提高疗效。

（二）常用药物

1.常用化疗药物　表阿霉素（EPI）、吡喃阿霉素（THP）、丝裂霉素（MMC）、氟尿嘧啶（5-FU）、亚叶酸钙（CF）、顺铂（DDP）、卡铂（CBP）、氮烯咪胺（DTIC）、VP-16等。

2.常用的栓塞剂　栓塞剂的种类较多，根据作用时间可分为长效、中效、短效栓塞剂。例如常用的明胶海绵颗粒的栓塞时间为2～3周，它取材方便、价格低廉、使用安全，是较好的栓塞剂之一。碘化油为肝动脉栓塞的理想栓塞剂，制剂有国产40%碘化油、法国产超液化碘油。超液化碘油可以栓塞到肿瘤的回流静脉、肿瘤实质及微细的肿瘤血管内，较彻底地阻断肿瘤血管。钢丝弹簧圈用来栓塞小动脉，例如胃十二指肠动脉等。

四、适应证和禁忌证

1.适应证　不能手术切除或手术切除有困难的原发性肝癌、支气管肺癌、胰腺癌、肾癌、盆腔恶性肿瘤（包括卵巢癌、子宫颈癌、阴道癌等）。也可用于头颈部肿瘤、食管中下段癌、胃癌、结肠癌、直肠癌、肝转移瘤等不宜手术者及四肢恶性肿瘤。

对病灶大，不宜手术者可通过介入治疗使肿瘤缩小再行二期手术切除，或行术后介、人治疗提高疗效，亦用于手术后复发的治疗。

对以上疾病要求肝肾功能基本正常、白细胞3.5×10^{9}以上、人体重要脏器（心、肝、肾）功能代偿较好。

2.禁忌证　人体重要脏器（心、肝、肾）功能失代偿、黄疸、腹水、恶病质、全身多个部位转移。

五、不良反应及处理原则

经动脉灌注化疗后出现的副反应通常比全身化疗轻，常见的有轻中度消化道反应，表现为恶心、呕吐、食欲不振、白血球下降、脱发、乏力、短暂肝功能改变。由于使用了有效的止吐药，例如枢复宁、康泉等，消化道反应变得很轻微，部分患者不出现消化道反应。

栓塞治疗者常常出现轻度腹痛、腹胀、发烧等栓塞术后综合征。其严重程度与肿瘤大小及栓塞剂使用量成正比，栓塞剂用量如果能恰到好处可以减轻其副作用。

术后处理主要包括对症治疗、常规输液支持治疗、使用止吐消炎药，肝癌病人加保肝药，白蛋白低、白球蛋白倒置者应予纠正。

六、注意事项

1.肝脏是最适合动脉灌注化疗及栓塞治疗的脏器。肿瘤的栓塞治疗最早应用于肝脏肿瘤,因为肝动脉和门静脉的双重血供给栓塞治疗创造了有利条件:正常肝组织的血供85%左右来自门静脉,15%来自肝动脉,而肝癌组织的血供98%为肝动脉,大约2%为门静脉。因此,当肝动脉栓塞血供切断时,肿瘤出现坏死而正常肝组织不受影响。

2.肝动脉的变异很多,而且非常常见,在选择性插管行血管造影时一定要找到与影像检查相应的病灶。如果正常肝脏染色不完整,首先要想到有变异动脉的可能性。

3.侧支循环:经过一至三次栓塞治疗后,受高浓度化疗药及栓塞后血流缓慢的影响,致使血管内膜产生炎症反应,最终使脏器供血动脉闭塞,病灶得到控制、病情缓解;而另一方面,机体修复侧支循环形成,侧支循环的形成会使肿瘤重新得到血液供应。所以通过细小的侧支循环进一步治疗能提高疗效,但插管难度明显加大。目前已经有新产品——同轴导管用于临床,它可以从常规导管内再插进一根细管,由此可以到达很细小的血管。同轴导管的使用提高了动脉变异、扭曲、用常规导管操作困难的病人选择性插管的成功率,扩大了栓塞治疗的适用范围提高了疗效。

七、临床应用

(一)原发性肝癌

1.适应证 ①不能手术切除的中晚期肝癌及肿瘤位置特殊不适合手术者。②肝癌术后复发。③肝癌切除术中发现肿瘤较晚或侵及包膜。

2.化疗

(1)MAFL 方案 1:EPI 60mg/m^2 + MMC 14mg/m^2 + 5-FU 750～1000mg/次 + CF 100mg/次。

(2)MAFL 方案 2:THP 60mg/m^2 + MMC 14mg/m^2 + 5-FU 750～1000mg/次 + CF 100mg/次。

(3)DDP 120～160mg/次+MMC 14mg/m^2+5-FU 750～1000mg/次+CF 100mg/次。

(4)栓塞剂:最常用的栓塞剂是超液化碘油及明胶海绵。

影响疗效的主要因素有:

(1)肿瘤期别:本组Ⅱ期患者占84.8%,这部分患者体质较好,肝脏代偿及潜在功能较好,对治疗中的副反应尚能耐受,机体恢复较快,在大剂量化疗药灌注及栓塞治疗后,肝肾功能、白细胞数量能较快恢复正常。

(2)栓塞剂:根据临床经验,超液化碘油是肝癌治疗中的最佳栓塞剂。它除了有栓塞剂的功能外,还有较强的止痛作用,在治疗过程中患者无疼痛不适感,避免了使用国产40%碘化油时的疼痛副作用。其二,超液化碘油的粘稠度较适中,有较好的流动性,能进入细小的肿瘤血管中存留,起到较好的阻断血流作用。在栓塞较粗大的肿瘤血管时,采用明胶海绵及钢丝弹簧圈。

(3)栓塞剂的剂量:在栓塞治疗中要根据肿瘤血管的丰富程度来决定栓塞剂的用量,最理想的做法是将碘化油注入肿瘤血管内,尽量避免进入正常肝组织中,以减少对正常组织的损害。

(4)侧支循环:在治疗过程中发现侧支循环要及时处理,当肿瘤血管粗大时,为了减轻血液冲刷影响碘油在病灶内的存积,应采用碘油+明胶海绵栓塞。

(5)肝动脉超选择性插管:一般认为,导管选择性越高越好,将导管超选择性地插入肿瘤的供血动脉内,肿瘤内化疗药物的浓度会更高,栓塞剂的栓塞作用更彻底。但这种插管技术适用于局限性的病灶,对病变较弥漫或侵及多个肝段的病灶来说不适合。更重要的是,不应过分强调超选择性插管而将病灶“漏网”。因此认为,选择性插管的超选择程度应因人而异,恰到好处。

在肝癌的介入治疗中,栓塞治疗非常重要,肝动脉灌注化疗加栓塞治疗的疗效明显优于单纯肝动脉灌注化疗。本组栓塞率92.4%,单纯灌注化疗仅为7.6%。但人们对栓塞治疗的适应证认识不一,例如对于门脉瘤栓、动.静脉瘘能否栓塞有分歧。但是,越来越多的学者认为栓塞治疗能提高疗效,即使门脉有瘤栓也不影响栓塞治疗。我们认为,除动脉解剖变异或动脉迂曲等不能克服因素无法注射栓塞剂外,中晚期肝癌患者应常规行栓塞治疗。合理施行的肝动脉栓塞化疗可作为晚期不能切除肝癌患者的常规治疗。

(二)肝转移瘤

1.*适应证* 单发或多发转移结节,肝功能主要指标小于正常值的3倍以下。

2.*治疗*

(1)MAFL方案1:同原发性肝癌治疗方案。

(2)MAFL方案2:同原发性肝癌治疗方案。

(3)AD方案:DTIC 500mg+THP 60mg(或EPI 80mg)。适用于原发为间胚叶恶性肿瘤。

(4)AP方案:THP 60mg+DDP 150mg。用于原发为间胚叶恶性肿瘤。

(三)胰腺癌

1.*适应证* ①不能手术切除的晚期胰腺癌,无黄疸者。②胰头癌减黄术后,胆红素降至正常者。

2.*治疗*

(1)MAFL方案:EPI 60mg/m^2 + MMC 14mg/m^2 + 5-FU 750～1000mg/次 + CF 100mg/次。

(2)AFP方案:THP 60mg(或EPI 80～100mg)+DDP 150mg+5-FU 1000mg。

(3)GP方案:GEM 2000mg+DDP 150mg。

每月1次,3次为1疗程。

(四)肺癌

1.*适应证* ①不能手术切除的中晚期肺癌。②病变部位不宜手术切除者。

2.治疗

(1)MFP 方案:DDP 100mg+MMC 20mg+5-FU 1000mg。用于腺癌。

(2)MAP 方案:EPI 60mg+DDP 100mg+MMC 20mg。用于鳞癌。

(3)EAP 方案:VP-16 200mg+EPI 60mg+DDP 100mg。用于小细胞肺癌,治疗要以全身化疗为主,支气管动脉灌注可以作为整个治疗计划的一部分。

(五)胃癌,结肠癌,直肠癌

1.适应证　不能手术切除的中晚期病变。

2.MFIP 方案　DDP 150mg+MMC 20mg+5-FU 1000mg+CF 100mg。

(六)盆腔恶性肿瘤

1.适应证　不能手术切除的盆腔恶性肿瘤。

2.EAP 方案　VP-16 200mg+DDP 150mg+ADM 50mg。

(七)四肢软组织恶性肿瘤

1.适应证　不能手术切除的晚期恶性肿瘤。

2.DAP 方案　ADM 70mg+DDP 150mg+DTIC 500mg。

(八)肾癌

1.适应证　不能手术切除的肾癌。

2.治疗　以栓塞治疗为主,大部分用于手术前栓塞肾动脉,使术中减少出血,个别用于姑息治疗。化疗药对肾癌作用甚微,常用的药物有:ADM,MMC,5-FU,DDP 等。

第六节　肿瘤的综合治疗

综合治疗也称为肿瘤多学科综合治疗或多手段治疗。其定义为根据病人的身心状况,肿瘤的病理类型、侵犯范围(病期)和发展趋向,结合细胞分子生物学的改变,有计划地、合理地应用现有的各种有效的治疗手段,以最适当的费用取得最好的治疗效果,同时最大限度地改善病人的生活质量。

该定义重视病人机体和疾病两个方面,并且不排斥任何有效方法,强调了成本效益的社会医学观点,而且目的明确,对我们的临床实践有重要指导意义。当然,随着时代的发展还需要不断补充新的内容,但就目前的认识水平,这一定义是较为全面的。

一、综合治疗方案的选择原则和安排

肿瘤的综合治疗不是将几种治疗手段简单的相加,而是将各种手段有机地结合起来,发挥各自的特长。综合治疗方案的选择有其判定指标和基本原则。注意:综合治疗的目的不是在于减少各种手段的治疗强度来达到同样的效果,而在于充分利用各种手段的不同机制来提高治疗疗效。

（一）判定指标

作为一种治疗手段的综合治疗合理与否有其最终的判定指标，即此方案能否延长病人的无病生存期和总生存期；是否有少的近期和远期不良反应；能否提高病人的生存质量；是否符合成本效益的原则。

（二）基本原则

1.分期决定治疗的原则　恶性肿瘤 TNM 分期在预后的估计上已证明有巨大的价值，同时也直接影响肿瘤的治疗决策。因此，TNM 分类法是恶性肿瘤综合治疗方案设计的基础。TNM 的不同组合形成肿瘤的不同临床分期，同一恶性肿瘤不同 TNM 分期其综合治疗方案是不同的。如非小细胞肺癌Ⅰ、Ⅱ期以手术为主，$Ⅲ_A$ 期以化疗＋手术或放疗为主，$Ⅲ_B$、Ⅳ期以放化疗为主。

2.个体化治疗的原则　所谓个体化治疗是指根据病人的预期寿命、治疗耐受性、期望的生活质量和病人的愿望以及肿瘤的异质性来设计综合治疗方案。我国中医理论主张“辨证论治”及因人、因地、因时制宜，分别采用不同的治疗方法，这是个体化治疗的最好体现。同种类型恶性肿瘤的异质性会导致同一分期的病人治疗结果明显不同。每一例病人的具体情况如功能状态、心理状况的不同也会导致治疗效果的不同。伴随病如冠心病、高血压病、糖尿病是影响肿瘤病人治疗耐受性的独立因素。有伴随病的病人难以耐受综合治疗。年龄是影响综合治疗方案选择的另一因素，人的生理年龄和心理年龄的改变多数在 70～75 岁，因此，年龄超过 70 岁的病人综合治疗应慎重。

3.生存率与生活质量兼顾的原则　提高病人的生活质量已成为恶性肿瘤治疗方案设计中日益重视的问题。对于根治性治疗，目前明显的趋向是应考虑对病人的机体和精神上的影响，从而要求尽可能保留病人的器官。例如在很多肿瘤研究中心已愈来愈少做乳腺癌根治术，有很多单位已经选用在保证根治乳腺癌的同时重建乳腺，以保留好的外观；头颈部毁容的手术也逐渐为小手术加放疗取代。骨肉瘤也很少做截肢术而用植入义骨以保留功能。在姑息治疗时，充分权衡给病人带来的得失更为重要。有时大面积照射和高剂量化疗会给病人带来相反的效果，使病人肿瘤播散更快。生存率与生活质量兼顾的原则要求选择的综合治疗方案：一是病人的生存因治疗得到延长；二是病人的生活质量因治疗而改善。不顾病人生活质量的治疗应该被淘汰。

4.中西医结合的原则　中医对肿瘤病人的治疗强调整体治疗，它的着眼点不在于肿瘤局部，而在于针对病人患癌后整体改变的调整和恢复。现代的手术、放疗、化疗及生物治疗在治疗的同时均会损害机体的正常功能，中医正可弥补西医的不足。在充分认识中西医抗癌方法优缺点的基础上，有计划地将两者综合应用，发挥各自的优点，并避免或减少不良反应，可使患者得到更好的生存质量和更长的生存时间。

5.重视成本效益的原则　肿瘤综合治疗的经济花费要比单一手段高。有多种综合治疗模式可选择时，如临床效果一样应选择费用最低的；如以货币为单位，效益大者为首选。成本效益的原则既照顾病人的经济利益，也最大限度地节省了有限的卫生资源。这也是肿瘤科医生在确定治疗方案时不得不考虑的问题。

（三）安排

1.*综合治疗方案安排要符合肿瘤的生物学规律*　病人的免疫功能低下时肿瘤会发展，而肿瘤发展又会进一步抑制机体的免疫功能。肿瘤病人尤其是晚期病人免疫功能的缺损通常是明显的。在这种情况下，单靠扶正通常不能很好地控制肿瘤，必须采取一些祛除肿瘤的措施。所以，尽可能除去肿瘤后，重点放在恢复或改善病人的免疫和骨髓功能；以后根据情况再进行强化治疗。治疗后同样还是需要不断提高病人的机体免疫状况。而在治疗肿瘤的同时，也应注意保护病人的免疫和骨髓功能、肝肾功能等。

很多肿瘤播散概率很小，如皮肤癌，但也有很多肿瘤播散概率大，如小细胞肺癌、骨肉瘤和睾丸肿瘤等。因此，在确定治疗方案时，一般应根据病人的病期即侵犯范围决定首先采取哪一种治疗手段。但是，对于同一种或同一病期的病人也应具体分析局部与播散的问题，有些病人虽然表面上病灶较局限，但潜在播散的可能性很大，如年轻的和妊娠哺乳期的乳腺癌，不能贸然先行手术，应考虑先给予化疗或放疗对全身和局部有所控制后再手术，术后再采取相应的辅助化疗和预防性照射。

有些年迈或虚弱病人以及肝肾等主要脏器功能不全的病人很难承受手术、大面积放疗及高剂量化疗。所以，要充分衡量增加一种治疗可能给病人带来的得失。肿瘤科医生应避免不顾病人的身体状况而一厢情愿地采取积极的多种手段的综合治疗措施。其结果很可能是事与愿违。

2.*综合治疗方案安排要合理*　制定合理、有计划的综合治疗方案很重要。这需要多学科的医生充分讨论协商。对于某些肿瘤，局部控制相对是主要问题，例如皮肤癌局部治疗可将其治愈，没有必要再加用其他治疗，如扩大切除或预防照射都是不必要的。在另一些情况下，如骨肉瘤、小细胞肺癌等，虽尽量扩大切除或照射，都不能消除远处播散的可能。因此，必须采取必要的全身治疗措施才能达到根治的目的。还有一些肿瘤，如多发性骨髓瘤、白血病和某些恶性淋巴瘤，多数在诊断时即呈全身性发病，所以化疗是首选的治疗方法。即使是同一种肿瘤，也需要根据不同发展阶段和趋向，估计局部与播散哪种可能性大，从而采取相应的治疗措施。例如，乳腺癌在迅速发展阶段不宜贸然手术，而应先用放疗或化疗，待肿瘤相对稳定后再施行手术。多数早期癌，单独手术即可治愈，过分的放疗或化疗反而有害。有些晚期直肠癌、卵巢癌经化疗或放疗取得一定程度的控制后，如能手术切除则可以提高治愈率。

二、综合治疗的模式

综合治疗根据治疗手段的不同组合，分为非手术的综合治疗和包括手术的综合治疗

（一）包括手术的综合治疗

1.*术后辅助放化疗*　对于比较局限的肿瘤，这是最为常用的一种模式。乳腺癌就是成功的例子，有淋巴结转移的病人，应进行术后放疗（如锁骨上和内乳区）。而自70年代开始的术后辅助性化疗的研究，其取得的结果已证明综合治疗模式的价值。正是由于综合治疗，Ⅱ、Ⅲ期乳腺癌的治愈率不但有了提高，而且术后病人的生活质量也有改善。

2.*术前放化疗*　对于局部肿块较大或已有区域性转移的病人可先做化疗或放疗，以后再

行手术。所谓的新辅助化疗即术前诱导化疗，在大部分的实体肿瘤中均可见到成功的报道。如对骨肉瘤的治疗，先术前化疗，以后再手术，可使治愈率明显提高。不能手术，甚至已有转移的睾丸和卵巢肿瘤，在化疗和/或放疗后手术业已证明可以提高治愈率。在头颈部恶性肿瘤中，尤其是Ⅲ～Ⅳ期的病人，大部分需要综合治疗，应用最多的是放疗和手术的配合。目前术前辅助放化疗已成为热门课题之一，在一定程度上代表了一种新的趋向。

但有不少报道指出，术前的辅助放化疗会增加手术的难度和围手术期的并发症，特别是在肺癌中致死性的肺部并发症可达8%。通过化疗或放疗使不能手术的病人变为可以手术，比较突出的例子是小细胞肺癌，国内外众多的经验表明在放疗后手术能够提高治愈率。

（二）非手术的综合治疗

1.*放疗结合化疗*　放疗和化疗的结合是应用最广泛的一种综合治疗模式。放疗和化疗的组合模式有序贯放化疗、同步放化疗和交替放化疗。序贯放化疗避免了两种方法的直接毒性相加，多数学者主张最好先做化疗，或化疗与放疗同时进行。因放疗后的纤维化引起血管闭塞使化疗药物很难进入。但应区别对待，一般来说，以远处转移倾向为主或相对晚期的肿瘤应先行化疗，而以局部浸润为主或相对早期的肿瘤宜先行放射治疗。但在有些情况下如上腔静脉压迫综合征、颅内转移和骨转移等，为了尽快缓解病情可先做放疗。同步放化疗是近年研究的热点，放疗同时给予化疗目的：一是应用化疗药物的放射增敏作用，增加对局部肿瘤的控制作用，同时化疗对远地转移病灶亦有杀伤作用。二是放化疗的同时应用，提高了治疗强度。三是同时给予放化疗对局部病变和远地转移灶均不存在治疗延迟。但放疗和化疗各自剂量的选择、时间的选择等，目前仍不肯定，是需要深入研究的课题。交替放化疗也称三文治疗法，即化疗-放疗-化疗。与序贯放化疗相比，疗效相对较好；与同步放化疗相比，不良反应较轻。

2.*生物治疗的应用*　目前，除个别病例外，尚无资料证明单用生物疗法可以治愈晚期癌症，所以多作为辅助应用，这一方面近年来已经有了一定成果。日本应用香菇多糖配合化疗治疗晚期胃癌，美国应用干扰素配合化疗治疗淋巴瘤，可以提高远期结果。

3.*基因治疗的应用*　目前，基因治疗受到广泛的重视。如针对her-2基因过度表达的乳腺癌病人研制的单克隆抗体Herceptin在晚期乳腺癌显示出良好的疗效。Herceptin和紫杉醇合用，可使有效率和生存时间提高1倍。但应注意Herceptln可在一定程度上增加蒽环类药物的心脏毒性，所以，需要谨慎使用。基因治疗已有很大的发展，而且逐步深入。目前的基因治疗是利用一种病毒同时携带肿瘤抗体、细胞激活素与胸苷激酶3种基因，试图同时在多方面加强免疫抗肿瘤的作用，效果尚不明朗，并且在临床上使用还存在很多问题，其实用价值还存在一段距离。

4.*中西医结合*　我国的中医中药在调理和减少西医治疗上的不良反应方面具有不可代替的作用。活血化瘀中药可提高放疗疗效，扶正中药可提高细胞免疫功能，这些观点已为越来越多的肿瘤学家所接受。怎样将中西医结合起来，发挥各自的优势是有志于在肿瘤治疗方面有所作为的医生的努力方向。

三、常见肿瘤综合治疗的进展

（一）乳腺癌

近年来，早期乳腺癌的保乳术在辅助放化疗的帮助下已成为常规。对于早期（T_1、T_2、N_0、M_0）的乳腺癌病人，采用保留乳腺的手术加术后放疗，其远期结果与根治术相同；最近有报道对于这样的病人先做化疗，以后再做保留乳房的手术，术后放疗及化疗，其结果也令人鼓舞。偏晚期（如$Ⅲ_A$期）的乳腺癌病人先期化疗以后再手术也取得比较肯定的效果。

乳腺癌分子靶向治疗是近年来最为活跃的研究领域，已有部分分子靶向药物成功地应用于临床。单克隆抗体如曲妥珠单抗（赫赛汀）在乳腺癌的作用是近年来一个重大突破。赫赛汀是第一个用于临床的分子靶向药物。对于 Her-2 过度表达的乳腺癌病人应用曲妥珠单抗与紫杉类联合应用取得显著的疗效。2004 和 2005 年的资料表明在早期病人术后辅助应用化疗和曲妥珠单抗能提高治愈率。一项包括 2085 例病人的随机对照研究，先采用 AC 化疗 4 周期，以后每 3 周给予紫杉醇＋曲妥珠单抗与单用紫杉醇对比，结果显示加曲妥珠单抗组较单化疗组复发风险下降 52％。2005 年的资料还显示：晚期乳腺癌紫杉醇加贝伐单抗比单用紫杉醇可以提高无进展生存率（PFS）从 6.11 个月到 10.9 个月。分子靶向药物有可能成为今后乳腺癌药物研究的主要方向，随更多分子靶向药物进入临床，会有越来越多的乳腺癌病人受益。

近几年来乳腺癌术后辅助化疗和内分泌治疗有很大的变化。2003 年报道包含紫杉类药物的 TAC（多西紫杉醇＋阿霉素＋环磷酰胺）辅助化疗比 FAC（氟尿嘧啶＋阿霉素＋环磷酰胺）3 年生存率从 74％提高到 82％。2004 年报道含健择加顺铂方案辅助化疗比传统的 AC 方案生存率有明显提高。晚期乳腺癌序贯应用 AC（环磷酰胺＋阿霉素）和赫赛汀＋紫杉醇比只用一个方案疗效提高。剂量密集化疗（每周方案或二周方案）较传统常规化疗（三周方案）可能疗效更好。ADM 耐药乳腺癌患者有了新的化疗方案 PTX＋健择方案，Her-2（＋＋＋）患者的新辅助化疗方案应包含赫赛汀。腋窝淋巴结转移数目 1～3 个的乳腺癌患者也归到中度复发危险组。腋窝淋巴结转移乳腺癌患者需用含紫杉类药物的化疗方案。腋窝淋巴结转移数≥4 个者辅助治疗可选用剂量密集化疗和第三代芳香化酶抑制剂。腋窝淋巴结无转移乳腺癌患者，如 Her-2 强阳性则需用含蒽环类药物的化疗方案。第三代芳香化酶抑制剂在新辅助治疗、辅助治疗和转移或复发性乳腺癌治疗方面，疗效优于或等于 TAM。

（二）非小细胞肺癌

非小细胞肺癌综合治疗近年来有很多报道。对于 T_1、T_2 无淋巴结转移的病人，根治手术的 5 年生存率可达 65％～83％。Ⅲa 期肺癌是指局部晚期或有同侧纵隔及/或隆突下淋巴结转移的病人，手术很难完全切净，5 年生存率很低。美国国立卫生研究所肺癌研究组报告，术后应用 CAP 化疗（环磷酰胺、阿霉素、顺铂）及放疗只能降低局部复发机会，不能明显提高治愈率。近年来，术前化疗愈来愈受重视。美国和欧洲报告，Ⅲa 期病人先做 MVP（丝裂霉素、长春酰胺、顺铂）2～3 周期，以后手术，术后根据情况再给予化疗及放疗，3～5 年生存率比单纯手术的病人提高 20％～25％。目前在美国和欧洲对于局部晚期的非小细胞肺癌标准治疗是同步放化疗，当然，前提条件是病人能耐受治疗，一般状况好。最有影响的比较同步放化疗与序贯放化疗的Ⅲ期临床研究是RTOG9410。610例不能手术的病人随机分为3组:序贯放化疗组、同步常规分割放化疗、同步超分割放化疗。结果表明3组的中位生存期分别为14.6个月、17个月、15.6个月,同步放化疗与序贯放化疗相比有统计学差异。4年生存率序贯放化疗、同步常规放化疗、同步超分割放化疗3组分别为12%、21%、17%,同步超分割放化疗与序贯放化疗相比没有显示出优势。可见,同步放化疗优于序贯放化疗,但同步超分割放化疗并不优于同步常规放化疗。

选择非小细胞肺癌术后辅助化疗方案时,目前使用最多的是以铂类为基础、联合第三代化疗药物的两药方案,例如健择+顺铂、泰素+顺铂、泰索帝+顺铂。总的来说,第三代化疗药物优于第二代化疗药物。泰索帝现被认为是非小细胞肺癌二线治疗的金标准。

靶向治疗是肺癌治疗中新的研究和应用的热点。靶向治疗包括许多内容,大体可分为:①受体靶向治疗。目前临床应用酪氨酸激酶抑制剂IRESSA(易瑞沙)治疗肺癌在全球超过20万例,总有效率为10%～19%,症状改善率为35%～43%,肺癌症状的缓解85%在10天内。IRESSA对亚洲女性腺癌有较高的缓解率。而在化疗药物与靶向治疗联合中泰索帝联合IRESSA被认为是一种有前途的治疗方法。②肿瘤新生血管抑制剂。Avastin(贝伐单抗)已被证实在大肠癌中与化疗合用有助提高疗效。2005年一项878例随机对照研究证实了Avastin联合化疗(泰素+卡铂)能够延长进展期非小细胞肺癌长期生存期。贝伐单抗最严重的不良反应是肿瘤相关性出血,如咯血和呕血。研究发现鳞状细胞癌最易发生严重出血,这是因为鳞癌容易发生坏死和空洞化,且肿块的部位常靠近大血管。本研究结果可能改变目前非小细胞肺癌一线的标准方案,意义深远,引起广泛关注。

(三)食管癌

手术治疗是食管癌的标准治疗手段,但即使是早期病变,其术后复发率仍然较高,多数临床随机研究证实食管癌术后5年总生存率在20%左右,因此,食管癌的综合治疗已引起临床重视,新辅助化疗是临床研究的一大热点。很多学者最近发表了术前化疗的结果,其目的是降低肿瘤期别或缩小原发肿瘤以确保手术切除的完整性和尽早消灭微小的远处转移灶。对食管鳞癌常用的药物有顺铂、博莱霉素、长春酰胺、氟尿嘧啶等,腺癌则为阿霉素、顺铂及氟尿嘧啶等。目前总的观点是对新辅助化疗有完全或部分缓解的病人,进一步进行手术治疗对提高远期生存率有益。对新辅助化疗无反应的病人,术前化疗可能延误手术时机,并可能诱导耐药癌细胞的生长。荟萃分析的结果更倾向于食管癌应给予术前化疗。

术前放疗已开展很久,早年报告多认为远期生存率差异不大。国内黄国俊、谷铣之等通过360例随机对比研究,观察了食管中段癌术前放疗的结果。两组切除率分别为93%和85%,5年生存率综合组为35%,单纯手术组为30%。因此,认为术前放疗可在一定程度上防止手术引起的医源性癌细胞扩散、种植和转移。有些学者认为对能手术的病人进行术前放化疗优于术前放疗的结果,但目前仍存在争论。

四、综合治疗存在的问题和发展趋势

目前许多情况下是主诊医生认识到综合治疗的作用,本着宁滥勿缺的主观愿望,简单地将多种治疗手段相加，这往往造成了过度治疗的后果。综合治疗中各种手段的合理应用尚有很大的困难，现在缺乏有意义的预测因子指导制订前瞻性的有效综合治疗方案。综合治疗中的某些方法尚不够成熟，如高温疗法、电化学疗法等。对新技术新方法的过“热”，既对病人不利，也对新技术新方法的自身研究不利。这是肿瘤治疗学认识上需要注意的一个问题。

恶性肿瘤综合治疗研究，目前呈现几个趋向：①加强了有关细胞分子生物学预测和预后因素的研究；②各学科自身研究的深化为综合治疗方案的制订增添了更多的选择。如外科手术的精细化和微创化、内科化疗新的和更好的药物的不断出现、新的放射治疗技术在综合治疗中的使用研究等。

第三章　常见肿瘤的综合治疗

第一节　恶性淋巴瘤

一、霍奇金淋巴瘤的流行病学、诊断和分期

（一）流行病学

霍奇金淋巴瘤（HL），是侵犯淋巴结和淋巴组织的一种不常见的恶性肿瘤，开始常发生于一组淋巴结，然后扩散到其他淋巴结或结外器官、组织，过去称霍奇金病（HD）。HL 是相对少见的恶性肿瘤，在美国其发病率不足全部肿瘤的 1%，HL 在北美和西欧高发，亚洲较少见，我国 HL 的发病率明显低于欧美国家。HL 发病约占所有淋巴瘤的 6%，近年来总的趋势是 HL 的发病率较稳定，据 2010 年统计结果显示美国新发 HL 病例 8490 例，死于 HL 的有 1320 例。我国 HL 的流行病学特点与西方国家不同，我国 HL 的年龄.发病率曲线呈单峰，发病率高峰在 40 岁左右。在西方国家，经典型 HL（CHL）占 HL 的 95%，年龄-发病率曲线多呈双峰，第一个年龄高峰在 15～35 岁，第二个峰在 55 岁及以上；而结节性淋巴细胞为主型 HL（NLPHL）仅占 5%。欧美发达国家以结节硬化型多见，我国以混合细胞型较多。

1966 年 Rye 国际会议根据病变组织学特点、淋巴细胞及 Reed-Sternberg 细胞（简称 R-S 细胞）数量等，将 HL 分为淋巴细胞为主型、结节硬化型、混合细胞型和淋巴细胞消减型四个亚型。1994 年修订的欧美淋巴瘤分类（REAL 分类）提出了一个新的亚型，即富于淋巴细胞的 CHL（暂定型）。2001 年世界卫生组织（WHO）在此基础上将 HL 分为两大类，CHL 和 NLPHL。其中 CHL 又分为富于淋巴细胞的经典型（LRCHL）、结节硬化型（NSCHL）、混合细胞型（MCCHL）及淋巴细胞消减型（LDCHL），2008 年 WHO 淋巴瘤新分类与 2001 年分类相同。

1.结节性淋巴细胞为主型（NLPHL）　此型约占 HL 的 5%，男性多见，男女之比为 3∶1 或更高，青年和老年人均可发病，常见于 30～50 岁年龄人群。

2.富于淋巴细胞的经典型（LRCHL）　该类型约占 CHL 的 5%，发生率与中位发病年龄与 NLPHL 相似，较 CHL 其他类型发病年龄更大，男性多见（70%）。

3.结节硬化型（NSCHL）　在欧美国家 NSCHL 是最常见的亚型，约占 CHL 的 70%，发达国家较发展中国家更常见，男女发生率基本相似，发病高峰为 15 岁～34 岁的年轻成人及青

少年。

4.混合细胞型(MCCHL) 该型较多见，是欧美国家第二常见的亚型，约占CHL的20%～25%，多见于发展中国家和人类免疫缺陷病毒(HIV)阳性患者，约70%患者为男性，中位发病年龄为38岁，未见年龄.发病率双峰曲线。

5.淋巴细胞消减型(LDCHL) 最少见的CHL(在西方国家不足1%)，60%～75%的患者为男性，中位发病年龄为30～37岁。此型可能与HIV感染有关及多见于发展中国家。

(二)诊断

诊断主要依靠临床表现与体征、病理诊断、实验室及影像学检查，其中病理诊断是确诊的主要依据，除了根据组织及细胞形态学特点外，还需结合免疫组化以明确病理类型，为临床分期、制定治疗计划、判断预后等提供依据。

应详细地询问病史，仔细地进行体格检查，包括B症状，酒精的不耐受，瘙痒，乏力，PS评分，淋巴结及肝脾的检查等。

原因不明的进行性淋巴结肿大、纵隔肿块、腹部肿块及原因不明的长期发热或间歇热等应考虑HL的可能。本病鉴别诊断需注意与淋巴结反应性增生、淋巴结炎、淋巴结结核、传染性单核细胞增多症、结节病、淋巴结转移癌及白血病等疾病相鉴别；颈部淋巴结肿大应排除鼻咽癌、甲状腺癌等，纵隔肿块需除外肺癌、胸腺瘤，腋下淋巴结肿大需除外乳腺癌；另外诊断时还应与非霍奇金淋巴瘤(NHL)加以鉴别。HL与其他恶性淋巴瘤不同，具有以下特点：①病变往往从一个或一组淋巴结开始，逐渐由邻近的淋巴结向远处扩散；原发于淋巴结外的HL少见；②瘤组织成分多种多样，含有一种独特的多核巨细胞即R-S细胞，瘤组织中常有多种炎症细胞浸润和纤维化。

HL完整的诊断应包括病理诊断、分期检查和预后评价。

1.临床表现与体征 由于淋巴组织在全身广泛分布，任何部位的淋巴组织都可能受到侵犯，使得恶性淋巴瘤的临床表现多样化，晚期恶性淋巴瘤还可以侵犯到淋巴组织以外的部位及器官，因此临床表现更加复杂。

(1)淋巴结肿大：淋巴结肿大是HL最常见的临床表现，约90%HL患者以浅表淋巴结肿大为首发症状，其中约70%发生于颈部淋巴结和锁骨上淋巴结，6%～20%发生于腋窝淋巴结，6%～12%发生于腹股沟淋巴结，累及颌下、耳前后、滑车及腘窝淋巴结者少见。肿大淋巴结可为单个或多个融合成块，常为无痛性、进行性增大、不对称、质坚有弹性。部分HL患者的肿块可长达数年，肿大的淋巴结可出现一过性缩小或相对稳定，而后继续增大，即“时大时小”现象。国外资料显示，50%～70% HL患者诊断时伴有纵隔淋巴结受侵，国内资料发生于纵隔的恶性淋巴瘤中以NHL最多，HL较少。肿大的纵隔淋巴结可引起纵隔压迫症状、肺浸润、肺不张或胸腔积液等。腹主动脉淋巴结亦是HL常见受侵部位，约有25%病例在确诊时受侵，早期可无症状，病变发展可引起腹痛、腹泻、腹胀、腹水等症状。

(2)结外组织和器官受侵：HL原发其他结外组织或脏器少见，病情发展常可侵犯临近组织或器官，引起多种临床表现。HL90%以上侵犯淋巴结，仅有9%发生结外侵犯。晚期可以侵犯脾、肝、骨髓等器官或组织。脾脏受侵是最常见的膈下受侵部位，剖腹探查脾切除的病例中，1/3以上伴有脾侵犯。脾肿大并不能作为脾受侵的指标，脾肿大患者组织学阳性者仅

60%，而临床检查脾正常大小的病例中有30%为病理学阳性。HL伴有膈下淋巴结受侵时，70%～80%有脾侵犯，特别是混合细胞型或有全身症状患者。脾受侵可以没有任何症状，也可以表现为脾大、脾功能亢进。肝脏受侵多在晚期出现，初诊时少见(2%～6%)，且常伴有脾脏受侵，多为灶性，晚期可出现肝大、黄疸，甚至肝功能衰竭。

骨髓侵犯率约为2%～15%，常伴发热、盗汗及体重下降等全身症状，几乎所有的骨髓受侵病例均伴有脾受侵，约90%伴有碱性磷酸酶增高，骨髓活检可以确诊。

(3)全身症状

1)发热：体温>38℃，不规则热型，或特征性周期热型-回归热，连续3天以上。

2)盗汗。

3)体重减轻：无明显诱因半年内体重减轻10%以上。

有三者之一者即被定为有B症状。多数患者初诊时无明显全身症状，约20%～30%的患者伴有B症状，此外，可有瘙痒、乏力等。

2.病理诊断　针吸穿刺细胞学检查或针吸活检对于诊断HL的诊断价值存在争议，一方面其简便、快速、对患者损伤小，花费少，但另一方面取到的细胞核组织太少，多不能进一步免疫组化以病理分型。取浅表淋巴结活检时要选择增长迅速、饱满、质韧的肿大淋巴结，尽量完整切除，应避免挤压以免影响诊断结果。出现无明显诱因的淋巴结肿大应及早进行完整切除并取得病理学诊断，即使经抗炎、抗结核等治疗后暂时缩小，如果再次增大也应及时进行活检以明确病理。纵隔、腹腔或腹膜后肿大淋巴结患者，特别是无浅表淋巴结肿大的患者，应进行全面检查后，进行纵隔镜或腹腔镜检查，必要时进行开胸或开腹探查术，取得组织以明确病理学诊断。确诊HL必须依靠病理诊断，除了根据组织及细胞形态学特点，还需结合免疫组织化学检查，必要时还应进行细胞遗传学检测，目的是明确病理类型，这对制定治疗计划、判断预后等有重要的指导意义。

病理组织中存在特征性的恶性细胞Reed-Sternberg多核巨细胞即R-S细胞，对于诊断HL是很重要的。CHL以炎性背景中出现R-S细胞为特征，大多数CHL的R-S细胞通常表达CD15和CD30，不表达CD3和CD45，小于40%表达CD20，美国国家综合癌症网(NCCN)指南推荐的免疫组化指标：CD3，CD15.CD20，CD30、CD45。NLPHL缺乏R-S细胞，以淋巴细胞为主，有时可见爆米花细胞，通常表达CD20和CD45，但不表达CD15，很少表达CD30，NCCN指南推荐的免疫组化指标：CD3，CD15，CD20，CD21，CD30，CD57。

3.实验室及影像学检查

(1)实验室检查：治疗前均需完善相关检查，血常规、血清乳酸脱氢酶(LDH)、血沉(ESR)、血清白蛋白、β_2微球蛋白及肝肾功能等检查，对了解病情和判断预后提供参考。所有患者常规需做骨髓细胞学检查，分期为ⅠB至ⅡB期和Ⅲ、Ⅳ期的还要进行骨髓活检。LDH是反映肿瘤负荷和预后的一项指标，LDH明显升高表示肿瘤负荷大。外周血淋巴细胞减少($<1.0\times10^9$/L)、ESR增快、LDH升高可作为病情检测指标。有骨髓侵犯的患者外周血可能出现白细胞升高、贫血，骨髓细胞学检查可出现幼稚淋巴细胞的白血病骨髓象或急性淋巴白血病骨髓象。

(2)影像学检查：常规查胸部X线片，B超，颈、胸、腹、盆腔CT或PET/CT及必要的磁共振(MRI)、骨扫描(ECT)等影像学检查手段,对了解肿瘤侵犯部位和程度、临床分期、制定治疗计划、判断预后、疗效评价、治疗后复查都有重要的临床意义。

PET 主要用于淋巴瘤患者初治时分期、治疗结束后再分期及复查时,近来的一项 Meta 分析显示,PET 对淋巴瘤患者的分期和再分期有很高的敏感性和特异性。PET 已广泛用于治疗结束后及治疗过程中疗效评价。近来的一些研究显示 2 个～4 个疗程标准剂量化疗后复查 PET 结果对 HL 患者是一项敏感的预后指标。前瞻性研究证实治疗过程中复查 PET 对于接受 ABVD 方案标准化疗的晚期和有结外病变患者是一项独立预后指标。PET 检查用于治疗后监测中的作用仍有争议,需要进一步研究。Dann 等研究发现接受 2 个疗程 BEACOPP 标准方案治疗高危患者后复查 PET/CT 检查对疗效及预后评价是有效的,PET/CT 阳性患者的复发或进展发生率为 27%,而阴性患者发生率仅为 2.3%。PEP/CT 作为一项新的影像学检查用于 HL 分期诊断的精确性要高于 CT。Hutchings 等研究 PET 或 PET/CT 与 CT 对比其对 HL 分期的价值及对治疗选择的影响。研究发现 PET 检查使 19%患者的临床分期上调,5%下调,导致 9%患者的治疗改变;而 PET/CT 检查使 17%患者的临床分期上调,5%下调和 7%患者的治疗发生改变。PET 和 PET/CT 用于判断淋巴结受侵区域的敏感性均高于 CT (PET 和 PET/CT 敏感性为 92%,CT 为 83%),PET 用于判断器官侵犯的敏感性为 86%,PET/CT 为 73%,而 CT 为 37%。但 PET 的假阳性率比 PET/CT 和 CT 高,所以研究者强调 PET 和 PET/CT 用于预后极好的患者时需非常谨慎以免过度治疗。

NCCN 指南推荐淋巴瘤患者初治时分期和治疗结束后评价是否有残留病灶时使用 PET 检查,包括 HL 患者。专家组推荐 PET 检查用于明确病变的侵犯情况,特别当 CT 检查结果不确定时,PET 检查可能会使Ⅰ、Ⅱ期患者的临床分期上调。尽管倾向于推荐患者做 PET/CT 检查,但 PET 检查通常在 HIV 阳性的患者表达假阳性,甚至是未患 HL 的患者;由于 PET 的假阳性率及价格昂贵,故 PET 检查并不推荐作为常规的疾病监测及评估方法。

4.预后评价　HL 患者通常根据这些预后不良因素可被分为 3 类:早期预后良好型(Ⅰ～Ⅱ期无 B 症状或大纵隔腺病),早期预后不良型(Ⅰ～Ⅱ期有纵隔巨大肿块伴或不伴 B 症状;Ⅰ～Ⅱ期伴有 B 症状;多处病灶;ESR 明显升高)及晚期 HL(Ⅲ、Ⅳ期)。

除了早期 HL 的预后不良因素外,由 25 个肿瘤中心组成的国际协作组对 5141 例晚期 HL 患者进行了评估,发现了 7 项晚期 HL 预后不良因素,这些预后不良因素使得患者的生存率每年下降 7%～8%。①年龄≥45 岁;②男性;③Ⅳ期;④白蛋白<4g/dl;⑤血红蛋白<105g/L;⑥白细胞增多(白细胞计数至少达 15×10^9/L);⑦淋巴细胞减少(淋巴细胞计数少于 0.6×10^9/L 或淋巴细胞计数少于白细胞计数的 8%)。每项为 1 分,称为国际预后评分(IPS)。IPS 评分有助于对晚期 HL 患者制定临床治疗方案和预测预后,如有 4 项以上的不良预后因素(IPS≥4)的晚期 HL 患者,接受强化的 BEA-COPP 方案要比 ABVD 或 Stanford V 方案更合适。

5.分类　WHO 分类能较好地反映不同组织学类型与其病程、临床生物学特征及预后的相关性。HL 组织学亚型是决定患者临床表现、治疗及预后的重要因素,因此我们特别讨论不同亚型的病理特征、临床表现、分期及预后等。目前推荐采用 2008 年的 WHO 淋巴瘤分类。

(1)结节性淋巴细胞为主型(NLPHL):此型 HL 的淋巴结结构基本消失,可找到少数残存的滤泡。典型的R-S细胞往往作了连续切片都不能找到，单核型和多核型R-S细胞尚能找到，在肿瘤组织散在分布，常为巨大的单个核细胞，胞浆稀少，核常呈折叠或分叶状，此型特征性的细胞为变异性的R-S细胞，称“爆米花细胞”，表达B细胞抗原(CD20+)，经典型R-S细胞的抗原阴性(CD15-，CD30-)，背景细胞主要为淋巴细胞，嗜酸性粒细胞、浆细胞和成熟的中性粒细胞不多，其他的免疫组化表型为：CD79a+，CD75+，BCL6+，CD45+，EMA+/-(多于50%表达EMA)。

病变常侵犯颈部、腋窝、腹股沟淋巴结，纵隔、脾及骨髓受侵极少见。初诊时大多数患者为早期局限性病变(Ⅰ、Ⅱ期)，只有5%～25%患者为晚期。NLPHL自然病程缓慢，通常治疗疗效好且死于肿瘤罕见。Ⅰ、Ⅱ期患者预后很好，10年总生存率(OS)高于80%，但晚期(Ⅲ、Ⅳ期)患者预后差。约3%～5%的患者会进展转化为大B细胞淋巴瘤，有些患者在诊断为NLPHL之前就患有弥漫大B细胞淋巴瘤(DLBCL)。

(2)富于淋巴细胞的经典型(LRCHL)：此型HL形态学和NLPHL相似，但R-S细胞有CHL形态学和免疫表型(CD15+、CD30+、CD20-)，周围的淋巴细胞为反应性T细胞。

临床特征介于NLPHL与CHL之间，常表现为早期局限性病变(Ⅰ、Ⅱ期)，罕见纵隔病变、巨大肿块及B症状，生存率较CHL其他类型更好，与NLPHL相似，无后期复发特点。

(3)结节硬化型(NSCHL)：此型以至少有一个结节被胶原束围绕和裂隙型霍奇金R-S细胞(HRS细胞)为特征。纵隔受侵比例高(80%)，不同于其他亚型；约54%有巨大肿块，8%～10%的患者有脾或肺侵犯，5%骨侵犯，3%骨髓侵犯，2%肝侵犯。大多数患者为Ⅱ期，约40%的患者伴有B症状。NSCHL是CHL中预后较好的类型，但巨大纵隔病变是不良预后因素。

(4)混合细胞型(MCCHL)：在弥漫性或模糊的结节状混合炎性背景中散布典型R-S细胞为特征，病变介于淋巴细胞为主型和淋巴细胞消减型之间，病变组织内存在多种成分。小淋巴细胞、组织细胞、嗜酸性粒细胞、浆细胞、中性粒细胞等容易见到；变异型单核R-S细胞数量不等，一般不难发现；而典型R-S细胞也可见到。

临床表现腹腔淋巴结更常见，侵犯纵隔少见，30%侵犯脾，10%侵犯骨髓，3%侵犯肝和1%～3%侵犯其他器官，通常伴有B症状。就诊时约半数患者已处晚期(Ⅲ、Ⅳ期)，预后较NSCHL差，但比LDCHL更好。

(5)淋巴细胞消减型(LDCHL)：以富于多形性R-S细胞或非肿瘤性淋巴细胞消减为特征，低倍镜下病变淋巴结内细胞成分稀疏而呈“荒芜”现象，肿瘤细胞间变明显，R-S细胞多见，单核或多核，有时与典型的R-S细胞及单核型R-S细胞相距甚远，背景细胞少，坏死灶和纤维化均不少见。

最常累及腹部器官、腹膜后淋巴结和骨髓，浅表淋巴结少见。临床分期常为晚期(Ⅲ、Ⅳ期)，80%具有B症状，病情进展迅速，预后差。

(三)分期

HL分期依据Ann Arbor分期系统将其分为四期，每期又都可以分为A、B两类。1989年在英国Cotswolds会议上对Ann Arbor分期作了进一步修订。2010年NCCN指南推荐仍采用Ann Arbor分期，是目前广泛使用的简单易行的分期方法。

二、霍奇金淋巴瘤的综合治疗

过去的几十年里，近代放射学和多种联合化疗方案的出现，使 HL 的治疗取得了明显的进步，现在至少 80%的患者能够获得治愈。在某项试验中 10 年 OS 可达 97%。

早期 HL 的生物学行为特征，播散方式严格按淋巴管、淋巴结逐级播散，从而在治疗策略上广泛应用扩大野治疗。随着越来越多有效治疗的出现，美国国家统计局的统计发现过去 40 年内 HL 的 5 年生存率有明显改善，这是其他肿瘤无法达到的。选择合适的治疗方案，每个新确诊的 HL 患者都有治愈的可能性。治愈率提高的如此明显，主要是对早期患者选择最佳治疗方案的同时考虑了其远期毒性。因单一放疗其近期和远期毒副反应很大，为减少治疗毒副反应，近 20 年来大量临床研究对早期病历采用低毒性联合化疗，也取得了类似放疗的好结果。

HL 的治疗方法很大程度上取决于疾病的分期。根据 AnnArbor 分期方法，我们将早期 HL 定义为Ⅰ、Ⅱ期和ⅢA 期 HL，进展期定义为ⅢB 和Ⅳ期。早期 HL 的治疗手段主要包括放疗、化疗及以化放疗为主的综合治疗，部分患者可获得治愈。对于非巨大肿块型早期 HL 的治疗方法的选择，是单独放疗抑或是放化疗结合，仍然是 HL 治疗中的疑问。现代随机试验中发现，在治疗过程中添加累及野放射疗法(IFRT)在无失败生存(FFS)上有微小的优势，而在 5 年总生存期上没有统计学差异，这就在医生和患者中存在了一个显著的矛盾。单独使用化疗者主张避免放疗，虽然可获得生存率上的优势，但比 HL 复发可能性增加更加重要的是治疗相关毒副反应。然而只有 15～30 年的随访才能明确地回答这一问题。大部分的研究者认为综合治疗才是巨大肿块型早期 HL 的标准治疗方式。

欧洲癌症研究和治疗组织(EORTC)及德国霍奇金淋巴瘤研究组(GHSG)分别确定了早期 HL 的不良预后因素，为患者年龄≥50 岁、纵隔大肿块、受累区域≥4 处和 ESR≥50mm/h(无 B 症状时)或 ESR≥30mm/h(有 B 症状时)，后者为结外受侵、受累区域≥3 处和纵隔大肿块。具有不良预后因素的患者通常需接受综合治疗。对于能够获得长期生存的早期 HL 患者，治疗相关毒性成为选择治疗方式的一项重要参考因素。目前，国内外研究的重点是在不降低临床疗效的前提下适当降低治疗强度。

对于进展期患者，主张以 ABVD 方案为主治疗，治愈率也很高，大部分现代研究报告 3～5 年 FFS 在 ABVD 干预下可达到 75%。过去的研究结果并不像现在的结果那么令人欢欣鼓舞，可能归因于减低的剂量和较少的患者群体。现在的治疗方法倾向于计划性的实施 ABVD 方案，在没有生长因子支持的背景下全量使用，而不被治疗当天粒细胞计数所限制。两个小型的回顾性研究表明，发热和粒细胞减少的发生率非常低。Ⅱ期和Ⅲ期临床试验显示 Stanford Ⅴ方案和强化 BEACOPP 方案在晚期 HL 中是很有治疗前景的。利妥昔单抗(Rituximab，美罗华)在 $CD20^{+}$ 淋巴细胞为主型的 HL 中有显著的活性，然而，不管在 CHL 中淋巴细胞 CD20 是否为阳性均使用美罗华治疗 HL 的一项研究正在进行中。而另一项对比 ABVD 方案和 R-ABVD 方案疗效的随机研究即将开展。

预后最差的复发性和难治性 HL，由于大剂量化疗和自体造血干细胞移植(ASCT)治疗的发展，患者的疗效和生存期也得到改善。两项随机试验确立了 ASCT 是复发 HL 的标准治疗方法。尽管没有证据显示在首次或第二次复发时使用 ASCT 治疗的疗效是否有差别，但大部分医生都倾向于在首次复发时即选用 ASCT 治疗，以使挽救性方案的药物毒性最小化，减少干细胞收获的不足，避免多处复发的机会。而在挽救性治疗中出现再次复发的患者，应考虑使用实验性疗法，因为 ASCT 对这类患者并没有显示临床受益。初治接受两疗程化疗和 IFRT 的患者如果出现复发时，ASCT 或其他进取性的手段对他们都是有利的。异基因造血干细胞移植(HSCT)在复发的 HL 患者中的作用地位仍然是有争议的，不管是在首次复发还是第二次复发时，争议主要集中在高移植致死率和不相对应的低回报率上。低强度预处理可以减少移植致死率，但需要更长期的随访来评价其疾病控制情况和生存率。对于难治性 HL，一些新药如抗 CD30 抗体 SGN-30、抗 CD80 抗体 Gliximab 都正在研发之中。

总体来说，目前认为 HL 已属可治愈的肿瘤之一。HL 患者的预后越来越好，一方面是由于对现有的治疗方案如 ABVD 方案或放疗更好的理解和运用以保持和提高其疗效，另一方面是治疗中期使用 PET 检查进行再分期所起到的作用。一些有前景的 HL 治疗方法也正在发展中，给予那些对现有治疗方法抵抗的 HL 患者带来了希望。

(一)经典型霍其金淋巴瘤(CHL)的治疗

初诊 HL 患者可根据各项检查结果及 AnnArbor 分期分为Ⅰ～Ⅱ期和Ⅲ～Ⅳ期。Ⅰ～Ⅱ期患者又可根据有无不良预后因素再分为：ⅠA～ⅡA 期(早期预后良好型：Ⅰ～Ⅱ期无 B 症状或大纵隔腺病)或Ⅰ～Ⅱ(早期预后不良型：Ⅰ～Ⅱ期有纵隔巨大肿块伴或不伴 B 症状；Ⅰ～Ⅱ期伴有 B 症状；多处病灶；ESR 明显升高)。根据预后因素不同分组的早期 HL 治疗采用不同的模式。

1.早期 HL 的治疗　单纯化疗也可作为早期 HL 的治疗选择。MSKCC 研究发现 ABVD 方案化疗加照射综合治疗与单用 ABVD 方案化疗在完全反应持续时间(91%比 87%)、FFP(86%比 81%)和 OS(97%比 90%，P=0.08)方面没有明显差异。

(1)早期预后良好型 HL 的治疗：该型患者初治采用化疗、放疗或化放疗联合的模式疗效都是肯定的，但如何治疗方式是最合适的仍存在争议。单纯放疗是一个标准治疗选择，其传统治疗模式治疗早期 HL 已取得了较高的治愈率。但是，大放射野的长期毒性可引起心脏病、肺功能障碍和继发恶性肿瘤。近些年的临床研究重点放在不降低无复发生存率和总生存率的前提下，以减少治疗的近期和远期毒性。

进展期病变患者常规使用的化疗方案(ABVD 方案和 Stanford Ⅴ方案)近年来也应用于早期 CHL 患者的治疗。Santoro 等提出的 ABVD 方案最初是作为 MOPP 方案的替代方案，具有更低的不孕不育和白血病的发生率。由 Stanford 小组提出的 Stanford Ⅴ方案是针对早期巨大肿块和进展期 HL 患者的新方案，放疗(RT)也属于 Stanford Ⅴ方案其中的一部分。虽然该方案剂量强，但是这些药物的累积剂量明显低于 MOPP/ABVD 交替，或者其他杂合方案，因此降低了化疗引起不孕不育、继发第二肿瘤和心肺毒性的发生率。针对早期患者，短程化疗联合 RT 已被用于临床试验评估。Stanford 小组研究表明，Stanford Ⅴ方案和 IFRT 与单用 EFRT 相比较，对于早期预后不良型 HL 患者，疗效相当，其毒性更小。Ⅰ期、ⅡA 期非巨大肿块患者接受 8 周 Stanford Ⅴ方案加 30Gy 剂量 IFRT，Ⅱ期巨大肿块患者采用 12 周 Stanford Ⅴ方案加巨大肿块部位 36Gy 剂量 IFRT。最新研究补充说明，Ⅰ期、Ⅱ期预后良好型患者8年无进展生存(FFP)可达96%,Ⅰ期、Ⅱ期有巨大肿块病变患者FFP达92%。25%患者治疗后可受孕。

对于早期预后良好型HL,综合治疗(ABVD或Stanford Ⅴ方案化疗加IFRT也是较好的选择。单用ABVD方案化疗可作为一个替代治疗,不能耐受化疗患者可考虑单用放疗。综合治疗时,推荐4个疗程ABVD方案化疗结束后要进行再分期。治疗疗效好且无不良预后因素(GHSG标准:巨大肿块,脾脏受侵,ESR较高,2个以上部位受侵)患者,接受2疗程的ABVD方案加IFRT(30Gy)就已足够。单纯化疗患者,推荐接受6个疗程ABVD方案,或8周Stanford Ⅴ方案(2个疗程),化疗结束后均需进行再分期,PET结果阴性者进行随访,PET结果阳性患者要密切随访注意疾病有无复发或进展。

(2)早期预后不良型HL的治疗:化放疗综合治疗是早期预后不良型HL患者公认的治疗原则,多数学者认为化疗4~6个疗程后联合放疗是理想的治疗选择。

NCCN推荐ABVD或Stanford Ⅴ方案化疗加上IFRT或简单放疗。接受4个疗程ABVD方案,治疗结束后进行再分期,达到完全缓解(CR)的患者要再接受2个疗程ABVD方案,治疗前有巨大肿块患者需加上30~36Gy的IFRT;部分缓解(PR)的患者也需要再接受2个疗程ABVD方案化疗,然后进行再分期,PET结果阳性者需行30~36Gy的IFRT,PET结果阴性者推荐进行巩固放疗。Stanford Ⅴ方案主要用于纵隔巨大肿块或有B症状患者。有纵隔大肿块患者,Stanford Ⅴ方案推荐要用12周(3个疗程),治疗后进行再分期,所有原发灶大于5cm患者都需进行36Gy的巩固放疗。化疗后无疾病进展患者(包括残留部位PET显示阳性),放疗部位(36Gy)应包括原发灶大于5cm部位及PET结果阳性残留部位。有其他不良预后因素患者,推荐8周Stanford Ⅴ方案化疗加上30Gy的IFRT。

2.晚期HL的治疗　晚期HL患者应以化疗为主,现ABVD方案已作为标准治疗方案。Stanford Ⅴ和BEACOPP方案是另外两个用于提高晚期患者治疗疗效的方案,疗效与ABVD方案相当,尚未发现不良反应明显增加,故也被认为是治疗晚期HL的新的标准化疗方案。

MOPP方案是第一个成功治疗HL的化疗方案,缓解率达84%,其超过10年的无病生存率为66%。但该方案有一些远期毒副反应,MOPP方案会导致生育力丧失(大多数见于男性)和骨髓增生异常。癌症和白血病B组(CALGB)的一项标志性随机试验显示单用ABVD方案或与MOPP交替方案使用在无进展生存和5年总生存方面都优于单用MOPP方案。ABVD方案比MOPP方案或ABVD/MOPP交替方案具有更低的骨髓毒性。一项国际研究也证实了以上这些结果,对858例进展期HL患者分别接受ABVD方案或MOPP/ABV交替方案进行了比较。结果显示缓解率(76%比80%),5年FFS(63%比66%),OS(82%比81%)均无明显差异。但MOPP/ABV方案与急性肺毒性、血液毒性、骨髓增生异常综合征及继发白血病等毒副反应相关。

Ⅲ、Ⅳ期HL患者初治时接受4个疗程ABVD方案或3个疗程Stanford Ⅴ方案,IPS≥4分的高危患者应考虑4个疗程强化的BEACOPP方案。NCCN建议晚期HL患者可采用以下三组方案治疗:

(1)ABVD方案通常使用6~8个疗程,4个疗程后进行再分期,获得CR或PR患者接受2个疗程后再进行评价,获得CR患者或PR但PET结果阴性患者可不需再进一步治疗。有原发纵隔巨大肿块者，应在6个疗程ABVD方案后行巩固放疗(30～36Gy剂量的IFRT)，治疗结束后进行再分期，PR但PET结果阴性者可以多用2个疗程ABVD，共8个疗程。Stanford Ⅴ方案要用12周(3个疗程)，3周内进行巩固放疗(ⅠB～ⅡB期患者剂量30Gy，原发灶≥5cm或脾脏受侵患者剂量36Gy。)

(2)Stanford Ⅴ方案治疗12周(3个疗程)。3周内进行巩固性放疗(ⅠB～ⅡB期原发部位接受剂量30Gy，初治时有5cm以上的巨大肿块及脾脏有局部结节的患者接受剂量36Gy)。采用Stanford Ⅴ方案的患者再分期后的治疗与前面所述Ⅰ～Ⅱ期巨大肿块患者相同。

(3)强化的BEACOPP方案为3周方案，4个疗程治疗后进行再分期，CR患者推荐接受基础BEACOPP方案，PR患者接受4个疗程强化的BEACOPP方案，治疗结束后进行再分期。所有患者都需进行巩固放疗，原发灶大于5cm患者剂量为30～40Gy，残留灶PET结果阳性者剂量为40Gy。PET结果阳性的PR患者或进展期的患者，推荐治疗前行活检。

(二)结节性淋巴细胞为主型HL(NL-PHL)的治疗

1.Ⅰ～Ⅱ期的治疗　所有ⅠA～ⅡA期患者使用IFRT(剂量30～36Gy)或者局部放疗。有B症状的ⅠB～ⅡB期患者推荐化疗和IFRT联合治疗。

2.Ⅲ～Ⅳ期的治疗　对于Ⅲ～Ⅳ期NLPHL患者接受化疗联合或不联合放疗是一个合适的选择，ⅢA～ⅣA期无症状患者可以观察或行局部放疗。

NLPHL呈现惰性过程，少见晚期复发，和CHL的病程及对治疗的反应不同。之前NL-PHL的治疗原则同CHL-样，而现在NLPHL患者在HL临床试验中作为一个单独类型被提出，其特殊的治疗原则也正在研究中。一项回顾性调查分析显示有63%的NLPHL是早期预后良好型，16%是早期预后不良型，21%是晚期患者，中位随访50个月，NLPHL的无治疗失败生存率(FFTF)和OS分别为88%和96%，比CHL较好些(CHL分别为82%和92%)。NLPHL患者中，早期预后良好型的FFTF为93%，早期预后不良型为87%，而晚期患者为77%。欧洲的一项报道显示，早期NLPHL患者的FFTF(Ⅰ期为85%，Ⅱ期为71%)要比晚期高(Ⅲ、Ⅳ期为77%)。德国的GHSG研究组认为，FFTF的危险预后因素包括Ⅲ和Ⅳ期、低血红蛋白、淋巴细胞减少、年龄≥45岁，OS的不良预后因子包括Ⅲ、Ⅳ期和低血红蛋白。

多项研究结果显示，NLPHL患者死亡多数是由于治疗导致的医源性并发症，包括第二肿瘤和心血管疾病，并不是死于他们自身所患的肿瘤。NLPHL患者在过去治疗中可能接受扩大野照射联合或不联合化疗而过度治疗。然而，最佳治疗原则仍然不明确。尤其是惰性早期NIPHL，由于需要将治疗相关并发症最小化，可以采用“观察及等待”、单克隆抗体、IFRT的方法。美罗华在未治疗或复发的NLPHL患者中有优异的疗效。进展期NLPHL患者需要系统性的治疗。一项小型回顾性分析显示苯达莫斯汀比蒽环霉素对NLPHL更有效。现有治疗B细胞性NHL的方案如R-CVP、R-CHOP或单药美罗华都是可选的方案。

早期无不良预后因素的NLPHL预后较CHL更好，治疗原则也有所不同。早期NIPHL的治疗选择是IFRT或综合治疗。单纯放疗对于Ⅰ期或Ⅱ期NLPHL患者也是有效的治疗方式。一项回顾性分析报道IA期NLPHL患者采用IFRT或单用局部RT的获得良好的5年无复发率(95%)和OS(100%)，长期随访也无继发实体肿瘤，但心脏毒性的风险仍需进一步长期随访。

进展期 NLPHL 患者比早期预后良好型预后更差，可选用化疗进行治疗。在一项研究中，Ⅲ期病变 8 年的特异性疾病生存率和 FFTF 分别为 94％和 62％，Ⅳ期病变分别为 41％和 24％。大多数患者（80％～95％）采用化疗（MOPP 或 ABVD 样方案）联合或不联合 RT。

因为 NLPHL 细胞均表达 CD20，临床研究探讨了利妥珠单抗（美罗华）治疗的疗效。GHSG 在Ⅱ期试验中评估了美罗华对于复发或难治性 NL-PHL 的治疗疗效。14 例 CD20＋NLPHL 患者中有 8 例获得 CR，6 例 PR，中位随访 63 个月，中位进展时间为 33 个月。

（三）放疗原则

放疗在早期 HL 中仍起着重要作用。HL 的放疗包括扩展野和侵犯野放疗两种范围的放疗。扩展野放疗（EFRT）包括淋巴区域的受累和邻近处，累及野放疗（IFRT）只包含受侵犯的淋巴区域。单独放疗极少用于 CHL，更常用于 NLPHL。对于单独放疗处理，推荐剂量范围为受侵野 30～36Gy，非侵犯部位 25～30Gy。如果高位颈部区域和妇女腋窝未受侵犯，NCCN 指南推荐所有患者的这些部位应被排除在放疗野之外。在联合治疗中，巨大肿块病变者采用 ABVD 方案化疗时，推荐放疗剂量 30～36Gy；采用 Stanford Ⅴ方案化疗时，放疗剂量 36Gy。Ⅰ、Ⅱ期非巨大肿块病变患者，放疗剂量减至 30Gy（ABVD 方案和 Stanford Ⅴ方案）。非巨大肿块的 IB/ⅡB 期患者及Ⅲ、Ⅳ期患者推荐采用 BEACOPP 方案，推荐放疗剂量 30～40Gy。

（四）进展或复发 HL 的治疗

CHL 进展或复发患者应进行活检、再分期，包括骨髓穿刺活检及影像学检查。骨髓增生异常综合征接受自体造血干细胞解救（ASCR）时要考虑骨髓的细胞遗传学标志物。进展期和复发患者的治疗取决于首次治疗时是接受单纯放疗、化疗或肿瘤治疗。NLPHL 进展的患者也一样按上述原则治疗，但是一些惰性肿瘤不需要强烈的再治疗，无症状患者可以观察或局部放疗。

初治时使用化疗或综合治疗的患者治疗方式就比较复杂，治疗比较个体化。目前，ⅠA～ⅡA 期初治接受过化疗失败的复发患者并没有发现合适的治疗方法，推荐个体化治疗，可以采用放疗或使用无交叉耐药的化疗方案，或大剂量治疗和自体造血干细胞解救（HDT/ASCR）。如果复发部位之前没有做过放疗，可以使用全淋巴结放疗。初治时单纯放疗的复发患者建议按晚期 HL 患者处理，放疗后复发的再分期非常重要，是第二次复发间隔的重要预后因子。对于经活检证实复发的其他患者，建议大剂量化疗和自体造血干细胞解救（HDT/ASCR）治疗，联合或不联合放疗，但并不能改善患者的总生存，鼓励患者参加临床试验。

（五）远期毒性的监测

例如限制化疗疗程数、减少放射剂量和缩小放射野等，已在临床试验中进行探讨，目的在于提高治疗疗效，同时减少毒副作用和远期毒性。早期 HL 患者接受综合治疗时，IFRT 较 EFRT 疗效相当，但毒性更低。对于早期 HL 患者，与单纯化疗相比，化疗联合 IFRT 综合治疗可降低复发风险。但 RT 也与一小部分复发或难治性患者的生存获益相关。RT 现已被用于接受自体造血干细胞解救（ASCR）前未行放疗患者的预处理方案。但对于许多远期作用来说，RT 仍是一个显著的危险因子。继发恶性肿瘤、心血管疾病、甲状腺功能减退和影响生育力是长期存活 HL 患者最严重的远期毒性。随着随访时间的延长，这些远期毒性的发生也逐渐增加。

1.继发恶性肿瘤　实体肿瘤是最常见继发的恶性肿瘤，多见于治疗结束后10年以上发生。RT作为一线治疗方案发生继发恶性肿瘤的风险最大。近来meta分析显示发生第二肿瘤的风险，初治时接受单纯化疗比RT要低，而接受放化疗综合治疗比单纯化疗的风险略高。对于IFRT和EFRT相比，两者没有统计学差异，但是继发乳腺癌的风险EFRT明显要比IFRT高。化疗后继发肺癌和结直肠癌的风险增高。HL患者最常见的继发肿瘤为肺癌和乳腺癌。推荐有继发肺癌风险的患者每年行胸部影像学检查(胸部X线片或者胸部CT)，而接受非烷化剂化疗、未接受放疗且无其他危险因素的患者最好于5年后应行胸部影像学检查。

2.心脏疾病　接受纵隔放疗和含蒽环类方案化疗是引发心脏疾病的最高危的危险因素。RT引起的心脏毒性通常在治疗结束后5～10年以上可观察到。但是心血管症状可在任何年龄出现，采用斗篷野照射的患者也常发生无症状心脏病。考虑到心脏疾病长期风险增加的数据，NCCN推荐治疗完成10年后应进行基线应激测试和心电图检查以及每年监测血压，即使无症状的患者也应如此。有心血管危险因素的患者应积极就诊处理。

3.甲状腺功能异常　约50%左右的长期存活患者最多见是甲状腺功能低下，特别是接受过颈部或者上纵隔放疗的患者。仔细的甲状腺检查应作为常规体格检查的一部分，至少每年需要进行甲状腺功能的检测，以排除甲状腺功能低下。

4.骨髓抑制　骨髓抑制是化疗时最常见的毒副作用，伴有感染增加的风险。世界各地的资料并没有显示长期存活的HL患者存在感染类型。推荐每5～7年进行肺炎球菌疫苗接种，特别是接受过脾脏RT或脾切除的患者，也可以选择性行脑膜炎球菌和H-flu疫苗接种。

5.肺毒性　接受含博来霉素化疗方案的HL患者中已显示博来霉素可引起的肺脏毒性(BPT)。危险因素包括老年、累积的博来霉素剂量、肺脏放疗和既往肺脏病史。一些报道说明使用生长因子增加了肺脏毒性。Martin等研究显示BPT显著降低5年总生存率，尤其是40岁及以上的患者。也发现化疗合并生长因子的使用明显增加BPT的发生率(26%比9%)。近来两项独立的研究证实ABVD方案可以安全地给予足量剂量化疗，并不需要生长因子的支持治疗。接受ABVD方案不使用生长因子和预防性使用生长因子的患者5年的无病生存率分别为87.4%、80%和OS分别为94.1%、91.3%，其疗效无差别。

第二节　肺癌

一、概述

【支气管肺癌定义】

(一)肺癌简介

支气管肺癌简称肺癌，绝大多数肺癌起源于支气管黏膜上皮，是最常见的肺原发性恶性肿瘤，为当前世界各地最常见的恶性肿瘤之一。本病有两种基本类型即小细胞肺癌(SCLC)和非小细胞肺癌(NSCLC),非小细胞肺癌又可分为鳞状上皮细胞癌(鳞癌)、腺癌和大细胞癌等。

本病多在40岁以上发病,发病高峰年龄在60～79岁。男女患病率为2.3∶1。种族、家族史与吸烟对肺癌的发病均有影响。根据世界卫生组织分支机构IARC报道,我国2002年肺癌男性调整发病率为42.4/10万,死亡率为33.21/10万;女性调整发病率为19.0/10万,死亡率为13.45/10万。2005年中国肺癌的新发病例约有50万例(男性33万例,女性17万例)。预测2010年我国肺癌的新发病例大约60万例。

根据美国医事总署的报道,主动吸烟和被动吸烟都可以导致肺癌。有证据表明和吸烟者生活在一起从而吸“二手”烟的人患肺癌的风险增加20%以上。90%以上的肺癌是由于主动吸烟或被动吸“二手”烟所致。在所有肺癌死亡病例中,85%可归因于吸烟。

目前,肺癌在多数发达国家的男性常见恶性肿瘤中占首位,在女性常见恶性肿瘤中占第2、3位。在我国,肺癌在城市中占常见恶性肿瘤的首位;在农村占第3位,农村的发病率也有明显升高的趋势,应引起广泛重视。从我国的分布来看,上海、北京、东北和沿海地区的几个较大城市的肺癌死亡率最高,而在云南则有两个突出的高发区,即宣威和个旧。个旧市肺癌死亡率为41.19/10万,占全部恶性肿瘤的48.28%,居全国的首位。宣威肺癌死亡率为23.14/10万,占全部恶性肿瘤的46.40%,在全国农村地区是最高的。

随着科学技术的进步,对肺癌病因学及发病学研究的深入,以及临床诊治手段的日益先进,尤其是我国采取中西医结合的治疗方法,为提高肺癌患者的长期生存率提供了十分有利的条件。

(二)肺癌的好发部位

肺癌的发病部位一般有一定规律,即右肺多于左肺,上叶多于下叶,从主支气管到细支气管均可发生癌肿。根据肺癌发生部位的不同,临床上将肺癌分为中央型肺癌、周围型肺癌及弥漫型肺癌三类,其中起源于主支气管和肺叶支气管,位置靠近肺门者称为中央型肺癌;起源于肺段支气管以下,位置在肺的周围部分者称为周围型肺癌;起源于细支气管或肺泡,弥漫分布于两肺者为弥漫型肺癌。生长在气管或气管杈处的为气管癌,很少见。

(三)肺癌临床类型

根据生物学特性、临床治疗措施和预后的不同,肺癌有以下两种基本类型:

1.非小细胞肺癌(NSCLC)　约80%的肺癌患者属于这种类型。非小细胞肺癌主要包括鳞状细胞癌、腺癌、大细胞癌和腺鳞癌等。外科为主的综合治疗主要适用于非小细胞肺癌患者。

2.小细胞肺癌(SCLC)　近20%的肺癌患者属于这种类型;小细胞肺癌肿瘤细胞倍增时间短,进展快,常伴内分泌异常或类癌综合征;由于患者早期即发生血行转移且对放化疗敏感,故小细胞肺癌的治疗应以全身化疗为主,联合放疗和手术为主要治疗手段。

(四)肺癌的症状

多数肺癌患者在早期常表现为咳嗽、胸痛、发热、痰中带血及肿瘤引起的阻塞、压迫和转移等症状。随肿瘤发展,可因肿瘤侵犯或压迫纵隔神经、喉返神经和上腔静脉等,而使患者表现出面颈部水肿、气促、声音嘶哑等症状。若不及时进行有效治疗,肺癌往往容易发生扩散转移,临床多可转移至脑、肝、骨骼及肾脏等重要器官,引起多种不同程度的并发症及扩散转移症状,严重危及患者生命。

（五）我国肺癌研究的现状

1.*早期非小细胞肺癌(NSCLC)5年生存率偏低* 20年来，可手术的NSCLC患者5年生存率一直稳定在40%左右。手术分期构成病例的稳定与术后5年生存率的稳定相当一致，这长期制约着我国肺癌手术病例5年生存率的提高。

在辅助化疗方面，我国肿瘤内科和胸外科过分强调了其在Ⅰ期肺癌治疗中的地位。而实际上，ASCO和CCO联合制订的指南并不推荐对ⅠB期NSCLC的术后辅助化疗。

因此，在可手术的早期NSCLC的治疗上，我国的现状是对局部晚期患者的手术偏多、辅助化疗偏多、患者总体5年生存率偏低。

2.*局部晚期NSCLC的治疗几乎背离了规范* 2004年之前，中国大陆以小样本的Ⅱ期临床研究为主，在方案设计上均存在较大缺陷。同时，仅有1年生存率的结果对Ⅲ期NSCLC也是远远不够的。

2004年之后，国内报道病例数＞100例的、具长期生存率结果的局部晚期NSCLC非手术病例仍然很少，不但多为回顾性分析，而且集中在对单纯放疗和联合化放疗的比较上。这种现状提示，我国这方面的临床实践几乎背离了针对该期NSCLC的规范化治疗原则，远远落后于目前的国际水平。此外，还存在有违科学性和伦理学，对有潜在治愈机会患者进行完全不能治愈的姑息化疗的情况存在。

3.*晚期NSCLC的治疗现状* 数据可信度不高，治疗仍不规范。

中国目前就诊的NSCLC患者以晚期居多。近10年来也缺少大宗病例或超过100例的队列研究病例，回顾性分析也较少，多局限于新药临床注册研究的随机对照试验。与国外相比，我国晚期肺癌的化疗呈现出有效率较高、生存期较长的特点，但所谓的随机对照研究大部分存在严重缺陷，表现在样本量小、随机方法不明、没有分层和研究终点不明确等。

从已发表的数据看，我国晚期肺癌的化疗还存在着一线、二线概念不清，二线甚至三线仍大量使用含铂两药方案的情况。在实践中，还有不少医生在疾病已控制(稳定者)的情况下仍频繁更换方案。

分子靶向治疗是晚期肺癌治疗的一场革命，我国学者同步参与了前沿的国际多中心研究。因此，靶向药物治疗晚期NSCLC的数据，是我国拥有的证据级别最高的数据。但不可否认，分子靶向药物在我国也出现了滥用的趋势。

（六）肺癌的早期发现

近些年来，肺癌发病率及死亡率均以惊人的速度不断上升。我国肺癌发病的重点在城市，男性肺癌发病率为各种癌症的第1位。

肺癌的治愈率很低，其原因在于“病程进展快，发现、诊断和治疗则太晚”。治愈肺癌的关键应该是早期发现、早期诊断和早期治疗，其中最关键的是要早期发现。

1.*无症状的早期肺癌* 肺癌按癌块生长位置的不同分为中央型肺癌和周围型肺癌两种。早期肺癌是指国际肺癌分期中的第一期癌，即癌块直径＜3cm或直径3cm以上但尚未出现局部淋巴结或远处转移。早期肺癌的常见临床症状有咳嗽、咯血、发热和胸痛等。人们如能警觉身体出现的这些“蛛丝马迹”并迅速就诊，则可及时发现一些早期肺癌。但是在现实生活中，却有一些早期肺癌缺少甚至全无临床症状。这样的早期病例常常是在体检时或因其他疾病到综合性医院检查无意中发现的。有临床研究资料显示，这种无症状的早期肺癌并非少见，其病例数占全部早期肺癌的1/3。

研究发现，无症状的早期肺癌大多属周围型肺癌。这种原发于小支气管终末端、直径仅2cm左右的小癌块，生长初期对小支气管黏膜的刺激轻微，较少或甚至不会出现咳嗽、咯血等症状，人们自然不易察觉，更不会主动就诊。待癌块增大或出现转移第二、三期甚至第四期中、晚期肺癌，则难以治疗，预后不佳。

2.三类肺癌高危人群　要发现无症状的早期肺癌，只有从提高防范意识，重视定期检查入手。实施定期防癌检查，重点在以下三类危险性较高，比较容易患肺癌的人群：①45岁以上男性，有吸烟史，特别是吸烟指数在400以上者：吸烟指数＝吸烟年数×每日吸烟的支数。例如，某男士已有20年吸烟史，每日吸20支香烟，其吸烟指数为20×20＝400。有调查分析资料指出，45岁以上男性吸烟指数＞400者，其肺癌发病率为同性别同年龄非吸烟者的9.9倍；②有肺癌流行史的工矿企业中长期直接接触原材料和产品的人群：目前已证实能引起职业性肺癌的致癌物有石棉、砷化物、二氯甲醚、铬化合物、镍化合物、煤烟、焦油、石油中的多环芳烃、矿井空气中污染的放射性物质，长期接触这些致癌物可致癌；③60～80岁老年男女：这个年龄段男女正处癌症发病年龄高峰期，属许多癌症的高发人群，也是肺癌的高危人群。加之这个年龄段男女受被动吸烟、环境污染、空气污染以及室内小环境污染（如烹调过程中菜油烟雾和装潢材料中的放射性物质等）的时间较长，也是引发肺癌的危险因素之一。

3.定期体检　体检以每6个月1次为宜，人们应该学习了解一些肿瘤知识，具备一定防癌意识。如果自己知道属于高危人群，就应主动做定期防癌体格检查。这里所指的"定期"，一般以6个月为宜。有调查研究证实，对高危人群每年做1次检查，发现的早期肺癌仍相对较少，其中常夹杂中、晚期患者。因此，多数专家建议，"定期"还是该定为6个月。高危人群做到主动定期防癌检查，就能及时发现无症状的早期肺癌，可大大提高肺癌的治愈率。

【流行病学】

（一）流行状态

1.概述　肺癌在100年前还是一种罕见的疾病，随着工业化的发展，发病率迅速上升，自1985年以来已经成为世界上发病率和死亡率最高的恶性肿瘤，2002年全球新发病例135万，死亡118万，分别占全部恶性肿瘤的12.4%和17.6%。目前肺癌的5年生存率在美国为15%，在欧洲为10%，在包括中国在内的广大发展中国家中不足9%。据WHO统计，每年全世界估计有超过120万新肺癌患者，死亡约110万人，世界上平均每隔30s就有人死于肺癌。2000年全球恶性肿瘤新发病1000万例，死亡620万例，其中肺癌新发病例123.9万例，占13.92%，死亡110万例，死亡率和发病率大致相同。

2.我国肺癌的发病率和死亡率　我国地域广阔、人口众多，近年来，随着我国社会的进步和工业现代化的进程、对环境造成的污染加重以及吸烟人群的增加，我国肺癌的发病率和死亡率近年来呈明显上升的趋势。20世纪70年代我国肺癌调整死亡率为7.17/10万，其中男性为9.94/10万，女性为4.59/10万。90年代肺癌调整死亡率为15.19/10万，其中男性为21.96/10万，女性为8.74/10万，20年间肺癌的调整死亡率增加了11.185%。据WHO统计，1997年我

国男性肺癌的调整发病率为38.46/10万,死亡率为37.3/10万;女性调整发病率为15.70/10万,死亡率为13.48/10万,较20世纪90年代初又有了明显的增长。

2000年我国肺癌的抽样调查结果显示,男性死亡率为40.1/10万,女性为13.48/10万。我国的肺癌发病率和死亡率有明显的地区差异,1992年的统计资料显示,北京地区发病率为43.3/10万,死亡率35.6/10万;上海地区发病率为71.5/10万,死亡率62.0/10万;而肺癌发病率和死亡率比较低的西藏地区、珠海地区仅为10.0/10万。从上述资料结果可见,沿海以及工业发达城市肺癌的发病率远远高于边远地区。

我国自20世纪90年代以来,肺癌的流行病学有以下几个特点:

(1)年轻肺癌病例增多。

(2)腺癌发病率在女性持续增多,其中肺泡细胞癌在老年女性中增多,男性鳞癌病例减少,小细胞肺癌病例增加。

(3)混合型即由多种病理类型癌细胞组成的肺癌病例增加。

(二)肺癌流行趋势

肺癌在20世纪末已成为各种癌症死亡的首要原因,目前发病率仍呈上升趋势。世界各地的研究者以不同形式报道了近年来关于肺癌流行病学研究的最新成果,包括肺癌发病及其与环境因素、饮食习惯、营养代谢、种族、性别、年龄以及遗传学改变的关系,此外还对吸烟等因素的干预性研究结果进行了报道。

1.性别　肺癌的发病率从20世纪30年代开始迅速上升,并在50年代成为男性癌症死亡的首要原因,近年来在一些发达国家,女性肺癌发病率上升速度超过了男性。女性肺癌患者在发生率、病理组织学以及治疗预后方面与男性存在差异,而且与女性吸烟率增高和被动吸烟等有关。女性肺癌病理类型以腺癌居多,男性吸烟者以鳞癌多见。

塞尔维亚1990年与2003年肺癌流行病学资料分析结果显示,13年间肺癌的总发病数上升了64.83%;女性肺癌患病率显著升高,男女性别比1990年为4.6∶1,2003年为3.7∶1;组织学分类,2003年肺腺癌发病率比1990年明显增高(23.09% VS 13.3%),其中女性1990年为25%,2003年为36.49%,男性腺癌发病率也有所增加(19.51% VS 10.66%),但幅度小于女性。

另一项来自西班牙的研究也获得相似结果,该研究对2003年来自9个不同地区13所医院的1307例肺癌患者与1990～1999年的肺癌患者进行了比较,发现女性发病率上升迅速,从1990年的7.2%上升到1999年的10.9%,与女性吸烟率改变相平行。

印度喜马拉雅西北地区女性肺癌是继生殖系统恶性肿瘤的第二常见癌症。该地区妇女习惯吸未经加工处理的雪茄烟。该地区一项105例女性肺癌患者的前瞻性研究结果显示,平均诊断年龄56.44岁,32.3%的患者诊断年龄＜50岁;乡村与城市比为9.5∶1.53;33%吸用雪茄,36.19%为非吸烟者,10.47%有既往吸烟史;鳞癌占40.95%,腺癌占23.8%,小细胞癌占18.09%,表明肺鳞癌是该地区妇女最常见的病理类型,与西方文献报道中女性以腺癌居多显著不同。吸烟和几种室内污染因素与肺鳞癌发病率相关,缺乏常识和贫穷是导致女性诊断延迟的原因。

2.年龄　不同的年龄组肺癌发病率显著不同,可能与免疫状态不同以及不同年龄段暴露于致癌物时间长短的差别有关。肺癌的发病率随年龄的增长而上升，但近期研究显示发达国家肺癌发生有年轻化的趋势。加州大学洛杉矶分校的一项研究显示，由于过去 30 年发达国家青少年吸烟率上升 2 倍和人口老龄化，50 岁以前和 80 岁以后的肺癌诊断率上升。该研究对 1997～2003 年诊断的 6407 例肺癌患者的流行病学、临床表现和生存率进行了分析，并与正常年龄段进行了对比，发现年轻患者与老年患者比例分别为 8.8%和 6.7%。与正常年龄患者相比，年轻患者具有 6 个特点：女性高于男性（5426 VS 42%）；诊断时仍在吸烟的较多（56% VS 40%），吸烟量较少（25 包/年 VS 40 包/年）的患者多；早年因父母吸烟接触环境吸烟量（ETS）较大者多；鳞癌较少（14% VS 25%）；之前较少发生其他恶性肿瘤（10% VS 33%）和非癌性肺部疾病；接受化疗和（或）放疗的比例更高（61% VS 48%）。而老年患者则更多通过配偶（63% VS 49%）吸烟暴露于 ETS 并且较少接受任何治疗（63% VS 85%）。年轻与年老患者的中位生存期分别为 1.2 年和 0.68 年，正常年龄组为 1.27 年，老年患者诊断后死亡率比正常年龄组增加了 54%。研究者认为年轻患者最显著的两个特点是通过吸烟父母的 ETS 接触史和诊断时肿瘤分期晚、分化程度高。而老年患者接受治疗的机会减少和诊断后死亡风险增加。

美国俄亥俄大学对 1998～2003 年登记的 2251 例肺癌患者中，80 岁以上老年肺癌患者的特点和治疗方式进行了分析，其结果与上述研究一致。目前正在就接受化疗比例低的原因进行研究，以确定是否与功能状态改变或伴随疾病有关。克罗地亚 1978～2002 年新发生的肺癌流行病学资料分析结果也显示，男性＞80 岁者肺癌发病率增加，而女性肺癌发病率也随年龄增长而上升。包括尼日利亚、印度和蒙古在内的发展中国家研究资料也显示，近年来青少年开始吸烟的年龄早、吸烟率显著上升，这可能导致今后不发达地区肺癌发病年轻化。

3.地域分布和种族　肺癌的分布在不同的地区具有很大的差别，来自美国、荷兰、西班牙和新加坡等发达国家的研究显示肺癌发病率呈持续上升，女性发病率迅速升高，但男性发病率增长速度已有所降低，此外，非吸烟者肺癌发生率增高，腺癌比例增加，年轻和年老患者比例增加。塞尔维亚 1990～2003 年肺癌发病率上升了 64.8%，男女比例由 4.6∶1 上升到 3.7∶1，腺癌比例从 13.3%上升到 23.09%（$P<0.004$），其中女性腺癌由 25%上升到 36.5%（$P<0.001$），鳞癌从 54.98%下降到 44.4%，年龄发病率无显著变化，但 41～50 岁发病率上升（11.68% VS 15.63%）。克罗地亚肺癌流行病学资料显示 2002 年发病率比 1978 年升高（每 100000 人中 1978 年为 67.5%，2002 年为 109.3%）。此外，在发达国家越来越多的癌症临床试验通过互联网筛选的方式进行。美国的研究者通过调查发现，使用互联网查询临床试验和健康知识的患者存在性别、种族上的差异，从而有可能使通过互联网登录的临床试验在人口统计学资料存在偏倚。

来自印度、巴基斯坦、尼泊尔等发展中国家的资料显示这些国家肺癌发病率持续增加，主要与吸烟相关。非洲肺癌的流行病学资料较少，但随着目前非洲国家烟草消费增加，肺癌可能在一些非洲国家流行。

研究显示，乌克兰地区吸烟率与肺癌发生率很高，虽然乌克兰西北地区烟草销售量超过了其他地区，但西北地区肺癌发病率显著低于工业发达的东南地区，因而认为 1990 年后西北地区肺癌发病率的减少首先是因为工业生产下降所致。

肺癌发生还与种族有关。以色列 Tarabeia 等比较了以色列犹太人与阿拉伯人患肺癌的风险，并将以色列人与美国白种人和黑种人进行对比，结果发现以色列犹太人与阿拉伯人的吸烟率虽高于美国人，但患肺癌的风险却低于美国人；以色列犹太人与美国白种人和黑种人肺癌发病率比分别为 7∶10 和 4∶10，以色列阿拉伯人分别为 1∶2 和 3∶10，从而认为地中海类型饮食可能具有保护作用。以色列犹太人肺癌发病率低于阿拉伯人，可能与吸烟(阿拉伯人吸烟率为 41.3%，犹太人为 31.6%)或遗传因素有关。

二、肺癌治疗学

【概述】

肺癌治疗方法分为全身性治疗和局部性治疗，前者包括目前已被广泛采用的化学治疗(化疗)、方兴未艾的生物免疫治疗和辨证论治的中医中药。其中化疗对癌细胞具有明显的杀伤作用，应用最为广泛，但有毒性；生物治疗、中医中药在于调整、增强机体免疫状况，某些作用点位在肿瘤分子生物学水平，基本无毒性作用，然而作用缓慢，重复性差，疗效尚不能令人满意。局部治疗包括手术和放射治疗(放疗)，作用局限。在着手决定治疗方案前必须理解肺癌不是一个局限于肺内的肿瘤，它具有向四周组织器官侵犯，沿血管、淋巴管转移的特性，即使Ⅰ期肺癌仍有微小转移灶存在之可能，如腺癌在很小(2～3mm)时已有转移之倾向。因此，肺癌治疗原则应根据病期、类型、病变范围、器官功能给以局部结合全身治疗，近 10 余年多学科治疗已成为肺癌治疗原则，在临床上已被应用及推广。

【手术治疗】

1.肺癌手术指征　为Ⅰ、Ⅱ期及部分ⅢA 期 NSCLC，对 SCLC 已打破了以往认为不适于手术治疗的观点，Ⅰ期 SCLC 先行手术切除已得到国内外共识，Ⅱ期 SCLC 术前化疗的观点有所不同，仍于研究中，而对期别较晚的Ⅲ期 SCLC 应以化疗为主、为先，如化疗成功，患者年龄较小、全身情况良好，可继以手术治疗。

2.手术治疗方案　以叶切为主，根治性手术要求完全切除原发灶、转移性淋巴结及肉眼可见的受侵邻近组织，手术中应打开纵隔，细心探查，摘除所有可见的胸内淋巴结，标志所有部位，连同肺标本送检病理。

3.术前治疗　近年颇受重视，其目的期望缩小局部病变、提高手术全部切除率、控制微转移灶。对恶性度大的 SCLC 术前化疗要按期而定，Ⅰ期 SCLC 不必做术前化疗；Ⅱ期 SCLC 国内倾向于采用术前化疗，其理由是Ⅱ期时已有胸内淋巴结转移(N_1)，临床分期有难度，SCLC 在确诊时 90%以上已有胸内和远隔转移，CT、MRI 的影像和病理符合率仅 50%左右；Ⅲ期 SCLC 倾向于化疗后行放射治疗，对年龄较小、在化疗后估计可以全部切除者，争取手术切除，有报道获 27%的 5 年生存率。NSCLC 诱导化疗，主要对象为估计不能全部切除的Ⅲ期患者，至于可以根治手术的 NSCLC，术前化疗尚无定论，少数报道结果不一致，于积极研究中。术前放疗可以缩小“T”的范围，但对“N_2”无作用，近日有报道 NSCLC 术前 3d 用白介素-2 可获较对照组佳的术后生存期。

4.术后治疗　手术中未能切除的肺癌，术后局部放疗有益已得公认。术后化疗在 SCLC 中很为重要，对生存期影响大，且需≥3 个周期化疗，Ⅱ、Ⅲ期 NSCLC 术后化疗的必要性较为一致，Ⅰ期 NSCLC 仍有争议。

5.其他　老年肺癌(≥70 岁)或心肺功能不佳患者，如病变≤3cm，部位靠近胸壁可行局部切除，然而术前必须除外胸内器官转移和有无 N_1、N_2。近年经胸腔镜、小切口进行楔形手术切除，可用于高龄、肺功能低下患者，至于肺叶切除尚存在争议，对能否和开胸手术探查一样清楚地找到胸内淋巴结并予摘除，存在疑问，有待今后深入。对于生存率、转移复发、消费、效果、患者 KPS、生活质量等几个方面也应观察常规手术和胸腔镜小切口手术的差别作随机对照研究。

【放射治疗(放疗)】

放疗是一个局部治疗，在肺癌中应用较为广泛，主要治疗对象为Ⅲ期肺癌和缓解Ⅳ期患者的症状，包括骨、脑转移等用作减症治疗，达到改善生活质量、延长生命的作用。放疗设备近年已逐渐换代，全国各大城市几乎均采用了直线加速器，然而仍有采用 ^{60}Co 者，近年来合体放射治疗(适形治疗)方法受到重视，其特点是照射剂量分布和肿瘤立体形状完全相符，既提高了肿瘤照射剂量，也明显降低了对周围正常组织的损伤。

1.肺癌放、化疗联合应用　近年通过多个国际多中心随机研究，较一致地认为放疗结合化疗较单纯放疗有较长的生存期，理论上也提示放疗、化疗结合有益。在细胞动力学周期中，放疗杀伤癌细胞作用点为 G_2、M 及 G_1 后期，对 S 期无作用，而化疗的主要作用点为 S 期，因此放疗能对化疗抵抗的癌细胞起补充杀灭作用，二者联合治疗的优点不言而喻。再者肿瘤细胞存在异质性和尚有乏氧细胞，影响了放疗的敏感性，某些化疗药物还有增加放疗敏感性，称之为放疗增敏剂，受人重视的药物为顺铂(DDP)，其他尚有紫杉醇、甲氨蝶呤、依托泊苷(VP-16)、氟尿嘧啶，其中 VP-16 可加强野生型 p53，促进肿瘤细胞凋亡，几乎为正常条件的一倍，紫杉醇可延迟 2.4 倍肿瘤细胞生长速度，使乏氧细胞有较多机会充氧而增强了放疗敏感性。

化放疗为国内外热衷的临床研究，围绕化疗和放疗的时序安排，大致可分为序贯(前后序贯)、同步和交替化放疗三种形式，目前虽尚无确切的证据肯定何者为佳，但多数专家认为同步化放疗能提高局部控制率和生存率，且化疗倾向于以 DDP 为主要药物的方案。

2.术中放疗　对象主要为估计切除不全的ⅢB 期 NSCLC，目的期望提高全部手术切除率，降低局部复发。这是近年发展的在手术残留部位以电子线进行的一次性大剂量(15～25Gy)照射，手术伤口愈合后再行体外高能放疗。

3.脑预防性照射(PCI)　SCLC 脑转移可达 25%～37%，随着生存期的延长脑转移将增加，存活 2 年以上患者的脑转移达 80%，是否需行颅部预防性照射目前仍在研究中。Bunn 报道了早期的非随机研究共 583 例，SCLC 未接受 PCI 者，其脑转移发生率为 22%；另 355 例用 PCI 者脑转移率明显较低，仅 8%。国外 1980～1993 年的五组脑预防性照射随机分组研究的结果显示能显著降低脑转移的机会，但是并不能提高生存率，因此，观点未见统一，目前倾向性意见是对 SCLC 脑部预防性照射限于肺原发灶治疗后达完全缓解(CR)者，为提高患者的生存质量可考虑预防性脑放疗，对肺部病变未完全控制者无意义。

【化学治疗(化疗)】

近 10 年中随着新的有效抗癌药物的不断问世及新方案增多，化疗的疗效明显提高，SCLC 联合化疗的缓解率(RR)提高到 60%～90%，CR 达 30%～40%，NSCLC 对化疗的敏感性差，

20世纪70年代联合化疗的缓解率仅15%～20%，近年有明显改善，RR达40%～60%，CR为10%～20%。

1.常用于肺癌的化疗药物　环磷酰胺(CTX)、异环磷酰胺(IFO)、多柔比星(阿霉素，ADM)、长春新碱(VCR)、长春花碱(VBL)、依托泊苷(VP-16)、替尼泊苷(威猛，Vumon)、卡铂(CBP)和甲氨蝶呤(MTX)为SCLC常用化疗药物，单药RR在30%～60%，NSCLC由于存在细胞的异质性、耐药性及个体差异等因素，制约了NSCLC效的进一步高，为今后有待研究的方向，常用药物中氯氨铂(DDP)在NSCLC治疗中目前最受人注目，被认为是Ⅳ期NSCLC患者得以延长生命的原因，几乎成NSCLC联合方案中必不可少的常用化疗药物，又可用作放疗增敏药。此外，其他用于NSCLC化疗药物的单药RR≥15%者有IFO、VP-16、丝裂霉素(MMC)、长春碱酰胺(VDS)、ADM、表柔比星(EPI)、长春瑞滨等。

2.肺癌新有效化疗药物简介

(1)紫杉醇类：有2种药物已进入市场，紫杉醇(紫杉醇)和多西他赛(紫杉醇帝)，都是继春碱类药物后开发的新的抗有丝分裂药物，可促进微管双聚体装配，抑制其多聚化。

(2)喜树碱及其衍生物：是化疗药物中唯一的拓扑异构酶Ⅰ抑制药，干扰DNA复制，近年涌现出CPT-11、topotecan等一批旨在减轻毒性反应和提高疗效的喜树碱衍生物。

(3)吉西他滨(健择，GEM)：是嘌呤嘧啶类似物，结构类似阿糖胞嘧啶，系其氟化衍生物，较之更易进入癌细胞内堆积，有利于发挥抗癌活性，是一种抗代谢药物。

(4)长春瑞滨(NVB)：为长春碱类药物，单药剂量在25～30mg/m^2，其主要血液毒性为中性白细胞降低和神经系统毒性。

(5)Edatrexate(ETX)：是MTX衍生物，也是一种双氢叶酸还原酶，每周单药剂量80mg/m^2，连续12次，NSCLC的RR 10%～30%，ETX联合方案如MMC、VBL(EMV方案)，RR为60%，但毒性反应仍成为限制应用的原因。

(6)大剂量表柔比星：表柔比星是剂量依赖药物，近数年来高剂量EPI被作为新药应用于NSCLC。

3.化疗治疗转移性(Ⅲ～Ⅳ期)肺癌　20世纪80年代前后化疗药物的发展明显提高了对肺癌的效果，恶性度最高的SCLC化疗敏感，化疗可延长生命。NSCLC对化疗不为敏感，20世纪80年代认为化疗只能使病变缓解，对生存期无益，近年随有效化疗药物的涌现，NSCLC的缓解率有了明显提高，20世纪90年代前后，陆续有前瞻随机多中心研究，比较了联合化疗和最佳支持治疗(BSC)Ⅳ期NSCLC疗效的研究，在1982～1993年8篇国际报道中共1400例转移性NSCLC，有6篇结果认为联合化疗组MST明显优于最佳支持治疗组，P值在0.005～0.05。这类化疗方案均以铂类药物为基础，国际中给予评价认为Ⅳ期NSCLC生存期的改善和铂类化疗药物有关。

4.外周血干细胞支持下的高剂量化疗　一般来说化疗疗效与剂量相关，文献报道提高剂量2倍可增强10倍杀伤肿瘤能力。大剂量化疗克服耐药，但不良反应大，外周血干细胞支持下的高剂量化疗为解决化疗所导致的严重骨髓抑制提供了有效的解决方法，从而有可能通过高剂量化疗达到常规剂量所无法达到的疗效。SCLC对化疗敏感是外周血干细胞支持下高剂量化疗的优选对象。目前国内外已开展了外周血干细胞支持下的高剂量化疗，研究结果表明能增加 SCLC 的完全缓解率及无病生存期。是否可提高 SCLC 的长期生存率有待研究的深入和试验的扩大。上海市胸科医院于 1997 年开始探讨外周血干细胞支持下合并大剂量化疗对 SCLC 治疗的研究，至今已完成 19 例，与同时期用常规化疗的 20 例 SCLC 比较，结果两组 RR 分别为 100%和 85%，高剂量化疗中 CR 3 例（占 25%），PR 16 例（占 75%），有效率（CR+PR）为 100%，中位生存期以高剂量化疗组为佳，分别为 18 个月和 11 个月，有统计学意义。

5.特殊途径的化疗

（1）腔内治疗：NSCLC 若病变近于肺边缘可直接侵及胸膜或心包而构成大量胸腔积液或心包积液，尤以前者较为常见，因积液压迫肺或心脏影响器官功能，明显降低了生活质量，对胸腔积液而言，以往单纯穿刺抽液难以奏效，而胸壁切开插管（粗达>2cm）闭锁引流，创伤、痛苦较大，患者往往不能耐受，肺癌多发于老年人更是不适于应用。1972 年首先由上海市胸科医院采用硅胶管插入胸腔内引流，尽量排出胸液后，注入化疗药物或生物缓解调变药（BMR）。化疗药物包括顺铂（DDP）60～80mg、丝裂霉素（MMC）6～8mg、多柔比星 ADM 60～80mg 等，其缓解率可达 60%～90.1%，必要时可再次注入，见效后肺脏的扩张有利于肺内肿瘤的暴露，对放化疗定位、评价有益，也为下一步治疗原发肿瘤提供条件。胸腔积液量如大于 2 个肋间适于细管插管胸腔引流，少于 2 个肋间可做胸腔穿刺抽液注药，迄今已行约万例，不良反应主要为短期发热、胸痛等。

中等量以上的癌性心包积液采用插细管缓慢引流，以免抽液太快，突然减压而诱致心排血量降低，发生低排血量休克，有致死的威胁，液体排后注入治疗药物，如多柔比星（ADM）、DDP 等，RR 达 80%左右。此外，局部淋巴结、皮下小结注药也见用于临床。

（2）支气管动脉化疗：选择性支气管动脉灌注（BAI）抗肿瘤药物可以增加肺内肿瘤靶器官的药物浓度，可提高化疗在肺部肿瘤的疗效，国内报道采用 DDP、MMC+DDP、DDP+氟尿嘧啶（5-FU）等进行支气管动脉化疗缓解率达 80%，对肺门、纵隔淋巴结转移也可有一定疗效，联合放疗可使 RR 达到 92.3%，但 BAI 毕竟是一个创伤性检查，且支气管动脉灌注化疗药物 2～3 次以后，多数出现支气管动脉狭窄，以至不能再做 BAI，虽然 BAI 化疗的局部 RR 优于全身化疗，然而肺癌是一种全身性疾病，只采用局部治疗是不足的，从上述情况看来 BAI 应该用于病变局限在胸内，如Ⅲ期 NSCLC，由于局部效果好用作诱导治疗应该有益。对于Ⅳ期肺癌，BAI 的指征合理性较小，但可用以减轻原发癌灶所致的严重症状，如允许的话联合用全身性化疗可能更为合适。

【生物治疗】

生物治疗是一种有扩大本身免疫活性细胞、提高人体对肿瘤细胞杀伤能力的治疗，既具有自身肿瘤细胞高度识别力，且毒性反应低，这种治疗受到医患欢迎。20 世纪 70 年代末以前，其临床疗效尚不理想，20 世纪 80 年代后随着免疫生物学、肿瘤免疫学及分子生物学的迅速发展，遗传工程、细胞工程技术日益成熟，20 世纪 90 年代后免疫生物治疗又作为肿瘤治疗的重要组成部分。目前免疫生物治疗肿瘤尚无完整和足够的资料可具体提出其在肿瘤治疗中的适应证、给药方法和剂量，但经过多年临床实际应用已有了初步结果，其作用机制并不单属免疫治疗，更重要的是在于抗肿瘤新生血管形成，以控制转移、复发，然而这并不意味着可以取代目前的肺癌常规治疗。

肺癌生物治疗临床报道不多见，局部治疗应用较为广泛，如癌性胸腔积液引流排液后注入生物缓解调变药(BRM)，包括CP(短小棒状杆菌)，OK-432(溶血性链球菌制剂，沙培林)、红色卡诺菌细胞壁骨架(胞必佳)、高聚金葡素、白介素-2、干扰素、LAK、香菇多糖等。BRM全身应用尚无可靠随机对照研究。细胞因子主要用作辅助治疗，其中应用最多的为干扰素(IFN)，可分为IFN-α、IFN-β、IFN-γ 3种，其应用大致可分为全身治疗、放疗、化疗增敏治疗和术后辅助治疗。剂量在100万～300万U/次，2～3次/周，皮下或肌内注射，白介素-2(IL-2)为应用于肺癌中次于IFN的细胞因子，此外，IL-2＋LAK治疗手术切除不全Ⅲ期NSCLC有随机报道，可提高术后生存率。

基因治疗大致可分为基因替代、基因修饰、基因添加、基因补充和基因封闭，其中以基因添加为目前较为推崇的基因治疗策略，系额外地将外源基因导入细胞使其表达，有报道9例NSCLC以Wt p53直接注入肿瘤，6例发现凋亡细胞百分比增高，7例中3例肿瘤缩小已进入临床前试验，但尚无适当运载系统影响试验，但至今未见有关肺癌的完整报道。

【多学科治疗】

多学科治疗亦称为综合治疗或多方法学治疗。在人类与肺癌的长期斗争中，人们已经认识到任何单一治疗的不足，肺癌作为一种全身性疾病，不论是局部或全身治疗均有其各自局限性，于是萌发了局部与全身治疗的有机结合，以发挥两者各自的优势，互补所短，由此多学科治疗应运而生。经过多年临床探索，积累经验，调整策略，逐步形成了一套理论与方法，并在肺癌等实体瘤的实际治疗中获得较好疗效。近年来，多学科治疗已成为实体瘤治疗的主要趋向。

(一)肺癌多学科治疗的理论基础

肺癌原发于支气管和肺组织，具有易侵犯邻近组织或循血道、淋巴道向远处形成微转移灶的特性，从而造成治疗失败，这就决定了治疗上的复杂性和艰难性。目前治疗方法有局部治疗和全身治疗两种。

局部治疗有手术、放疗、BAI等。它们针对原发灶有较强的局部作用，其中以手术治疗效果最佳，可从肉眼所见相对干净的切除原发癌灶，但无法发现少量癌细胞向外侵犯的情况；其次手术的出血和挤压亦可造成癌细胞局部种植和循血道、淋巴道到达远处，形成微转移灶，及手术创伤可构致免疫力低下，均可导致日后的局部复发和远道转移，这是局部治疗的局限性。全身治疗包括化疗、生物治疗和中医中药。其中，以化疗较成熟，它们对原发灶和微转移灶均有抑制及杀伤癌细胞的能力，但对原发灶的针对性不如局部治疗，毒性反应的控制虽有较大进步，但有待进一步改进。因此，根据患者身心情况和病期，结合肺癌组织类型的生物学行为和发展趋势进行全面衡量，科学的综合局部和全身治疗的优势，全面的有计划地制订多学科治疗方案，使其具有局部和整体观念，符合临床现实情况，取得了较好疗效。

(二)多学科治疗的基本原则

病期检查能反映病期的早晚和对机体影响的程度，结合患者的身心情况进行综合评估，权衡利弊，制订治疗方案，这是多学科治疗的基础。

1.组织学类型的决定为制订多学科治疗中必不可少的一项。即使不能分出具体类型或临床诊断，也应根据临床病程、影像诊断及细胞、组织学分辨为SCLC或NSCLC，以求较正确制订合适的治疗方案。

2.务必做好 TNM 分期，病期是多学科治疗选择方法的重要条件。TNM 分期检查对判断病情轻重，选择治疗方法和制订最佳治疗方案起决定性意义，临床不乏因忽视分期检查贸然手术，术后数月出现脑、骨等部位的转移，导致患者接受不必要的手术痛苦，甚至加速病情恶化，临床分期检查精确性虽逊于手术分期、病理分期，但可以较早确定原发灶大小、病变范围和有无远道器官转移，考虑局部治疗与全身治疗何者为妥，具有决定性作用。

3.以患者为中心：目前肺癌的各种疗法对患者均有一定的损伤，如外科手术的创伤、放疗和化疗的不良反应，患者能否承受值得考虑。因此治疗前必须了解患者的体质状况，包括年龄、性别、KPS 评分，进行各项检测包括血象和重要脏器如心、肺、肝、肾功能测定，了解有无其他合并的疾病。此外，精神心理状况也应注意，有些患者可因病情悲观绝望，放弃诊治而丧失治疗机会，医护人员多关心、多解释，以消除其顾虑，促使其重新振作精神，树立与疾病做斗争的信心，更好地配合诊治。

（三）深刻认识肺癌的难治性

1.*癌细胞存在异质性*　异质性的癌细胞对化、放疗敏感性不同，当敏感的癌细胞被杀灭后，异质性癌细胞被反馈刺激而大量增生补充，在 NSCLC 中表现更突出，为治疗上棘手的问题。

2.*重视肺癌细胞生物学行为，有助于估计病情发展趋势*　不同组织类型的肺癌有不同的生物学行为。可从倍增时间（TD）、转移快慢、全身状况、恶性程度及对放疗和化疗敏感性等生物学行为来加以评估，SCLC 倍增时间最短，仅 75.9d，生长迅速、转移快、恶性度高，但对化疗和放疗最敏感，所以化疗是 SCLC 治疗必不可少的重要组成部分。NSCLC 中，鳞状细胞癌和腺癌占绝大多数，鳞状细胞癌倍增时间居中为 92d，局部增长为主，转移慢，对放疗和化疗敏感性差于 SCLC 而强于肺腺癌。肺腺癌倍增时间为 168d，原发灶增长虽然不快，有时表现较为缓慢，但易有远道转移的倾向，临床不乏见到原发灶 2～3cm 而有远道转移者。此外，肺癌的混合型也不少，电镜下约 40％的鳞癌和腺癌混有另一型，光镜的分辨率低于电镜，临床上单以光镜作常规分型有一定偏差，也可解释临床上发现鳞或腺癌有双重生物学行为的原因；其次，放疗和化疗过程中或治疗后亦可发生组织类型的改变，经放疗后有 6％纯 SCLC 转化为小至大细胞型，化疗后的 SCLC 手术标本中有 50％以上混有腺癌或鳞状细胞癌。这些组织类型的变化也是改变对化疗敏感性的原因之一，为治疗上棘手的问题，上述情况在治疗时亦应考虑。

3.*肺癌分子生物学表达和化、放疗敏感性相关*　文献报道中，已知很多癌基因、抑癌基因和化疗敏感性相关，如腺癌中 Kiras 基因表达者，恶性度高，对放疗和顺铂等药物不敏感，c-erbB2 基因的过度表达在肺腺癌有易浸润和发生固有耐药性的特性。初治的 SCLC 有 n-myc 过度表达者提示浸润性强、对化疗不敏感。这些肺癌分子生物学的改变可作为基因水平上判断对化、放疗的敏感性，对指导治疗有一定的实用价值。

4.*肺癌细胞的耐药性*　随着抗肿瘤药物的广泛应用，耐药性成为临床肿瘤化疗失败最常见和最难克服的问题之一，按耐药性质可分成两种：①固有性或称原发性耐药：从治疗一开始即表现出对药物的高度耐受；②获得性或称继发性耐药：即从治疗后逐渐形成的耐药性，耐药的癌细胞亚群比例亦随之增加。耐药发生的原因是多因素综合的结果，包括肿瘤细胞异质性，也涉及患者年龄、器官功能、酶和内分泌等的内在环境因素有关，其中尤以肿瘤细胞的耐药与基因扩增及其表达产物的相关性更大。目前已知P-糖蛋白基因被称为mdr多药耐药基因,其中mdr基因表达水平和人癌细胞的多药耐药成正比,其拷贝数可扩增数十甚至上百倍,耐药细胞株P-g表达可升高到占细胞膜总蛋白量的70%,可耐受化疗剂量增加到成百上千倍,NSCLC标本上P-g表达明显SCLC,符合临床所见,但在同一标本不同部位P-g表达水平不同,提示P-g表达分布的不均性。谷胱甘肽S转移酶是正常人体中具有灭活排除有害物质作用,也包括抗癌药物在内,如其含量过高,必然降低化疗药物的有效作用,谷胱甘肽(GST)有3个同工酶,其中GST-α增加对烷化剂、蒽醌类药物的耐药有关,GST-μ和亚硝基类抗癌药的耐药有关,GSTπ为肿瘤组织中最常见的一种同工酶,它和顺铂耐药有关,此外,它还和丝裂霉素(MMC)、长春新碱(VCR)、多柔比星(ADM)耐药有关。上海市胸科医院曾测定NSCLC 44例标本中的GSTπ表达,结果原发部位肿瘤细胞表达的GSTπ低于胸内淋巴结,分别为25%和60%,且期别晚者表达较高。总之耐药基因的测定为选用化疗药物提供信息,可借以提高化疗效果,目前正于积极研究探索中。

5.肺癌血管生成异常活跃　正常组织的血管内皮细胞处于增殖休止状态,需经数月甚至数年才更新一次,然而肺癌中血管增生异常活跃,这种过度的血管生成为肿瘤细胞快速生长提供了营养,同时新生的肿瘤血管不同于正常血管,易被肿瘤细胞穿透,为肿瘤细胞进入血液和淋巴循环提供了最直接的途径。肿瘤新生血管的多少和微转移灶的存在、转移密切相关,也是构成复发、转移的主要原因之一。许多文献报道血管内皮生长因子(VEGF)为肺癌肿瘤血管形成的主要正向调节因子,也受广泛重视。上海市胸科医院分析127例手术治疗的Ⅰ～ⅢB NSCLC中VEGF及多个生物因子(如肿瘤微血管密度MVD、p53、PI、DI)联合VEGF对术后生存率的影响,结果VEGF高、低表达1、2年生存率相近,3、4、5年生存率以高表达者为低,但无统计学意义,P=0.2715,同时发现Ⅰ期NSCLC中VEGF高、低表达间生存率的差别较Ⅱ、Ⅲ期明显,P=0.0643,在VEGF联合其他生物学检测中和p53的联合表达以两者均阴性组年生存率最佳,明显优于任一项阳性组和两者均阳性组,其5年生存率分别为64.1%和35.71%、38.26%、36.36%,有统计学意义,COX单因素分析P=0.0322,多因素分析P=0.0239,同样VEGF+PI联合表达也以两者均阴性组明显优于其他3组,P=0.0070(单因素),P=0.0026(多因素),但VEGF和h-ras、c-erbB2、DI等联合未见生存率差别,上述结果支持以单一VEGF作为NSCLC预后指标是不足的,联合p53或PI才可显示和预后的相关。

如何控制肿瘤血管形成的问题,虽然文献报道甚多,但较多为实验研究,已知具有血管生成抑制作用的抑制药不少,如肝素、肿瘤坏死因子(TNF)、干扰素(IFN-α)等,进入临床研究应用尚属少数,其中IFN-α已进行临床研究,近日也有学者认为INF-γ似较IFN-α可能更有意义。

(四)局部与全身治疗有机组合是多学科治疗的核心

局部与全身治疗的作用机制不同,各有所长也各有所短,如何按不同期别进行局部与全身治疗最优化的组合,更好地发挥两者的互补性,于是出现了形式多种的组合方案。从类型、病期、全身状况、器官功能、病程等综合分析,决定治疗方案,企图找出最适合的治疗模式,又能进一步提高疗效。如SCLC由于恶性程度高,全身、局部转移侵犯的倾向性大且对化疗敏感,因此除Ⅰ期外,不论哪一期应以化疗为主,Ⅲ期以下在化疗有效后仍应建议采用局部治疗,包括手术或放疗以求去除化疗后局部仍有25%的复发可能性，手术或放疗后为防止微转移灶的发展，术后仍需给予化疗，治疗方案结束时可考虑用小剂量干扰素。这些为当前多学科治疗研究的主要内容，充实丰富了多学科治疗的内涵，更促进了多学科治疗的发展。

总之，多学科治疗有其理论基础，亦符合临床实际，又有一套客观评估患者身心和病情的方法，结合肺癌组织类型的生物学特征来估测病情发展的趋向，采用现有的治疗手段，尽可能综合局部与全身治疗优势，合理地有计划地制订出多学科治疗方案。所以，多学科治疗的构思严密，有较强的科学性，有一定的法则可遵循，绝非是局部与全身治疗任意的拼凑。

（五）多学科治疗方案的研究

手术、放疗、化疗是肿瘤治疗的三大支柱，也为多学科治疗方案中主要的方法。随着生物高科技的发展，很多生物制品的生产如干扰素、白介素、肿瘤坏死因子等，免疫活性细胞过继输注技术如IL-2/LAK也相继入选临床应用，参加到多学科治疗方案中，已取得一定的较好的结果。

1.NSCLC多学科治疗

(1)手术前治疗：手术治疗对ⅢA期患者的效果较差，其中尤以N_2(纵隔淋巴结转移)的存在为主要构成预后不良的原因。因此，术前给予化疗或放疗，以求缓解病情，提高手术切除率和生存率的研究屡见报道。有两个单位共175例可手术切除的Ⅲa期NSCLC进行术前治疗研究，采用MVP方案(丝裂霉素、长春地辛、顺铂)2～3个周期，获64%～72%的缓解率，56%～65%全部切除率，8%～14%手术标本中未见癌细胞，称之为组织学全部缓解(HCR)，中位生存期为19～18.6个月，3年生存率为40%～41%，至于术前放疗对ⅢA期NSCLC虽可改善切除率，但对生存率无益。

(2)诱导治疗：系指病变范围大，估计手术不能完全切除的Ⅲ期为主的NSCLC，以化疗创造手术条件。国外14家医院共680例，采用顺铂为主的MVP方案化疗2～3周期或以后，其缓解率为40%～69%，手术率为15%～90%，全部切除率为29%～53%，中位生存期为9～22个月(中数值16个月)。1年生存率为43%～68%，仅1家报道5年生存率为26%，但诱导治疗的手术病死率偏高。化疗虽也可造成肺纤维化而影响肺功能，尤以丝裂霉素会降低肺弥散功能。但诱导治疗的结果似乎利大于弊，值得进一步研究。此外，亦有用放疗做诱导治疗并有一定作用，但只能缩小T_3或T_4，对纵隔淋巴结转移作用不大。支气管动脉化疗的局部作用强，不良反应少，在静脉化疗失败后仍可采用该法作诱导治疗。

(3)非根治性手术的多学科治疗：手术时因局部外侵的范围过大或解剖困难，以至切除不完全。外科医师往往局部放置金属环，日后作放疗定位用。放疗后加用化疗经临床研究，其效果不满意，对生存率无益。

手术切除不完全的Ⅱ期和ⅢA期NSCLC在多学科治疗基础上，加用免疫活性细胞过继输注如IL-2/LAK对生存率预后的影响，日本报道了105例未全部切除的NSCLC，术后1个月内开始进行规范治疗，肺内有残余灶者用MVP方案连续2次；病变残留位置在膈部、胸壁或心包采用40～60Gy局部放疗；有癌性胸腔积液或胸膜播散者则胸腔内注入顺铂20mg，丝裂霉素10mg数次，直到胸腔积液的癌细胞转为阴性，再继续注射OK-432；支气管残端阳性或胸内淋巴结转移切除不完全者加40～60Gy放疗；如上述2种情况同时存在，则按肺内残留病灶处理。规范治疗结束后将全组随机分成加用 IL-2/LAK 组和对照组。最初1～2 次LAK 细胞取自外科切除的癌性淋巴结，进行淋巴细胞和 IL-2 培养 2～3 周，然后储存在液氮中待用。应用时先以 IL-2(3.5～7)$\times 10^5$ 溶于 1000ml 生理盐水中静脉滴注连续 3d，然后将(1～5)$\times 10^9$LAK 细胞溶于 50ml 生理盐水中静脉滴注。备用的 LAK 细胞用完后，采自血制备 LAK 细胞。每 2～3 个月进行 1 次，持续 2 年。如病变复发，按药敏试验结果用药。结果发现，单纯规范治疗者 7 年生存率为 12.7%，加用 IL-2/LAK 组为 39.1%，$P<0.01$，其中肺腺癌规范治疗组 7 年生存率为 5.2%，加用 IL-2/LAK 组为 38.9%，$P<0.02$。这是一项样本较大、采用随机对照的研究，说明手术、化疗、放疗和生物治疗多学科治疗对手术切除不全 NSCLC 的作用有利于长期生存率。

(4)不能手术Ⅲ期 NSCIC 的放疗多学科治疗：放、化疗联合治疗的疗效优于单做放疗，已于前述。

(5)术后治疗：Ⅱ期和Ⅲ期 NSCLC 根治性手术者术后化疗的意见较为一致。但Ⅰ期 NSCLC 术后辅助治疗研究资料结论不一。如有报道采用免疫调变药——卡介苗(BCG)作术后治疗，获较高的 5 年生存率。其后未见类同的报道。究竟术后有无治疗的必要？采用什么方法？为此，国内多中心协作组进行了探索。Ⅰ期 NSCLC 的患者术后随机分成免疫、化疗和单纯手术 3 个组。免疫组以干扰素为主，或合用 IL-2，持续 6～12 个月；化疗组以 MVP 方案为主，疗程 4～6 周。结果免疫组生存率优于化疗组，$P<0.05$，1～3 年生存率分别为 97.1%、93.9%和 90.3%，比较稳定，化疗组 1～3 年生存率分别为 96.1%、78.1%和 76.2%。

2.SCLC 多学科治疗　SCIC Ⅰ～Ⅲ期的多学科治疗方案已被较普遍的接受，Ⅰ～ⅢA 期 SCLC 治疗方案已如前述。对ⅢA 期和ⅢB 期 SCLC 国际上较多也倾向于化疗、放疗、化疗的多学科治疗，Ⅳ期 SCLC 应以化疗为主，以放疗来缓解、减轻症状，如脑转移、骨转移的姑息放疗，以求减轻痛苦，改善生活质量和延长生存期。

3.由肺癌所引起脏器功能减退的处理　如肿瘤位于或邻近支气管腔内可产生支气管腔狭窄和受压，易造成继发性感染，应及时作抗感染治疗，有窒息危险时可做支气管腔内后装置、微波、激光治疗或安置支气管支架，保持气道通畅。如病灶侵犯胸膜产生胸腔积液，压迫肺脏，可插管引流放液，既能缓解症状，又可搜索肺内病灶。有少数患者以肺部炎症或胸腔积液为肺癌的首发症状，值得重视。

4.晚期肺癌的多学科治疗　晚期肺癌原发灶大，又侵犯邻近脏器，更有多处远道转移灶，患者体质虚弱，营养低下。化疗是唯一能兼顾局部与全身的方法，可以延缓病情的发展。但应考虑患者对化疗的承受力，支持治疗及化疗毒性反应的防治措施要重视，以改善患者体质，最大限度地减少、避免毒性反应的出现。局部治疗如放疗可缓解骨、脑转移症状，推迟局部病灶发展有利。如有心包积液，更应积极处理，因可发生心脏压塞而致命，不能掉以轻心。

以往缺乏控制毒性反应的有效药物，因此支持疗法与化疗何者对晚期肺癌有利，争论不休。近年国外多中心研究已表明对Ⅳ期 NSCLC，化疗组生存期优于最佳支持治疗，已获得共识。

三、肺癌的介入治疗

为提高肺癌的化疗效果，早在20世纪60年代初，Soderberg等采用特殊的三腔双球囊导管做了非选择性支气管动脉灌注化疗药物治疗肺癌的尝试：将导管置于支气管动脉开口水平的胸主动脉内，用球囊分别阻断上下部主动脉血流进行灌注。1964年，Viamonte发表了成功进行选择性支气管动脉插管、造影的文章，同年，Bpoksen等报道了选择性支气管动脉插管灌注抗癌药物治疗不能手术的肺癌的方法。由于当时所用的抗癌药物疗效欠佳，且不良反应较严重，故本疗法未能得到推广。至20世纪70年代，随MMC、ADM、CDDP等新一代抗癌药物的研制成功，本疗法等到了新生，并取得了较好的效果。原发性肺癌主要由支气管动脉供血，转移性肺癌主要由肺动脉和（或）支气管动脉供血，介入治疗以此作为理论依据，进行区域性治疗，包括经血管灌注和（或）栓塞、局部注射无水乙醇和（或）免疫制药等，切断肿瘤血供、增加局部药物浓度。

【经支气管动脉灌注化疗（BAI）及栓塞术（BAE）】

1.适应证

（1）已失去手术机会而病灶仍局限于胸内。

（2）可手术切除，但有手术禁忌证，或拒绝手术者。

（3）手术前局部化疗，以提高疗效。

（4）手术切除后降低复发率。

（5）手术切除后复发或肺内转移。

2.禁忌证

（1）恶病质或心、肺、肝、肾衰竭。

（2）高热、严重感染及白细胞计数明显低于正常值。

（3）严重出血倾向。

（4）碘过敏。

3.患者准备　做血常规、肝肾功能等检查，局部麻醉药和碘过敏试验，以除外有禁忌证者。术前应与家属签订手术协议书。患者应术前禁食4h，并给予镇静药。

4.器械和药品准备

（1）导管：一般采用6～7F，导管形态可用眼镜蛇、猎人头、牧羊钩、西蒙斯、C型和右冠状动脉导管等，或将市售导管成形改良，使其更适合患者的主动脉和支气管动脉的形态和宽度；导管头外径宜<1.4mm，当导管头顺支气管动脉走行进入其内后，其弓背能顶住对侧主动脉壁，使导管头不宜退出。此外，还可备用一条3F的同轴导管，以备进一步超选择插管用。

（2）造影剂：为避免发生造影剂引起的不良反应，宜用非离子型造影剂。如用离子型造影剂，如复方泛影葡胺，浓度应为30%～50%。

（3）化疗药物准备：只有可用于静脉注射的化疗药物才能作为支气管动脉灌注用药。为了增加疗效，降低不良反应，减少耐药性的发生，应针对不同肿瘤病理类型，合理联合用药，一般为3～4种药物联合用药，应选用进入体内后不需经体内代谢转化就发挥其抗癌活性的药物，否则失去导管局部化疗的意义。①鳞癌支气管动脉灌注化疗方案用:ADM 40～60mg(或THP、EADM)、MMC 10～20mg、CBP 300～400mg(或加 DDP 30～100mg)、5-FU 0.5～1.0g、CF 0.2g;②腺癌支气管动脉及灌注化疗方案为:MMC 10～20mg、VP-16 100～400mg、5-FU 0.5～1.0g、CF 0.2g 或加 DDP 50～100mg;③小细胞肺癌支气管动脉灌注化疗方案为:DDP 50～100mg、VP-16 100～400mg、5-FU 0.5g～1.0g、CF 0.2g。

(4)栓塞剂:一般用明胶海绵碎粒,宜事先准备,将明胶海绵块剪成 $1mm^3$,甚至更小的碎粒,在进行高压消毒,使其成为微黄的细粒,这样既可使其容易经注射器推入血管,又可延长被栓塞血管的再通时间,其他的栓塞剂如碘油、含有抗癌药物的微球等也可用来栓塞支气管动脉。

(5)其他药物:除血管造影剂所需的局部麻醉药、有关急救备用药外,对患阻塞性肺炎的病例,可准备经支气管动脉作抗感染治疗的药物,如青霉素 320 万单位、头孢氨苄 2.0～4.0g。对准备灌注 CDDP,且剂量>80mg 的患者,应准备在灌注 CDDP 30～60min 后,经静脉滴注硫酸钠(STS),以减轻 CDDP 的安全不良反应,剂量为 STS 1.0 对 CDDP 10mg。此外,对少量呕吐敏感者,应准备止吐药,如枢复宁 8mg,或甲氧氯普胺 20mg,在灌注抗癌药物前 15～30min 时静脉注射或肌内注射,为减轻造影剂和抗癌药物的反应,还准备术后用药:异丙嗪 25～50mg,呋塞米 20mg,甲氧氯普胺 10～20mg。

5.插管方法及造影术 由于支气管动脉较细且变异较多,插管难度较高,需要操作者有一定的经验及耐心。用 Seldinger 法做股动脉穿刺,送放动脉导管,经导管用导丝引导将导管送入胸主动脉 T_5～T_6 水平(相当于气管杈水平左右)。在左主支气管位于胸主动脉交叉处上下方各一个椎体范围内缓慢上下移动,并逐步转换管头的方向。插右支气管动脉时导管尖朝向右后壁至右侧壁范围内,应按胸主动脉后壁-右侧壁-前壁-左侧壁顺序进行;寻找左侧支气管动脉开口可按前壁-左侧壁-后壁-右侧壁顺序进行。当导管头在移动过程中出现嵌顿或短暂停顿时,表示可能进入动脉分支,手推造影剂 1～3ml 证实是否是参与肺癌供血的支气管动脉。夹角过小导管头不易进入分支,过大则导管稍遇阻力就变形,易形成假嵌顿。另外导管头弯曲宽度一定要大于胸主动脉宽度 10%左右。若导管不合适,可用蒸汽或高温水将导管重新塑型。若仍找不到肿瘤的供血动脉,则应考虑肿瘤由迷走的动脉供血,可通过锁骨下动脉、胸主动脉造影来证实。

导管插入靶血管后做支气管动脉造影或减影,了解肿瘤的血供情况及有无肋间动脉、脊髓前动脉共干显影。造影后仔细观察,肺癌肿块是否有肿瘤血管或染色缺损区,如有,应继续寻找供血支。若存在肋间动脉共干,尤其见到脊髓动脉显影时,应导入同轴导管超越肋间动脉或脊髓动脉分支。如导管头进入靶血管较浅,应用手推造影剂,否则可用高压注射器。造影剂量 5～10ml,流速 1～2ml/s。如用数字减影血管造影(DSA)机,造影剂浓度和量均可减 1/3。摄片程序可为 1～2 张/秒×3 秒+1 张/秒×(2～5)秒。造影片上如未显示肿瘤的全部血供,应继续寻找。如供血动脉是共干动脉,导管头插入也较深,可导入同轴导管,并尽量插至肿瘤附近。

6.灌注栓塞方法 将拟灌注的抗癌药物分别溶于 30～50ml 生理盐水中。经导管手推缓慢注入,若为剂量依赖型化疗药(如多柔比星)可用较高浓度,在 15min 内推注完成。若为时

间依赖型化疗药可用较低浓度，用 30min 经导管推入。若存在多支肿瘤供血动脉，则应按每条动脉供血的比例将抗癌药分成若干份分别注入。药物灌注时不宜太快，太快时肿瘤局部药物浓度维持时间太短，达不到较佳的效果，还会导致支气管动脉内药物浓度过高损伤内膜，而致供血动脉闭塞，给下次治疗带来困难。注入抗癌药物时，若患者咳嗽较严重，可经导管注入 2%利多卡因 1～2ml，咳嗽可立即缓解。找不到肿瘤供血动脉的患者，可将导管头置入主动脉弓头颈动脉开口远侧 2～4ml 位置注入抗癌药物。

若肺癌供血较丰富，无脊髓动脉共干及交通支，导管进入供血血管较深，可在灌注后行栓塞。常规栓塞剂有明胶海绵、微囊、PVA 等，栓塞时将栓塞剂与造影剂混合后，抽吸入 1ml 注射器内，在透视下，手推缓慢注入直到造影剂在支气管动脉内流速明显减慢，为了避免栓塞剂造成异位栓塞，栓塞时应注意以下几点：①栓塞前一定要再次确定导管头位置；②注射栓塞剂时只能用 1ml 小容量注射器；③注射完毕注意清除导管内残余栓塞剂。用干净注射器 5ml 生理盐水透视下缓慢注射；④栓塞术后再次造影时应在栓塞术后 5～10min 后进行，并将导管头退回支气管动脉开口附近。

7.*术后处理*　按常规，拔出导管，止血包扎后，给患者肌内注射异丙嗪、呋塞米、甲氧氯普胺。为防止感染，宜静脉给抗菌药物 3d。对严重恶心、呕吐者，给予对症处理外，还应经静脉实施支持疗法。做支气管动脉栓塞后，患者可有发热、胸痛等症状，应予解热、镇痛药物治疗。少数患者发生白细胞减少，可予升白细胞药物。绝大多数患者术后静卧 24min 拆除止血包扎后，再观察 2～5d 即可出院。再次治疗间隔时间，单纯化疗以 4 周为宜，栓塞支气管动脉者可延至 6 周左右。

8.*并发症及其处理*　支气管动脉栓塞术的血管性介入操作并发症有血管损伤、造影剂过敏、穿刺点血肿、感染、导丝导管打结、断入体内；特殊的并发症有脊髓损伤，发生的原因一般认为是由于支气管动脉与脊髓动脉有吻合，高浓度造影剂和高浓度的化疗药物损伤脊髓或脊髓动脉阻塞造成脊髓缺血。临床表现术中出现腰部胀痛、麻木，术后数小时开始出现横断性脊髓损伤症状：损伤平面以下感觉、运动能降低或缺失及尿潴留，严重者出现截瘫。绝大多数在数日到数月内逐渐部分或全部恢复。一旦出现脊髓损伤症状要积极处理，可经引起损伤的动脉注入地西泮 5mg，还可腰椎穿刺，以等渗盐水置换脑脊液，每隔 5min 换 10ml，总量为 200ml，以期减轻症状。为改善脊髓的缺血、水肿，还应静脉滴注低分子右旋糖酐 500ml、丹参、罂粟碱等，改善脊髓循环；使用地塞米松 10mg 和甘露醇以减少脊髓水肿等。

为减少和避免脊髓损伤，术中应尽量预防。方法是：①尽可能使用非离子型造影剂，用离子型造影剂时浓度至少降低 50%，并尽量减少用量；②灌注前一定要做支气管动脉造影，并仔细观察，正确识别肋间动脉和脊髓动脉；③若发支气管动脉与脊髓动脉共干，应尽量超选插管，必要时用同轴导管插入。

9.*疗效*　支气管动脉灌注化疗与栓塞的疗效与肺癌的组织学类型、分期、抗癌药物的种类和用量、支气管动脉供血情况、是否行 BAE 及其他综合治疗措施有关。总的看来，经动脉化疗栓塞这项技术到目前为止在肺癌上的运用不如在肝上那么成熟和理想。

经支气管动脉灌注化疗的疗效：经过 1～2 次 BAI 后可迅速缓解临床症状，并发肺门或纵隔淋巴结转移者，BAI 后转移淋巴结可随之缩小。治疗后 CR＋PR 为 51.5%～86.0%；CR＋

PR+S为93.4%~94.0%;生存1年以上者占58.8%~67.0%。

经支气管动脉灌注化疗栓塞的疗效:BAE报道例数远较BAI少,总体看BAE疗效优于单纯BAI。治疗后CR+PR为54%~90%;CR+PR+S为89%~100%;1年存活率为54%~90%;2年存活率达60%;3年存活率达30%。

影响疗效因素:①多血管型的疗效优于少血管型;②多次用药治疗优于单次用药;③中心型肺癌优于周围型;④小细胞、鳞癌优于腺癌;⑤靶血管单支优于多支;⑥肿块小者优于肿块大者;⑦肺癌临床分期早期优于晚期。

【经肺动脉灌注化疗(PAl)】

基于肺动脉也参与肺癌供血的理论,特别是周围型或转移性肺癌,Omiya等的动物实验也证明了经肺动脉灌注化疗能明显增加肺内的药物浓度,并减少外周的血药浓度,现临床上也有采用肺动脉灌注化疗,或与支气管动脉灌注化疗结合使用行双介入。一般用于治疗转移性肺癌或晚期肺癌。在透视下经锁骨下静脉穿刺插管,根据肺癌的部位将导管置留于肺动脉干或叶、段分支,经导管注药。亦可在左锁骨下窝植入药盒系统,以满足长期灌注的需要,避免多次介入操作,根据不同的化疗方案随时灌注或持续滴注。PAI也可与BAI结合进行,将总量药物各半,分别灌注,称双介入治疗。

【经皮肺穿刺的介入治疗方法】

胸部影像学检查为诊断肺癌提供了可靠的线索和依据,但是对缺乏影像学特征的阴影往往难以确诊。纤维支气管镜对管腔未受累的肺部病变的诊断往往感到困难。而经皮肺穿刺活检操作简便,检出率高,患者痛苦少,恰好补充了上述检查诊断方法的不足。

介入治疗方法:经皮肺穿刺活检及肿块消融术。

1.经皮肺穿刺活检的适应证

(1)适应证:凡是在胸部X线、CT、MRI等检查能显示的各种肺部占位性病变,需明确诊断者均可行穿刺活检。但有针道种植转移的可能性,临床上应给予注意。可选择套管针穿刺减少针道种植转移。①肺内孤立性病变,特别是周围型肿块;②原发性肺恶性肿瘤治疗前需明确组织细胞类型分类者;③肺部转移性病变需明确转移灶的组织细胞学改变者;④变性肿块需鉴别诊断或明确致病微生物种类者。

(2)肺肿块消融术的适应证:肺部孤立性尤其是靠近肺表面的较小肺癌肿块都适合经皮肺肿块消融术。

2.禁忌证(穿刺活检与肺肿块消融禁忌证相同) ①出、凝血机制异常,有出血倾向的患者;②患者不能控制咳嗽或不配合者;③穿刺针经过的部位有大泡性肺气肿者;④严重心肺功能障碍;⑤一侧已经做过全肺切除或一侧为无功能肺,而另一侧肺内病变做穿刺活检者;⑥肺内阴影怀疑棘球囊肿,动脉瘤或动静脉畸形者。

3.穿刺及肿块消融

(1)穿刺活检的操作方法:患者多取平卧位,穿刺针的进针方向与射线方向平行。进针深度在穿刺前先测量好,入皮后快速进针,嘱患者平静呼吸。当针进入肿块时常感觉阻力增加,取标本时抽吸和切割稍有不同。抽吸针:拔出针芯,迅速连接注射器,抽到10~30ml负压;针头在病灶内反复进退3~5次,见有血性组织液、组织碎片进入注射器后,注射器减少至1~

2ml 负压拔针。将抽吸物涂片以送检。切割针：预先根据病变大小，设定器材深度，将针设于预切割的位置，进针至病灶后，固定好并轻压穿刺键，切割并套取组织块送检。

(2)肺部肿块消融：肺部肿块消融分物理消融和化学消融。物理消融如影像引导下射频消融仪，可经过皮经肺将射频消融探头刺入肿瘤内，通过射频放电杀伤肿瘤。化学消融为肺部肿块内注射药物消融，应在密切影像监视下进行，注射药物应以 1∶2 比例加入碘油等显影剂。注射药物时应缓慢，根据药物的弥散情况设定多个穿刺点，直至药物均匀地分布于肿块各个部位。注射药物时要密切注视药物是否进入血管，有时应改变穿刺部位重新注药。应注意有无药物溢至胸膜腔。

消融剂有两种，一是硬化剂，如无水乙醇；二是化疗药，主要为各种抗肿瘤药物。应根据肿瘤组织学基础类型选择抗肿瘤药。

4.并发症及其预防

(1)气胸：是肺穿刺活检及肺肿块消融术最常见的对发症，其发生率 8%～61%。气胸的发生与穿刺针的类型、外径、肿块的大小和位置有关。患者有肺部慢性阻塞性疾病，穿刺后气胸的发生率高。一旦发生气胸，嘱患者安静平卧，轻度可自行恢复，中度可用注射器抽气 1～2 次后缓解，重度需闭式引流。

(2)出血：为粗针穿刺导致的严重并发症，严重者导致死亡。细针穿刺可有咳血痰，多在 1～3d 停止。

(3)针道种植：肺恶性肿瘤粗针穿刺可能会导致针道种植，但很少见。

5.疗效评价　经皮肺穿刺活检的阳性率为 80%～94%不等，准确性在 90%以上。经皮肺穿刺肿块内药物注射消融是一种非手术性辅助疗法，在支气管血供不丰富时，该法可提高治疗效果。但应与其他治疗肿瘤方法合用。

【经纤维支气管镜穿刺的介入治疗方法】

1.经支气管镜穿刺瘤体内局部注入药物化疗　此法适用于中晚期中央型肺癌，尤其是管内型及管壁浸润型者，于瘤体内注入敏感化疗药物，可提高局部药物浓度，有效杀灭肿瘤细胞，用于失去手术机会尤其出现气道阻塞的患者。该方法操作简便，全身不良反应轻，并发症少，是一有效姑息疗法。常 2 种药物联合应用，依据肿瘤组织学类型选择。常规经鼻插入支气管镜，看到瘤体后经支气管镜操作孔道送入注射针，直视下将针头部推出，刺入瘤体深度 3～4mm，于瘤体中央及周边多点注射药物，每周治疗 1 次，4～6 次为 1 个疗程。

2.经支气管镜介入气道腔内后装放射治疗肺癌　常用于气管、主支气管不完全阻塞的中央型肺癌，术后残端复发以及肿瘤致气道狭窄经微波热凝、高频电刀烧灼或置入气道支架后的肺癌患者。有学者报道腔内近距离照射治疗，总有效率为 50%～90%。并认为气道腔内后装放疗，应同时进行全身化疗、外放疗等综合治疗，方能取得最佳治疗效果。

3.经支气管镜置入气道支架治疗肺癌　气道支架主要应用于肺癌所导致的气管、主支气管重度狭窄而无外科手术指征者。置入气道支架可迅速扩张狭窄气道，缓解症状。常用的气道支架有硅酮橡胶支架、不锈钢丝支架、镍钛记忆合金网丝支架等，后两种又有带膜与不带膜支架。常用的支架置入法有电透监视、钢丝引导支架置入法、Ultraflex 支架置入法、Hooks 支架置入法等。采用支气管镜导向，直视下经鼻支架置入法，具有快速、准确、危险性小及无需 X

线透视设备、病房床边亦可操作等优点。

【介入治疗方法与其他治疗方法联合应用的现状及疗效评价】

采用单纯的一种方法治疗肺癌其疗效有限，远期效果均不理想，目前多主张综合治疗，特别是多种介入方法之间相结合或与系统治疗方法结合应用如：介入治疗＋手术治疗；介入治疗＋放射治疗；介入治疗＋化疗；介入治疗＋放化疗等。对能手术的肺癌，术前做 BAI 可减少转移和复发，还可提高 5 年生存率。手术前做 BAI 较全身化疗相比对患者的体力和免疫功能影响小。可提高手术耐受性，也有利于术后恢复。对 BAE 后的病例，一般仍需手术治疗或行全身化疗。对已失去手术指征的病例，若以局部症状为主，可先做 BAI，待局部症状缓解后再做全身化疗或放化疗以提高疗效，预防或和治疗远处转移。对有肺门、纵隔淋巴结转移及上腔静脉压迫症状者，BAI 后结合放疗可增强疗效。介入治疗在与其他治疗手段的综合应用上，应充分考虑到肿瘤的不同组织类型的特点、病情的不同发展阶段、患者的身体状况及免疫功能、局部治疗与整体治疗的关系、治疗手段的局限性等因素。

四、肺癌的放射治疗

【非小细胞肺癌的放疗】

（一）非小细胞肺癌放射治疗适应证的选择

1.首选放疗

（1）Ⅰ～Ⅱ期患者由于医学原因不能行手术治疗，预计生存期较长，应选择根治性放疗。

（2）ⅡB～ⅢA 期接近可切除或不可切除的肺上沟瘤，应选择根治性同步放化疗或根治性放疗或术前放疗＋手术治疗。

（3）$T_{1\sim2}$，N_2（＋），术前放疗或根治性同步放化疗或根治性放疗。

（4）不能手术切除的ⅢA、ⅢB 期 NSCLC 应选择根治性同步放化疗或根治性放疗加序贯化疗。

（5）Ⅳ期多发脑转移灶或骨转移的患者，针对转移灶的放疗。

2.术后需辅助放疗

（1）T_1N_0 术后切缘阳性，患者拒绝再次手术治疗，行术后放疗＋化疗。

（2）N_2 术后切缘阳性，行术后放疗＋化疗。

（3）除相同肺叶内多于一处病灶或者有恶性胸腔积液以外的任何 T_4。

（4）切缘不够或者切缘阳性。

（5）大体肿瘤有残留。

（6）多个肺门淋巴结阳性的患者也可考虑加入。

（7）没有进行足够纵隔淋巴结探查，或外科医师认为手术不可靠者。

（8）已经进行术前诱导化疗的患者的术后放疗适应证同上。

3.随访过程中因疾病进展需进行放疗

（1）气道阻塞：腔内近距离治疗。

（2）纵隔淋巴结复发而未接受过放疗可选择同步放化疗。

(3)针对随访过程中转移灶的姑息放疗。

(二)影响放疗疗效的因素

1.*年龄和一般情况*　在放射治疗的患者中,年龄≤70岁和卡氏评分≥70患者的3年和5年生存率均明显高于年龄>70岁和卡氏评分<70者。但这并不意味着高龄患者不必接受根治性放疗,即使是高龄患者,只要一般情况允许,仍可给予根治性放疗。

2.*放射剂量*　在20世纪80年代中期一项临床试验中,放疗组4年生存率10%,手术组45%。但放疗患者中有97%剂量不足40Gy,1/4的患者剂量不足30Gy。此后照射剂量提高到50～70Gy,多数报道的5年生存率达21%～32%。

3.*肿瘤体积*　肿瘤大小为3cm、3～6cm和>6cm的3年无瘤生存率分别为30%、17%和0。临床总结,肿瘤≤4cm和≥4cm患者的3年生存率分别为40%和10%。

4.*放疗方式*　比较了常规连续放疗、分段放疗和超分割方法的疗效,连续组5年生存率45%,分段组5年生存率仅12%,超分割组5年生存率30%。

(三)根治性放疗的实施规范

1.*放疗前的基线评估*　常规的放疗前检查应包括:病理诊断;病史采集和全身状况评估;胸部CT、上腹B超、血尿常规、生化常规、脑部CT或脑磁共振;放射性核素骨扫描;心电图;肺部功能检查,包括最大肺活量、第1秒最大呼气量和一氧化碳弥散量;肺癌标志物,放射性肺损伤标志物。并嘱患者戒烟。

2.*放疗定位及靶区勾画*　Ⅰ～Ⅱ期患者由于医学原因不能行手术治疗放射治疗规范。

(1)剂量。66Gy/33f 2Gy/f。

(2)靶区。①GTV:包括肺窗中所见的肺内肿瘤范围以及纵隔窗中所见的纵隔受累范围,病变的毛刺边缘应包括在GTV中。应基于CT所见勾画GTV的范围,PET检查所见可用于分期,而慎用于勾画靶区。②CTV:对所有的组织学类型GTV都外放8mm。除非确有外侵存在,CTV不应超出解剖学边界。不进行淋巴引流区选择性预防照射。③PTV:为CTV加上肿瘤的运动范围,再加上7mm的摆位误差。

运动范围确定方法:

模拟机下测量肿瘤的活动范围,作为确定ITV的依据。

ITV:PTV=ITV外放1cm(7mm摆位误差+3mm运动范围)。

呼吸门控:PTV=CTV+7mm摆位误差+8mm门控变化范围。

延时CT:PTV=CTV+7mm摆位误差+8mm运动范围。

如上所述,对于所有的延时CT以及门控患者PTV=GTV+2.3cm。

注:☆对T_1N_0,T_2N_0,周围型病变,直径小于5cm的病例,建议进行剂量分割的研究,日本采用的剂量分割为:12Gy×4次;美国在进行20Gy×3次的研究。参考日本的经验,BED应≥100gy。进行大剂量分割的临床研究,要求具备良好的质量控制。

不能手术切除的ⅢA、ⅢB期NSCLC应选择根治性同步放化疗或根治性放疗规范。

(1)放疗剂量。①单纯放疗模式;60～70Gy/33f。②同步放化疗:诱导化疗+单纯放疗模式:60～66Gy,2Gy/f。③新辅助性同步放化疗+手术模式:45Gy。

(2)靶体积。

①GTV:影像学(包括CT/PET、FOB等)显示的原发肿瘤+转移淋巴结区域。GTV应在CT影像上勾画,PET作为参考。如果PET结果显示有病变但CT上并无相应的阳性表现,医师应当请影像诊断学医师会诊;如果CT有符合病理学改变标准(最短径>1.5cm)的阳性表现而PET是阴性的,则应该根据临床经验将这一病变包括进去。

如果患者有阻塞性肺不张,应考虑将不张的部分置于GTV以外。CT和PET均可作为排除不张的依据。经过3～4周的治疗,不张的肺可能已经复张,这时候应该重新进行模拟定位。

考虑纵隔淋巴结阳性的标准:最短径>1cm,或虽然最短径不足1cm但同一部位肿大淋巴结多于3个。

对侧纵隔、对侧肺门或隆嵴下淋巴结仅在影像学阳性时包入GTV。

化疗后放疗的患者,GTV应以化疗后的肺内病变范围为准,加上化疗前的受侵淋巴结区域,如果纵隔或者隆嵴下淋巴结受侵则还应包括同侧肺门。如果化疗后CR,则应将化疗前的纵隔淋巴结受侵区及肺内病变的范围勾画为CTV,最少给予50Gy。如果化疗期间病变进展,GTV则应包括进展的病变范围。

②CTV:GTV外放8mm。除非确有外侵存在,CTV不应超出解剖学边界。

以下的影像学无受侵证据时的预防性淋巴结照射:如果隆嵴下淋巴结或者纵隔淋巴结受侵,同侧肺门应包入CTV。

对于右中下叶或者左舌叶,左下叶病变,如果纵隔淋巴结受侵,隆嵴下淋巴结应包入CTV。对于左上叶病变,如果纵隔淋巴结包括隆嵴下淋巴结受侵,主动脉窗的淋巴结应包入CTV。

③PTV:为CTV加上肿瘤的运动范围,再加上7mm的摆位误差。

运动范围确定方法:

模拟以下测量肿瘤的活动范围,作为确定ITV的依据。

ITV:PTV=ITV外放1cm(7mm摆位误差+3mm运动范围)。

呼吸门控:PTV=CTV+7mm摆位误差+8mm门控变化范围。

延时CT:PTV=CTV+7mm摆位误差+8mm运动范围。

如上所述,对于所有的延时CT以及门控患者PTV=GTV+2.3cm。

在临床实际工作中,如果患者的肺功能很差,或者CTV体积较大,我们需要在获得肿瘤放疗靶区良好剂量分布的同时考虑到放射毒性,在提高肿瘤剂量与降低正常组织剂量之间取得一个较好的平衡。

3.术后放疗规范

(1)放疗剂量。①完全切除且切缘阴性者:50Gy/25f 2Gy/f QD;②阳性ECE;镜下切缘阳性:60Gy/30f 2Gy/f QD;③大体肿瘤残留:66Gy/33f 2Gy/f QD或63Gy/35f 1.8Gy/f QD+同步化疗。

(2)靶体积。①GTV:多数时候术后放疗没有GTV的概念。切缘阳性,CT、PET、手术记录以及病理可见到的大体残留情况下,GTV定义同根治性放疗。②CTV:GTV外放8mm。

手术残端的镜下切缘阳性、切缘不够或者外科医师认为有高度危险的区域列入CTV。没有进行足够纵隔淋巴结探查时，同侧肺门以及同侧纵隔淋巴结应包入CTV。如果隆嵴下淋巴结或者纵隔淋巴结受侵，同侧肺门也应包入CTV。右中叶、右下叶、左舌叶以及左下叶病变，如果纵隔淋巴结受侵，隆嵴下淋巴结也应包入CTV。左上叶病变，如果有隆嵴下淋巴结在内的纵隔淋巴结受侵，主动脉窗淋巴结也应包入CTV。如果患者只有病理学阳性的肺门淋巴结，CTV应包括同侧肺门。除非确有外侵存在，CTV不应超出解剖学边界。③PTV：PTV＝CTV＋1cm（7mm系统误差＋3mm的肿瘤运动范围）。如果纵隔有大体肿瘤残留，则治疗技术同根治性治疗。

4.*放疗及质量控制和质量保证（QA/QC）* 采用直线加速器6～8MV X线实施放疗。QA/QC包括：3D-CT扫描与治疗对使用软件及硬件系统进行测试；对放疗设备的校准；建立3D-CRT档案；对3D-CRT工作人员实施培训，包括：①准确摆位CT模拟定位；②设计超薄层CT参数；③工作站将CT原始图像经HIS传输至治疗计划系统（TPS）；④工作站根据靶区三维形状和靶区设计勾画CTV和受危及器官体积，TPS算出CTV和PTV剂量图，以及放疗剂量；⑤据肿瘤体积制作铅模型或光栅，形成3D-CRT计划。

5.*放疗过程中不良反应的处理* 使用NCI CTC（3.0版）评价急性和慢性毒性反应。放疗过程中主要的不良反应包括：放射性食管炎、急性放射性肺炎、骨髓抑制。

6.*疗效评估* 采用NCI的实体肿瘤评价标准（RECIST），在基线期，对所有可测量肿瘤病灶均应记录并测量，并作为评价的对象（靶病灶）。靶病灶的选择应根据其最大直径和是否可以重复测定。计算所有靶病灶的最长直径之总和，这个值就是基线期最长直径，根据此最长直径的变化判断总有效率。胸部CT检查作为测量肿瘤大小、每个靶病灶的反应和评价总的有效率的依据。胸部CT检查应在下列时点进行：基线期，放疗结束时，结束后第30日、第3个月，以后每3个月检查1次，从第2年起每6个月检查1次，直至肿瘤恶化。对所有患者进行连续3年的生存随访。

（四）单纯放射治疗

将所有患者分为早期、局部晚期及晚期（远处转移），对于不同期别患者的治疗分别加以阐释。

［早期非小细胞肺癌］

早期非小细胞肺癌（NSCLC）通常是指Ⅰ～Ⅱ期（T_1～$T_3N_0M_0$、T_1～$T_2N_1M_0$）的肺癌，其标准治疗是手术切除，5年生存率为33.5%～88%。放射治疗早期NSCLC目前限于有手术禁忌或拒绝手术的患者。

1.*适应证*

（1）由于有严重的内科合并症（多为心肺疾病），可能造成围术期的高风险而不能手术。

（2）高龄，心肺功能储备不足，不能承受化疗及一般放疗的患者的姑息治疗。

（3）部分患者拒绝手术。

2.*禁忌证*

（1）患者不能平卧，不能按要求的体位保持一定时间。

（2）CT上病灶边界不明确，影响靶区的精确定位。

(3)病灶周围有金属存在,无法获得清晰 CT 图像等为 SRT 的禁忌证。

一般来说,只要患者一般状况评分在 60 分以上者均可耐受治疗,姑息治疗的患者可适当放宽。

3.放疗技术 尽管随着放射治疗技术的改进,早期 NSCLC 的疗效有了一定的提高,但是,放射治疗的总剂量、靶区范围、分割剂量等问题尚未根本解决。

目前在国内外常用的放疗技术:体网或真空负压袋固定体位,采用呼吸门控或主动呼吸控制或自主呼吸状态下 CT 扫描或采用缓慢 CT 扫描(每层 4~10s)定位;采用金标记植入进行实时肿瘤位置追踪或采用 CT 和加速器同床在线扫描定位。治疗设备多数采用直线加速器,或质子加速器和重粒子加速器。

治疗计划根据不同设备和单位也有相当大的差异,采用直线加速器治疗多用共面或非共面旋转多弧照射(3~10 个弧)或固定多野照射(6~20 个野),不规则照射野形状可用铅块或多叶光栅。直线加速器治疗的剂量分布以相对均匀的高剂量覆盖 PTV 为特点,剂量计算多以等中心或 90%剂量线为参考。在国内体部 γ 刀治疗多采用单靶点或多靶点填充治疗,剂量分布以不均匀的逐渐递增高剂量覆盖 GTV 为特点,剂量计算以边缘剂量(50%剂量线)为参考。CT 扫描层厚 3~5mm,层距 3~5mm;靶区范围 CTV 在 GTV 外扩 5~10mm。

(1)放疗范围:肺门和纵隔淋巴引流区要不要进行预防性照射还没有统一的观点,但倾向于减少预防性照射的范围,仅行累及野放疗,即放疗靶区为影像学上所显示的原发和转移的淋巴结外加一定边界所形成的计划靶体积(PTV)。在临床放疗中,靶区的范围不是对所有病例都一成不变的。要在对其生物学规律认识和理解的基础上,结合患者的具体情况,体现治疗的个体化。因此,设定照射野时,应结合具体病例淋巴结转移可能性(危险性)的高低,还要考虑患者的情况,包括一般状况、肺功能、年龄等。综合上述因素对患者进行评估,选择最佳治疗方案。对于一般情况较差、肿瘤较小、周围型、肿瘤分化较好、血清癌胚抗原抗体水平低的患者行累及野放疗认为更为合理。

(2)照射剂量:在 NSCLC 放疗中存在剂量一效应关系,常规分割放疗 50~60Gy 后,仍有 50%左右患者局控失败。所以,建议使用较高的放疗剂量,对于<3cm 直径的肿瘤,总剂量为 64Gy/32 次,6.4 周。对于>3cm 者,总剂量应该继续提高,或采用超分割或加速超分割放疗,以提高放射生物效应剂量。然而,最佳的照射剂量尚待确定。三维适形放疗技术最适合这部分早期 NSCLC,因为这种技术能明显提高放疗剂量,而不增加正常肺的放射损伤。

(3)照射间隔时间:应该使得靶区内晚反应组织在照射间隔的时间内完成亚致死性损伤的修复,以避免严重的并发症。一般认为两次照射的间隔时间至少 6h 才可使得 94%的细胞损伤得到修复。

(4)总的治疗时间:虽然延长总的治疗时间可以减轻正常组织急性反应,但却可能导致肿瘤控制率的降低,这一点也在头颈部肿瘤治疗中得到了证实。对于肿瘤倍增快、放疗后加速再群体化明显的肿瘤,为了克服肿瘤干细胞的增殖,放射治疗必须在尽可能短的时间内完成。

4.结果 单纯放射治疗早期 NSCLC,2 年、3 年、5 年总生存率分别为 22%~72%、17%~55%、6%~42%;2 年、3 年、5 年肿瘤特异性生存率分别为 54%~93%、22%~56%、13%~39%;11%~43%的患者是其他原因死亡;除外死于合并症或第二原发癌因素,5 年癌相关生存率(CSS)可达13%～60%。完全缓解率为33%～61%,局部复发率为0～70%,单独区域淋巴结复发率为0～7%,远处转移率接近25%。

单从数据看,放疗效果明显逊于手术,但至今未见两者的比较研究报道,而用现有资料比较两者疗效存在明显的不可比性。

5.不良反应　目前多数研究结果表明,急性反应中3～4级的放射性肺炎发生率为1.5%～3.0%,1、2级的放射性食管炎约见于2/3的患者,1、2级放射性肺炎约见于1/5的患者。皮肤损伤和慢性气管炎相当少见,无致死性的不良反应。晚期放射性肺损伤的评价十分困难,肺部疾病是老年人常见死因,多数患者在放疗前就合并有慢性阻塞性肺病,即使没有接受过放疗,许多患者也会经历肺功能进行性恶化的慢性过程,高剂量放射毫无疑问会加剧或加快这一过程。由于具体的量化分级难以确定,有时研究者只好简单地将肺损伤分为无症状的肺纤维化和有症状的肺损伤两种。晚期食管损伤主要表现为食管狭窄导致进食梗阻,但这种损伤极少发生。心脏的损伤向来是放疗毒性评价的难点,在早期NSCLC放疗中尚未见报道。高分次剂量对大血管、气管、食管以及脊髓的慢性作用还不清楚,单次24Gy以上的治疗模式有引起致死性肺出血的报道。

6.预后因素

(1)患者年龄:接受放疗的患者大多年事已高,多项研究发现年龄的预后意义达到或接近0.05统计水平。然而,在多数研究中年龄不是一个独立的预后因素,高龄患者放疗的长期疗效与其他报道类似。因此,只要一般情况允许,应给予高龄患者积极的根治性放疗。

(2)合并症:多数患者因患有以慢性心肺疾患为主的疾病而不能手术,拒绝手术者占全部放疗者的0～40.8%。分析多篇文献结果呈现出拒绝手术患者比例越高,总体疗效就越好的趋势。而当使用CSS来表示生存疗效时,这种趋势就不复存在。这是因为内科疾病不能手术的患者比例越高,死于非原发癌因素的比例也越高,而CSS的计算排除了死于非原发癌的因素,比较客观地反映了放疗对患者生存的影响。

(3)肿瘤分期:1997年UICC肺癌分期资料表明,早期NSCLC的5年生存率病理分期从T_1N_0的67%到T_3N_0的38%,而临床分期患者5年生存率从T_1N_0的61%到T_3N_0的22%。主要原因是临床分期不能检出的局部和区域微小淋巴结转移高达25%～35%。很多放疗资料的分期检查没有包括上腹部和脑CT或MRI,部分患者甚至没有进行胸部CT扫描,只有极少患者的分期结合了纵隔镜检查。因此,这些“早期”的病例中必然包括一部分非早期患者,这也是放疗早期NSCLC疗效不如手术的重要原因。T分期在很多研究中都是一个独立的预后因素。

(4)肿瘤体积:肿瘤体积是影响肿瘤局部控制的主要因素,其与疗效的关系比T分期与疗效的关系更为密切。T_1期与T_2期的区别主要在于体积大小(以3cm为界),它们在预后分析中的意义也基本一致。但是T_3期与T_4期的划分不再包括体积因素,更多关心的是手术切除的难易程度。放疗受解剖位置影响的程度显著低于手术,而更多地受肿瘤体积的影响。其杀灭肿瘤遵循指数规律,体积越大的肿瘤所需剂量也越高。因而位于不同位置相同体积的病灶放疗的控制情况相差不大。

(5)其他:功能状态和体重下降的预后意义存在争议,一部分研究发现功能状态显著影响患者预后，但也有相当数量的研究未观察到功能状态与预后有关。除个别研究认为体重下降与疗效有关外，大多数没有发现体重下降与预后存在明显关系。性别对预后无明显影响。

［不能手术的局部晚期非小细胞肺癌］

局部晚期 NSCLC 指在确诊时尚未发生远处转移，但又不宜手术切除的病变，这部分患者通常分为两类，即ⅢA 期和ⅢB 期，约占 NSCLC 总数的 1/3，是临床上最常见的病变类型。除约 12%的ⅢA 期和极少数ⅢB 期外，大多数已失去了手术的机会。长期以来，常规分割放疗一直是不能手术的局部晚期 NSCLC 的标准治疗，然而总体的疗效令人失望。近年来开展的非常规分割放疗、适形放疗和质子射线放疗有望提高疗效和减少正常组织的放射损伤。

1.病例选择　局部晚期 NSCLC 放疗的首要问题是病例选择的标准，即哪些病例适合根治性放疗并能够从中获益，哪些仅适宜接受姑息性放疗，以免增加由于治疗带来的不适和加重患者的经济负担。

对预后影响最大的三个因素依次是患者的功能情况（卡氏评分，KPS）、病期和确诊前体重减轻的情况。RTOG 另一项包括 1592 例患者的单因素分析和递归生存分析显示，KPS、恶性胸腔积液、体重减轻、年龄、T 分期、N 分期和放疗剂量显著影响患者的预后。

根据以上研究，可以认为一般情况差和体重明显减轻患者的预后主要受全身情况的影响。目前对“有利型”的患者应给予积极的局部治疗。所谓“有利型”是指：ⅢA 期的患者，一般情况较好（KPS≥70），在确诊为肺癌前半年中体重下降少于原体重的 5%者。预后差的因素有：锁骨上和（或）前斜角肌淋巴结转移、恶性胸水、肋骨或椎骨受侵、上腔静脉综合征。部分文献认为病理类型为腺癌、肿瘤细胞分化差者的预后也不好。

2.常规分割放疗　长期以来，不能手术的局部晚期 NSCLC 一直采用单纯的常规分割放疗，然而总体的疗效令人失望，1 年生存率为 29%～58%，5 年生存率仅为 4%～10%。

（1）常规分割放疗的时间-剂量-分割因子：常规分割放疗方法的确立是基于 RTOG 临床试验 73-01 的结果。该研究用随机分组方法试验了下述 4 种放疗方法：①4Gy/次，每周 5 次，照射 20Gy 后休息 2～3 周，然后重复 1 个疗程，总剂量 40Gy/10 次，4 周，共治疗 181 例；②2Gy/次，每周 5 次，总剂量 40Gy/20 次，4 周，共治疗 182 例；③2Gy/次，每周 5 次，总剂量 50Gy/25 次，5 周，共治疗 98 例；④2Gy/次，每周 5 次，总剂量 60Gy/30 次，6 周，共治疗 96 例。结果显示 2 年和 3 年的绝对生存率以第 4 组最好，但是 5 年生存率在四组间无显著差别，均在 5%左右。3 年肿瘤局控率随着总剂量增加而提高。因而 60Gy/30 次，6 周被确立为 NSCLC 放疗的常规方法。以后的临床实践结果证明，这种放疗方法治疗后的中位生存期为 10 个月左右，5 年生存率约为 5%，肿瘤的胸腔内局控率 30%～40%。

（2）常规分割放疗的靶区：常规放疗靶区的大小至今没有统一。近年来，由于 CT 和 MR 的普遍使用，尤其是三维影像重建和融合等现代放疗技术的发展，临床医师确定临床靶区体积（CTV）的准确性大大提高，并可通过三维放疗计划计算机设计系统（3DTPS）准确地显示靶区剂量分布和正常组织受照射的情况。事实上，照射体积的大小与患者所能耐受的剂量成反比关系，照射体积越大，肺的耐受越差，小的靶区能耐受的剂量肯定高于大的靶区。下述靶区的选择似乎更合理，也被更多的人试用，即靶区包括影像学诊断可见的原发灶、转移淋巴结及其直接邻近的淋巴引流区。

具体来说，Ⅲ期 NSCLC 放疗的 CTV 可采用以下建议：原发灶位于上叶或中叶者，包括原发灶、同侧肺门和双侧中上纵隔淋巴引流区（放射野下界到隆嵴下 5～6cm）；原发灶位于下叶者，隆嵴下淋巴结阳性时包括原发灶、同侧肺门和全纵隔；隆嵴下淋巴结阴性者时包括原发灶、同侧肺门及中上纵隔。在这种小靶区照射的情况下，总剂量可以超过 60Gy，达 64～66Gy。

实施放疗时，照射的靶区体积还应考虑以下因素：①高能射线通过较多肺组织后在肿瘤表面存在二次剂量建成现象，肿瘤的表层受照剂量较低。②CT 扫描时，最能反映肿瘤实际大小的窗宽和窗位尚待确定。目前临床上常根据纵隔窗反映的情况确定射野大小，有可能低估肿瘤的实际体积。③治疗摆位中的误差。④治疗中患者的移动以及正常呼吸等器官运动造成的误差。因此，计划靶区（PTV）应在 CTV 的基础上适当扩大，一般应包括临床灶外 1.5～2.0cm 和亚临床灶外 1.0～1.5cm 的正常组织。

（3）影响疗效的放疗参数：①总剂量：根治一个直径 5cm 的 NSCLC 需 80～100gy 的剂量，如此之高的照射剂量是常规放疗难以达到的。局部晚期 NSCLC 常规放疗后的局部未控和复发的概率高达 60%～80%，许多资料证明在 NSCLC 的放疗中存在明显的剂量一效应关系。RTOG 对剂量强度与局控率的关系进行的前瞻性随机试验表明，在 5～6 周内接受 50～60Gy 照射的局控率优于接受较低剂量照射者。20 世纪 80 年代以来，各种非常规分割放疗方案三维适形放疗能够在不增加放射损伤的情况下给予肿瘤更高剂量的照射，显示出较高剂量的照有提高疗效的趋势。②疗程：目前较为一致的意见是当治疗目的是根治性时，放疗应连续进行，疗程不应中断；当目的是姑息性时，尤其是患者一般情况较差，可采用分段放疗或低分割（即每次较高剂量，减少治疗次数）的方式，以尽可能减少患者的不适。

［晚期非小细胞肺癌］

肺癌的早期发现比较困难，临床所见多为中晚期患者，需做姑息治疗的患者数并不比根治性疗的少。这部分患者包括经过手术、放疗和化疗后，原发肿瘤未控或复发，或发生远处转移者；确时已有远处转移者；相当一部分局部晚期肺癌的治疗实际上也属姑息的性质。适当的姑息治疗使大多数患者的临床症状改善，痛苦减轻，生存质量提高，并能延长少数患者的生存期。在多数情况下，放疗是姑息和减症治疗的首选方法，疗程短，花费少，操作简便，疗效确切。

晚期肺癌患者的情况有许多不同的状态和变化，应给予个体化的治疗。已临近终末期的患者或生命很短，多数不会得益于姑息放疗。患者的一般情况很差，姑息放疗的疗效也不好。姑息治疗应选择一般情况尚好，预期生命还有数月，且有明显临床症状和体征的患者。另外一些情况也需个别对待，如被确诊为肺癌时已有脑内弥漫性转移患者的预后很差；然而对原发灶治疗数年后出现脑内单发转移灶，则预后明显好，应予积极治疗。

姑息放疗的原则是缓解患者的临床症状而不给患者带来更多的经济负担、不便和不良反应。一般认为姑息放疗应采用大分割方式，以减少患者的不便，且大的分割剂量抑制肿瘤的效应强，出现姑息疗效快。然而分割剂量加大会增加正常组织，特别是后期放射反应组织的损伤，如肺的纤维化、脊髓和心脏损伤，但这类损伤多发生在放射结束后 1 年以上。而这类晚期肺癌患者的预期生命大多不超过 1 年。因而即使给予超过正常组织放射耐受量的放疗，再发生放射并发症以前，患者已死亡。然而，对预期生命较长的患者，在设计姑息放疗计划时，仍应考虑放疗的时间一分割剂量等因素。既能达到姑息治疗目的，又要避免后期放射损伤的发生。

（五）放射治疗和手术的联合应用

肺癌的早期诊断较为困难，在确诊时仅有约 1/3 的 NSCLC 能够手术切除，另有一部分患者勉强能够切除或姑息切除。放疗是治疗 NSCLC 的另一个主要手段，但由于肺和脊髓等重要脏器放射耐受性的限制，肿瘤剂量难以提高，根治性放疗后有 39%～62%的患者在未发生远处转移的情况下出现了局部复发。因此，临床上经常将手术和放疗两种局部治疗方法联合应用，主要形式有术前放疗、术后放疗和术中放疗 3 种。

[术前放疗]

术前放疗兴起于 20 世纪 60 年代，目的是希望通过放疗和手术两种局部治疗方法的有机结合，提高手术切除率、局部控制率和生存率，改善局部晚期 NSCLC 的疗效。从理论上讲，术前放疗能清除亚临床病灶和缩小肿瘤，使肿瘤与周围血管和重要脏器的癌性粘连变为纤维粘连，使手术难度降低并减少术中的医源性扩散，提高手术切除率。

1.术前单纯放疗 对于传统的术前单纯放疗，目前比较一致的观点是早期肺癌常规做术前放疗肯定无益，并不能增加患者的 5 年生存率，而且增加了术后并发症的发生。但对肿瘤已侵犯肺门及纵隔主要脏器或纵隔有淋巴结转移、估计肿瘤不能完全切除，以及肺上沟瘤伴 Pancoast 综合征者行术前放疗是有益的。

2.术前放化综合诱导治疗 传统的术前放疗主要用于技术上切除有困难的局部晚期 NSCLC。由于能够切除的Ⅱ～ⅢA 期肺癌的疗效不尽如人意，术后 5 年生存率为 15%～50%。主要失败原因是局部复发和远处转移.因此，近年来术前诱导治疗的尝试已从技术上切除有困难的病例扩大到上述能够切除的类型，诱导治疗手段也从单纯的术前放疗发展到诱导化疗(又称新辅助化疗)和放化综合的诱导治疗。

术前放化综合诱导治疗目前处于临床试验阶段，其目的主要是评价治疗毒性和探索合理的放化疗剂量及两者的联合方式，虽然有一些有希望的初步结果，但尚不能得出肯定的结论。考虑到Ⅲ期肺癌诱导治疗后仅有不到 50%可考虑手术，而手术又有约 50%的完全切除率，则接受诱导治疗的全部患者只有约 25%的完全切除率，整体疗效的提高并不显著。

3.术前放疗技术 术前放疗一般设前后对穿大野，包括原发灶、同侧肺门和纵隔淋巴引流区。放射剂量一般为 40～50Gy/20～25 次，4～5 周，放疗结束后 1 个月左右手术。术前放射剂量过高会增加手术并发症。在前述放化疗综合诱导治疗的临床试验中，放疗一般使用中等剂量的超分割或加速超分割方式：总剂量 40～50Gy，每周 5d，每天 2 次，每次 1.2～1.6Gy，同时使用 DDP 为主的联合化疗。最佳的放化疗时间-剂量-分割方案有待进一步研究。

[术后放疗]

1.术后单纯放疗

(1)后肿瘤残留的放疗：清除局部病灶是治愈恶性肿瘤的基本前提，对手术未能切除全部肿瘤组织、病理证实手术切缘有癌残留者和切缘距肿瘤边缘不足 0.5cm 者应给予积极的术后放疗。治疗方法应根据不同的肿瘤残留情况区别对待。照射野包括和剂量可参考以下建议：①原发灶有残留，淋巴结彻底清扫且无转移者，照射野只包括残留部位，2Gy/次，总量 60～66Gy/6～7 周。②原发灶完全切除但有肺门和(或)纵隔转移淋巴结残留者，照射野包括残留淋巴结、同侧肺门和纵隔淋巴结引流区；上纵隔淋巴结残留照射野包括锁骨上区，2Gy/次、

40Gy/4 周后缩野照射残留淋巴结至总量 60～66Gy/6～7 周。③原发灶和转移淋巴结均有残留者，照射野包括残留原发灶和淋巴结、同侧肺门和纵隔淋巴结引流区，2Gy/次、40Gy/4 周后缩野照射残留原发灶和残留淋巴结至总量 60～66Gy/6～7 周。④原发灶有残留，肺门和(或)纵隔淋巴结有转移但已彻底清扫切除者，照射野包括残留原发灶、同侧肺门和纵隔淋巴结引流区，2Gy/次、40Gy/4 周后缩野照射残留原发灶至总量 60～66Gy/6～7 周。⑤切缘癌残留和切缘距肿瘤边缘不足 0.5cm 者，给予总量 60Gy/30 次，6 周的照射。以上建议是目前经常采用的方法。

(2)原发灶完全切除：肺门和(或)纵隔淋巴结有转移但已被完全切除病例的放射治疗，对这类病例的术后放疗存在争议。许多回顾性资料显示术后放疗提高了疗效，但随机对照的临床试验表明术后放疗的益处非常有限。考虑到术后放疗虽然未能显著改善 5 年生存率，但能够明显提高局控率，因此建议此类患者应接受放疗。照射野包括同侧肺门和纵隔引流区，剂量为 50Gy/(25 次・5 周)。

(3)原发灶完全切除且无淋巴结转移的病例：对于原发灶已完全切除且切缘阴性、术后病理证实无淋巴结转移的病例，术后放疗不但无益反而有害。Van Houtte 等报道 175 例患者随机对照试验的结果，所有病例原发灶切除彻底且清理证实无淋巴结转移，术后放疗未显示任何好处，反而使预后变差。钱浩等报道的上海医科大学肿瘤医院术后放疗的结果与此相似，术后放疗降低了Ⅰ期患者手术的疗效。

综上所述，术后原发灶和(或)转移淋巴结有残留需辅以放疗和原发灶完全切除的 N_0 病例不需放疗的原则已经确立。肿瘤已完全切除的 $N_{1\sim2}$ 病例是否需术后放疗仍未明了。

2.*术后放化综合治疗*　术后辅助治疗除放疗外，还有辅助化疗和辅助放化综合治疗等手段。但无论是 20 世纪 60～70 年代使用 CAP 方案还是 20 世纪 80～90 年代以 DDP 为基础的联合化疗，术后化疗均未能提高疗效。Logan 等通过调查，对术后放疗、化疗和放化综合治疗的作用进行了评价。资料包括一个 meta 分析和 22 个前瞻性随机临床试验。多数研究的对象为Ⅲ期病例，少数研究包括了未完全切除的Ⅰ期病例或小细胞肺癌(不超过 10%)。该研究的结论是术后放疗降低了完全切除经病理证实的Ⅱ～ⅢA 期病例 11%～18%的局部复发率，但未能改善生存率。早期的强烈化疗对生存率的改善十分有限且毒性很大，现已不用。目前尚无足够资料对现代术后化疗做出评价。

3.*术后放疗的时机*　肿瘤细胞加速再增殖并非放疗过程中所特有，手术后残留的肿瘤也有可能发生。Trotti 等用加速超分割做头颈部鳞癌的术后放疗，发现局部控制率明显高于术后常规分割放疗；术后 6 周内开始放疗者局部复发率为 14%，6 周后开始放疗者上升至 40%。但是，Wurschmidt 等回顾性分析 340 例非小细胞肺癌后发现放疗在术后 36 天内开始者生存率低于 36 天后开始者，并认为原因可能是术后放疗过早开始使患者由于手术造成的免疫抑制未能及时恢复。但是多数意见认为术后放疗不宜拖延时日，一般主张在术后 4 周左右开始。

[术中放疗]

使用高能电子束进行术中放疗(IORT)于 20 世纪 60 年代始于日本。在我国，目前已有 10 余个单位开展了这一技术的应用和研究。

IORT 是经手术切除或暴露肿瘤，术中直视下单次大剂量准确地直接照射残存肿瘤、瘤床或淋巴引流区。IORT 最大的优点是在直视下进行，避免和减少了对肿瘤附近重要脏器的照射。IORT 的不利之处是使用单次照射，在放射生物学上表现为①肿瘤乏氧：对放射效应的负面影响增加；②后期反应：正常组织修复 SLD 的机会减少；③失去了分割放射中肿瘤细胞周期再分布的机会。

IORT 在 NSCLC 中的应用尚处于初步探索阶段。临床报道的例数均很少，从这些资料中无法得出具有普遍意义的结论，IORT 在 NSCLC 治疗中的价值、适应证、最佳剂量、与外照射和化疗配合的方案等均有待进一步研究确定。但以下几点得到多数学者的认同：①IORT 在肺癌方面的应用主要是局部晚期 NSCLC；②单次 10～15Gy 的剂量是安全的；③IORT 必须与外照射有机地结合进行。

（六）放射治疗与化疗的联合应用

放疗作为局部晚期不能手术 NSCLC 的标准治疗沿用了多年，但常规放疗的疗效不尽如人意，长期生存率令人失望，仅约为 5%。由于超过 50%的患者死于远处转移，多年来一直在探索在放疗的基础上结合全身化疗，以减少远处转移。近年来更希望通过合理的放化综合治疗达到不仅减少远处转移率，而且提高局控率的目的。通过多年的研究对放化综合治疗的生物学基础已有一定的了解，临床应用也有了长足的进步。

1.放射和化疗综合治疗的生物学基础

（1）预防抗治疗的肿瘤克隆出现：由于普遍存在的肿瘤细胞群的异质性，敏感的细胞群易被放疗或化疗杀灭，残留的细胞群具有治疗抵抗性，加之肿瘤克隆细胞在增殖中的畸变不断发生，那些抗治疗的克隆细胞亚群也逐步增加。由此，残留肿瘤会在治疗过程中出现治疗抵抗性。对一种治疗方法抵抗的肿瘤克隆细胞往往对另一种治疗方法敏感。因而放射和化疗联合应用有互补作用，从而阻止抗治疗的肿瘤克隆细胞群的产生，提高治疗效果。当然临床上也常常有对放疗和化疗有交叉抵抗性的情况，然而许多实验和临床资料仍表明，放化疗联合应用有可能减少抗治疗克隆的出现。

（2）立体的联合作用：放化联合治疗某一肿瘤时，两种方法杀灭肿瘤的效应各自独立，又互相补充。如对肺癌的治疗，放疗在于控制胸腔内肿瘤，化疗则主要在于控制可能已有的微转移灶。

（3）增效作用：放疗和化疗最终效应大于两者各自使用时的效应，即 1＋1＞2。这些增效作用的确切机制还不很清楚，部分研究显示有以下可能的机制。①肿瘤细胞群同步化：如紫杉醇阻止肿瘤细胞于 G_2/M 期，而 G_2/M 期是细胞周期各期相中对放射杀灭最敏感的；②再氧化作用：乏氧细胞具有抗放射性，DDP 有乏氧细胞再氧化作用，从而提高了细胞的放射敏感性；③乏氧细胞杀灭作用：丝裂霉素有直接杀灭乏氧细胞的作用，因而使放射的效应增加；④阻止放射损伤的修复：在分割放疗期间，部分放射损伤能够修复，使放射杀灭效应减弱。多柔比星、顺铂、博来霉素等能阻止上述放射损伤的修复，从而加重了放射损伤。

（4）减少放射剂量的应用：放射对肿瘤的杀灭呈一级动力学规律，即每次剂量杀灭一定比例的细胞数，细胞数量越大所需剂量越高。如果化疗能够杀灭一定数量的肿瘤细胞，则消灭剩余肿瘤的放射剂量就可以降低。放射剂量的减少有重要的临床意义，它能降低放射并发症的发生率，提高患者治疗后的生活质量。

(5)阻止放疗中残留肿瘤细胞的增殖:常规放疗一般要进行6～7周,在此期间残存的肿瘤细胞会发生加速再增殖,因而需要更多的剂量来杀灭这些增殖出来的肿瘤细胞。放疗同时合并化疗能够杀灭或抑制增殖的肿瘤细胞,同时由于处于增殖周期中的细胞对化疗更敏感,所以杀灭效应更强。

(6)降低治疗的毒性:诱导化疗能使肿瘤缩小,放射治疗野因而缩小,使放疗的毒性反应减轻。另外,肿瘤体积缩小后,肿瘤血液供应改善,使得更多的细胞进入增殖周期,提高了肿瘤整体的放射敏感性,因而放射剂量可以适当降低,有利于减少放射并发症。

2.放射和化疗药物相互作用的机制

(1)顺铂(DDP)和放射:20世纪70年代中期,动物实验和临床应用都提示DDP和放射合用有可能提高放射的效应。放射前给DDP使放射后细胞生存曲线的斜率变小,同时它能阻止亚致死性损伤和潜在性放射性损伤的修复,从而使放射的效应增加。一般认为,临床上把DDP作为放射增敏药使用时,以持续静脉滴注更好。

(2)多柔比星(ADM)和放射:已发现ADM使放射效应增加的现象,特别当它在放疗期间或放疗刚结束时使用。然而关于其增敏机制还未完全搞清。可能的解释为:①ADM抑制线粒体和肿瘤细胞的呼吸,导致肿瘤外层细胞氧分压减小,而内层缺氧肿瘤细胞的氧分压相对增加,从而增加了这些缺氧细胞的放射敏感性;②ADM能阻止放射造成的DNA单链断裂的修复。但在胸部放射中,由于ADM的心脏毒性会加重放射对心脏的损伤,故不宜联合使用。

(3)丝裂霉素(MMC)和放射:MMC具有烷化剂样的作用,对缺氧细胞的毒性比富氧细胞更大些。临床前期研究显示:MMC在放射前使用对放射有增敏作用,但是当在放射后使用时仅有相加作用。由于正常组织内不存在缺氧细胞,所以放射与MMC合用从理论上推测不会使正常组织的放射损伤加重。动物实验也没有发现MMC对正常早期和后期反应组织的放射损伤有增敏作用。一个头颈部肿瘤前瞻性临床研究的初步结果是:MMC和放射合用增加了肿瘤的局控率,但没有增加正常组织的放射反应。

(4)紫杉醇和放射:紫杉醇具有抑制微管的作用,阻止细胞分裂,使细胞停滞于G_2/M。而这一期相的细胞对放射杀灭最为敏感。在放疗前48h使用紫杉醇的放射增敏效力最强。临床试验紫杉醇放射增敏的研究正在进行之中。

(5)拓扑替康(CPT-11)和放射:CPT-11是拓扑异构酶工的抑制药,作用于S期细胞,造成DNA损伤。实验研究提示,CPT-11能增加放射的细胞杀灭。当在放射前2～4h给药时增敏效应最强。其增敏作用可能是:①CPT-11阻止放射后SLD和PLD的修复;②放射导致肿瘤细胞群中S期细胞的比例增加,而CPT-11杀灭S期细胞的作用强。临床试验CPT-11放射增敏效应的研究正在肺癌和头颈部肿瘤中进行。

3.放射和化疗综合治疗的临床应用

(1)序贯放化疗:在放疗之前使用化疗,两者序贯进行,也称作诱导化疗,是NSCLC治疗中为避免毒性相加而最常采用的手段。单药试验表明单一细胞毒药物的加入,如甲氨蝶呤(MTX)、多柔比星(ADM)、长春碱(VDS)和长春新碱(VCR)等与放疗联合应用与单纯放疗相比没有延长患者的存活时间。不包含DDP的多药化疗试验中,化疗的加入不延长患者的中位生存期及长期生存率。以DDP为基础的联合化疗试验取得了较好的效果,降低了ⅢA～ⅢB

期 NSCLC 的 2 年病死率 30%，而非 DDP 联合化疗为 18%，长期随访后显示提高了患者的 5 年存活率。

总之，尽管随机试验证实加入化疗对放射治疗局部晚期 NSCLC 有肯定的影响，但总的生存曲线并没有显著提高。增加化疗似乎仅减少了远处转移，对局部控制并无明显影响，而局控失败是这些患者治疗失败的主要原因之一。另外，诱导化疗以 2～3 个疗程为宜。原因如下：①文献报道取得较好疗效的诱导化疗多为 2～4 个疗程，没有资料表明增加诱导化疗疗程能够提高疗效；②化疗疗程过多，强度过大将影响随后放疗的实施，而放疗是这一类型患者最主要的治疗；③单用化疗控制 NSCLC 临床病灶是困难的，在临床上经常可以看到化疗 1～2 疗程时肿瘤有缩小，而继续化疗下去反而出现肿瘤增大的现象。

(2)同时放化疗：同时放化疗是另一种放化综合治疗的方法。其理论上的优势是通过两种治疗的同时直接叠加以增加局部控制的概率。但紧随的不利之处是毒性增加及剂量经常人为变化而难以达到最佳的组合。同时放化疗常见的毒性反应有骨髓抑制产生的白细胞减低症、放射性食管炎、放射性肺炎等。同时放化疗中最常应用的是顺铂、卡铂和依托泊苷等药物的单药使用或联合应用。Schaake-Koning 等报道的 EORTC 的临床试验。在这个随机Ⅱ期试验及随后的Ⅲ期试验中，331 例患者随机分成 3 组。结果显示每日应用 DDP 组显著提高了生存率：1 年、2 年和 3 年生存率分别为 54%、26%和 16%，而单纯放疗组分别为 43%、13%和 2%($P=0.003$)。每日联合 DDP 的放化疗提高生存率的原因是局部控制的改善。

(3)目前研究的方向

①非常规放疗方法：主要是超分割、加速超分割和适形放疗与化疗的联合应用：由于常规放疗和化疗联合应用对提高局部晚期 NSCLC 疗效的作用有限，近来一些临床试验开始探讨非常规的放疗方法，如超分割、加速超分割和适形放疗与化疗联合应用的有效性，初步结果显示疗效优于常规放化疗。

②新化疗药物与放疗的联合应用：化学药物治疗肿瘤的研究发展非常迅速，新的药物不断涌现。其中一些已用于局部晚期 NSCLC 的治疗。目前正对这些药物与放疗的联合应用进行临床试验。这些新的化疗药物是：紫杉醇类、异环磷酰胺、长春瑞滨、拓扑替康和吉西他滨。

总之，序贯(诱导)化放疗提高了生存率，同时放化疗的疗效尚未明确，一些初步临床试验显示提高了疗效，最终结论有待更多资料的累积。超分割、加速超分割和适形放疗与化疗的联合应用紫杉醇等新的化疗药物与放疗联合应用的基础和临床试验正在进行。

(七)放射治疗肺癌的新进展

1.*非常规分割放疗*　100 多年的临床实践证实分割放疗是行之有效的放疗基本原则。常规分割放疗已沿用了半个世纪，然而疗效并不满意，即局控率不高，放射后遗症明显。常规分割放疗局部晚期 NSCLC 的局部复发率高达 60%～80%。提高肿瘤放射效应的方法主要有两种，一是改善放射物理剂量的分布，在减少正常组织照射的同时使肿瘤受到更高剂量的照射，适形放疗即属于这一范畴；二是通过对放疗的时间-剂量-分割等因素的合理调整，提高正常组织的耐受量，增加肿瘤的放射生物效应，即非常规分割的放疗方法。这一方法 20 世纪 80 年代以来用于临床实践，已证实其对部分肿瘤尤其是 NSCLC 的放疗疗效优于常规分割放疗。

广义的非常规分割包括对常规分割方式中时间-剂量-分割因子的任何修正，在这里非常规分割放疗特指每日照射 1 次以上的分割方式。主要有以下两种类型。①超分割放疗(HRT)：与常规分割相比，每次剂量降低，分割次数增加，总剂量增加，总疗程基本不变；②加速超分割放疗(HART)：每次剂量降低，分割次数增加，总疗程时间缩短，总剂量做相应调整。

(1)放射生物学基础：分割放射的生物学基础包括 SLD 修复、再增殖、细胞周期再分布和再氧合，即"4R"原理。与非常规分割放疗有关的时间-剂量因子包括分割剂量、总剂量、总疗程时间和分次间隔时间。几十年的临床实践使我们对常规分割放疗的肿瘤放射效应和正常组织的急性反应及后期损伤有了比较清楚的认识，但这些经验可能不适用于非常规分割放疗。这反映在由于分割方式的变化导致的肿瘤组织、早期反应组织和后期反应组织放射效应的变化，即急性反应与累积剂量(周剂量)关系密切，后期损伤则对分割剂量的大小更为敏感，而肿瘤组织的放射反应规律与早期反应组织类似。

①分割剂量与放射损伤：根据放射损伤发生的规律，正常组织可分为早期和后期反应组织，肿瘤组织的放射反应规律类似于早期反应组织。分割剂量的大小和正常组织及肿瘤放射损伤之间的关系可用线性-平方模式(L-Q 模式)来描述，其中的 α/β 参数反映了组织修复放射损伤的能力。α/β 值较小的组织修复 SLD 的能力较强，反之则修复能力较弱。在分割剂量变化时，不同 α/β 值的组织达到某一特定生物效应所需的等效总剂量的变化也不同。较低的 α/β 值意味着较大的等效剂量的变化，反之亦然。由于后期反应组织的 α/β 值较低，早期反应组织 α/β 值较高，因此当分割剂量变化，后期反应组织耐受量增加的幅度高于早期反应组织，换言之，使用较小的分割剂量有利于保护后期反应组织，或者提高其放射耐受剂量。肺组织 α/β 值为(3.3±1.5)Gy，主要是一个后期反应组织。当照射 59.4Gy，每次 1.8Gy，急性放射性肺炎发生率 17%，后期放射性肺纤维化为 0。而当照射 60Gy，每次 2.0Gy，分割剂量仅提高了 0.2Gy，上述两项损伤分别升至 34%和 9%。在胸部肿瘤放疗中，肺和脊髓等后期反应组织损伤是限制肿瘤放射剂量提高的主要因素之一，因此，降低分割剂量能提高后期反应组织的耐受量(或减少放射损伤)，而对早期反应组织和肿瘤的杀灭效应没有明显影响。

②照射间隔时间与亚致死性损伤修复：使用较小的分割剂量有利于保护后期反应组织的前提是在照射间隔期间 SLD 得以完全修复。修复损伤需要时间，如果照射间隔时间过短，SLD 修复不完善，损伤将会累积。组织修复动力学研究表明 SLD 的修复与照射后时间呈指数性关系，常用半修复时间($T_{1/2}$，50%细胞损伤修复所需时间)来表示。不同组织修复 SLD 的速度是不一样的。皮肤、肾和脊髓的 $T_{1/2}$ 较长(1h 至数 h)，小肠黏膜较短(约 30min)，肺和结肠介于两者之间。早期反应组织和后期反应组织在修复动力学方面没有本质的区别，重要的是一些希望通过超分割方式得到保护的后期反应组织的 $T_{1/2}$ 较长，两次照射的间隔时间必须足够，这一点在脊髓受到非常规分割照射时尤为重要。Cox 等观察到，肺癌超分割放疗中，两次照射的间隔时间$<$4.5h 的患者发生后期放射损伤的比例明显高于间隔时间$\geq$4.5h 的患者。总之，在超分割放疗中，两次照射的间隔时间应根据 $T_{1/2}$ 尽可能延长，脊髓以外的正常组织 SLD 的修复至少需 6h，脊髓则需更长时间。分割剂量的大小与修复动力学的关系还不清楚，但有资料表明，分割剂量增大，修复能力减弱。

③总疗程时间与肿瘤细胞加速再增殖：长期以来，人们一直认为在"4R"中，再增殖对分割放疗效应的影响没有其他 3 个因素重要。这一方面是因为人类肿瘤的体积倍增时间相当长，

从 27～166d，所以误认为在 4～7 周的分割放疗中，至多 1 次的肿瘤倍增不足以明显影响放疗的结果；另一方面是因为在放疗过程中大多数肿瘤有一定程度退缩的情况下，残余肿瘤细胞的增殖处于隐蔽状态，不易引起重视。放疗过程中存在肿瘤细胞加速再增殖主要有以下 3 方面的依据：a.肿瘤放疗后复发的时间；b.分段放疗与连续放疗的疗效；c.肿瘤控制剂量与总疗程时间。

近年来一些资料表明在 NSCLC 放疗中存在明显的时间-效应关系，在不能手术切除的局部晚期 NSCLC 高剂量根治性放疗中，疗程中断患者的局部控制率明显低于连续完成治疗者。尤其是在超分割放疗的患者，疗程中断超过 5d 患者的 2 年和 5 年生存率分别为 13%和 3%，远低于按计划完成治疗者的 24%和 10%。Komaki 等分析 85 例肺上沟瘤放疗的资料，发现接受分段放疗患者的 2 年局部控制率为 18%，明显低于接受连续放疗患者的 50%。

目前尚无有效的实验方法直接测定放疗过程中肿瘤细胞的增殖状态，也没有一个有效的细胞动力学指标能够单独地准确预测肿瘤细胞在放疗过程中的增殖状态。现已能用流式细胞技术测定人类肿瘤的潜在倍增时间，但其预测肿瘤细胞增殖状态的作用尚有争议。

(2)超分割放疗：超分割放疗的基本原理是使用较小的分割剂量，在不增加后期反应组织损伤的基础上提高总剂量，使肿瘤受到更高生物效应剂量的照射。超分割放疗的益处还包括增加细胞周期再分布的机会和降低细胞杀灭对氧的依赖性，从而提高了肿瘤的放射敏感性。由于早期反应组织和肿瘤一样具有较高的 α/β 值，在肿瘤杀灭效应提高的同时，急性反应不可避免的有所加重。

临床Ⅰ/Ⅱ期试验显示超分割放疗提高了 NSCLC 的疗效。傅深等的临床Ⅲ期试验显示 54 例Ⅲ期非小细胞肺癌超分割放疗的 2 年局控率和生存率分别为 27.8%和 31.3%，51 例常规放疗分别为 12.5%和 6%；超分割放疗急性放射性食管炎发生率较高，后期损伤两组无差异。

(3)加速超分割放疗：加速超分割放疗的基本原理是缩短总疗程时间以克服疗程中肿瘤细胞加速再增殖，同时降低分割剂量以保护后期反应组织。在分次间隔时间足够长的前提下，总疗程时间与后期放射损伤的关系不大，急性反应由于周剂量增加而明显加重，因而成为这种分割方式的剂量限制性因素。目前正在研究和应用的 5 种加速超分割放疗方式采用了不同手段来保证急性反应不致过重。这 5 种方式包括

①连续加速超分割放疗(CHART)：每次 1.5Gy，每天照射 3 次，连续治疗 12d(周末不休息)(54Gy/36 次，12d)。这是目前疗程最短、周剂量最高的分割方案。试图在肿瘤加速再增殖尚未开始或程度较轻时结束治疗，同时降低总量以减轻急性反应。

②同期小野加量加速超分割放疗(CBHART)：在大野(包括原发灶和淋巴引流区)照射的某一时期加用小野(仅包括临床肿瘤灶)。疗程缩短限于临床肿瘤，通过减少加速放疗中正常组织的受照体积来减轻急性反应。

③分段加速超分割放疗(SCHART)：总疗程短于常规放疗，疗程中插入休息时间以减轻急性反应。

④后程加速超分割放疗(LCHART)：有资料显示肿瘤加速再增殖主要发生在后半疗程。因此，疗程前半段采用常规分割，后程缩野加速超分割照射，同时前半段常规放疗可刺激早期反应组织加速增殖，有利于后程耐受加速放疗。

⑤逐步递量加速超分割放疗(EHART):分割剂量逐步递增,周剂量逐渐增加。符合疗程中肿瘤细胞加速再增殖逐步加重的趋势,同时有利于早期反应组织耐受较高剂量的照射。

临床Ⅰ/Ⅱ期和Ⅲ期试验结果均显示超分割和加速超分割放疗提高了NSCLC放疗的疗效。但是,超分割和加速超分割放疗的急性放射反应明显重于常规放疗,每日剂量不应大于4.8Gy。对于强烈的短疗程方案,急性反应是主要的剂量限制因素。后期反应组织放射损伤与分割剂量大小密切相关,两次照射至少应间隔6h。

2.三维适形放疗　目前常规应用的二维设计的放疗技术存在较明显的缺陷,即未能最大限度地将剂量集中到病变(靶区)内,而使周围正常组织和器官受到较高剂量的照射,从而局控率不高,正常组织损伤较重。1959年,日本学者Takahasi提出适形放疗的概念,即高剂量区分布形状在三维方向与病变(靶区)的形状一致,正常组织受量显著减少,因而称为三维适形放射治疗(3DCRT)。在肺组织能够耐受的范围内,利用这一技术可以给予肿瘤区70~80Gy甚至更高剂量的照射。1993年开始用于临床的IMRT技术使三维适形放疗有了更进一步的发展。三维适形放疗在几何上限制了治疗射线束的截面形状,使其由射野视角方向的投影与靶区轮廓一致,如此采用多线束治疗可以得到较好的剂量体积分布。但是如果病灶与周围正常组织或危险器官在立体上难以分离,甚至包裹必须保护的正常组织时,对射线束强度的调制,即调强则可能是唯一能够对该重要器官提供保护的方法。IMRT的基本原理来自CT成像的反思维:自CTX线球管出来的均匀射线束经过人体后变成了强度不均匀的射线束。因而如果给予一个强度不均匀的射线来照射,则出射线就可能是均匀的。IMRT的关键是在照射野内给出强度变化的射线进行治疗,加上使用多野照射,就能得到适合靶区立体形状的剂量分布,而且对靶区要求的剂量强度也可以“适形”。

适形放疗尤其是IMRT是放射治疗历史上的一个重大进步,由于它的适形性好,因此能明显增加肿瘤放射剂量,提高疗效,同时有效地保护周围正常组织,减少了放射并发症。目前普遍认为IMRT是21世纪放疗技术发展的方向。

3.质子射线放疗　带电重粒子在介质中运动的开始阶段,能量损失较小,而在接近其射程终末时,能量突然发生大量释放,在该处形成陡峭的电离吸收峰,称为Bragg峰,并在达到该电离吸收峰的最高值时,由于能量几乎全部损失而静止。粒子射线的深度剂量曲线分布特性显示,在其大部分射程内近似恒定剂量(坪段剂量),在其射程末端出现一明显的Bragg峰,峰值剂量为坪段剂量的3~4倍,并在达到峰值后迅速截止。质子射线的生物学效应与常规低LET射线相近,相对生物效应为1.1。所以光子射线治疗的临床经验完全可以用于质子治疗。

质子射线放疗开始于20世纪50年代,在近些年里有了较大发展,主要归因于高能加速器的发展,出现了专为医用的质子放疗系统。由于质子射线的Bragg峰,加上适形调强放疗,使其放疗的适形性优于迄今所有的放疗方法。因此能显著提高肿瘤放射剂量,有效保护周围正常组织。肿瘤局部控制明显改善,放射损伤减少。Yenemoto用质子射线治疗28例早期NSCLC,3年生存率达51%。质子射线放疗在21世纪将会得到发展,然而该系统价格昂贵,在近期内不可能广泛应用。

4.近距离放疗　近距离放疗是将放射源直接贴敷于肿瘤表面或插植于肿瘤中心,其物理剂量分布的特点是近源处剂量很高而随着离源距离的增大,剂量迅速跌落。因而可以给予肿瘤部位非常高的放射剂量，而对周围正常肺的放射剂量较低。但这种剂量分布特点同时也是其致命的缺点：靶区内放疗剂量分布极不均匀。若以距施源管中心 0.5cm 处的剂量为 100%，则在距施源管中心 1.0cm、1.5cm 和 2.0cm 处的剂量分别为 25%、11%和 6%。因而近距离放疗只能用于支气管腔内的肿瘤，对已向支气管腔外浸润的肺癌，仅适用于直径<2～3cm 的肿瘤。

近年来，使用较多的是支气管腔内近距离放疗（EBT）。EBT 方法是由纤维支气管镜引导插入 1.7～2mm 直径的施源管，将放射性微粒源送达肿瘤部位进行计算机遥控治疗。EBT 主要用于以下几种情况：支气管腔内的肿瘤引起的管腔阻塞，导致支气管远端的阻塞性肺炎、肺不张、肺实变。用低剂量率放射源照射后的临床症状缓解率在 50%～80%。高剂量率放射照射后为 60%～90%。然而多数临床报道没有显示患者的中位生存期延长，但患者的临床症状减轻，生存质量改善。另一种情况是用于外放射后有较小残留病灶的患者，作为一个局部加量照射方法，但是残留病灶必须<2～3cm。EBT 的主要并发症有：大出血、放射性肺损伤、瘘管形成（气管胸膜瘘、气管纵隔瘘、气管食管瘘）。

综上所述，对于不能手术的局部晚期 NSCLC 的放射治疗，常规分割放疗疗效不尽如人意，但目前仍是这一病变类型的标准放疗方法；非常规分割放疗显示出令人鼓舞的前景，但最佳的时间-剂量-分割方式及其适用范围有待进一步确认；适形放疗和质子放疗是 21 世纪放疗技术发展的方向。在照射靶区方面主要的变化趋势是治疗靶区较前适当缩小但更强调“适形”。在剂量方面一是通过改变分割方式提高肿瘤的生物效应剂量，二是通过适形放疗和质子放疗提高肿瘤的物理剂量。

【小细胞肺癌的放射治疗】

小细胞肺癌（SCLC）是来自神经内分泌系统的肿瘤，生物学行为显著不同于 NSCLC，表现为生长快、倍增时间短、分裂指数高、常早期出现远处转移，对放疗和化疗敏感。临床上将其作为一个独立的全身性疾病对待，一般根据病变进展的情况分为局限期和广泛期。广泛期小细胞肺癌的治疗以全身化疗为主，局限期则采用化疗结合放疗或手术的综合治疗。

（一）局限期小细胞肺癌的放射治疗

放疗是 SCLC 的重要治疗手段。Meta 分析显示与单纯化疗比较，放疗（40～50Gy，常规分割）＋化疗可将局部控制率提高 25%～30%，将生存率提高 5%～6%。之后的多项研究发现，化、放疗同步治疗的疗效优于序贯治疗及单一治疗方法，但其不良反应亦相应增加。现大多数研究认为，依托泊苷、顺铂（EP 方案）是较好的同步治疗方案，其与胸部放疗联合应用的毒性反应可耐受，且并不影响药物或放疗剂量。

1.同步放化疗的理论依据　包括以下几点。

（1）可降低发生转移的概率：实验研究发现随着肿瘤体积的增长，肿瘤细胞可很快获得转移能力，而 SCLC 细胞具有较快的增长速度以及较强的转移能力，因此尽早杀灭较多的肿瘤细胞应是降低转移概率的最好办法。

（2）可降低化疗耐药的概率：有研究认为，肿瘤细胞对化疗药物耐药是一个随机发生的基因突变过程，其发生概率与分裂细胞总数呈正相关，所以尽快地降低肿瘤负荷可减小耐药的发生概率。

(3)可降低放疗耐受的概率:新辅助化疗可能会引起 DNA 修复能力增强,从而使肿瘤细胞获得放疗耐受性,而同步放化疗可减少此种情况的发生。

(4)减少加速再群体化:动物模型发现,治疗后肿瘤细胞增长速度加快,当治疗时间延长时,为达到同样疗效需提高总治疗剂量。早期同步进行放化疗可较快地杀灭肿瘤细胞,减少再群体化的发生。

因此,目前对于 LSCLC 的治疗,已基本达成共识,即:在患者能够耐受的情况下,化疗(EP 方案或其他含铂类、VP-16 方案)、放疗同步治疗疗效最佳。但对于放疗的应用时间、放疗靶区、剂量及分割方式,尚存在一定的争议。

2.同步放疗的应用时间　加拿大国立肿瘤研究所(NCIC)发现,早期同步联合 EP 方案化疗与放疗明显优于晚期同步治疗者。其他对比早期与晚期同步放化疗疗效的随机试验结果不尽相同,部分研究并未发现早期同步治疗的疗效显著优于晚期治疗,但其晚期同步治疗的 5 年生存率仅为 10%左右,远低于 NCIC 研究中早期同步治疗 20%～30%的 5 年生存率。

早期同步放疗可显著提高近期疗效。亚组分析发现,对超分割放疗或含铂类化疗者,早期同步放疗的优势更为明显。最近的 Meta 分析发现,如以初次化疗后 30d 内开始放疗作为早期同步放疗的定义,对于应用了含铂方案的患者或放疗总疗程少于 30d 者,早期同步放疗可显著提高患者的生存率。当放疗总疗程少于 30d,同步应用含铂类化疗方案时,早期同步放疗可明显提高患者长期生存疗效。

3.放疗靶区　传统的放疗定位多在模拟定位机下完成,虽较简便快捷,但无法详细获知各具体器官的剂量分布。而根据 CT 定位进行的三维适形放疗可准确地勾画靶区,了解靶区和危及器官的具体受量,从而给以优化的治疗方案,应作为 SCLC 的标准放疗方式得到广泛开展。传统的放疗靶区包括大体肿瘤体积(GTV)、同侧肺门、双侧纵隔及双侧锁骨上淋巴结区,但随着强效化疗药物的应用,靶区范围已较前缩小,最近的研究倾向于靶区仅限于 GTV 外放 2cm。较小的靶区范围可降低放疗的不良反应并有助于提高放疗、化疗的剂量,但目前尚无随机对照临床试验比较其与传统靶区在治疗效果上的差异。通过回顾性研究,Tada 发现 N_2 及 N_3 患者的上纵隔及锁骨上区边缘复发较多,而 N_0 及 N_1 患者的边缘复发较少,因此建议适度增大前者靶区的上界,而对于后者则可较安全地缩小放疗靶区。另外,对于化疗后肿瘤缩小的患者,靶区勾画的参考标准亦有争议。SWOG 的前瞻性研究将化疗后取得部分缓解的患者随机分为两组,一组以化疗前肿瘤区域作为靶区,另一组以化疗后缩小的肿瘤作为靶区,随访发现两组患者的局部复发率并无显著差异。因此,对于化疗后部分缓解患者,放疗靶区多选择化疗后瘤区。但对于化疗后完全缓解者,放疗靶区多为化疗前受累的淋巴引流区域。

4.放疗总剂量　目前对于 LSCLC 的放疗总剂量,仍有较多争论。现多应用常规分割方式照射,即每日 2Gy,每周 5 次。总剂量多为 45～55Gy。有回顾性研究发现,当总剂量由 30Gy 升至 50Gy 时,局部复发率可由 79%降至 37%,而当剂量在 40～50Gy 时,其局部复发率与 30Gy 无明显差异。因此,总剂量＞50Gy 可能较＜50Gy 获得更好疗效。有研究认为,常规分割条件下,最大耐受总剂量可达 70Gy。对于高剂量放疗,尚需进一步行随机对照研究。

5.放疗分割方式　因 SCLC 具有加速再群体化的特点,理论上,低分割或加速超分割放疗的疗效应优于常规分割。有报道显示,低分割或加速超分割放疗的中位总生存期可超过 20

个月。

（二）广泛期小细胞肺癌的放射治疗

大多数SCLC患者确诊时即为广泛期，往往同时有多脏器的转移，主要累及骨、肝、肾上腺、脑等，其预后很差，未经治疗的广泛期患者中位生存期仅6～12周。其治疗以化疗为主，并可根据患者的具体情况，予以局部放疗，以减轻症状、减小肿瘤负荷。靶区可包括原发灶及纵隔淋巴结、脑转移灶、骨转移灶等。有学者报道，对于SCLC患者，单纯化疗的中位生存期为6个月，1年、2年生存率分别为28.9％和7.8％。而化疗辅助放疗组中位生存期为11个月，1年、2年生存率分别为52.8％和19.7％；相当一部分ESCLC患者有呼吸困难、上腔静脉压迫综合征、骨转移疼痛及脑转移、颅内压增高的相关症状，经过放疗后症状缓解率可高达70％～80％。因此放射治疗可起到延长一定的生存期、缓解症状、改善生存质量的作用。

（三）预防性脑照射

约10％的小细胞肺癌患者在初诊时被发现有肿瘤脑转移，另外有20％～25％的患者在随后的一生中被发现有脑转移，随着生存期的延长脑转移发生的可能性增高。在没有对中枢神经系统进行抗肿瘤治疗的情况下，小细胞肺癌2年生存患者发生脑转移的可能性高达50％～80％。65％的小细胞肺癌患者尸解病例被发现有脑转移。因为脑转移有时候是完全缓解患者的唯一复发部位，而且脑转移发生后通常使患者丧失能力，所以为了减少它的发生，自20世纪80年代以来预防性脑照射(PCI)已被经常应用。

曾有数项回顾性研究，认为PCI与放疗后神经系统及智力损伤有关。但这些研究多缺乏放疗前的基线数据，且未能考虑同步化疗、年龄、疾病等因素的影响。PCI后的智力损伤可能与身心状态欠佳有关。癌症与白血病协作组B(CALGB)的一项研究分析了347例接受PCI患者的情况，这些患者都接受了同步化疗。通过与治疗前基线数据比较，发现治疗后患者情绪状态未受明显影响，但认知能力较前下降，表明PCI与同步化疗对智力具有明显的不良反应。

接受PCI患者的脑CT及中枢神经系统异常的发生率显著高于没有接受PCI的患者，脑CT扫描显示异常变化，普通体检不容易发现神经系统症状和体征，许多症状通过神经心理学检查才能被发现，只有少数患者有明显症状。脑CT异常虽然最终会稳定，但是在治疗结束后的几年内异常变化会加重。神经系统异常改变在PCI加同期大剂量化疗或每次放疗4Gy的患者最为严重。

目前关于PCI的总剂量和分割方式尚无定论。大多数研究的PCI总剂量在30～36Gy，分割剂量2～3Gy。Meta分析发现，当总剂量在36～40Gy时，脑转移发生率可减少73％；而30Gy可减少68％；24～25Gy可减少48％；8Gy的总剂量仅可降低24％的脑转移发生率，但总剂量并不影响总生存期。另一项研究发现，当PCI的总剂量在20～35Gy范围内时，剂量与脑转移的预防效果几乎为线形相关。一般认为，为防止发生迟发性脑损伤，单次分割剂量应低于3Gy。也有研究认为，加速超分割PCI(30～36Gy，每次1.5Gy，每日2次)疗效较好，且无明显不良反应。目前放疗肿瘤协作组正在进行加速超分割PCI的Ⅱ/Ⅲ期随机试验(RTOG0212)。关于PCI的应用时间，现也并不统一。大多数研究认为应在获得CR后进行PCI，但不应晚于化疗开始后6个月。

现在正在进行更多的临床随机研究，对治疗后完全缓解患者加或不加PCI，这些研究对

PCI 的毒性反应及 PCI 对生存期的影响将会提供更加明确的资料。在这些研究没有完成及发表以前，有专家认为可参照以下的指导原则给予 PCI：①PCI 仅给予完全缓解患者；②每次放疗剂量 2～3Gy，2～3 周内完成，总剂量 24～30Gy；③PCI 不应该在化疗的同一天给予，放疗与化疗的间隔应尽量延长，例如在全部化疗结束后进行。

总的来说，目前评测 PCI 不良反应的研究尚需进一步排除以下因素对神经系统的影响：治疗过程中的抑郁、焦虑情绪、年龄、吸烟、副肿瘤综合征及脑内微转移灶等。根据现有研究结果，为减少晚期神经毒性，PCI 治疗应避免同步化疗，并应使单次分割剂量＜3Gy。

（四）肺癌放射治疗的并发症

1.放射性肺损伤

（1）急性放射性肺炎：肺组织受照 25～30Gy 后，呈现急性渗出性改变，病理检查可见毛细血管内皮细胞肿胀、空泡化，血栓形成，肺实质和间质充血，肺泡水肿，胶原纤维肿胀，炎性细胞浸润，肺泡上皮细胞脱落，蛋白性物质渗出。在此阶段多数患者不产生症状，若合并感染即产生与普通肺炎类似的症状。这些急性改变在数周或数月后逐渐消失。

急性放射性肺炎的临床症状多出现在放疗开始后的 1～3 个月。早期的临床症状为低热、干咳、胸闷，较严重尤其是合并感染者有高热、气急、胸痛、咳痰，有时有血痰。体检可闻及啰音，有肺实变表现。部分患者有胸膜摩擦音和胸腔积液临床表现。较严重者出现急性呼吸窘迫，甚至导致肺源性心脏病死亡。度过急性期后，则将经历一个逐步发展到肺纤维化的过程。

肺放射后多数会出现影像学改变，即使在没有临床症状的患者也会出现。所以影像学检查发现肺异常改变的比例明显多于有临床症状者。急性放射性肺炎在常规 X 线胸片显示为弥漫浸润样改变，这些改变的分布与放射野的形状一致。胸部 CT 检查通常的改变为肺密度增加。由于 CT 在区别肺的密度方面比 X 线胸片更敏感，而且能显示出放射剂量越高，肺密度增加越明显的关系。因而更常被用于诊断肺的放射损伤。

急性放射性肺炎的治疗以抗生素和肾上腺皮质激素为主，必要时给予支气管扩张药和吸氧等对症处理。皮质激素的用量要大，10～20mg/d，连续使用 4 周左右，然后逐步减量。骤然停药会引起肺组织潜在放射损伤的表达，使放射性肺炎的症状出现反跳。

（2）后期放射性肺纤维化：放疗 3 个月后，肺放射性损伤的改变主要是逐步发展的纤维化。肺泡间隔有弹性纤维和胶原沉积使之增厚。肺泡缩小塌陷，代之以纤维结缔组织。血管壁上也有胶原沉着，血管壁增厚使管腔狭窄、阻塞。肺的放射性纤维化进展较缓慢，呈隐匿发展。在放疗 1～2 年后趋于稳定。

大多数患者无明显临床症状，或仅有刺激性咳嗽，少数患者有临床症状，特别是那些急性放射性肺炎较严重的患者，表现为气急、运动能力下降、端坐呼吸、发绀、慢性肺心病、杵状指。

肺受放射后，大多数患者的影像学检查中会出现肺的后期放射改变。放疗后 1～2 年，在胸部 X 线上出现肺纤维化的表现，在肺的放射高剂量区有致密阴影，伴纤细的条索状阴影向周围放射。上述表现与放射野的形状基本相似，但也可超过原放射野的大小。肺纤维化的形状和放射野的一致性远不如急性放射肺炎时的表现，肺纤维化的另一个明显改变是肺呈局部收缩状态，即以放射野为中心收缩，使纵隔、肺门移位，横膈上抬。局部肺的纤维化使其余肺有不同程度的代偿性气肿，受照胸膜可出现增厚。有时肺纤维化造成的阴影和肿瘤的局部复发很难鉴别。MRI、PET 和 SPECT 有助于鉴别肺纤维化和肿瘤复发。

肺放射性纤维化尚无有效的治疗方法，重在预防，即在给予肿瘤高剂量照射的同时，尽可能避免和减少对正常肺组织的照射。

(3)与放射性肺损害有关的因素

①放射方面的因素：依据正常组织对放射损伤反应的规律，一般把它们分为急性放射反应组织和后期放射反应组织。急性放射反应组织的生物学特性是这些组织在不断地更新，有较强的增殖能力，其放射反应出现在放疗过程中。而后期放射反应组织多数是那些已经丧失了增殖能力的组织，其放射反应出现在放疗结束以后的不同时期里。放射反应的严重程度或损害大小与受照体积、放射总剂量、分割剂量、两次照射的间隔时间和照射总时间这 5 个因素密切相关。肺属于后期放射反应组织，它对放射损伤的反应形式基本遵循后期放射反应组织的反应规律。

②其他因素。a.年龄：儿童的肺放射耐受性比成年人的肺更差，而且照射儿童的肺必定使胸廓受照射，因而放射不但造成肺纤维化，还使胸廓的生长发育受影响，从而使肺功能的受损更明显；b.照射前肺功能状态：老慢支和肺气肿等慢性阻塞性肺病都使肺的放射耐受量降低，这些患者除容易产生急性放射性肺炎和肺纤维化外，由于肺功能的储备有限，因而若照射同样量的肺体积，正常的肺能耐受，而慢性肺病的患者就不能耐受；c.全身性疾病：血管硬化和糖尿病所致血管损坏会使肺的放射耐受下降；d.合并化疗：放疗的同时合并化疗会降低肺的放射耐受性，特别是使用对肺有毒性的化疗药物，如博来霉素、环磷酰胺、异环磷酰胺、丝裂霉素、长春新碱、多柔比星，亦有报道同时使用干扰素也可能使肺的放射损伤增加；e.肺照射部位：肺底部放射耐受性比肺尖部差。

2.放射性食管损伤　放射性食管损伤有两种表现形式，即早期的急性放射性食管炎和后期的放射性食管损伤。急性放射性食管炎是胸部肿瘤放疗中常见的急性反应，特别在超分割放疗或加速超分割放疗中的发生率更高，70%～80%的患者出现 RTOGⅡ级以上的食管炎。其机制与皮肤急性放射性反应相似，是放射损害了迅速增殖的黏膜上皮生发层细胞所致，一般出现于放疗开始后的 2～3 周。患者出现进食疼痛、胸骨后疼痛或烧灼感。合并化疗患者的食管炎出现更早，发生率更高，程度更严重。放疗结束后这些症状多可自行消失。食管炎的治疗为对症治疗，可用黏膜表面麻醉药，嘱患者进软食，避免酸、辣等刺激性食物。症状严重不能进食者应给予鼻饲和静脉营养。后期放射性食管损伤很少见，主要是食管狭窄、放射性溃疡、食管气管瘘和瘘管形成。

3.放射性脊髓损伤　早期的放射性脊髓反应主要表现为 Lhermitte's 征，在常规放疗中的发生率为 10%～15%，这是一种脊髓的亚急性放射损害，潜伏期 1～10 个月。患者在低头时出现背部自头向下的触电感，放射到双足跟，多为一过性。若脊髓放射剂量在耐受剂量(45Gy/10cm 脊髓)以内，则患者的上述症状数月后自行消失，不需任何治疗。

放射性脊髓病是脊髓的后期放射性损伤，发生在放疗 1 年以后。由放射对少突神经胶质细胞和毛细血管的损伤引起，产生神经脱髓鞘等退行性变，严重者有脊髓白质坏死等。临床上脊髓炎表现为横断性脊髓损伤，严重者出现截瘫，瘫痪平面与受照射脊髓段所支配部位一致。

放射性脊髓病是不允许出现的放射性损伤，一旦发生，无有效治疗方法。因此，设计和执行放疗计划时，必须保证脊髓受照射剂量在其耐受范围以内。

4.其他放射性损伤

(1)心脏损害：这是放射对心肌细胞本身或心包等的损伤引起。临床表现为心包积液、心包积血、缩窄性心包炎和心肌病。合并化疗会增加其发生率，在胸部放化综合治疗中一般不应使用多柔比星。

(2)臂丛神经损伤：肺尖癌或锁骨上区淋巴结转移时做高剂量照射引起。照射50Gy以内一般不发生。

(3)放射性肋骨骨折：发生于放疗数年后，表现为放射野内多根肋骨骨折，一般无症状，不需处理。

五、肺癌的靶向治疗

近年来随着肺癌分子机制的深入研究，以表皮生长因子受体(EGFR)为靶点的靶向治疗在晚期NSCLC治疗方面取得了巨大进展。

【以表皮生长因子受体为靶点治疗的理论基础】

表皮生长因子受体(EGFR)又称ERBB1或Her-1，属于受体酪氨酸激酶ERBB家族。ERBB家族包括四个成员：EGFR(ERBB1或Her-1)、Her-2(ERBB2)、Her-3(ERBB3)和Her-4(ERBB4)。EGFR分为细胞外的配体结合结构域，疏水的跨膜结构域和细胞内的酪氨酸激酶结构域。EGFR与EGF、转化生长因子α(TGFα)或神经生长调节因子等配体结合后，形成同源二聚体，有时也可与ERBB家族其他成员形成异源二聚体，使细胞内的5个酪氨酸残基自身磷酸化，活化Ras-Raf-MAPK、ERK1、ERK2、PI3K-AKT、JNK等信号传导途径，引发基因转录、蛋白质翻译、DNA合成，促进细胞增殖、迁移、黏附、血管新生和凋亡抑制。已知62%的NSCLC过表达EGFR，而且多数NSCLC的癌组织表达EGF、TGF-α等配体，另外10%欧美人NSCLC以及30%亚裔中存在EGFR基因的突变，这种自分泌环路或组成性活化是小分子酪氨酸激酶抑制药和抗EGFR单克隆抗体治疗NSCLC的理论依据。EGFR酪氨酸激酶抑制药目前根据与EGFR结合的可逆性、特异性分为两代。

【第一代EGFR酪氨酸激酶抑制药】

1.吉非替尼和埃罗替尼单药治疗NSCLC的疗效及预测因素　在吉非替尼Ⅱ期临床研究IDEAL1中，吉非替尼二线或三线治疗进展期NSCLC，250mg/d治疗剂量组和500mg/d治疗剂量的ORR分别为18.4%和19.0%；症状改善率为43%和37%，MS为7.6个月和8.0个月。在IDEAL2研究中，吉非替尼用于三线或三线以上治疗进展期NSCLC，250mg/d和500mg/d治疗组的ORR分别为11.8%和8.8%，MS分别为6.1个月和6.0个月。IDEAL1和IDEAL2研究表明吉非替尼500mg/d与250mg/d的ORR无显著差别，进一步分析发现IDEAL1的ORR高于IDEAL2的原因在于前者病例中包含50%日本人，而日本人的ORR达27.5%，明显高于欧美人种(IDEAL1和IDEAL2试验中均约10%)。随后进行的与安慰剂随机对照的Ⅲ期临床研究ISEL发现尽管吉非替尼治疗组的ORR为8%，与对照组比较有统计学意义，但两组MS分别为5.6个月和5.1个月(P=0.11)，无统计学意义，而且亚组分析发现腺癌的治疗组和对照组 MS 分别为 6.3 个月和 5.4 个月(P=0.07),也无统计学意义。因而 2005 年 6 月 FDA 调整吉非替尼的适应证为已经接受吉非替尼治疗且正在获益的进展期 NSCLC 患者,以及正在参加临床研究的使用者。Chang 等进一步分析 ISEL 实验发现亚裔人治疗组和对照组的 MS 分别为 9.5 个月和 5.5 个月(P=0.01),TTP 分别为 4.4 个月和 2.2 个月,而不吸烟者 MS 为 8.9 个月,明显长于吸烟者的 6.1 个月(P=0.01),就病理类型而言,腺癌获益尤为明显。Satouchi 等分析 221 例日本 NSCLC 患者后发现吉非替尼治疗的优势人群为腺癌、不吸烟、女性、好的 PS 评分及存在 EGFR 突变患者。2007 年 9 月 5 日公布的Ⅱ期临床研究 INTEREST 中,1466 例一线治疗无效的进展期 NSCLC 患者随机分为吉非替尼组和多烯紫杉醇组,结果显示吉非替尼组的生存期不差于多烯紫杉醇组,而耐受性和生活治量优于多烯紫杉醇组。提示吉非替尼可以作为进展期 NSCLC 二线治疗的一个新的选择。

埃罗替尼Ⅰ期临床研究确定最大耐受剂量为 150mg/d,这可能是由于埃罗替尼与表皮生长因子受体的亲合力强于吉非替尼。埃罗替尼Ⅱ期临床研究中,57 例先前含铂类化疗无效的进展期 NSCLC 患者接受 150mg/d 治疗,2 例(3.5%)CR,5 例(8.8%)PR,20 例(35.1%)SD,MS 为 8.4 个月,1 年生存率为 40%。53 例进展期 NSCLC 患者接受埃罗替尼作为一线治疗,6 周时 ORR 为 22.7%,疾病稳定率(DCR)为30.1%。80 例年龄≥70 岁的进展期 NSCLC 患者,埃罗替尼一线治疗后 8 例(10.0%)达 PR,33 例(41.3%)疾病稳定≥2 个月,MS 为 10.9 个月,1 年和 2 年生存率分别为 46%和 19%。埃罗替尼和安慰剂随机对照的Ⅲ期临床研究 BR21 中,入组的 731 例进展期 NSCLC 患者先前已接受过一线(50%)或二线(50%)化疗,2∶1 随机分为埃罗替尼 150mg/d 或安慰剂。埃罗替尼组的 ORR 为 8.9%,安慰剂组<1%(P<0.001)。埃罗替尼组的 MS 为 6.7 个月,安慰剂组为 4.7 个月(P<0.001)。埃罗替尼组的优势人群为腺癌、不吸烟、女性、亚裔人种以及 EGFR 阳性患者,而且对于男性、吸烟患者,埃罗替尼治疗组也优于对照组。埃罗替尼不仅能够延长患者的生存,也能改善肺癌相关的咳嗽、憋气和疼痛。

Janne 等研究发现 EGFR 基因突变与吉非替尼敏感密切相关,该基因突变在亚裔 NSCLC 中 25%~35%存在,欧美人中 5%~15%,而 EGFR 基因突变主要发生在亚裔人、腺癌、不吸烟及女性患者中。EGFR 基因突变与吉非替尼疗效之间关系密切,而 EGFR 基因扩增与吉非替尼疗效之间的关系尚无定论。

通过对 BR21 的研究进一步分析发现,EGFR 基因突变与埃罗替尼的客观反应有关,但 EGFR 基因突变与埃罗替尼治疗后的生存期延长无关。EGFR 基因扩增与疗效之间的关系受检测方法的影响,毕竟单纯检测 EGFR 基因扩增的方法如 FISH、RT-PCR 难以判断扩增的 EGFR 基因是否为突变型。

对于 PS 差不适宜化疗以及拒绝化疗的患者,吉非替尼一线治疗也有不错的疗效,ORR 在 7%~60%,疗效差异大与病例选择性有关。肺癌相关的症状通常在吉非替尼治疗 9~14d 改善,症状改善一般先于肿瘤控制,并常提示疾病控制。另外症状缓解但疾病无客观反映的患者 MS 为 9.7 个月,也长于无症状改善的 4.9 个月。

2.吉非替尼和埃罗替尼联合化疗治疗 NSCLC 的疗效 INTACT1 和 INTACT2 研究表明联合吉非替尼不能增加吉西他滨/顺铂及紫杉醇/卡铂的疗效,但 INTACT2 亚组分析发现腺癌接受吉非替尼维持治疗可能获益。有学者体外研究发现吉非替尼与化疗药物给药顺序影

响疗效，先吉非替尼治疗后化疗药起拮抗作用，先给化疗后给吉非替尼起协同作用，后者可能与化疗促进凋亡及阻断肿瘤细胞在 G_2/M 期有关。

小剂量的 NVB 可以改善吉非替尼的 1 年无进展生存。TRIBUTE 和 TALENT 研究发现埃罗替尼联合紫杉醇＋卡铂或吉西他滨＋顺铂一线治疗 NSCLC，不能提高化疗的 ORR 和 MS，因而目前不推荐化疗联合埃罗替尼一线治疗 NSCLC。对 TRIBUTE 进一步分析发现，埃罗替尼联合化疗可以延长 EGFR 突变患者的 TTP，但不能改善总生存期，对于存在 K-Ras 突变患者，埃罗替尼降低化疗的有效性。

3.*吉非替尼和埃罗替尼联合其他靶向治疗 NSCLC 的疗效*　化疗联合 Bevacizumab 可以提高 NSCLC 治疗的有效性，而 EGFR 和 VEGFR 信号通路具有相互交叉，因而 EGFR 酪氨酸激酶抑制药联合 Bevacizumab 治疗 NSCLC 具有一定的可行性。Ⅰ/Ⅱ期含 40 例非鳞状细胞癌的进展期 NSCLC 临床研究显示：埃罗替尼 150mg/d，联合 Bevacizumab 15mg/kg，常见不良反应有轻-中度的皮疹、腹泻和蛋白尿，两者联合没有药代动力学方面的相互作用，ORR、SD、TTP 和 MS 依次为 20%、65%、6.2 个月和 12.6 个月。一项Ⅱ期临床研究将含铂类化疗无效的 120 例进展期非鳞状细胞癌 NSCLC 患者随机分为多烯紫杉醇/培美曲塞（Pemetrexed）联合安慰剂组、Bevacizumab 联合多烯紫杉醇/培美曲塞组以及 Bevacizumab 联合埃罗替尼组，3 组中分别有 24%、28%和 13%的患者因治疗相关不良反应退出研究，1 年生存期分别为 33.1%、53.8%和 57.4%，Bevacizumab 联合化疗组和 Bevacizumab 联合埃罗替尼组与单纯化疗组相比，无进展/死亡风险分别为 0.66 和 0.72，3 组间无统计学差异，Bevacizumab 治疗组中 5.1%的患者出现 5 度出血。结果表明：Bevacizumab 联合化疗或埃罗替尼组作为二线治疗时的 TTP 及 1 年生存优于单纯化疗组，Bevacizumab 联合埃罗替尼组的毒性低于化疗组。

Sorafenib 是一个 C-RAF、B-RAF、c-Kit、VEGFR-2、VEGFR-3、PDGFR-β 等多靶点受体酪氨酸激酶，目前已被 FDA 批准用来治疗进展期肾癌和格列卫耐药的胃小肠间质瘤，而且已被欧洲委员会批准用来治疗肝细胞肝癌。一项Ⅱ期临床研究发现 52 例难治性或复发的进展期 NSCLC 接受 Sorafenib 400mg Bid 治疗，可评估中的 51 例中 30 例（59%）稳定，其中 15 例（29%）肿瘤缩小，但无 1 例达 PR。达 SD 患者的 TTP 为 23.7 周，全部患者的 TTP 和 MS 为 11.9 周和 29.3 周，最常见的不良反应为腹泻（40%）、手足皮肤反应（37%）和疲劳（27%）。Ⅰ期临床研究证实 Sorafenib 400mg 2/d 联合吉非替尼 250mg/d 或埃罗替尼 150mg/d，不良反应可以接受，并且看到部分患者达到 PR 或 SD，相应的Ⅱ期临床研究正在进行中。

环氧化酶-2（COX-2）常在 NSCLC 中表达，抑制环氧化酶-2 可以降低 NSCLC 的生长，减少浸润，拮抗血管新生，促进淋巴细胞浸润。目前有许多 COX-2 抑制剂在进行临床研究。一项Ⅰ/Ⅱ期临床研究，采用 rofecoxib（COX-2 抑制药）联合吉非替尼 250mg/d 治疗铂类治疗复发的晚期 NSCLC，rofecoxib 可以耐受的剂量为 50mg/d，可评价疗效的 42 例患者中 1 例 CR，2 例 PR，12 例 SD，TTP 为 55d，MS 为 144d，主要不良反应为皮疹和腹泻。另外一项Ⅱ期临床研究采用 celecoxib（COX-2 抑制药）400mg Bid 联合吉非替尼 250mg/d 治疗铂类治疗耐药的晚期 NSCLC，27 例患者中 2 例出现客观反应，TTP 为 2.2 个月，MS 为 4.6 个月，1 例不吸烟女性患者的 TTP 超过 3 年。结果表明吉非替尼联合环氧化酶-2 抑制药的疗效与单用吉非替尼相当。

4.吉非替尼和埃罗替尼的机制与对策　NSCLC 对吉非替尼和埃罗替尼存在高的原发耐药。尽管部分患者对吉非替尼和埃罗替尼敏感，但一般经过 7～12 个月出现继发耐药。目前研究发现 EGFR 的 20 外显子的插入突变与其他敏感突变相比差 100 倍，已知约 50%吉非替尼和埃罗替尼获得性耐药患者存在 EGFR 第 20 外显子 T790M 突变，造成 EGFR 与吉非替尼和埃罗替尼结合能力的下降，也有少数患者携带该突变引起原发性耐药。而新近发现 G796A 突变可造成 EGFR 对吉非替尼和埃罗替尼的敏感性下降 50000 倍，也可能是造成吉非替尼和埃罗替尼耐药的原因。最近 Engelman 等研究发现 22 例获得性吉非替尼和埃罗替尼耐药的 NSCLC 中 4 例存在原癌基因 MET 的基因扩增，MET 通过 ERBB3(Her-3)途径活化 PI3K 造成吉非替尼和埃罗替尼耐药，抑制 MET 可以恢复吉非替尼耐药细胞系对吉非替尼的敏感性。另外也有研究认为 BCRP 表达以及 EGFR 的运输异常等可以造成吉非替尼和埃罗替尼耐药。

吉非替尼和埃罗替尼存在不完全交叉耐药。对于因 T790M 突变的 NSCLC 患者，有研究发现 2 代 EGFR 酪氨酸激酶抑制药 HKI-272 等有效，联合 rapamycin 效果更加明显。

5.吉非替尼和埃罗替尼的常见不良反应　吉非替尼和埃罗替尼常见不良反应主要为 1～2 度的皮疹和腹泻，吉非替尼较埃罗替尼少见；而间质性肺炎的发生率为 5%，主要发生在合并有肺纤维化的患者。吉非替尼和埃罗替尼治疗期间出现皮疹患者的疗效优于无皮疹者。皮肤毒性目前主张分为轻、中、重度。

(1)轻度：局部皮肤出现皮疹，症状轻，无双重感染，不影响日常生活。对于轻度皮肤毒性的患者，可以不处理，或局部予以氢化可的松或克林霉素(氯林可霉素)软膏，吉非替尼治疗剂量不应改变。

(2)中度：广泛皮疹，伴轻微瘙痒、皮肤触痛，轻微影响日常生活，无双重感染。对于此种患者，局部予以氢化可的松氯林可霉素或 Pimecrolimus 软膏，同时口服强力霉素或二甲胺四环素，吉非替尼治疗剂量不主张改变。

(3)重度：广泛皮疹，伴严重瘙痒、皮肤触痛，明显影响日常生活，潜在或已发生双重感染。对于重度皮肤毒性的患者，建议减少吉非替尼和埃罗替尼治疗剂量，其他治疗同中度皮肤毒性的患者，另外可以应用甲泼尼龙(甲基强的松龙)，上述治疗 2～4 周后症状无明显改善，可停用吉非替尼和埃罗替尼。

【第二代 EGFR 酪氨酸激酶抑制药】

目前正在临床研究的第二代 EGFR 酪氨酸激酶抑制药很多，与靶点可逆结合的有：Lapatinib、Vandetanib(ZD6474)等；与靶点不可逆结合的有：Canertinib(CI-1033)、HKI272、EKB-569 等。

1.Lapatinib　是 EGFR 和 Her-2 双激酶抑制药，目前已被 FDA 批准用来治疗 Her-2 阳性赫赛汀治疗无效的晚期乳腺癌。

2.Vandetanib　是一个双激酶抑制药，主要抑制 VRGFR-2(KDR-2)，对 EGFR 也有中度抑制作用。Ⅰ期临床研究发现 Vandetanib 的主要不良反应有皮疹、腹泻、高血压、无症状的 Q-T 波延长，最大耐受剂量为 300mg/d。

3.Canertinib　是一个不可逆的泛 ERBB 家族抑制药。最常见的不良反应是皮疹和腹泻。

4.HKI-272　是一个 EGFR 和 Her-2 的不可逆抑制药。Ⅰ期临床研究显示：HKI-272 最大耐受剂量为320mg/d，常见的不良反应有腹泻、恶心、虚弱、纳差、呕吐、寒战和皮疹。部分吉非替尼或埃罗替尼耐药的NSCLC患者经HKI-272治疗SD达6个月。Ⅱ期临床研究正在进行中。

5.EKB-569　通过与EGFR共价结合，不可逆抑制EGFR的活性。研究发现EKB-569对吉非替尼耐药的NSCLC也具有活性。Ⅰ期临床研究显示：EKB-569的最大耐受剂量为75mg/d，剂量限制的毒性是3度的腹泻，其他常见的不良反应有皮疹、恶心、虚弱。

【针对EGFR的单克隆抗体】

针对EGFR的单克隆抗体目前正在临床研究的有爱必妥、Panitumumab、Matuzumab(EMD-72000)、Nimotuzumab(h-R3)、MDX-447、mAb806等，其中爱必妥已被FDA批准用来治疗转移性结直肠癌和不能切除的头颈部鳞癌，而Panitumumab被FDA批准用来治疗难治性的转移性结直肠癌。

1.*爱必妥*　是一个人鼠嵌合抗EGFR胞外区的IgG_1单克隆抗体，比内源性的配体亲和力更强，结合EGF后促进EGFR内吞、降解，也可通过阻断EGFR抑制肿瘤细胞生长，另外可通过抗体依赖的细胞毒(ADCC)和补体依赖的细胞毒(CDC)介导的免疫效应细胞杀伤肿瘤细胞。Ⅱ期研究用爱必妥单药治疗复发的NSCLC，66例患者中6例EGFR阴性，ORR为4.5%，SD为30.3%，TTP为2.3个月，MS为8.9个月。另外一项Ⅱ期临床研究将131例初治的进展期NSCLC患者随机分为2组：吉西他滨＋铂类(顺铂或卡铂)联合爱必妥组，吉西他滨＋铂类组。爱必妥组和无爱必妥组的ORR率分别为27.7%和18.2%；TTP为5.09个月和4.21个月；MS为11.99个月和9.26个月。爱必妥组14.1%出现严重的痤疮样皮疹，18.5%因治疗相关不良反应退出治疗，无爱必妥组无一例出现痤疮样皮疹，10.6%退出治疗。还有一项Ⅱ期临床研究采用NVB＋DDP联合爱必妥组一线治疗EGFR阳性的进展期NSCLC，联合爱必妥组与单纯化疗组的ORR分别为31.7%和20.0%；DCR分别为84%和67%；PFS为4.7个月、4.2个月；MS为8.3个月和7.0个月，1年生存率分别为32%和26%。Ⅲ期FLEX研究表明，NVB＋DDP联合爱必妥组与NVB＋DDP相比，可以延长EGFR阳性的进展期NSCLC的生存期。NEAR研究初步的结果显示13例3期NSCLC患者采用爱必妥联合调强放疗，13例患者中10例PR，3例SD，PET显示所有患者的标准摄取值(SUV)下降。

2.Panitumumab　是一个完全人源化抗EGFR胞外区的单克隆抗体，与EGFR具有高的亲和力，在人体具有很好的耐受性，不引起人类产生抗Panitumumab的抗体。Panitumumab是一种IgG_2亚类抗体，因而不激发明显的ADCC反应。一项Ⅰ/Ⅱ期研究采用Panitumumab联合标准剂量的紫杉醇＋卡铂治疗EGFR阳性的进展期NSCLC患者，19例中1例CR，4例PR，最常见的不良反应是皮疹，出现率高达80%。进一步的Ⅱ期临床研究将166例初治、EGFR阳性的进展期NSCLC患者随机分为紫杉醇＋卡铂组和紫杉醇＋卡铂联合Panitumumab组，结果显示两组ORR、TTP和平均生存时间无统计学差别。

其他的针对EGFR的单克隆抗体目前多尚在Ⅰ或Ⅱ期临床研究中。

【其他】

除了上述的第二代EGFR酪氨酸激酶抑制药和Sorafenib外，目前正在临床研究的多靶点抑制药还有许多，主要为。

1.Sunitinib 是c-KIT、FLT-3、PDGFR和VEGFR等多靶点受体酪氨酸激酶,目前已被FDA批准用来治疗进展期肾癌和格列卫耐药的胃小肠间质瘤。

2.Pivanex 是第二代组蛋白脱乙酰化酶抑制药。Ⅱ期临床研究结果显示:对于47例难治性、进展期NSCLC的患者,Pivanex治疗后3例(6.4%)PR,17例(29.8%)SD≥12周,MS为6.2个月,1年生存率26%。但随后进行的多中心、随机、对照的ⅡB期临床研究中,因Pivanex联合多烯紫杉醇出现明显的不良反应而提前终止。

3.Bortezomib 是一种蛋白酶体抑制药,已被FDA批准用来治疗多发性骨髓瘤。SWOG一项Ⅱ期临床研究结果显示:Bortezomib联合吉西他滨、卡铂一线治疗114例进展期NSCLC患者,全部患者平均随访13个月,TTP为5个月,MS为11个月,1年生存率46%。最常见3/4度的不良反应有粒细胞减少(52%)、血小板减少(63%)和疲劳(13%)。进展期NSCLC患者生存期11个月,在既往的SWOG研究中还从未有过,Ⅲ期临床研究正在进行中。

4.其他 其他正在进行研究的靶向治疗有针对HSP90的IPI-504,可能对吉非替尼和埃罗替尼耐药的NSCLC有效;RaPamycln的类似物Sirolimus等。

第三节 乳腺癌

一、乳腺癌的病理学诊断

(一)乳腺腺瘤

1.管状腺瘤 由大量较为一致的密集排列的腺管和少量纤维结缔组织构成的乳腺良性肿瘤。可能是纤维腺瘤的变型。

【诊断要点】

(1)肉眼病变:有薄层包膜或无包膜的结节。

(2)镜下:①由密集排列、大小较一致的圆-椭圆形小腺管构成,有腺上皮和肌上皮2层细胞,肌上皮常不明显,管腔内无或有分泌物,常无导管。②有少量纤维性间质,其内可有少量淋巴细胞浸润。③可与纤维腺瘤混在。

【鉴别诊断】

①腺管状腺病;②小管癌;③纤维腺瘤等。

2.泌乳型腺瘤 是一种具有明显分泌现象的乳腺良性肿瘤。有人认为多数病变似是伴泌乳改变增生性小叶的融合,故视为结节性泌乳性增生为好。一般见于妊娠和产后女性。

【诊断要点】

镜下:①由分叶状密集增生的腺泡组成。②腺泡腺上皮呈不同程度分泌改变,外层为肌上皮。③纤维间质不明显。④可伴有出血、梗死。

【鉴别诊断】

①分泌型癌;②假分泌性增生;③妊娠及哺乳期乳腺;④管状腺瘤;⑤泌乳腺伴乳腺癌等。

3.大汗腺型腺瘤　是一种伴明显大汗腺化生及增生的良性肿瘤。有人认为是大汗腺型结节性腺病。

【诊断要点】

镜下:①病变界限清楚。②广泛性大汗腺化生、增生,可呈乳头状增生。③大汗腺细胞可出现非典型性。④间质常不明显。

【鉴别诊断】

①不典型大汗腺病变/大汗腺癌;②增生性病变伴大汗腺化生;③分泌型癌;④分泌/假分泌乳腺;⑤纤维腺瘤等。

(二)小叶性肿瘤

小叶性肿瘤又称小叶上皮内瘤变,指发生在乳腺终末导管小叶单位内,以小叶型肿瘤细胞(缺乏细胞黏附性及极向)不典型增生的谱系过程,包括不典型小叶增生及小叶原位癌。因为目前小叶性肿瘤的名称并未得到公认,所以采用小叶性肿瘤的诊断系统时应同时注明是不典型小叶增生还是小叶原位癌。

1.不典型小叶增生

【诊断要点】

终末导管小叶单位中呈现小叶原位癌的某些形态特点(见小叶原位癌),但尚不具备诊断小叶原位癌的全部标准,病变并未累及1个小叶的所有腺泡或受累腺泡膨胀程度不够。①小叶原位癌样改变<1个小叶的50%(有的为<75%);或②累及1个小叶的所有腺泡,但腺泡无明显膨大。

【鉴别诊断】

①小叶原位癌(有人认为有必要区分,但常遇到困难);②腺病。

2.小叶原位癌

【诊断要点】

(1)经典型:①累及终末导管小叶单位(TDLU),终末导管可呈现派杰病样病变。②小叶结构存在,1个或多个小叶的腺泡不同程度膨大或变形。③膨大腺泡内充满黏附性差的单一性小细胞(A型细胞,稍大于正常腺泡的上皮细胞),细胞边界清楚或模糊,胞质少、嗜酸性或淡染、常见小空泡(AB/PAS阳性),核一致性圆形、核膜清晰、染色质匀细,无核仁或不明显,核分裂罕见。④可见多形性大细胞(B型细胞),胞质丰富,核大、染色质不均匀、深染,核仁常明显,核分裂少见。⑤肌上皮细胞仍居原位,或脱离原位而与肿瘤细胞混在,也可断续分布,基膜通常完整(不一定清晰显现)。⑥瘤细胞可累及毗邻导管,在导管上皮与基膜间呈派杰病样浸润。⑦可伴有硬化性腺病、放射状瘢痕、良性乳头状病变、纤维腺瘤和胶原小体病等。

(2)组织学变型

1)多形型:组织学特征与经典型类似。瘤细胞有明显多形性异型性为特征。可见瘤细胞坏死,钙化少见。

2)印戒细胞型:组织学特征与经典性类同。瘤细胞呈印戒状,胞质内有黏液物质聚集。

3)坏死型:组织学及细胞学特征与经典型类似。膨大的小叶性肿瘤内出现灶状或粉刺型坏死。钙化常见。

4)巨腺泡型:细胞学特征类似于经典型。腺泡明显膨大,常见数个巨大实体性腺泡紧密贴近,彼此几无间质分隔,局部可有相互融合。部分可伴有坏死。

(3)免疫组化染色:ER、PR、34βE12 阳性,p120 胞质阳性,Ki-67 低增殖指数,E-Cadherin、CK5/6,HER2 和 P53 通常阴性。多形型 Ki-67 增殖指数高,HER2 和 P53 常阳性。AB/PAS 常阳性。

【鉴别诊断】

①检材处理缺陷所致的组织假像;②普通型旺炽性导管上皮增生;③实体型导管原位癌;④小叶癌化;⑤微浸润性小叶癌;⑥小叶透明变(透明细胞化生);⑦乳腺妊娠样增生(假泌乳性增生);⑧良性增生性病变(胶原小体病、硬化性腺病、放射状瘢痕等);⑨良性乳头状病变;⑩纤维腺瘤等。

(三)导管内乳头状肿瘤

包括一组异质性肿瘤性病变,其共同特征是具有乳头状、树枝状生长模式,其中央为纤维血管轴心,表面被覆不同增生状态的上皮,有或无肌上皮层。

1.(导管内乳头)状瘤　为导管内乳头状病变,纤维血管轴心被覆良性增生上皮,分为中央型(发生于大导管,常位于乳晕区)和周围型(发生于终末导管小叶单位)两种类型。

(1)中央型导管内乳头状瘤

【诊断要点】

1)肉眼病变:乳头状的肿瘤位于囊状扩张的导管内,常有蒂与导管壁相连,瘤组织呈颗粒状软脆,红褐色。

2)镜下:①肿瘤位于囊状扩大的导管腔内,呈乳头树枝状结构,具有明显纤维血管轴心。②乳头表面衬覆立方-柱状腺上皮和肌上皮两层细胞,有基膜。③可有大汗腺化生、鳞化和(或)柱状细胞变。④肌上皮可明显增生。⑤常有出血,少数发生梗死。⑥复杂型:可有不同程度乳腺增生病的形态表现(如上皮旺炽性增生等)。⑦硬化型:间质明显纤维化,埋于纤维组织内的腺管受压变形,呈硬化性腺病形态,形成假性浸润图像。

3)免疫组化染色:肌上皮标记物染色肌上皮阳性,CK5/6 阳性。

【鉴别诊断】

①周围型导管内乳头状瘤;②不典型导管内乳头状瘤;③导管内乳头状癌;④乳晕区硬化性导管增生;⑤浸润性癌。

(2)周围型导管内乳头状瘤

【诊断要点】

①起源于终末导管小叶单位,常为多发性,可延伸至大导管。②形态与中央型导管内乳头状瘤类同。③常伴普通型导管增生、非典型导管增生、导管原位癌和浸润癌。④可伴发硬化性腺病、放射状瘢痕等增生性病变。⑤免疫组化染色:同中央型导管乳头状瘤。

【鉴别诊断】

①中央型导管乳头状瘤;②不典型导管内乳头状瘤;③导管内乳头状癌;④乳头瘤病型乳腺增生症;⑤乳头瘤病型复杂硬化性增生;⑥浸润性癌。

2.不典型导管内乳头状瘤　为导管内乳头状瘤的局部出现低级别核的不典型增生(形似

低级别导管内癌）或肌上皮减少、缺失。

【诊断要点】

（1）主要表现为两种形式：①表现为不典型柱状增生，局部（<1/3 区域）有肌上皮减少或局部缺失。②局部（<1/3 区域）类似不典型导管增生或低级别导管内癌改变。两种类型病变可混合存在。

（2）免疫组化染色：肌上皮标记物染色肌上皮存在、减少或局部缺失，不典型增生或低级别导管内癌区域 CK5/6 阴性。

【鉴别诊断】

①导管内乳头状瘤；②导管内乳头状癌；③乳头瘤病型乳腺增生症；④乳头瘤病型复杂硬化性增生。

3.导管内乳头状癌　为导管内恶性乳头状病变，纤维血管轴心被覆恶性腺上皮细胞，缺乏肌上皮。理论上讲此诊断名称是指纯导管内乳头状癌，与起源于导管内乳头状瘤的癌是不同的概念，因为其没有残存导管内乳头状瘤的证据。

【诊断要点】

（1）其形态学诊断标准包括两个方面：①≥90％的肿瘤性乳头缺乏肌上皮，不论是否出现明显的上皮增生。②≥90％的区域表现为低级别导管内癌的形态改变（任何组织学类型）。

（2）其乳头较导管内乳头状瘤更纤细，纤维血管轴更少见，缺少肌上皮。乳头被覆上皮可由 1 层或数层柱状上皮，细胞核多数为低或中级别，少数为高级别。乳头之间可充实有形态明显一致的增生细胞，排列呈实性、筛状或微乳头状。可存在有双态性肿瘤细胞（第 2 种细胞胞质丰富、淡染，位于基底部）。

（3）免疫组化染色：乳头状癌内缺乏肌上皮（p63、Calponin、SMMHC 等阴性或局部有少数阳性），导管周围通常有肌上皮（p63、Calponin、SMMHC 阳性，少数缺失），CK5/6 阴性，ER、PR 呈单克隆性阳性表达。

【鉴别诊断】

①不典型导管内乳头状瘤；②源于导管内乳头状瘤的癌；③乳头瘤病型乳腺增生症；④乳头瘤病型复杂硬化性增生；⑤乳头腺瘤；⑥浸润性乳头状癌。

4.包裹性（囊内）乳头状癌　通常认为是导管内乳头状癌的变型，现称为包裹性乳头状癌（包囊壁无肌上皮），其主要特征是在肉眼可见的囊内出现乳头状癌。目前认为至少某些可能是一种膨胀性生长的低级别浸润性癌。

【诊断要点】

（1）肉眼病变：乳头状或圆形肿物位于囊腔内，常广泛附着于囊壁。

（2）镜下：①囊内乳头状肿瘤，形态与导管内乳头状癌类似，常包绕厚层纤维性包膜（缺乏肌上皮）。②周围常见低级别导管原位癌（筛状、微乳头型）。③移行细胞型：乳头被覆数十层移行细胞，局部呈流水状排列。④可伴有浸润性癌。

（3）免疫组化染色：瘤细胞及囊壁缺乏肌上皮，CK5/6 阴性。

【鉴别诊断】

①导管内乳头状癌；②浸润性乳头状癌；③不典型导管内乳头状瘤；④浸润性癌。

5.导管内实体型乳头状癌　认为是一种有明确临床(好发于老年女性)病理特征的导管原位癌变型,因常有神经内分泌分化,又称神经内分泌型导管原位癌。近年文献趋向使用实体型乳头状癌。

【诊断要点】

(1)镜下:①病变为结节状,导管明显膨胀性扩大,呈圆-卵圆形或不规则形。②瘤细胞呈实性增生,其中有纤维血管轴心网(呈实性乳头状结构),其周围细胞常呈栅状排列或呈假菊型团。③细胞较温和,呈圆-卵圆形、梭形(流水状排列)或印戒样,胞质嗜酸性颗粒状、淡染或有黏液,核低-中级别,染色质细腻,可见小核仁。④细胞外黏液多少不等。

(2)免疫组化染色:神经内分泌标记物及ER、PR常阳性,肌上皮标记物纤维血管轴心及导管周围有阳性肌上皮,部分病例阴性。肿瘤细胞CK5/6、HER2阴性,Ki-67低增殖活性。组织化学黏液染色(AB/PAS)常见多少不等的阳性细胞。

【鉴别诊断】

①普通型导管增生(旺炽性);②不典型导管增生;③复杂型导管内乳头状瘤;④导管内乳头状癌;⑤膨胀浸润性癌。

(四)微浸润性癌

是指癌细胞突破导管/小叶原位癌的基膜,浸润到周围非特化间质内,但浸润灶的最大直径≤0.1cm的微小浸润性癌(多灶性浸润,以最大病灶为准)。

【诊断要点】

1.镜下　①常见于病变范围较大的高级别导管原位癌,但也可见于任何级别的导管或小叶原位癌周围。②高级别导管原位癌伴小叶癌化及癌性导管周围有间质纤维化和淋巴细胞浸润时要高度怀疑。③非特化间质内浸润的癌细胞与紧邻的导管/小叶原位癌细胞形态类似,可为单个细胞、小簇状细胞团、巢状或腺样。④间质可有淋巴细胞浸润和(或)纤维组织及小血管反应性增生。

2.免疫组化染色　肌上皮标记物(如p63、Calponin、SMMHC)阴性。应常规检测ER、PR、HER2和Ki-67。如标记切片上找不到微小浸润病灶,应报告原位癌的染色结果(其可反映出微小浸润灶的免疫表型)。

【鉴别诊断】

①小叶癌化;②导管原位癌外突的分支。③导管/小叶原位癌的导管或腺泡因纤维化而扭曲;④炎症致病变导管或腺泡结构不清;⑤医源性病变:如挤压、烧灼所致组织变形,先前穿刺造成的导管原位癌细胞进入周围间质或脂日方组织内(上皮移位埋陷)等;⑥导管原位癌累及良性硬化性病变(如复杂性硬化性增生和硬化性腺病等)。

(五)乳腺浸润性乳腺癌

乳腺浸润性乳腺癌是一组主要起源于终末导管小叶单位的恶性上皮性肿瘤,绝大多数为腺癌。浸润性导管癌为非特殊类型,此外均为特殊类型癌。

1.乳腺浸润性导管癌　乳腺浸润性导管癌是一组异质性浸润性乳腺癌,没有足够的特征归入特殊类型。占乳腺癌的40%～70%。

【诊断要点】

(1)经典型

1)肉眼病变：肿物多不规则，质硬脆，切面呈星状或结节状。

2)镜下：①肿瘤细胞呈巢状、片状、小梁状、条索状或腺管状排列，间质多少不等。②瘤细胞的异型程度不同。③组织学依据腺管形成、核的多形性和核分裂计数三项指标分为1、2、3级(表3-1)。

表3-1　乳腺浸润性导管癌改良 Bloom-Richardson 半定量分级法

特征				计分
腺管形成				
＞75％				1分
10％～75％				2分
＜10％				3分
核多形性、异型性				
相当于正常导管上皮，规则，一致				1分
中间大小，中度多形和异型				2分
大于正常导管上皮2.5倍，明显多形和异型				3分
核分裂计数(个/10HPF)				
视野直径(mm)	0.44	0.59	0.63	
视野面积(mm^2)	0.152	0.274	0.312	
	0～5	0～9	0～11	1分
	BH6～10	10～19	12～22	2分
	＞11	＞20	＞23	3分
组织学分级				
Ⅰ级，分化好				3～5分
Ⅱ级，中分化				6～7分
Ⅲ级，差分化				8～9分

(2)组织学变型

1)混合型癌：浸润性导管癌与特殊类型癌混合，非特殊类型癌的成分＞50％。

2)多形性癌：于腺癌或腺癌伴梭形细胞、鳞状细胞分化背景中，多形性和巨大怪异形肿瘤细胞＞50％。

3)伴破骨性巨细胞的癌：浸润性癌的间质中有破骨细胞样巨细胞，最常见于高、中分化的浸润性导管癌。

4)伴有绒癌特征的癌：具有绒癌分化特征的浸润性导管癌，60％的病例可检见β-HCG阳性的瘤细胞，患者血清β-HCG可升高。

5)伴有黑色素特征的癌：兼具浸润性导管癌和恶性黑色素瘤形态的浸润性癌.所有肿瘤成分都在同一染色体有杂合性丢失，提示两者的细胞来源于同一肿瘤性克隆。

6)导管原位癌为主型：导管原位癌为主要成分，局部有浸润性导管癌(＜20％)。

免疫组化染色：常规行ER、PR、HER2及Ki-67检测。ER和PR阳性(70％～80％)，

HER2阳性(15%～30%),E-Cadherin及p120常细胞膜阳性,Ki-67指数不同,p53、S-100、CEA、Vimentin和GCDFP-15不同程度阳性。

【鉴别诊断】

①腺病(硬化性腺病、腺管状腺病等);②放射状瘢痕;③特殊类型癌(浸润性小叶癌、小管癌、髓样癌、浸润性筛状癌和化生性癌等);④颗粒细胞瘤;⑤恶性淋巴瘤(转移性或原发性);⑥恶性黑色素瘤(转移性或原发性);⑦转移癌等。

2.浸润性叶癌　浸润性小叶癌是一种有特殊生长方式的浸润性乳腺癌,占浸润性乳腺癌的5%～15%。

【诊断要点】

(1)经典型

1)肉眼病变:肿物常为不规则形,无明显界限;切面多呈灰色或白色;部分病例无明显肉眼病变。

2)镜下:①癌细胞较小,界限清楚,黏附性差,呈散在,单行串珠状(列兵式,单列线样)和(或)围绕残留导管呈同心圆或靶环状浸润。②癌细胞胞质少,嗜酸性或淡染,常有小空泡或呈印戒细胞样,空泡内常见嗜酸性包涵体样小球(AB/PAS阳性);核圆形、卵圆形,核仁不明显,核分裂少见。③间质常硬化或透明变性。④常见小叶原位癌。

(2)组织学变型:均具有经典型的浸润方式和(或)癌细胞的某些形态特点,各种变型的典型图像必须占优势。①腺泡型:癌细胞排列成圆形、卵圆形腺泡状;②实体型(或称弥漫型):癌细胞一致性小至中等大,弥漫成片,缺乏黏附性,多形性可明显,核分裂较多,间质少;③多形型(组织组胞样):癌细胞较大,较明显多形和异型,可呈大汗腺或组织细胞样分化,也可见印戒样细胞,常有小叶内病变;④小管小叶型:成于小管和经典型浸润性小叶癌。

免疫组化染色:E-Cadherin通常阴性,p120常胞质阳性,34βE12通常阳性;ER(75%～95%)和(PR60%～70%)阳性,多形型者阳性率低;HER2、p53多阴性,多形型者可阳性;Ki-67指数较低,多形型者较高。组织细胞样型常GCDFP-15阳性。组织化学染色:AB/PAS常阳性。

【鉴别诊断】

①乳腺炎症及反应性病变;②淋巴造血组织肿瘤;③浸润性导管癌;④腺病(硬化性腺病和微腺型腺病等);⑤特殊类型癌(神经内分泌癌、小管癌等);⑥颗粒细胞瘤等;⑦转移瘤(如胃黏液细胞癌等)。

3.小管癌　小管癌是一种分化好、开放性、内衬单层上皮细胞小腺管构成的浸润性癌。>90%的肿瘤组织具有小管结构。预后好。

【诊断要点】

①肉眼肿物直径多≤1cm,切面星状。②镜下小管杂乱无章分布,管腔开放,呈圆或卵圆形或不规则成角形。③小管被覆单层小而一致的上皮细胞,胞质常呈嗜酸性,可见顶分泌胞突,核圆-卵圆形,异型性不明显,核分裂罕见。④小管缺乏肌上皮,可见不完整的基膜。⑤常有促纤维反应性间质,也可出现致密胶原纤维,透明或黏液样变。⑥可见平坦上皮非典型性,小叶/导管原位癌(多为微乳头型或筛状型)。

免疫组化染色：ER、PR 阳性、HER2 阴性，Ki-67 指数低，小腺管周围无肌上皮（p63、SMMHC 等）阴性，S100 阴性。

【鉴别诊断】

①混合性小管癌；②小管小叶癌；③腺管型浸润性导管癌；④硬化性腺病；⑤微腺性腺病；⑥腺管状腺病；⑦乳头腺瘤；⑧管状腺瘤；⑨复杂硬化性病变等。

4.*浸润性筛状癌*　是一种具有明显筛状结构（类似筛状导管原位癌）的浸润癌。>90%的癌组织具有筛状结构为单纯型。预后好。

【诊断要点】

①癌细胞巢呈不规则岛状，具有典型的筛孔结构。②癌细胞小而形态单一，胞质较少、可有顶浆分泌胞突，核小而圆、低或中度多形和异型，核分裂少见。③间质常明显纤维母细胞增生（促纤维反应）。④常有低级别筛状导管原位癌。⑤可有小管癌成分。

免疫组化染色：ER 阳性、PR 多数阳性、HER2 阴性，Ki-67 指数低，肌皮标记（p63、SMMHC 等）阴性。

【鉴别诊断】

①腺样囊性癌；②筛状导管原位癌；③普通浸润性导管癌；④类癌、非典型类癌等。

5.*髓样癌*　髓样癌是一种呈合体细胞生长方式。缺乏腺管结构，伴有明显淋巴浆细胞浸润，界限清楚的癌。非典型髓样癌废用。

【诊断要点】

①肉眼肿物界限清楚，结节或分叶状，切面膨隆，常见出血、坏死。②镜下肿瘤边界清楚（挤压式边缘）。③>75%的癌细胞为合体型细胞。④中或高级别核级，核呈空泡状、明显多形、异型，核仁一至多个，核分裂易见，可见奇异型多核巨细胞。⑤缺乏腺管状结构。⑥癌巢内、外有大量密集的淋巴细胞、浆细胞浸润。⑦间质仅少量疏松纤维结缔组织。⑧可有鳞状细胞、梭形细胞、骨或软骨化生。⑨缺乏导管原位癌。

免疫组化染色：ER、PR 及 HER2 通常阴性，Ki-67 指数高。

【鉴别诊断】

①伴显著淋巴细胞浸润的导管癌；②非典型髓样癌（目前多认为宜将其称为具有髓样癌特征的浸润性导管癌）；③化生性癌；④淋巴瘤；⑤淋巴结转移癌等。

6.*产生黏液的癌*　是指癌细胞内和（或）外生成黏液的癌，包括：①黏液癌（胶样癌）；②黏液性囊腺癌和柱状细胞黏液癌；③印戒细胞癌。

（1）黏液癌：又称胶样癌，是由细胞学相对温和的肿瘤细胞团巢漂浮于细胞外黏液湖中形成的癌。全部为黏液癌成分者称为单纯型黏液癌；含有其他类型癌（主要是浸润性导管癌）的黏液癌称为混合型黏液癌，诊断时应注明类型及比率。单纯型年龄大预后好。

【诊断要点】

①肉眼肿物圆形或分叶状，境界清楚，切面胶样感。②镜下大量细胞外黏液，形成大小不等的黏液湖/池。③癌细胞聚成大小、形状不等的团巢状、梁带状、小乳头状、管状或筛状，漂浮于黏液池中。④癌细胞圆形，胞质较少、淡红染、少见黏液；多为低或中级别核级，核的多形、异型常不明显，核分裂罕见。⑤部分病例的癌细胞呈神经内分泌分化。⑥偶有钙化和砂砾体。

⑦少细胞型:黏液湖内肿瘤细胞稀少。⑧富于细胞型:黏液湖内肿瘤细胞丰富。

免疫组化染色:ER通常阳性、PR多数阳性,HER2通常阴性,Ki-67指数低。内分泌标记物(如Syn、CgA等)可阳性。组化AB、PAS及黏液卡红染色阳性。

【鉴别诊断】

①纤维上皮肿瘤黏液变性;②良性黏液囊肿样病变;③其他产生黏液的癌;④隆乳黏液样充填物。⑤叶状肿瘤黏液变;⑥浸润性微乳头状癌。

(2)黏液性囊腺癌和柱状细胞黏液癌:乳腺黏液性囊腺癌是由胞质富含黏液的肿瘤性柱状细胞衬覆囊肿壁形成的恶性病变,类似卵巢或胰腺的黏液型囊腺癌。乳腺柱状细胞黏液癌是由胞质内含有黏液的柱状细胞构成的实体性癌,肿瘤细胞形成腺性结构,呈浸润性生长。

【诊断要点】

①肉眼肿瘤呈囊性或实性;切面有黏液感。②镜下两者基本病变:癌细胞高柱状,形态温和;胞质富含黏液;核居基底。③黏液性囊腺癌:具有大小不等的囊腔,腔内充满黏液;可形成大小不等的乳头;柱状黏液上皮细胞呈局灶性较明显异型和间质内浸润。④柱状细胞黏液癌:呈圆形、卵圆形腺管;分布疏密不等。

免疫组化染色:CK7弥漫阳性,CK20阴性或灶状阳性。ER、PR通常阴性,Ki-67指数不等。肌上皮标记物(如p63、SMMHC等)阴性。组化AB、PAS及黏液卡红染色阳性。

【鉴别诊断】

①乳腺黏液癌;②原发于卵巢、胰腺和胃肠道等的转移性黏液性囊腺癌。

(3)印戒细胞癌:是指主要或全部由印戒细胞(含有胞质内黏液)构成的浸润性乳腺癌。

【诊断要点】

光镜病变:具有2种类型。①与小叶癌有关的印戒细胞癌:多为浸润性小叶癌;癌细胞胞质内较大空腔、核被压于一侧(印戒样细胞),腔内常有红染小球状物;呈经典小叶癌的的浸润方式。②与导管癌有关的印戒细胞癌:癌细胞核位于一侧,胞质内充满酸性黏液,与胃印戒细胞癌类似。

免疫组化染色:CK7阳性,CK20阴性。ER、PR阳性,Ki-67指数不等。GCDFP-15及MG(乳球蛋白)可阳性。组化AB、PAS及黏液卡红染色阳性。

【鉴别诊断】

①转移性印戒细胞癌(特别是原发于胃肠道者);②黏液癌;③印戒样组织细胞、噬脂性组织细胞和噬黏液性组织细胞增生;④印戒细胞样恶性淋巴瘤;⑤含有印戒样细胞的其他类型癌等;⑥分泌性/假分泌性乳腺。

7.*神经内分泌癌* 是一种组织学、组织化学、免疫组织化学及电镜下具有神经内分泌特征的癌,免疫组化染色至少有>50%的肿瘤细胞表达1种或多种神经内分泌标记物。多发生在老年人。

【诊断要点】

①肉眼肿瘤呈浸润性或膨胀性生长;产生黏液的肿瘤呈黏液样外观。②镜下组织结构呈多样性,大多数呈实性片状、大小不等的巢状、腺泡状、索梁状。③细胞学形态亦呈多样性。大多数细胞温和均一,中等大小,圆或卵圆形、梭形、多边形、浆细胞样。胞质嗜酸性颗粒状,也可

淡染、透明。核级多为低或中级别,染色质细腻。④肿瘤的间质多少不等,片状分布的肿瘤细胞内及紧密排列的癌细胞巢之间有纤细的纤维血管间质,某些病例瘤细胞巢之间有宽的硬化性间质,有时可有细胞外黏液,甚至形成间质黏液湖。⑤可见有导管内癌。⑥小细胞癌:与肺小细胞癌类同。

免疫组化染色:CgA、Syn 和 NSE 可不同程度阳性,部分病例表达 CD56。组化染色:亲银染色或嗜银染色可阳性。电镜:胞质含有神经内分泌颗粒。

【鉴别诊断】

①转移性神经内分泌癌(类癌和小细胞癌等);②嗜酸细胞癌;③浸润性小叶癌(腺泡型);④伴神经内分泌分化的癌(乳腺癌细胞中散在性神经内分泌标记物阳性者不属于神经内分泌癌);⑤其他类型的浸润性癌等。

8.*浸润性乳头状癌* 是指一种表现为真性乳头状结构(有纤维血管轴心)的浸润性癌。

【诊断要点】

①肉眼肿物多数界限清楚。②镜下癌细胞具有纤维血管轴心的乳头结构,也可呈微乳头、簇状乳头、网状乳头状。③细胞学与导管内乳头状癌类似,细胞呈柱状-复层柱状或多边形,界限不清或相对清楚,具有无定形胞质,嗜酸性也可淡染,常有胞突。核多为中级别核级,呈中度异型和多形性,核分裂多少不等。④肿瘤内部的间质常比较少,边缘常有明显的纤维组织带,其内有多少不等的炎细胞浸润及含铁血黄素沉着。⑤常见有乳头型、微乳头型和筛状型导管原位癌。

免疫组化染色:ER、PR 通常阳性,HER2 可阳性,Ki-67 指数不等。

【鉴别诊断】

①囊内乳头状癌;②黏液癌;③导管内乳头癌;④转移性乳头状癌。

9.*浸润性微乳头状癌* 指在类似于脉管的间质裂隙中肿瘤细胞成小簇状排列的浸润性癌,形态和微乳头型导管内癌类似。单纯型极少见,大多是浸润性导管癌的局部表现,诊断时应注明其占比率。此癌预后差,常有早期淋巴结转移。

【诊断要点】

①类似扩张的脉管腔隙内有癌细胞团,细胞团与围围间质之间留有多少不等的中空间隙,低倍镜形似微小乳头,但缺乏纤维血管轴心。②腔隙内癌细胞团排列呈簇状或桑葚状,其外缘常呈锯齿和(或)毛刺状。③癌细胞呈立方或柱状,胞质较丰富,呈细颗粒状或均质红染。核常为中级别,也可为高级别,核较大,圆形或卵圆形,有 1 个或多个核仁,核分裂通常不活跃。④间质内可见淋巴细胞浸润、微小钙化或砂砾体。⑤常浸润淋巴管、血管(癌栓)。⑥常伴有导管内癌(常为微乳头或筛状型)。⑦假腺管型:某些癌细胞团中央有呈微囊样扩张的假腺腔,类似于扩张的腺管。⑧黏液型:微乳头之间为黏液湖。

免疫组化染色:EMA 微乳头外缘阳性,E-Cadherin 及 p120 微乳头外缘阴性,ER 多数阳性,PR 近半数阳性,HER2 近 1/3 阳性,Ki-67 指数高。

【鉴别诊断】

①人为现象(癌巢周围出现腔隙);②黏液癌;③转移性卵巢浆液性乳头状癌;④浸润性导管癌;⑤脉管内癌栓等。

10.浸润性大汗腺癌　是指超过90%的肿瘤细胞具有大汗腺细胞的细胞学及免疫组化特征的乳腺癌。

【诊断要点】

①其组织学构型与浸润性导管癌等类似。②肿瘤细胞大，形状不一，界限清楚。胞质丰富，呈嗜酸性颗粒状、泡沫状及空泡状。核通常为中或高级别，核大(>正常核的3倍以上)，球形或多形、多为空泡状(少数可深染)，核仁显著，1个或多个，核分裂多少不等。③不同程度的坏死。④可伴发大汗腺型小叶性肿瘤或导管原位癌。

免疫组化染色：GCDFP-15及AR强阳性，ER、PR常阴性，HER2约半数阳性。组化染色PAS(抗淀粉酶)阳性；AB多阴性。

【鉴别诊断】

①非典型大汗腺化生增生性病变(非典型大汗腺腺病等)；②嗜酸细胞癌；③分泌型癌；④富脂细胞癌；⑤非典型假分泌性增生；⑥皮脂性癌；⑦颗粒细胞瘤；⑧组织细胞样癌；⑨炎症及反应性病变；⑩转移癌等。

11.化生性癌　是指一组有别于腺癌、具有明显异源性成分的乳腺癌，其形态特点是浸润性癌中有占优势的鳞状细胞、梭形细胞和(或)间叶性化生的区域，也可完全是梭形细胞癌、鳞状细胞癌，而找不到任何腺癌成分。

【诊断要点】

(1)鳞状细胞癌：肿瘤完全或绝大部分(>90%)是由鳞状细胞(角化、非角化、棘细胞溶解型)组成的癌。

(2)腺鳞癌：是一种具有明显腺/管状结构的癌与鳞状细胞癌混合组成的浸润性癌，两者之间可有移行过渡。鳞癌多则为腺鳞癌，腺癌多则为鳞腺癌。

(3)低级别腺鳞癌：是一种形态学与皮肤低级别腺鳞癌类似的化生性癌。镜下肿瘤由浸润性生长伴有鳞状上皮特点的腺管和实性上皮细胞巢组成。腺管分化好，不规则形，无序分布。可见有鳞状上皮角囊腔。间质呈“纤维瘤病”样，富于形态温和的梭形细胞，也可玻璃样变性。

(4)梭形细胞癌：由温和梭形细胞构成的化生性癌。梭形细胞呈交错的车辐状、席纹状、毛细血管状浸润生长，常见有鳞化。间质常有胶原化透明变和有炎细胞浸润。

(5)癌肉瘤型化生性癌：是指一组伴有明显异源性成分的化生性癌。常见浸润性导管癌成分(可很难找到)，同时有异源性间叶成分，常为各种肉瘤样改变，如纤维肉瘤、骨-软骨肉瘤、脂肪肉瘤及多形性肉瘤等。

免疫组化染色：ER、PR及HER2通常阴性，Ki-67指数不同。AE1/AE3、CK5/6、p63常阳性，EGFR、SMA、S-100及Vimentin可阳性。

【鉴别诊断】

①间叶组织良性及恶性肿瘤；②叶状肿瘤；③伴有鳞状化生的病变和肿瘤；④医源性反应性病变；⑤腺肌上皮肿瘤；⑥其他类型癌；⑦乳头浸润性汗管瘤样腺瘤等。

12.分泌性癌　分泌性癌是一种细胞内外微囊内含有丰富分泌物的癌。

【诊断要点】

①组织结构：有微囊型(成于大小不等的小囊泡，可融合成形似甲状腺滤泡的大腔隙)、实

性型(瘤细胞密集)、小管型(由大量小管组成,腔内含分泌物),也可呈乳头状、不规则小梁状排列。②肿瘤细胞形态温和,核为低级别,核分裂罕见;一种细胞:胞质丰富、颗粒状淡染(少数为泡沫状胞质),核圆形、有小核仁;另一种细胞:胞质含大小不等空泡并可融合成微囊,细胞内、外富有红染(乳汁样)分泌物。③罕见或无坏死。④可伴分泌型或低级别导管内癌。

免疫组化染色:EMA、α-乳白蛋白、S-100蛋白常阳性;GCDFP-15阳性或弱阳性;ER一般阴性。

组织化学染色:分泌物呈AB/PAS(抗淀粉酶)染色阳性。

【鉴别诊断】

①分泌性乳腺;②乳腺假分泌性增生;③妊娠或哺乳期乳腺癌;④乳腺癌伴假分泌性增生;⑤富脂细胞癌;⑥囊性高分泌癌;⑦大汗腺癌;⑧非典型大汗腺腺病等。

13.富于脂质的癌 富于脂质的癌是一种绝大多数(约90%)肿瘤细胞的胞质内有丰富中性脂肪的癌,又称脂质分泌性癌。

【诊断要点】

①肿瘤多显示为浸润性导管/小叶癌的组织学类型,常排列成片状、条索状或巢状。②癌细胞胞质丰富透明,呈泡沫状或空泡状(为中性脂肪,缺乏黏液);核通常为中-高级别,异型性明显。③可伴有导管或小叶原位癌。

免疫组化染色:多数ER、PR阳性,SMA、S-100及GCDFP-15阴性。

组织化学染色:胞质呈苏丹Ⅲ或油红O染色阳性(冷冻切片苏丹Ⅲ染色的阳性率常较低),AB染色常阴性。

【鉴别诊断】

①富于糖原的透明细胞癌;②组织细胞样癌;③脂肪坏死;④大汗腺癌;⑤皮脂腺样癌;⑥分泌型癌。⑦上皮样脂肪肉瘤。⑧转移性肾癌等。

14.嗜酸细胞癌 是指主要(>70%)由嗜酸细胞(富含线粒体)组成的浸润性乳腺癌。

【诊断要点】

①癌细胞呈实性、筛管状或乳头状排列。②肿瘤性嗜酸细胞较大,圆形或多角形,胞界清楚;胞质丰富,呈均质弥漫嗜酸性颗粒状,无顶浆分泌型胞突;核一般为中级别,核中等大、较一致、圆-卵圆形,核仁较明显,核分裂少见。

免疫组化染色:①抗线粒体抗体弥漫强阳性,ER和PR阳性或阴性,GCDFP-15和CgA阴性。

电镜:肿瘤细胞胞质含大量弥漫分布的线粒体,缺乏内、外分泌颗粒、嗜锇酸颗粒和其他细胞器。

【鉴别诊断】

①大汗腺癌;②神经内分泌癌和伴有神经内分泌分化的癌;③颗粒细胞瘤;④嗜酸性肌上皮肿瘤。

光镜下,嗜酸性细胞癌有时难与上述肿瘤鉴别。

15.腺样囊性癌 是一种组织学类似于涎腺腺样囊性癌的低度恶性的癌。一般认为预后好。

【诊断要点】

详见涎腺腺样囊性癌。①肿瘤常筛状、梁-管状和实体型构型，常混合存在呈囊腺样（真假腺腔）改变，也可呈实性片状排列。②肿瘤可见多种细胞形态，主要由腺上皮、基底样细胞及肌上皮细胞组成。③可有鳞状细胞化生及皮脂腺细胞分化。

免疫组化染色：ER、PR、HER2 通常阴性，CK8/18、CK5/6、CK14 阳性，CD117 常阳性，SMA、Calpoinin、p63 可灶性阳性，Vimentin、IV 胶原基膜样物阳性。

组织化学染色：假腺腔内黏液样变的间质 AB 阳性，真腺腔内的分泌物 PAS 阳性，AB 可呈弱阳性。

【鉴别诊断】

①胶原小体病；②浸润性筛状癌；③筛状导管原位癌；④小管癌；⑤微腺性腺病；⑥腺肌上皮肿瘤。

16.*腺泡细胞癌*　为一种组织学特点与涎腺腺泡细胞癌相似，表现为腺泡细胞（浆液性）分化的浸润性癌。

【诊断要点】

详见涎腺腺泡细胞癌。

①呈实性巢状、腺泡状，也可呈微腺/微囊（腔内常有嗜酸性分泌物）状构型。②癌细胞通常具有丰富的双嗜性颗粒状胞质，也可为泡沫-空泡或透明状胞质，核圆形或不规则形，常见单个核仁，核分裂多少不等。③间质常有纤维组织增生，可见较多炎细胞浸润及中央区坏死。

免疫组化染色：ER、PR 阴性，HER2 可阳性，抗淀粉酶、溶菌酶、糜蛋白酶、EMA 和 S-100 阳性，CCDFP-15 可阳性。

电镜：肿瘤细胞胞质充满溶酶体样颗粒。

【鉴别诊断】

①微腺型腺病；②分泌型癌；③大汗腺癌；④嗜酸细胞癌；⑤伴神经内分泌分化的癌；⑥腺肌上皮肿瘤；⑦富于糖原的透明细胞癌；⑧转移性癌等。

17.*富于糖原的透明细胞癌*　是指＞90％的癌细胞胞质透明且富含糖原的癌，又称透明细胞癌。一般认为预后较差。

【诊断要点】

①具有浸润性导管（或小叶）癌构型。②癌细胞呈多边形或柱状，边界清楚；胞质水样透明（富含糖原）或颗粒状；中-高级别核级；核卵圆形、深染、核仁明显，核分裂多少不等。

免疫组化染色：类似于浸润性导管癌。

组织化学染色：糖原染色弥漫阳性，AB、黏液卡红、油红 O 等染色均阴性。

电镜：肿瘤细胞胞质内有大量（β）糖原颗粒。

【鉴别诊断】

①富于脂质的癌；②分泌型癌；③组织细胞样癌；④透明细胞汗腺瘤；⑤转移性透明细胞肿瘤（肾癌、恶性黑色素瘤等）；⑥肌腺肌上皮肿瘤；⑦人为现象等。

18.*皮脂腺癌*　是指具有皮脂腺分化的原发性乳腺癌，皮脂腺分化细胞必须占优势才能诊断。肿瘤位于乳腺内，癌组织和乳腺腺管上皮有移行过渡是诊断乳腺皮脂腺癌的重要依据。

【诊断要点】

①肿瘤细胞呈叶状或巢状分布。②肿瘤细胞具有皮脂样分化。①皮脂样细胞胞质丰富，呈小空泡状；②皮脂样细胞外周有小卵圆-梭形细胞，胞质少、嗜酸性，无空泡；③该两种细胞的核均为不规则形至圆形、泡状，核仁0～2个，核分裂稀少(有时灶性多见)。③可见灶性桑葚样鳞状细胞化生。

免疫组化染色：AE1/AE3阳性，ER、PR通常阳性，Vimentin、S-100蛋白、CEA、GCDFP-15阴性。

【鉴别诊断】

①大汗腺癌；②富脂细胞癌；③组织细胞样癌；④转移性皮脂腺癌。

19.组织细胞样癌　是一种瘤细胞类似于组织细胞的浸润性癌。

【诊断要点】

①显示导管或小叶型癌的免疫组化表型，瘤细胞散布或片巢状分布。②瘤细胞胞质丰富，呈嗜酸性或泡沫样，或两者混杂。泡沫样细胞为主时，低倍镜下酷似纤维黄色瘤。嗜酸性大细胞为主时，形似颗粒细胞瘤细胞(肌母细胞瘤)，胞质内可见红色小包涵体(AB/PAS阳性)。核一般为中-高级别。③可见原位癌灶。

免疫组化染色：CK阳性，ER、PR常阳性，HER2可阳性，Ki-67指数较高，GCDFP-15常阳性，CD68、Vimentin可阳性。

【鉴别诊断】

①反应性组织细胞；②富于脂质的癌；③颗粒细胞瘤；④嗜酸细胞癌；⑤转移癌(如肾癌)。

20.炎性癌　是一种由于真皮淋巴管内有广泛的癌栓，阻塞淋巴管引起淋巴回流障碍，导致受累乳房发红、发热、触痛及皮肤广泛水肿的乳腺癌。

【诊断要点】

①组织学上，常为Ⅲ级浸润性导管癌，也可为其他类型癌。②常见真皮淋巴管内和血管内癌栓。③常有明显的淋巴细胞、浆细胞浸润。④皮肤常呈与淋巴回流受阻相关的表现(水肿、胶原纤维分离)等。

免疫组化染色：多数病例ER、PR和HER2阴性。

【鉴别诊断】

①炎性病变；②血管肿瘤；③乳腺Paget病；④淋巴造血肿瘤累及；⑤乳腺癌区域皮肤溃破继发感染。

(六)纤维上皮性肿瘤

是一种由上皮和间叶(间质)两种成分组成的异源性肿瘤。两种成分均可有良性和恶性，形成不同的组合形式，主要有纤维腺瘤和叶状肿瘤两大类。

1.纤维腺瘤　是由上皮和纤维组织增生形成的乳腺良性肿瘤。多见于＜30岁的女性。完全切除不复发。

【诊断要点】

(1)经典型

1)肉眼：肿瘤直径多＜3cm，通常有包膜；切面实性，分叶状，常有裂隙，可有黏液感。

2)镜下:①腺管及间质均增生,有2种生长方式:管内型(间质增生呈叶状压迫导管)及管周型(间质增生围绕开放的导管)。前者增生的腺管受挤压拉长、弯曲,呈串珠或裂隙状,后者腺管呈开放式圆-卵圆形。②腺管被覆上皮、肌上皮2层细胞,上皮细胞呈扁平-立方-柱状,亦可有不同程度的增生,也可有鳞化等化生改变;肌上皮可有不同程度的增生。③间质为疏松结缔组织(富于酸性黏多糖),也可部分或全部为致密纤维结缔组织(缺乏弹力纤维),亦可有不同程度的黏液样变或透明变,可有营养不良性钙化(特别是在绝经后的妇女);偶有间质巨细胞,软骨、骨、脂肪、平滑肌化生。④偶有小叶性肿瘤或导管原位癌。

(2)组织学变型:①黏液变型:间质有显著黏液变性。②复杂型:伴有乳腺增生病的各种表现,如纤维囊肿病和硬化性腺病等。③坏死型:肿瘤大部分或全部出现出血梗死性坏死,可见肿瘤组织残影。④囊内型:纤维腺瘤位于高度扩张的导管内,囊壁衬覆立方上皮或柱状上皮。⑤分叶型:通常为分叶状巨大纤维腺瘤,间质细胞增生不明显。⑥细胞型:又称幼年型,多发于青春期女性,肿瘤生长快,间质富于细胞,上皮和(或)肌上皮增生显著,可见核分裂。体积巨大者(直径>7cm)又称巨大型。⑦纤维腺瘤病:纤维腺瘤周围出现腺病、囊肿病,两者移行,界限不清。

免疫组化染色:上皮细胞表达ERα,间质细胞表达ERβ,PR在两者均可表达。

【鉴别诊断】

①叶状肿瘤;②错构瘤;③纤维腺瘤癌变(多为小叶癌);④间质肉瘤变;⑤管状腺瘤;⑥黏液腺癌;⑦浸润性癌;⑧Carney病;⑧癌肉瘤;⑨化生性癌等。

2.*叶状肿瘤* 叶状肿瘤是一种由乳腺间质及上皮增生,常呈叶状的双相性肿瘤,又称叶状囊肉瘤。

【诊断要点】

(1)肉眼:肿瘤常比较大,边界清楚,但无明确包膜。表面呈结节状。切面实性分叶状,常见弯曲裂隙及囊腔。可有出血,坏死。

(2)镜下:①肿瘤由良性上皮及过度增生富于细胞的间质组成,呈明显管内型生长结构。裂隙状分布的腺管被覆腺上皮和肌上皮2层细胞,其周围间质细胞密集。可见增生的间质呈叶状突入扩大拉长的腺腔,形成分叶状结构。②间质细胞呈现由良性至恶性的不同形态特征,出现多少不等的异源性间质成分,细胞有不同程度异型及核分裂活性。③上皮可呈不同程度的普通型增生(乳头状、筛状)、不典型增生和原位癌,亦可见鳞状上皮(较纤维腺瘤更常见)及大汗腺(少见有)化生。④具不同程度的浸润性边缘。

组织学分级:WHO及多数学者建议,根据肿瘤大小、间质细胞密度、细胞多形性、核分裂活性、间质过度生长和边缘情况,将乳腺叶状肿瘤分为良性、交界性和恶性。为了使分级准确,必须观察足够的切片(按肿瘤最大直径至少每1cm切1个蜡块),而且需在有最旺炽结构和细胞增生最活跃的区域进行观测。

1)良性:①膨胀性生长;②间质中度增生,较纤维腺瘤富于细胞;③间质细胞分布均匀,无明显多形和异型,核分裂少(<1~4个/10HPF);④通常无异源性间质成分,无出血和坏死;⑤一般无复发和转移。

2)交界性:①边缘有浸润;②间质中度增生,富于细胞;③间质细胞中度多形和异型,核分裂较多(5～9 个/10HPF);④罕见异源性间质分化,出血和坏死不明显;⑤可复发,一般无转移。

3)恶性:①明显浸润性生长;②间质显著过度增生;③间质细胞显著多形和异型,核分裂多(>10 个/10HPF);④可有软骨-骨肉瘤、脂肪肉瘤、肌源性肉瘤等异源性间质成分,出血坏死明显;⑤常复发,可血道转移。

少数学者认为,乳腺叶状肿瘤的生物学行为难以预测,即便是组织学良性的叶状肿瘤也可能复发,所以主张最好使用低级别叶状肿瘤(强调有复发潜能)及高级别(恶性)叶状肿瘤二级分类法,避免在乳腺叶状肿瘤的诊断中使用"良性"一词。

免疫组化染色:间质细胞 SMA、CD34、desmin 及 Vimentin 阳性,S-100 阴性。P53、c-kit(CD117)、Ki-67 指数、CD10 及 SMA 等随肿瘤恶性程度增高,在间质细胞中表达阳性率亦增加。Ki-67、CD117 阳性率增加提示复发可能。

【鉴别诊断】

①原发或转形性肉瘤;②幼年性纤维腺瘤;③癌肉瘤;④化生性癌(特别是梭型细胞癌);⑤囊内纤维腺瘤和显著黏液变的纤维腺瘤等。

3.*错构瘤*　是由紊乱排列的乳腺组织(导管、小叶、纤维结缔组织、平滑和软骨等)组成的良性病变,由于该病大多数含有腺体与间质两种成分,因而也属于纤维上皮性肿瘤范畴。

【诊断要点】

(1)肉眼:肿瘤圆形或椭圆形,有薄而完整包膜;切面灰白至黄色(与纤维、脂肪组织含量有关)。

(2)镜下:肿瘤主要由乳腺腺体(小导管及腺泡)纤维结缔组织及脂肪组织组成,有时可含透明软骨、平滑肌等,可有不同类型的畸型血管。①小叶性错构瘤:由分枝状小导管和小叶组成,其背景为不同比例的纤维结缔组织及脂肪组织。②腺脂肪瘤:脂肪组织占绝大部分者。③软骨脂肪瘤:脂肪组织内含透明软骨岛,腺体成分少者。④平滑肌错构瘤:间质平滑肌显著者。

【鉴别诊断】

①正常青春期乳腺;②纤维腺瘤;③处女乳腺增生;④男性乳腺发育;⑤腺病等。

(七)腺肌上皮肿瘤

是一种源于腺上皮及肌上皮细胞增生形成的双相性乳腺良、恶性肿瘤。

1.*腺肌上皮瘤*　乳腺腺上皮及肌上皮细胞增生形成的双相性乳腺良性肿瘤。

【诊断要点】

(1)典型病变:呈多结节、分叶状。其基本结构是腺管外周有明显增生的肌上皮,腺管圆-卵圆形,内衬的腺上皮呈立方-低柱状,其周围的肌上皮呈梭形或多边形,胞质透亮、嗜酸性或呈肌样细胞,在腺体间呈多层、片状、索梁状和(或)巢状分布,被基膜及纤维血管间质隔开。腺上皮深染胞质与肌上皮淡染胞质形成鲜明对比。

(2)梭形细胞型:以梭形肌上皮增生为主,呈巢片状分布,其中加杂少量腺腔。

(3)小腺管型:主要为外绕肌上皮、内衬腺上皮大小不等的小腺管组成。

(4)小叶型:周围的纤维组织向肌上皮结节内生长,将肿瘤分隔成小叶状。

(5)增生肌上皮核分裂罕见,通常<3 个/10HPF。

(6)可有大汗腺、皮脂腺和鳞状化生。

免疫组化染色:腺上皮 CK8/18 阳性,肌上皮细胞 SMA、Calponin、SMMHC、p63、CD10 和 HCK 阳性。LCK、ER、PR、desmin 常阴性。

【鉴别诊断】

①恶性腺肌上皮瘤;②导管内乳头状瘤;③多形性腺瘤;④腺病;⑤腺管型腺瘤;⑥透明细胞癌;⑦化生性癌。

2.恶性腺肌上皮瘤(腺肌上皮癌) 是由于腺肌上皮瘤的腺上皮及肌上皮分别或同时恶变而来的双相性恶性肿瘤。腺上皮恶变者较肌上皮恶变者多,腺上皮和肌上皮都恶变者罕见。

【诊断要点】

腺肌上皮瘤恶性转化包括下列指标:①肿瘤呈浸润性和破坏性生长,浸润周围小叶或脂肪组织,破坏乳腺结构。②细胞有显著异型性,上皮细胞或(和)肌上皮细胞有明显多形性和异型性,核级高,大而不规则,可见明显核仁。③核分裂增多,>3 个/10HPF,出现异常核分裂。④有坏死。

免疫组化染色:同腺肌上皮瘤。

【鉴别诊断】

①腺样囊性癌;②化生性癌;③恶性叶状肿瘤;④恶性肌上皮瘤;⑤腺肌上皮瘤;⑥透明细胞癌;⑦恶性多形性腺瘤等。

(八)间叶性瘤样病变

1.间质巨细胞 是一种出现在间质的单核或多核奇异型巨细胞,可能是来自肌成纤维细胞的一种瘤样增生。可出现在正常乳腺、硬化性淋巴细胞性小叶炎、纤维腺瘤、叶状肿瘤、化疗后的乳腺组织和乳腺癌等情况的乳腺间质中。

【诊断要点】

①镜下见巨细胞散布于间质内,也可灶性聚集。②巨细胞具有单核或多核,核浓染、结构不清或空泡状,核仁清楚、包涵体样,胞质丰富、红染或嗜双色性、界限不清。③可见上皮样细胞或花环状细胞。④偶见核分裂。⑤可见良性病变(纤维腺瘤、男性乳腺发育等)和恶性病变。

免疫组化染色:Vimentin 阳性,SMA 不同程度阳性。

【鉴别诊断】

①浸润性乳腺癌;②间质肉瘤变;③肉芽肿病变等。

2.假血管瘤样间质增生 是一种乳腺间质肌纤维母细胞增生性瘤样病变,以形成相互吻合的假血管样腔隙为特点。

【诊断要点】

①镜下病变常围绕乳腺小叶,也可长入小叶内(小叶结构一般存在)。②间质广泛瘢痕样纤维组织增生,其中有复杂型吻合的假血管样裂隙。③裂隙内不含红细胞,被覆梭形细胞或无细胞被覆。④梭形细胞可明显束状增生,可轻度异型,但缺乏核分裂。⑤无坏死和浸润脂肪组织。⑥发生于正常乳腺,或伴有纤维囊性病变、纤维腺瘤、男性乳腺发育、硬化性腺病,也可出现于叶状肿瘤或浸润性癌中。

免疫组化染色:梭形细胞呈 CD34、Vimentin、Actin、Calponin 阳性,Ⅷ因子、CD31、S-100、

CK、CD68 阴性，desmin 通常阳性（可见于梭形细胞束状增生性病变）。

【鉴别诊断】

①血管肉瘤；②良性血管瘤和血管瘤样增生；③错构瘤；④细胞性纤维腺瘤；⑤叶状肿瘤；⑥肌纤维母细胞瘤等。

（九）乳头部肿瘤

1.*乳头腺瘤* 是一种乳头集合导管上皮局限弥漫性增生的良性肿瘤。

【诊断要点】

主要有以下 3 种组织学类型。

(1)腺病型（最常见类型）：病变界限清楚，集合管受压和（或）囊性扩张，发芽增生的腺管具有腺上皮和肌上皮两型细胞。形成硬化性腺病、腺瘤、硬化性乳头状瘤和浸润性上皮病的各种图像。间质呈黏液样，可见粗大胶原束或弹力纤维增生。

(2)上皮增生型（乳头状瘤病型）：集合管和增生腺管的上皮呈旺炽性增生，常呈复杂乳头状，可伴有不典型增生、坏死和出现核分裂。

(3)硬化假浸润型：纤维组织增生挤压腺管使之扭曲变形，类似于浸润性癌（假浸润）。

(4)可有鳞状上皮化生、大汗腺化生、角囊肿等。

(5)偶有导管内癌、浸润性导管或小叶癌。

(6)病变区表皮过角化，罕见有侵蚀性病变。

免疫组化染色：旺炽性导管增生，CK5/6 阳性，增生小管及假浸润腺管周围肌上皮 SMA、SMMHC、p63 等阳性，Ki-67 指数表面高于深部。

【鉴别诊断】

①乳头汗腺样腺瘤；②乳头派杰病；③导管内乳头状瘤；④导管内乳头状癌；⑤小管癌；⑥其他浸润性癌等。

2.*汗管瘤性腺瘤* 乳头的汗管瘤性腺瘤是一种显示汗腺导管分化、常呈浸润性生长，可复发，但不转移的乳头部良性肿瘤。

【诊断要点】

①肿瘤细胞呈汗腺样小腺管或条索状，杂乱无章排列，局限浸润性生长（可侵及乳晕下乳腺、平滑肌束和神经）。②小腺管形状不规则，常呈泪滴状、豆点状或分枝状。腔内常有分泌物。③瘤细胞与皮肤良性汗腺肿瘤类似，形态温和，胞质少量、嗜酸性，核圆形，缺乏核分裂；常见鳞状上皮分化及角囊肿形成。④间质富于细胞或水肿，可有黏液、软骨样变。⑤缺乏坏死。

免疫组化染色：CK5/6、p63 常阳性，SMA 多阴性。

【鉴别诊断】

①乳头腺瘤；②小管癌；③低度恶性腺鳞癌；④导管内癌等。

3.*乳头 Paget 病* 是一种乳头乳晕区表皮内出现异型性明显的恶性腺上皮细胞病变。

【诊断要点】

①表皮内弥漫分布单个或群集的 Paget 细胞，通常基底部数量更多。②Paget 细胞体积大，圆或卵圆形，界限清楚（可有固定组织收缩空晕），胞质丰富、淡染或呈双嗜性（常含有黏蛋白，也可有黑色素）。核级别高，核大、圆形，染色质呈颗粒状，核仁明显，核分裂易见。③大多

数病变深部可检出导管原位癌，其中1/3有浸润性癌。

免疫组化染色：CK7、EMA、CEA、HER2阳性，ER、PR、AR、GCDFP-15及S-100可阳性，CK20及HMB45阴性。

组织化学染色：AB、PAS和糖原染色可阳性。

【鉴别诊断】

①表浅浸润性恶性黑色素瘤；②Bowen病；③表皮内胞质透明的良性细胞（角朊细胞及Toker细胞）；④乳头腺瘤；⑤乳头湿疹等。

二、乳腺癌的手术治疗

【乳腺癌手术的麻醉】

（一）与乳腺癌手术麻醉相关的解剖特点

成年人乳房位于胸大肌浅层，基底部贴附于胸大肌筋膜浅面，第2～6肋骨水平。胸前部组织，包括皮肤、皮下组织、乳腺、深浅筋膜、肋间肌及肋骨的神经支配来源于第2～6肋间神经，为胸神经的腹侧支，它沿肋骨下缘的肋间神经沟前行，于腋中线处分出前皮支和外侧皮支，前皮支穿出内肋间肌及前肋间，分布于胸前区。外侧皮支于腋中线穿出深筋膜，分布于侧胸壁、乳房皮肤和筋膜，胸大肌由前外侧胸神经支配，胸小肌由前内侧胸神经支配。

（二）乳腺癌手术的麻醉前准备

1.*一般准备* 麻醉前1～3天内访视患者。要详细了解全部住院病史记录及各种检查结果，有目的的追询有关麻醉的病史。着重了解个人史、既往疾病史、手术麻醉史及用药史。通过视诊观察患者全身情况，观察患者是否紧张和焦虑，估计其合作程度，征询患者对手术和麻醉有何顾虑和具体要求，酌情进行解释和安慰。老年人常有动脉硬化性心脏病、高血压病、糖尿病和慢性阻塞性呼吸系统疾病。术前访视应掌握乳房疾病及全身疾病的用药情况，充分估计这些药物的药理特性和可能发生的药物相互作用，以便制定合理麻醉方案。

2.*麻醉前用药* 乳腺癌手术常用的麻醉前用药有抗胆碱药、麻醉性镇痛药、镇静镇吐药和神经安定药。麻醉前用药的种类根据病情需要而选用，阿托品、东莨菪碱可减少上呼吸道分泌，适用于呼吸道分泌物增多而致咳嗽的患者。对于心率较快的患者可选用东莨菪碱，吩噻嗪类药和氟哌利多等神经安定药有良好的镇静、镇吐作用，安定有良好的抗焦虑、遗忘和中枢性肌松作用，麻醉性镇痛药如哌替啶、吗啡，有良好的镇静、镇痛作用，但易发生恶心、呕吐，所以联合用药效果较好。对有冠心病的患者，要给予适当的麻醉前用药，以消除患者焦虑和紧张。为防止心绞痛发作，可给予硝酸甘油等冠状血管扩张药。

（三）麻醉选择

1.*局部麻醉* 局部麻醉适用于手术小、时间短、全身情况好且合作的患者，如乳腺癌行活体组织快速冰冻病理活检，乳腺癌保乳根治术，晚期乳腺癌患者如全身情况欠佳，仅行乳房单纯切除者。

局麻对全身生理干扰小，术后发生恶心、呕吐少，对老年患者尤为安全。但局麻的成败与患者的合作程度有密切的关系，局麻时为保持患者安静，除了对患者做必要的解释取得患者信任与合作外,要求应用适当的镇静药,麻醉性镇痛药虽有呼吸抑制和发生恶心、呕吐的危险,如果谨慎地小剂量分次用药,对患者有较好的镇静、镇痛作用,又可避免上述缺点。

局麻药常用0.5%～1%利多卡因及0.5%～1.0%普鲁卡因加1∶200000的盐酸肾上腺素,但有心绞痛、高血压、心律失常的患者,肾上腺素用量要控制在总量不超过0.05mg或不用。局麻药用量应限制在安全剂量之内,以免发生局麻药的不良反应。

局麻药重症不良反应突出的表现是惊厥,此时由于通气和胸、腹肌部肌肉不协调和强烈收缩,势必影响呼吸和心血管系统,可危及生命。因此,应积极防止不良反应的发生。应用最低有效浓度,防止局麻药误入血管,在注入全剂量前,可先注试验剂量以观察反应,警惕毒性反应的先驱症状,如惊恐,突然入睡,多语和肌肉抽动。一旦发现应立即停止注药,采用过度通气以提高大脑惊厥阈,发生惊厥应注意保护患者,避免发生意外的损伤,同时应吸氧,并进行辅助或控制呼吸,维持血流动力学的平衡,静脉应用硫喷妥钠50～100mg,也可静脉注射地西泮2.5～5.0mg。如果患者在应用上述药物后仍继续惊厥,则静脉注射短效肌松药如琥珀胆碱1mg/kg,气管插管,人工呼吸。

2.硬脊膜外阻滞　硬脊膜外阻滞适用于手术范围较大、全身情况较好或不适宜施行全身麻醉的乳腺癌手术,包括乳腺癌根治术,乳腺癌改良根治术、保乳根治术以及乳腺癌乳房单纯切除术。一般选择$T_{2\sim3}$或$T_{3\sim4}$穿刺,导管向头侧置入3～4cm。

硬膜外阻滞的局麻药用量较大,为预防中毒反应,术前1～2h可给予巴比妥类药。对阻滞平面高、范围大或迷走神经兴奋型患者,应同时加用阿托品以防脉率减慢,若患者精神紧张酌情增加镇静剂的用量,必要时加用神经安定药。

常用的局麻药物有利多卡因、丁卡因、普鲁卡因、布吡卡因,胸部高位硬膜外阻滞时,应采用较低浓度的局麻药液,以减轻呼吸、循环抑制,如1%～1.5%利多卡因、0.15%丁卡因、0.25%～0.5%布比卡因,并适当控制用量,如患者情况欠佳,例如胸大肌下层埋植法隆乳术,单纯采用高位硬膜外阻滞达不到充分镇痛效果,必须辅以局部浸润麻醉。

硬膜外麻醉也适用于术前诊断尚不明确的手术,可先硬膜外置管不注药,然后在局麻下做乳腺组织活检,如病理诊断为乳腺癌,则再在硬膜外注药阻滞下完成乳腺癌根治术。如果受术者精神较为紧张,麻醉成功后,可肌内注射哌替啶50mg或100mg,以增强镇痛效果。

硬膜外间隙注入局麻药5～10min内,在穿刺部位上下各2～3节段的皮肤支配区可出现感觉迟钝。20min内阻滞范围可扩大到所预期的范围,麻醉也趋完全,除感觉神经被阻滞外,运动神经也被阻滞,由此可引起一系列生理扰乱,术中应注意麻醉平面,密切观察病情变化,及时处理。最常见的是血压下降,一旦发现可先输液补充血容量,静脉注射麻黄碱15mg,血压一般均可迅速回升,由于阻滞平面较高,肋间肌和膈肌可出现不同程度麻痹,出现呼吸抑制,严重时可致呼吸困难,甚至呼吸停止,术中必须仔细观察患者呼吸,并做好呼吸急救准备,上胸部硬膜外间隙较小,故应采用小剂量低浓度局麻药,可减轻运动神经阻滞,防止发生呼吸抑制。

3.全身麻醉　全身麻醉适用于手术范围大、创面大的手术,如乳腺癌根治术、乳腺癌扩大根治术、乳腺癌改良根治术及乳腺癌单纯乳房切除合并心、肺功能不全者。麻醉前应备妥气管插管用具、氧气、麻醉机,用适当的麻醉前用药,先静脉快速诱导气管内插管,再用静脉普鲁卡因复合麻醉或静脉、吸入复合麻醉维持。全麻过程中,应维持适当的麻醉深度,保证充分镇痛,既要避免麻醉过深对循环的抑制，又要防止麻醉过浅、镇痛不全时体内应激反应对循环功能的扰乱。因手术创面大，渗血多，必须严密监测血压变化，保证组织灌流，及时输血、输液，严密观察心率、心电图及血氧饱和度，防止组织缺血、缺氧，密切观察呼吸变化，保证呼吸道畅通，持续氧吸入，预防由于各种因素所造成的呼吸功能抑制，保证足够的肺泡通气量。

（四）麻醉后注意事项

乳房手术麻醉后有较多的呼吸功能障碍因素，如高位硬膜外麻醉或全麻的影响，胸部敷料或胸带压迫包扎等，都可显著影响麻醉后的有效气体交换，更因患者创口疼痛而不敢咳嗽，可增加术后呼吸系统并发症。因此麻醉后应让患者尽早清醒，保持呼吸畅通，维持适当的通气量。严密监测血压、心电图及血氧饱和度的变化，以维持正常的循环功能。施行术后镇痛，鼓励、帮助患者咳痰和继续吸氧等呼吸治疗，维护正常的呼吸功能。

（五）乳腺癌术后镇痛

乳腺癌手术后疼痛不可避免。但是，疼痛的种类因手术的侵袭大小、范围而不同，临床上应根据疼痛的特征进行处理。

1.乳腺癌术后疼痛的特征　乳腺癌术后的疼痛，主要以切口部、上臂部为中心，有时疼痛也发生在肩关节的背侧、背部和腰部，也有表现为头痛、咽喉痛者。但是疼痛的程度比开胸手术、开腹手术较轻，多数情况仅在术后几日内需要镇痛。乳房切除手术时，分离皮下组织，也切断了感觉神经，所以术后很少感觉剧痛，而是在创口处有麻木的感觉。因此手术区域的疼痛大多为压迫样钝痛。

另一方面，感到肩关节背部疼痛的出现率较低，若发生则多为剧烈疼痛。其原因可能是由于引流管的尖端直接刺激了支配背部的感觉神经（腋神经等）或通过间接刺激引起的牵涉痛。背部痛、腰痛为钝痛，是由于从术中到术后持续被动的采取同一姿势引起。头痛、咽喉痛是因麻醉和插管的影响而引起的。从创口部到上臂的疼痛，在术后可长期存在或间歇的发生。上臂部的疼痛还可能由于手术操作或术后照射损伤了臂丛神经，这种情况下可考虑神经阻滞。

2.术后疼痛的预防　术后的疼痛是由于多种因素造成的，因此，疼痛的预防重要的是消除原因。

首先，术前要对患者详细讲解有关麻醉及手术方法、术后疼痛的程度、康复锻炼的问题。手术在全身麻醉下进行，通常采用吸入麻醉，有时并用硬膜外麻醉，目的是为了术后控制疼痛。为了预防上臂的感觉异常，在术中操作时要避免损伤臂丛神经及肋间臂神经。其次，留置引流管时，避免触及神经。如果保留了肋间神经，上臂内侧感觉麻木的范围会控制在最小范围内。

3.术后镇痛常用的方法

（1）椎管内镇痛：其作用机制可能是药物进入脑脊液与脊髓后角与阿片受体结合，通过激动阿片受体产生镇痛作用。椎管内给药镇痛与穿刺间隙关系不大，而与镇痛药剂量和药物在脑脊液中的弥散有关。硬膜外镇痛具有镇痛作用强，降低手术后的应激反应，对缺血性心脏病和急性心肌梗死患者有心肌保护作用。

1）阿片类药物：椎管内应用阿片类药物是最常见的术后镇痛方法之一，占椎管内给药镇痛的80％～90％。常用药物有吗啡、芬太尼、哌替啶、舒芬太尼等。

2）局麻药：硬膜外单次或连续应用局麻药物均能达到有效地术后镇痛，硬膜外注射局麻药物用于术后镇痛的理想目标是阻滞感觉神经而不阻滞运动神经，不影响患者的活动。常用药物有布比卡因和罗哌卡因。

另外，咪唑安定、可乐定、氯胺酮也可用于术后镇痛，进行椎管内给药。

（2）患者自控镇痛（PCA）：PCA 是一种新型镇痛药给药装置。患者佩带输液控制装置，当意识到疼痛时，通过控制器将一次镇痛药物注入体内，从而达到止痛目的。PCA 是现代疼痛治疗的较好方法，是术后镇痛的重要手段。

PCA 与传统的肌内注射镇痛药物相比，有明显的优点：①在镇痛治疗期间，镇痛药物的血药峰浓度较低，血药浓度波动小，呼吸抑制发生率低，减少镇痛治疗时过度镇静的不良反应；②镇痛效果好；③PCA 能克服镇痛药的药代动力学和药效动力学的个体差异，做到按需给药；④减少患者疼痛时等待医护人员处理的时间；⑤减少术后并发症的发生率；⑥减轻医护人员的工作负担。

根据 PCA 给药途径的不同，将其分为硬膜外患者自控镇痛、静脉患者自控镇痛、神经丛患者自控镇痛和皮下患者自控镇痛。乳腺癌术后主要应用静脉患者自控镇痛，常用药物有吗啡、苏芬太尼、阿芬太尼、克托洛拉等。

（3）其他镇痛方法：还有口服给药、肌内注射或静脉注射给药等。

【乳腺癌根治术】

（一）乳腺癌根治术的发展历史

根治手术概念以病理解剖学理论为基础，且随着显微镜在病理学中的应用，人们开始研究乳腺癌淋巴转移的规律，在切除肿瘤的同时切除区域转移淋巴结。

19 世纪中末，伟大的外科学家和病理解剖学家 William Stewart Halsted（1852～1922）发明了乳腺癌根治术，是对医学的重大贡献之一。Halsted 等学者的理论认为：乳腺癌的扩散是遵循时间与解剖学规律进行的。像一个过滤器，局部淋巴结可以滤除淋巴液中的肿瘤细胞，当离原发灶较近的淋巴结为肿瘤充满时，肿瘤细胞才会进一步转移到下一站淋巴结，血行转移是到晚期才出现的现象。认为乳腺癌治疗失败的主要原因是腋淋巴和血行转移的结果，并认为乳腺癌的转移模式是：局部浸润→淋巴转移→血行转移。如能阻断淋巴转移途径即可治愈肿瘤。由于整个乳腺的淋巴管是相互交通的，因此应将整个乳房组织及乳房皮肤和皮下脂肪组织整块切除，由于认为乳房的淋巴液通过穿过胸大、小肌的淋巴管引流于腋窝，因此胸大、小肌被包括于切除之列，乳腺的淋巴液汇集于腋淋巴结，应强调清除腋淋巴结。这种切除包括乳房和胸大、小肌及腋淋巴脂肪组织的术式，应为根治术。这意味着乳腺癌在一定的时间范围内只是一种局部疾病，在此期间手术是能够将乳腺癌完整的切除并获得治愈，手术范围的大小直接影响患者的预后。因此，Halsted 乳腺癌根治术是切除整个乳房胸肌和腋窝淋巴结以及更广泛的区域组织。

通过多年的研究，终于在 19 世纪末 Halsted 创建了具有历史意义的乳腺癌根治术，沿用至今，基本要求包括 4 个方面。

（1）必须广泛地切除肿瘤表面的皮肤。

（2）常规切除胸大肌、胸小肌。

（3）常规切除乳房及胸肌的同时清除腋窝淋巴结。

(4)必须将所有应切除的组织整块切除。

在 Halsted 进行该术式研究的同时,Willy Meyer 在相互并不知道的情况下也开始了相似的研究,两者手术操作方法大致相同,仅在个别细节上有不同差异。因此,Halsted 乳腺癌根治术又被称为 Halsted-Meyer 乳腺癌根治术,也被称为乳腺癌手术的经典术式。

Halsted 乳腺癌根治术的诞生,标志着乳腺癌手术治疗进入了一个新的阶段,它不仅使乳腺癌的 5 年生存率由过去的 10%～20%提高到 40%～50%,更重要的是根治术概念的诞生,为其他部位的肿瘤的手术治疗提供了一个可供借鉴的模式。

(二)乳腺癌根治术的适应证和禁忌证

1.适应证

符合国际临床分期 0、Ⅰ、Ⅱ期及部分Ⅲ期而无以下禁忌证的患者。

2.禁忌证

(1)有远处转移者。

(2)机体健康状态不佳,不能耐受根治性手术者。

(3)Ⅲ期患者有下列情况之一时。

1)橘皮样变范围超过乳房面积 1/2。

2)皮肤上出现卫星结节。

3)肿瘤侵犯胸壁而固定者。

4)胸骨旁淋巴结被证实发生了转移。

5)锁骨上淋巴结肿大,病理证实为转移。

6)患侧上肢水肿。

7)炎性乳腺癌。

(4)出现以下情况中的任何 2 项以上者。

1)癌肿破溃。

2)橘皮样变超过全乳面积 1/3。

3)癌肿与胸大肌固定。

4)腋窝淋巴结最大直径超过 2.5cm。

5)腋窝淋巴结相互粘连或与周围组织粘连。

(三)乳腺癌根治术的术前准备

1.必须经病理学检查证实为乳腺癌。

2.血、尿、粪三大常规检查及心、肺、肝、肾功能检查。

3.与患者及其家属说明手术可能造成的身心健康问题及克服方法。

4.手术区及需植皮时供皮区的皮肤准备。

5.对有冰冻条件者,尽可能在手术中行快速冰冻检查,对结果阴性患者,常规结果如为癌者,可在 1 周内行根治手术,不会影响预后。

(四)乳腺癌根治术的手术原则

1.原发灶及区域淋巴结应整块切除。

2.切除全部乳房组织及广泛切除其表面的皮肤(肿瘤切口边缘距正常皮肤不小于 3cm)。

3.切除胸大肌、胸小肌。

4.彻底清除腋窝淋巴结。

(五)乳腺癌根治术的麻醉

1.高位硬脊膜外麻醉。

2.高血压、精神紧张者或硬脊膜外麻醉失败者,可采用全身麻醉。

(六)乳腺癌根治术的手术步骤

1.体位 仰卧位,患侧肩背部垫高10°~15°,上肢外展90°~120°,消毒包裹后固定。

2.皮肤消毒范围 包括整个胸壁,上至颈部,下至脐部,外至上肢肘关节,后方至腋后线,对侧至腋前线。

3.皮肤切口 根据肿瘤的位置,选择切口,应便于肿瘤的彻底切除,便于清除腋窝淋巴结,便于术后上肢功能恢复,利于伤口愈合,利于手术后美容,可采取不同的梭形切口或横行切口。用墨水在皮肤上划出切口及皮瓣剥离界限,以便准确观察皮瓣剥离范围,切除皮肤的范围应距肿瘤3~5cm。

(1)Halsted-Meyer纵形切口:Halsted(1882)的切口以癌肿为中心包括乳头和乳晕向上、下两方延伸,近似于圆形或椭圆形,上面的延长切口大概沿着肩部前面的凹陷,直到锁骨下缘,下面的延长切口达肋缘以下,到剑突和脐的中点为止。Halsted的圆形或椭圆形切口比较简单,它在肩部前面的延长切口大致沿着裤子吊带或其他背带的挂线,通常不会影响上肢的活动;但对所造成的创面不适于一期缝合,多需植皮才能使之闭合;对腋窝的暴露也不够充分。

Meyer的原切口是梭形的,也以肿块为中心包括乳头和乳晕,它向上的延长切口是沿胸大肌前缘到上臂前面。Meyer切口易于暴露腋窝,皮瓣多能一期缝合,不需植皮;它形成的瘢痕有碍观瞻,且术后常会影响上臂的外展活动。

总的说来,纵向切口有一定优点:不论癌肿是乳腺的中央区或稍偏内、外侧,除位于乳腺外上方、靠近腋窝的肿块以外,这个纵向切口都能很方便地将它包括在内,这个切口能良好的暴露腋窝和锁骨下区。因此,纵向切口是临床上应用较普遍的一种切口。Halsted和Meyer两者的原切口各有利弊,有学者将两者综合,即按Meyer法做梭形切口,但其上端的延长切口应指向肩部凹陷的内侧,这样在解剖腋窝时既可以有良好的暴露,术后又不致因瘢痕收缩而影响上臂的活动。这样的纵向切口称之为Halsted-Meyer切口。

(2)Rodman-Greenough斜向切口:Rodman(1908)和Greenough(1935)先后倡行的斜切口能很好地将位于乳腺内侧、中部或外侧的癌肿包括在内。

这个切口有一条从腋中线横过腋窝到肩部内侧凹陷的交叉切口,突出优点是既便于解剖腋窝,又不影响上臂活动。手术结束时如皮瓣一期缝合有困难,可在两侧创缘上作若干交叉切口,这样缝合后创口便呈若干"Z"形切开之连续缝合,可以减少张力而有利于皮瓣之愈合。

(3)Stewart横行切口:Stewart(1915)主张在乳腺癌根治切除时用横向梭形口。他认为横切口术后瘢痕较小,不致影响上臂活动。但这种切口的缺点是对腋窝和锁骨区解剖颇为不便。只适用于癌肿位于乳腺中部偏下缘且乳腺肥大下垂的妇女。现在有人将Stewart切口加以改良,切口上起腋前部胸大肌外缘,然后向下向内以肿块为中心包括乳头乳晕区做横向月牙形切口,切口线可根据肿瘤部位不同调整,一般距癌缘约5cm。皮瓣剥离范围及手术切除范围与常规根治术相同。对于癌肿位于乳腺组织上下象限交界处内侧或外侧的边缘，采用改良的Stewart切口比采用常规的纵形切口优越，因纵切口所造成的皮肤缺损往往过大，需植皮来修复创面。

以上3种手术切口可根据手术医师掌握程度和患者的具体情况作出不同的选择。其中以Halsted-Meyer纵形切口和Stewart横行切口最为临床常用。下面将以Halsted-Meyer纵形切口为基础加以叙述。

4.*分离皮瓣*　临床惯用的是Haagersen提倡的薄皮瓣。

(1)在皮肤和浅筋膜层之间进行解剖分离，浅筋膜表面的毛细血管丛应保留在皮瓣上，以防术后皮瓣坏死，但浅筋膜内静脉则应留在标本上。

(2)皮瓣分离范围：向内至胸骨缘，外达背阔肌前缘，上至锁骨，下达肋弓处腹直肌上端。

(3)分离皮瓣厚度：应从切缘至基底部逐渐增厚，范围以0.3～0.5cm为宜，一般将皮瓣剥至4～5cm之后，可少许保留脂肪，近终点时，皮瓣上可保留全层脂肪组织，所剥皮瓣应为斜形，近肿瘤处薄，远离肿瘤处渐厚的斜形状。

(4)分离皮瓣的具体操作，减少分离皮瓣出血的方法：在所划的皮瓣剥离范围内用1∶1000的肾上腺素生理盐水200～300ml，用长的麻醉针头均匀地注射到所要游离的皮下组织区，造成分离皮瓣区的皮肤与皮下之间一个重度水肿区，使此区中的组织密度减少，形成一个类似的潜在的腔隙，便于分离皮瓣，而且由于肾上腺素的局部作用，可以减少游离皮瓣时的出血，在应用此法时应注意以下几个方面。

①有高血压或心脏病及明显的心律失常者禁用肾上腺素，可单纯用生理盐水皮下封闭。

②为防肿瘤扩散，对有肿瘤破溃或皮肤改变者及炎性乳腺癌，禁用皮下生理盐水封闭。

③注射肾上腺素生理盐水，应在手术切线上进行，禁在保留的皮肤上注射，防止医源性肿瘤细胞扩散，最好在切开皮肤后，深筋膜下进行。

④在全部注射肾上腺盐水过程中，应始终按无瘤技术进行，笔者习惯于在切口皮肤处深筋膜与脂肪组织间，常规用1～2点进行，扇面向外注射。剥离皮瓣的具体方法：剥离皮瓣可用普通手术刀、电刀，为减少皮瓣坏死机会，切口Ⅰ期愈合，皮瓣分离应平而均匀。先做外缘切口，再切内缘。切皮时，仅切开皮肤层，勿过深，以便于剥离皮下脂肪。用皮肤镊提起外侧皮瓣，右手操刀沿脂肪组织浅层进行锐性分离。边分离边用手指扪测皮瓣的厚度，使皮瓣上不保留脂肪组织。皮瓣分离至4～5cm之后，可保留少许脂肪组织。腋窝部皮瓣不应保留脂肪。由于腋窝部皮肤松弛，且皮肤与皮下脂肪连接紧密，分离皮瓣至腋窝时，注意勿割破皮肤。可用手将皮肤绷紧进行分离，边剥离边结扎止血，用同法剥离内侧皮瓣。分离范围，上至锁骨，下到肋弓下缘，内到骨中线，外达背阔肌前缘。

干纱垫填塞止血法：游离皮瓣时，边游离边向皮瓣下填塞干纱垫以起止血作用，皮肤的出血点，尽量不用或少用结扎止血而用电凝止血，以免术后线结所致的硬结难以与复发病灶区别。

(5)牵开皮瓣暴露全部手术野：游离皮达所预定界限后用7号线，将皮瓣缝牵至皮瓣牵开架上，以充分暴露手术野，以便手术操作。

(6)切开乳房周围胸壁的脂肪结缔组织，分别显露出胸大肌胸骨缘的附着处，胸大肌的锁骨与胸骨部背阔肌前缘、腹直肌前鞘上端的解剖间隙。

5.切断胸大肌、胸小肌　提起创口上端，沿锁骨下切开胸大肌浅面脂肪组织，显露胸大肌。此时，应注意避免损伤胸大肌、三角肌之间的头静脉。在锁骨下方约一横指宽处，沿肌纤维方向由内向外钝性分开胸大肌，直至止点处（肱骨大结节嵴），以食指挑起完全分离的胸大肌腱，靠近肱骨大结节嵴切断其肌腱。需注意的是，在切断胸大肌的附着点时，用左手食指插在胸大肌的近肱骨结节处，然后用刀在肱骨的附着处切断，一般不会出血，在切断肌腱时有“沙沙”的响声，说明切在肌腱。分离与初步结扎自深部进入胸大肌的胸肩峰动、静脉的胸肌支。然后，沿胸大肌纤维方向分离至锁骨附着部并将其切断。保留这束胸大肌可防止损伤头静脉，并有助于术后恢复上肢的功能。向下牵拉胸大肌断腱，显露胸小肌。沿胸小肌上、下缘分别切开喙锁筋膜，用手指伸到胸小肌的后面，充分游离该肌。用手指垫在胸小肌的后面，靠近喙突切断其肌腱。一般不会出血，如有出血，可行结扎止血。初步结扎走行在胸小肌下缘的胸外侧动、静脉，将胸小肌翻转向下。

6.解剖腋静脉和清扫腋窝　腋静脉起始于大圆肌下缘，向内侧走行，在锁骨内侧段下缘与锁骨下静脉相接，有腋鞘将其与腋动脉及臂丛包被。腋静脉位于腋动脉的前内侧，上肢外展时基本上将后者覆盖。极个别患者中，腋静脉呈音叉状分为两支，两支均须保留。在腋静脉中段的前面有一片薄的脂肪结缔组织包埋在腋鞘内。在臂丛平面横行切开腋鞘，向下轻轻拔开该脂肪结缔组织，就可显露出腋静脉。从中段部分开始解剖腋静脉，依次解剖外侧段及内侧段。将位于腋静脉腹侧及内侧的腋动、静脉各个分支和属支逐一分离、钳夹、切断并结扎之。腋静脉内 1/3 段的内侧，为锁骨下区，又称腋顶。解剖腋静内侧段时，将该处脂肪结缔组织与胸壁分离，分离、切除过程中，应仔细钳夹与结扎，再切断、结扎胸外侧血管（沿胸壁外侧下行达前锯肌）及肩胛下血管（沿肩胛骨腋前缘下行在肩胛下肌与前锯肌之间）。将上述分离的组织与乳腺、胸肌连成一大块准备切除。清除腋窝后，位于腋后壁的肩胛下肌、大圆肌及背阔肌，以及位于腋内侧壁的前锯肌将完全裸露。操作过程中应注意保护胸长神经和胸背神经。

7.切除标本　提起胸大、小肌、乳房与腋窝处分离的组织，从胸锁关节处开始依次从上、内、外、下向中心做整块切除。将胸肌向下牵拉，用利刀或电刀与胸壁呈切线方向切断胸大肌、胸小肌在肋骨及胸骨附着处。切除过程中，刀尖不要与胸壁垂直，以免损伤肋间肌及胸膜；同时注意结扎乳腺内血管及肋间血管向胸肌的穿支。遇此血管时，应先钳夹后切断，以防止血管回缩引起出血，如血管断端已回缩，可行缝合结扎止血。整个标本切除后，以温盐水冲洗创面，对清洗后所见到的出血点应严密止血。此时，腋窝仅留有腋动静脉主干、臂丛神经、胸长神经及胸背神经。

8.冲洗手术野　大量生理盐水冲洗术野，恶性肿瘤时采用无菌蒸馏水→化疗药液（生理盐水 500ml＋CTX 2.0g 或氮芥 50mg，浸泡 10min）→无菌蒸馏水→生理盐水顺序冲洗。

9.缝合切口与放置引流　为了减少手术后皮瓣的坏死，缝合时注意将皮瓣与胸壁做适当的固定，使皮瓣紧贴于胸壁。缝合时皮肤应基本无张力，稍有张力时，可行减张缝合。皮瓣太多或张力过大都可能引起皮瓣坏死，缝合完毕后，在缝合的创口上面先用凡士林油纱条覆盖，然后再用 6～8 层普通 8cm 宽的纱布加压外面，腋窝及其他凹陷处应用碎纱布填塞，而后用绷带或胸带适当加压包扎，术后一般可以用负压吸引，使皮瓣和胸壁间减少积液及积血，以利于新生血管的建立。引流管一般放置2根,以内径0.6～0.8cm的乳胶管为好,其中一根剪2～3个侧孔,置于腋下,腋中线第4肋间引出固定,引流腋窝、肱骨头部及上臂外侧部、胸大小肌区域,持续负压吸引。另一根剪6～8个侧孔,置于锁骨内1/3及胸骨旁,剑突下引出固定,引流锁骨下区及胸滑旁区域,持续负压吸引。胸骨旁引流管一般放置72h左右可拔除。腋下吸引管一般留置5～7天或每天引流量在10ml以下时拔除。拔除后注意有无腋部或皮下积液,如有积液应及时用注射器抽出,这样防止皮下、腋窝积液,减少皮瓣坏死,有利于伤口愈合。皮肤缝线在术后10～14天拆除。

(七)术中注意事项及异常情况的处理

1.严格遵守无瘤术原则

(1)术中尽量少按压肿瘤,减少肿瘤的细胞扩散。

(2)如有肿瘤破溃,可在常规皮肤消毒前,用双氧水清洗创面,或用碘酊清洗2～3遍后,再用无菌纱布垫将创面盖严,四周缝合固定,使溃烂创面与正常皮肤隔离,然后再按手术范围进行常规消毒。

(3)在局部注射1∶200000的肾上腺素生理盐水时,应在切口内进行,决不能在所留下的皮瓣内进行。在切口内进行也应有计划地进行2～3点注射,不可多处多点注射。

(4)清除淋巴结时,先远后近,应将病变组织整块切除。

(5)切除足够的病变处的皮肤(一般切除皮肤与肿瘤距离3～5cm)。必要时创面缺损皮肤可行同时植皮,以补足皮肤的缺如。

(6)清除腋窝及锁骨下及背阔肌前缘淋巴结时,一定清除干净及彻底,除腋部血管神经肌纤维外,不留脂肪组织,以防淋巴结的遗漏。

(7)术终时先用无菌蒸馏水冲洗,再用溶有氮芥及5-FU药液浸泡创面10～15min,后再用生理盐水冲洗创面。

(8)术中经静脉滴注5-FU 500～750mg,对防止手术中癌细胞扩散有一定作用。

2.防止血管神经损伤 锁骨下保留一横指宽的胸大肌束即可防止损伤头静脉,如果损伤,将其结扎,尚不致引起上肢循环障碍。剥离血管时,操作要轻柔、准确,因为静脉壁薄,切勿将其与血管鞘膜一并剪开,应将鞘膜用镊子提起,先剪一个小口,将止血钳插入,沿血管表面分离,使血管与鞘膜间有一间隙,再将血管鞘膜提起剪开,即可防止剪破血管,如有损伤,须镇静从事,以纱布或手压迫,勿盲用止血钳钳夹,以免挫伤血管壁,准备血管缝合器械,立即进行缝合。如损伤过大时应行血管吻合,不得将其结扎,对侵及血管壁不易分离的淋巴,不必勉强剥离,以免造成血管损伤,可在术后行放射治疗来弥补。

值得注意的是,腋静脉由上肢的深浅2组静脉汇合而成。深静脉是2条肱静脉在胸大肌下缘汇合入腋静脉,而有时是由3条较细的肱静脉汇合入腋静脉,因此,在结扎腑静脉的分支时,凡是向上去的静脉,尽管很细,也不能结扎,更不能将较细的分支肱静脉误认为胸背静脉结扎而造成损伤,对浅部的头静脉也不能损伤,胸背静脉包括动脉能保存的还要保存,如与淋巴结粘连,不能分离,可行切断。

清理腋窝时,注意保护胸长神经及胸背神经,前者在胸壁外,沿前锯肌表面下行,支配前锯肌;后者在胸长神经外侧,沿肩胛下肌前缘下行于背阔肌。为避免损伤上述2条神经,如辨认不清楚，可用镊子轻轻夹持，观察是否引起所支配的肌肉收缩，即可得到证实。

3.防止创缘皮肤坏死　主要是皮肤缝合张力过大及血循环障碍所致。皮肤坏死又可引起感染，感染又加重坏死。所以遇有皮肤张力过大时，可将切口上下端对位缝合，中央部可残留一梭形创面。可采用中厚皮片游离植皮将其消除。注意在游离皮瓣时尽量不用组织钳，尤其不能用血管钳钳夹皮瓣缘，而且也不能用电刀在皮缘剥离。电刀只能在真皮层以下使用，以减少皮肤组织的坏死，而造成的切口裂开或感染。

4.防止血肿形成　多发生在锁骨下及腋窝下部。其原因主要是止血不彻底、引流不畅及压迫包扎不确切。如术中止血严密，术后注意引流此2处即可避免发生血肿。

5.腋窝血管神经保护措施　为防止术后皮肤与腋窝血管、神经的粘连而引起术后上肢静脉回流障碍及上肢麻痛，对行 Halsted 手术的患者可用游离背阔肌肌瓣翻转，与残留的胸大肌锁骨端缝合，构成人为“腋腔”，保护血管及神经，可获得良好的效果。

（八）术后处理

1.体位　全麻清醒后或硬外麻醉后6h取半坐位，以利呼吸，患侧肢体抬高，以利静脉、淋巴回流，减少上肢肿胀。

2.血肿的预防及处理　将腋窝部引流管接负压吸引，待引流出的液体变为淡黄色时(一般要在术后3～5天)或没有任何液体流出，即可拔出引流管，一般在术后5～7天拔出为妥，如术后已发生血肿，可用粗针反复穿刺抽出血液，然后加压包扎。如血肿距切口较近，可拆去1～2针缝线，排出积血及血块；如血肿较大，并形成凝血块，穿刺抽吸压迫无效者，则需切开引流。即在血肿中央切一小口排出血块，放置橡皮条引流，间隔换药，多能很快愈合。

3.抗生素的应用　乳腺癌根治切除术虽是无菌性手术，但由于创面过大，且易渗血，有发生感染的可能。故一般均应给予抗生素，以预防感染。

4.功能练习　由于切除了胸肌以及腋部瘢痕愈合，可使患侧上肢功能受限制，如果患者在拔出引流管后，能尽早积极地进行上肢高举，不断扩大肩关节的活动范围，可使肢体功能逐渐恢复。

5.拆线时机　一般在术后10天行间隔拆线，12～14天后视情况拆去全部缝线，减张缝合线可最后拆除，如已嵌入皮内失去减张作用，也应及早拆除。

6.植皮区的处理　植皮区不宜过早更换敷料，以免将来与创面充分愈合的皮片撕脱，造成坏死。如创面感染化脓，皮片被脓液浸泡则极易坏死，应提前更换敷料以便脓液排出，故术后判定植皮区有无感染亦很重要。术后3～5天，吸收热已消退，体温又升高，局部疼痛加重，渗出液增多并带有臭味者，则为感染的征兆，宜提前更换敷料。首次更换敷料最重要，为防止撕脱皮片，应以无菌生理盐水将紧贴皮片的内层纱布充分浸泡，然后将湿纱布轻轻提起，见到植入皮片边缘后，用镊子剥离，使其与纱布分开，以免撕脱；如有撕脱，须重新将皮片置于创面上，加压包扎，仍可能成活。

7.切口皮肤边缘坏死的处理　皮肤边缘出现坏死时，待其坏死界限清楚后，将坏死部分剪除，如创面<3cm宽，可经换药治愈，如>3cm宽，可待肉芽组织形成，条件良好时进行植皮。

8.上肢水肿的处理　术后上肢水肿，多因局部组织的水肿压迫腋部静脉或淋巴管所致。可行热敷，弹力绷带包扎，肢体高举练习，多能自行恢复，如水肿消退后又有复发，并呈进行性加重，常为腋部癌复发的表现。

9.乳腺癌术后妊娠问题 妊娠或授乳，易引起癌复发。在对侧乳房发生癌瘤时，往往发展迅速。因此术后患者在3年内应避孕，如有妊娠应早期诊断，尽早动员终止妊娠。

10.综合治疗 术后综合治疗对防止乳腺癌复发及提高治愈率尤为重要。一般根据病变发展程度、患者年龄、机体状态、手术的彻底性等几方面，确定术后综合治疗方案。

【乳腺癌扩大根治术】

（一）乳腺癌扩大根治术的发展历史

关于乳腺癌的手术方式，医学界意见并非持完全一致。在20世纪初，Handley通过病理学研究证明了乳腺癌的生长方式和播散途径。20世纪40年代，Handley和Thackrdy(1949)在50例乳腺癌手术中探查第2、3肋间，发现19例有胸廓内淋巴结转移，并主张用镭锭治疗。20世纪50年代，随着麻醉技术和胸腔外科的迅速发展，Margotin正式提出乳腺癌根治术应扩大到包括内乳淋巴结的清除——即扩大根治术，并开展了胸膜外的内乳淋巴结切除术，Urban报道了胸膜内的乳腺癌扩大根治术，即在Halsted乳腺癌根治术的基础上把2、3、4肋软骨切断以后，将该区的全层胸壁连同胸膜其中包括内乳血管和周围的脂肪淋巴组织一并切除，留下的胸膜缺损用股部的阔筋膜或其他人造织物加以修补，然后再缝合皮肤切口。乳腺癌扩大根治术在20世纪50～60年代达到了历史的鼎盛时期。人们企图通过切除尽可能多的组织及区域淋巴结，以达到治愈肿瘤的目的(包括锁骨上及纵隔淋巴结清除的超根治术)。然而大量的报道经长期随访观察表明，扩大根治术较根治术的疗效并无显著提高，甚至结果相反。由于手术的扩大，术后并发症相应增多，生存率并未提高，而未被广大医者所接受。

常用乳腺癌扩大根治术式有以下两种。

1.胸膜外扩大根治术 即在Halsted手术的基础上，整块切除2～4肋软骨、肋间软组织、动静脉及淋巴组织，不切除胸膜。手术简单，不增加患者负担，因此应用较广泛。仅比一般根治术增加1/2～3/4的手术时间。

2.胸膜内扩大根治术(Urban式) 即在根治的基础上整块切除乳内区胸壁全层(包括胸膜)，该手术操作繁杂，术后并发症相对较多，手术时间长。一般采用胸膜外扩大根治术式多。

（二）乳腺癌扩大根治术的适应证和禁忌证

1.适应证

(1)非特殊型乳腺癌。

(2)癌肿位于乳房内侧或中央区有明显腋窝淋巴结转移的Ⅱ、Ⅲ期乳腺癌。

(3)患者术后因某些原因，不能接受内乳区放疗者。

(4)术前有关检查提示有内乳淋巴结转移者。

(5)患者无严重的心肺疾病，能耐受开胸手术者。

2.禁忌证

(1)全身状况欠佳者。

(2)有严重心肺疾病不能耐受开胸手术者。

（三）乳腺癌扩大根治术的麻醉

因术中有损伤胸膜的可能，选用气管插管，静脉复合麻醉。

（四）乳腺癌扩大根治术的术前准备

体位、切口等同乳腺癌根治术。但尽量避免横过 2～5 肋软骨处的切口。

（五）乳腺癌扩大根治术的手术步骤

1.胸膜外扩大根治术

(1)以肿瘤为中心取梭形切口，但内侧要较一般乳腺癌根治术略为偏近胸骨，以利胸骨旁的显露。内侧皮瓣分离要超过胸骨的对侧边缘，因内侧皮瓣的游离度较大，手术终了缝合切口时易使胸壁切除肋骨处得到妥善的覆盖。

(2)顺序切断胸大、小肌以及清除腋窝静脉周围的脂肪淋巴组织与一般乳腺癌根治术相同。不同之点是，为达到将胸骨旁淋巴结和乳腺做整块切除的目的，在进行上述步骤时，暂不切断胸大肌的肋软骨、胸骨止点，在清除腋窝后应接着先从胸壁外侧沿背阔肌前缘分离胸大肌，并切断胸小肌的肋骨附着点，然后将整个乳腺联同胸大肌、胸小肌和腋窝脂肪淋巴组织向内侧翻到胸骨前面，仅在创口内侧缘保留胸大肌与肋软骨、胸骨的联系。

(3)在完成上述步骤后，即可结扎胸骨旁的乳内动、静脉。一般先结扎上端：在第 1 肋间离胸骨边缘 1～1.5cm 处切开肋间肌，显露其深面的脂肪组织及其中的乳内动、静脉，再深面是极薄的胸膜，用小弯血管钳在脂肪组织中小心分离，即可找到并行的小血管即乳内动、静脉，分离时必须注意勿伤及胸膜，万一戳破胸膜可立即用小块肌肉组织填塞破口，并加缝补，此时注意患者的呼吸情况。乳内动、静脉分离出后可一并结扎，近端双重，远端一道。

继此即可处理乳内血管的下端，结扎点通常是在第 4 肋间。此处在胸膜与乳内动、静脉之间，常有胸横肌，胸横肌的肌束与肋间外肌走行相同，由外上方向内下方行走，切开肋间肌时要切记这个特点，避免切开过深误伤胸膜。而第 4 肋骨与胸骨呈锐角，胸骨旁的间隙很小，寻找乳内动、静脉常有困难，为增宽此肋间隙，可先将第 4 肋软骨外端切断，用纱布条向上牵拉胸骨侧肋软骨，就可增加暴露，较方便找到乳内动、静脉，用食指将胸横肌同胸膜一起推开，找到乳内动、静脉以上法结扎、切断。

(4)可以先将胸膜自第 4 到第 1 肋间，从肋软骨到胸骨的范围内，用手指或小弯钳夹着小纱布球轻轻加以推开、保护。小心切断第 2、3 肋软骨的外侧端，因乳内动、静脉和淋巴结是紧贴肋软骨内侧端的，因而在切断第 2、3 肋软骨内侧端时，可先将肋软骨内侧端翻转折断，然后沿胸骨边缘直视下将胸大肌止点和肋软骨内侧端切断，这样可避免切入淋巴结。最后即可将第 2、3、4 各肋软骨，以及附在肋软骨内侧端上的乳内动、静脉和淋巴脂肪组织连同乳腺和胸大肌、胸小肌等一并整块切除。

(5)检查创面，彻底止血，切口缝合同一般根治术，但内侧皮瓣应固定在胸壁缺损处的四周，以免发生皮瓣坏死和反常呼吸；切口引流同根治术，为减少反常呼吸，术后用多头胸带加压包扎胸壁缺损处。

在操作的过程中胸膜有破损，如为小的破损，不必修补，只用肌肉填塞修补即可；缺损较大者，手术后用负压吸引，在彻底止血后不必修补。有时小的不易修补，反可引起张力性气胸，此时可以将破损部稍予以扩大，如为全麻可以做辅助性呼吸，硬外麻醉时可用氧气面罩加压给氧。

2.胸膜内扩大根治术　目前，该术式已很少应用。

应用患者自己阔筋膜修补胸膜缺损，则手术操作分两部分，即胸膜内扩大根治术和阔筋膜的切取，这两部分可同时进行，也可由一组医师由先切取阔筋膜后再行扩大根治术，但应注意器械的消毒隔离，以防肿瘤的种植及交叉感染的发生。

乳腺癌的胸膜内扩大根治术，在下述步骤与胸膜外扩大根治术相同：①皮肤切口；②皮瓣分离；③切断胸大肌的肱骨止点，保留其锁骨部和头静脉；④切断胸小肌的喙突止点；⑤清除腋静脉周围的脂肪淋巴组织；⑥沿背阔肌前缘从胸壁外侧面上分离胸大肌，再切断胸小肌的肋骨附点，将整个乳腺连同胸大肌、胸小肌和腋窝的脂肪淋巴组织内翻到胸骨前面，仅保留胸大肌与肋软骨和胸骨的联系。有些学者在清除腋窝以后，先切断胸大肌的锁骨胸骨附着，将标本翻向外侧亦可在完成上述步骤后，即可切开胸壁，清除胸膜内的乳内淋巴链。

(1)先在第1肋骨下缘、距胸骨边缘3～4cm处切开肋间肌和胸膜；再沿第1肋骨下缘向着胸骨将肋间肌、胸膜前脂肪组织和胸膜全部切断，同时用手指从胸腔内扪清乳内动、静脉，并加以结扎、切断；再在第4肋间近第5肋骨上缘部切开肋间肌、胸膜，同样沿第5肋切断肋间肌，结扎乳内动、静脉下端。

(2)将第2、3、4各肋软骨外侧端切断，从第1肋间至第4肋间纵行劈开约1cm宽胸骨(有的学者认为劈开胸骨不必要)，然后将整块胸壁(包括一片胸膜、第2、3、4肋软骨，一段乳内血管淋巴链)，连同胸大肌、胸小肌和乳腺以及腋窝脂肪淋巴组织整块切除。

(3)检查上纵隔、锁骨下静脉周围和第4肋间以下各肋间有无肿大淋巴结，如有可个别予以摘除。在第8肋间腋中线部做一戳孔，插一支引流管做闭式胸腔引流。

(4)将胸壁缺损处的胸膜缘外翻缝合固定在肋间和胸骨前，以遮盖胸骨的粗糙面和肋软骨的断端。然后用预先切取的阔筋膜(也可用不锈钢网、白纺绸等)，按缺损大小修整成行盖在缺口上。并将其周边用间断褥式缝合固定在胸壁软组织上；阔筋膜的边缘还可以与胸壁表面组织作若干间断缝合，以进一步固定阔筋膜，缝合时应尽量使阔筋膜保持紧张，以防胸壁软化和反常呼吸的发生。

(5)皮肤创缘缝合后，其内侧皮瓣应与胸壁缺损的周围组织作若干间断缝合，因外侧皮瓣游离度较大，易发生缺血坏死，也须广泛的与肋间组织作若干固定缝合，皮瓣下放置橡皮管引流，以备术后负压吸引。

(六)术中注意事项及并发症防治

1.胸膜外扩大根治术

(1)剥破胸膜的患者，如术后呼吸、循环无变化，说明胸腔内气体较少，可自行吸收，不必处理。如有呼吸困难，应将患者置于半坐位，于锁骨中线第2肋间作胸腔穿刺排气，术后鼓励患者咳嗽，以利肺部早期膨胀。

(2)采用综合疗法，防止血行播散。

(3)其他处理与乳腺癌根治术相同。

2.胸膜内扩大根治术

(1)多头胸带包扎胸部，胸壁缺损处应多垫纱布包扎，以防发生反常呼吸。

(2)胸腔的闭式引流，注意引流管的通畅，3～4天胸腔引流液明显减少甚至消失后拔除引流管。

(3)负压吸引皮下引流管,1～2 天拔除。

(4)注意患者呼吸情况,鼓励咳嗽、排痰及下床活动,如呼吸特殊困难应查明原因对症处理。

(5)术后如仍有大量胸腔积液可穿刺抽液。

【乳腺癌改良根治术】

(一)乳腺癌改良根治术的发展历史

1948 年,Patey 和 Dyson 认为胸大肌筋膜淋巴结相对较少,或无淋巴结,因而手术时可以仅将胸大肌筋膜切除,保留胸肌,即为改良根治术。其与乳腺癌根治术的主要区别是保留了胸大肌或同时保留胸小肌,对腋窝淋巴结的清除与一般根治术同。术后是否需要辅助治疗与一般根治术相似,主要视腋淋巴结的病理检查有无转移,肿瘤细胞的分化程度及激素受体测定等。该术适用于乳腺癌Ⅰ期或Ⅱ期的患者,此术式有学者认为对清除腋上群淋巴较困难,Haagensen 认为仅暴露了 2/3 的腋静脉。Caceres(1967)报道 50 例改良根治术的再次手术,其中 26 例有淋巴结残留,有残留的淋巴结患者中 8 例淋巴结转移,残留主要在腋顶、胸肌和胸肌间,有报道对Ⅰ、Ⅱ期无转移的患者适用。

改良根治术有 2 种术式:保留胸大肌的改良治术(即 Patey 或 Dyson 手术)及同时保留胸大肌、胸小肌的改良根治术(Auchincloss 或 Madden 手术)。天津肿瘤医院将 Auchincloss 式称为改良根治Ⅰ式,Patey 式根治称之改良根治Ⅱ式,此称在国内广泛用于临床。

自 1948 年 patey 报道改良根治术有满意疗效之后,Auchincloss、Cirle、Handley、Madden 等学者都有过改良根治术治疗乳腺癌的报道。近年来国内这方面的报道日益增多,而且多数学者都认为改良根治术的疗效并不逊于根治术。并且,保留了胸肌而使上肢有良好的功能,改善美容效果,使以后能更好地进行整形外科修复,这种术式尤其适用于早期乳腺癌。

(二)乳腺癌改良根治术的适应证和禁忌证

1.适应证　改良根治的手术适应证,Urban 等认为,最理想的是微小癌、非浸润性管内癌或浸润性癌在 1cm 以下,肿瘤位居外侧面,腋窝无淋巴结转移者,以及未转移的特殊型癌,尽管这类乳腺癌可能为多中心性,但淋巴转移较少。Wanebo 报道改良根治术治疗微小癌,10 年生存率为 95%,非浸润性癌 10 年生存率 97%,小叶浸润性癌 86%,Namoto 等认为Ⅰ、Ⅱ期患者此术式与根治有相同的效果,故改良根治术适用于以下两大类。

(1)非浸润的导管癌,原位癌。

(2)临床Ⅰ、Ⅱ期乳腺癌,肿瘤未累及胸肌筋膜。

2.禁忌证　胸肌受侵或腋窝淋巴结转移较多者不宜采用该术式。

(三)乳腺癌改良根治术

乳腺癌改良根治术又分为保留胸大肌,切除胸小肌的改良根治术(Patey 手术,改良根治Ⅱ式);保留胸大肌、胸小肌的改良根治术(Auchincloss,改良根治Ⅰ式)。

1.保留胸大肌,切除胸小肌的改良根治术(Patey 手术,良根治Ⅱ式)

(1)手术前的麻醉及体位:一切准备工作均与根治术相同,

术时患侧上肢用消毒巾包扎,而不固定,为了移动上肢位置,

于解剖腋窝淋巴结及脂肪组织。

(2)切口和皮瓣分离:与一般乳腺癌根治术相同。皮肤切口选择直式或斜式两种。切口的位置同样须随癌肿的部位而有所动,切线距癌瘤边缘一般也需3～5cm,皮瓣分离也必须在皮与浅层筋膜之间进行,且一般须先从乳腺内侧开始。

(3)乳腺切除:自内侧开始将整个乳腺连同其深面的胸大肌筋膜自胸大肌上分离,直到胸大肌外侧缘。必要时可将癌肿深面的胸大肌切除一部分肌纤维,乳腺外侧部需与腋窝组织相连,不必完全切断。

(4)保留胸大肌,切除胸小肌:先将胸大肌与其深面的胸锁筋膜和胸小肌分离,将胸大肌牵向内上方。仔细分离并保留附着于胸大肌背面的胸肩峰动脉的胸肌支,以及胸前神经的外侧支,随同胸大肌将它们一起拉开,不要损伤;切断穿过胸小肌的胸前神经内侧支。此时便可把胸小肌于喙突止点切断,使之下翻,暴露出腋静脉。

(5)廓清腋窝:与乳腺癌根治术同样方法廓清腋静脉周围的脂肪与淋巴组织。自内方的腋尖组开始,由内向外,依次廓清中央组、外侧组、前组与后组淋巴结。应注意保留胸长神经、胸背神经和肩胛下动、静脉。然后,将胸小肌的肋骨止点予以切断,这样整块切除乳腺、胸小肌以及腋静脉周围的脂肪淋巴组织,使胸大肌得以保留。

(6)放置引流,缝合皮肤。

(7)术中注意事项及异常情况的处理。

1)切口除采用纵行的梭形切口外,还可行横切口。

2)在切除胸小肌过程中,可能损伤胸外侧神经,造成胸大肌部分萎缩,故在术中应注意胸小肌要在紧靠喙突的止点处切断,将其断端用Kocher钳钳住轻轻向前牵拉,用食指在胸小肌后方触诊,则能触及如琴弦般的胸外侧神经。

胸外侧神经常以2～3个分支穿胸小肌后支配胸大肌,但有时可出现不穿过胸小肌,只紧靠其外缘绕过后直接分布到胸大肌的一个分枝。对此分枝在廓清外侧组淋巴结时,应给予注意,防止误伤。

(8)术后处理同乳腺癌根治术。

2.保留胸大肌、胸小肌的改良根治术(改良根治Ⅰ式)

(1)术前准备、麻醉、手术体位、切口、皮瓣分离、乳房切除、胸大肌筋膜的切除以及将患侧上肢牵向对侧等步骤均与Pateys手术相似。

(2)切除乳腺:自内侧开始,将乳腺连同胸大肌筋膜与胸大肌分离,在牵开胸大肌,显露胸小肌后,只将胸小肌前面的胸锁筋膜连同胸肌间淋巴结从胸小肌上分离出来,使这些筋膜组织及其上的淋巴结连同标本一并切除,而保留胸小肌。之后将胸小肌和胸大肌一同向内上牵开,以显露腋静脉。

(3)廓清腋窝:与乳腺癌根治术同样方法廓清腋静脉周围的脂肪与淋巴组织,保留胸长神经时最好将前锯肌筋膜与前锯肌分离;保留胸背神经时最好将肩胛下肌、背阔肌在腋窝部的筋膜也分离出。最后可将乳腺连同腋静脉周围的脂肪、淋巴组织以及上述各肌群的筋膜一并整块切除。

(4)放置引流、缝合切口同乳腺癌根治术。

(5)术中注意事项及异常情况处理。

在皮瓣游离后,将皮下脂肪连同胸大肌肌膜一并切除达胸大肌外缘时,再延续转向胸大肌后方,助手将胸大肌拉起后可将胸大、小肌间的脂肪组织全部清扫,从而可彻底廓清肌间淋巴结。

在清扫腋窝(Ⅱ、Ⅲ)水平淋巴结时,将患者术侧前臂屈曲,放置于患者的前额,使胸大肌放松以利于助手钩起胸大肌,容易进行腋窝廓清,这是使腋顶淋巴结得以彻底廓清的关键。

(6)术后处理:同一般乳腺癌根治术。

【单纯乳房切除术】

(一)乳房单纯切除术的发展历史

应用单纯乳房切除术治疗乳腺癌,腋窝淋巴结可在手术后,行放射治疗,Mewhirter(1948)首先采用此法治疗乳腺癌。Forrest 根据腋淋巴结检查有无转移,比较单纯乳房切除与根治术的局部复发率。如腋淋巴结为阴性,则 2 种手术后局部复发率相似,如为阳性,单纯乳房切除的局部复发率较根治术为高。美国 NSABP 对 1079 例淋巴结无肿大的病例作前瞻性的分为 3 组,根治、单纯乳房切除+腋窝区放疗及单纯乳房切除,后者若出现淋巴结转移时再行切除术。经过 4 年随访,3 种治疗方法的局部、远处转移率及生存率相似,提示单纯乳房切除加放射治疗,适合临床淋巴结无肿大的患者。

(二)乳房单纯切除术的适应证

1.极早期乳腺癌(包括原位癌),尚未出现区域淋巴结转移者(术后视情况辅以放射治疗)。

2.患者年龄过高、全身情况不佳、难以接受根治术者。

3.乳腺肉瘤及晚期乳腺癌的姑息治疗。

4.某些特殊型乳腺癌,如乳头湿疹样癌、乳头状囊腺癌等。

5.乳腺多发性或弥漫性恶性病变者。

6.具有某些恶性倾向的巨大良性肿瘤。

(三)手术步骤

手术方式分为单纯乳房切除及皮下全乳切除术,后者是在皮下切除乳房全部组织,保留了乳房的皮肤及乳头、乳晕。良性多采取皮下切除,恶性多采取全乳切除。

1.乳腺皮下腺体切除术

(1)在乳腺皮肤下皱襞处做半圆形切口,将切开的皮肤和皮下脂肪向上翻转,在浅筋膜浅层下面进行充分的皮瓣分离,上至乳腺的上界,内侧到胸骨旁,外侧达腋前线,边分离边止血,一侧皮瓣分离完后,先用热盐水纱布填塞,再分离另一侧皮瓣,然后自乳腺的尾部将整个乳腺自上而下,由外向内,沿胸大肌筋膜前面切下。

(2)切除乳腺后应检查创面有无渗血,彻底止血后,于创面放一橡皮引流条。要注意引流腋窝部位,皮肤与皮下组织分层间断缝合,这样便于保留乳头和乳晕的外观。

2.乳腺单纯切除术

(1)切口:以乳头为中心环绕乳腺做梭形切口,可选用横向或斜向。横切口形成的瘢痕较纤细,尤其适用于乳腺较大且下垂的患者;斜向切口的优点在于能较好地暴露乳腺尾部,并有利于术后创口的引流。如为乳腺癌患者,切口至少须距肿瘤边缘 5cm,斜向切口的上端须至锁骨下近腋前线处。

(2)游离皮瓣:切开皮肤和皮下组织,并潜行分离皮下组织。游离范围,上起第2或第3肋骨,下至第6或第7肋骨,内侧达胸骨旁,外侧达腋前线。皮瓣游离的平面也应在浅筋膜浅层的深面。如为恶性肿瘤,皮瓣不应保留脂肪。一侧皮瓣分离完毕后,用热盐水纱布填塞,压迫止血,再进行另一侧的皮瓣游离。

(3)切除乳腺:皮瓣游离后,沿胸大肌筋膜前自乳腺尾部由上而下将整个乳腺及周围脂肪组织切除。如为乳腺癌或肉瘤,应同时切除胸大肌筋膜。遇有胸壁穿出的血管,应钳夹,切断并结扎。用温盐水冲洗创面,查无出血后,在皮下组织内放置橡皮引流管,要伸至腋前线。

(4)创口缝合:皮肤1层缝合(或2层缝合),固定橡皮引流管。创口覆盖敷料,加压包扎。

(四)术后处理

视病情给予抗生素,24～72h拔除引流,7～9天拆除缝线。

三、乳腺癌的化学治疗

乳腺癌是女性常见的恶性肿瘤。迄今,乳腺癌仍以手术切除为主要手段,因其为体表的肿瘤,加之人们防癌意识的提高和诊断方法的进步,使早期诊断率及手术切除率均高于其他一些肿瘤。然而,即使加以放疗仍为局部治疗,亦未见明显改善治疗效果,对于乳腺癌的转移及复发不能有效地控制,应用抗癌药物化疗和或内分泌治疗和或靶向药物治疗作为综合治疗手段越来越具有重要的地位。20世纪90年代以来,北美和英国等国家的乳腺癌虽然呈上升趋势,但死亡率均下降。据认为其原因与早诊和综合治疗的进步,特别是术后辅助治疗的进步有关。

【单药化疗】

单药化疗早已不常见,偶用于个别不能耐受联合化疗副反应者,或姑息性单药治疗,目前近20多种药物对乳腺癌有一定疗效,其有效率为20%～50%,分别叙述如下:

阿霉素(ADM):是蒽环类抗肿瘤抗生素药物,是目前治疗乳腺癌最为有效的药物之一。其作用机制是通过它嵌合于DNA碱基之间并紧密地结合到DNA上,致其空间结构障碍,而抑制了DNA以及依赖性RNA的合成。作为细胞周期非特异性药物,细胞毒作用可发生于各周期中的细胞,但S期细胞更为敏感。另外蒽环中也可能有一个电子还原成游离基,它具有高度活性,也可能是杀死癌细胞的机制之一。阿霉素对乳腺癌的有效率为30%～50%。常用方法:50mg,静脉注射,每周一次;或60mg/m^2,每3周一次;或20mg/(m^2·d),连用3天,每3周重复。主要毒副作用为骨髓抑制、脱发、心肌损害,尤其总量超过500mg/m^2,易发生心肌受损,应注意其"终身剂量"为450～500mg/m^2。常用于联合化疗方案。

表柔比星(E-ADM):是阿霉素的一个衍生物,其抗癌作用与阿霉素相似,但其心脏毒性副作用较轻,用量可比阿霉素提高1/3。吡柔比星(THP-ADM):是阿霉素的另一个衍生物,其抗癌作用亦相似,而心脏毒性、脱发也较轻,应用剂量、方法与阿霉素相同。

环磷酰胺(CTX):是烷化剂中较早和较为有效的抗乳腺癌药物之一。其作用机制是环磷酰胺在体内,在肝线粒体酶类的作用下,转化为中间产物,如具有活性的丙烯醛及磷酰胺芥,与DNA键交联,而阻止细胞分化。对各期增殖细胞均有杀伤作用,对S期有更强的细胞毒活性。

单药有效率为24～35%。常用方法：50mg/次，每日2～3次，口服；或200mg，静脉注射，每日或隔日一次；或600mg，静脉注射，每周一次，总量8～10g。主要毒副作用是骨髓抑制，白细胞、血小板减少，出血性膀胱炎，胃肠反应和脱发等。常用于联合化疗方案。

异环磷酰胺(IFO)：是环磷酰胺的同分异构体。其作用与环磷酰胺相同，毒副作用相似，但异环磷酰胺对骨髓的抑制较环磷酰胺略轻，而发生出血性膀胱炎的几率较CTX高，用量较CTX大，对CTX抗药者仍有效。常用方法：1.0～1.5g/(m^2·d)，静脉滴注，连用3～5天为一疗程，每4周重复。需同时配用巯乙磺酸钠(Mesna亦称美司钠)，剂量为异环磷酰胺的1/2(分3次给药：用在IFO前和后4、8小时)，可以防止出血性膀胱炎，不影响其疗效。

氟尿嘧啶(5-FU)：是抗代谢类较为有效的抗乳腺癌药物之一。其作用机制是5-FU在细胞内转化为5-氟尿嘧啶脱氧核苷酸(5-FU-dump)，而抑制脱氧胸腺苷酸合成酶，阻止脱氧尿苷酸(dump)甲基化转变为脱氧胸苷酸(dTMP)，从而影响DNA的生物合成，主要为S期特异性药物，但5-FU在体内转化为5氟尿嘧啶核苷酸(5FUR)后，也能渗入RNA中干扰蛋白质合成，故对其他各期细胞亦有作用。其有效率为26%～30%。常用方法：500～750mg，静脉注射，每周1～2次，或10～12mg/(kg·d)，每日一次，3～5天后剂量减量，隔日一次，总量5～10g为一疗程，1～2个月重复。主要毒副作用为骨髓抑制、食欲减退、恶心、呕吐、腹痛、腹泻和血便等。常用于联合化疗方案。

呋喃氟尿嘧啶(FT-207)，是氟尿嘧啶的衍生物，其作用机制是经肝内酶的降解，释出5-FU而起作用，干扰、阻断DNA、RNA及蛋白质的合成。本品化疗指数为5-FU的2倍，而毒性为5-FU的一半左右，与5-FU有交叉耐药性。常用方法：每日800～1000mg，分4次口服，总量20～40g为一疗程。15～20mg/kg，加于5%葡萄糖液300～500ml中，静脉滴注，每日一次，或60～120mg/kg，每周2次。栓剂500～1000mg/d，每日一次，总剂量同口服。

甲氨蝶呤(MTX)：是抗代谢类抗肿瘤药物，其作用机制是MTX对二氢叶酸还原酶有强大而持久的抑制作用，使二氢叶酸(FH_2)不能变成四氢叶酸(FH_4)，从而5、10-甲基四氢叶酸产生不足，使脱氧尿苷酸生成脱氧胸苷酸的过程受阻，而致DNA及RNA合成障碍。主要作用于S期细胞，为周期特异性药物。其有效率为23%～34%。常用方法：20～40mg，静脉注射或肌内注射，每周1～2次，5～10次为一疗程。主要不良反应：胃肠道反应、骨髓抑制、粘膜溃疡、脱发、皮炎和色素沉着等，长期或大量用药可有肝、肾损害。常用于联合化疗。

长春新碱(VCR)是植物类长春花提取出来的一种生物碱，其作用机制尚未完全明了，据认为主要作用于M期，为周期特异性药物，可能与微管或其组蛋白巯嘌呤有关，以及可抑制RNA的合成。其有效率为14%～21%。常用方法：1～2mg，静脉注射，每周1～2次，5～10mg为一疗程。其主要毒副作用为末梢神经损害，神经轴索的变性，可有神经抑郁和胃肠道症状，而骨髓抑制轻。有时用于联合化疗。

长春地辛(长春酰胺，VDS)：是一种长春碱衍生物，作用机制与长春新碱相似，其有效率为4%～30%。常用方法：3mg/m^2，静脉注射，每周一次，4～6周为一疗程，其毒副作用与VCR相似，但神经毒性比较轻。

长春瑞宾，其他名称，去甲长春碱、去碳长春碱、Navelbine，诺维本、酒石酸长春瑞滨胶丸，简称NVB、NVR。本品是一种新的半合成长春碱类化合物，其药理作用是通过阻滞微管蛋白聚合形成微管和诱导微管解聚，使细胞分裂停止于有丝分裂中期，因此属于细胞周期特异性药物。NVB对轴索微管的亲和力差，高浓度时才对轴索微管产生影响，因而神经毒性较低。法国和意大利一项多中心研究，用单药NVB每周30mg/m^2，治疗转移性乳腺癌，一线治疗的有效率为40%～60%，在二、三线治疗中也获满意疗效，有效率为30%。Fumoleau等报道，采用NVB每周30mg/m^{2}一线治疗25例晚期转移性乳腺癌，总有效率60%，其中CR20%。另一项多中心研究组治疗初治晚期或转移性乳腺癌145例，NVB 30mg/m^{2}治疗至病情进展，总有效率为41%(CR7%、PR34%)，稳定30%，中位进展期6个月，中位生存期18个月。常用方法：只能静脉用药，单药化疗剂量25～30mg/m^2；联合用药通常每次25mg/m^2，每周1次，连用2次为一个周期，给药时需要用生理盐水50～100ml稀释，并在短时间内(6～10分钟)静脉滴注或静脉冲入，随后沿此静脉冲入地塞米松5mg，再用生理盐水250ml静脉滴注，可以减轻对血管的刺激。主要毒副反应：①血液毒性：粒细胞减少，Ⅲ～Ⅳ度占11%～50%，中度贫血，血小板减少少见，无积累性毒性。②神经毒性：周围神经毒性，一般限于腱反射消失，感觉异常少见，长期用药后可发生下肢短暂性感觉异常。可有胃肠自主神经麻痹所致的便秘。麻痹性肠梗阻罕见。③胃肠毒性：轻度恶心、呕吐、便秘少见。④支气管肺毒性：偶有呼吸困难和支气管痉挛，可在注射药后数分钟或几小时后发生。⑤其他：中度脱发、注射部位局部反应、静脉炎、谷丙转氨酶升高，下颌痛偶见。

丝裂霉素(MMC)：是抗生素类抗肿瘤药物。其作用机制：在细胞内通过还原酶活化后起作用，可使DNA解聚，同时阻断DNA的复制。高浓度时对DNA和蛋白质的合成亦有抑制作用。主要作用于晚G_1期和早S期。其有效率为37%～38%。常用方法：2mg，静脉注射，每日一次或6～8mg，静脉注射，每周1～2次；总量40～60mg为一疗程；或8～10mg/m^2，静脉注射，每3周一次或与其他药物联合。主要毒副作用为骨髓抑制明显，白细胞和血小板严重减少，其他尚有恶心、呕吐、食欲缺乏等胃肠道症状，偶有肝、肾和肺毒性。

氮芥(HN_2)：是烷化剂最早问世的抗肿瘤药物，其作用机制是烷化基团于细胞的主要生物学成分如氨基、巯基、羟基、羟酸基、磷酸基和咪唑基等发生烷化作用，细胞组成出现变异，影响细胞分裂而导致死亡。HN_2为细胞周期非特异性药物，但对M和G_1期最敏感。常用方法：每次0.1～0.2mg/kg，每周一次，或0.1mg/次，隔日一次，4～6次为一疗程。腔内注射每次5～10mg，每周1～2次。此药不稳定，易分解，溶解后应于10分钟内用完。主要毒副作用：胃肠道反应、骨髓抑制、乏力、脱发、局部刺激作用，外漏可引起疼痛、水疱、溃烂和坏死。

硝卡芥(硝瘤芥，AT-1258)：是烷化剂，作用机制与氮芥相同，有较好的疗效，其有效率为37%。常用方法：20～40mg，静脉注射，隔日一次，200～400mg为一疗程；腔内注射40～80mg，每周1～2次。主要毒副作用：骨髓抑制、恶心、呕吐、食欲不振、乏力和脱发等。

卡莫司汀(卡氮芥，BCNU)：是烷化剂亚硝脲类，作用机制似氮芥，抑制DNA的修复，可以通过血脑屏障的少数几个抗癌药物之一。其有效率为21%。常用方法：125mg，静脉滴注，连用5天，每6～8周重复。主要毒副作用：骨髓抑制、胃肠道反应，少有肝肾功能受损。

洛莫司汀(环己亚硝脲，CCNU)和甲基环己亚硝脲(Me-CCNU)与BCNU同属亚硝脲类，可通过血脑屏障。常用方法：每次100～150mg/m^2，睡前口服，每6～8周重复，服前可酌用止吐剂和镇静剂。Me-CCNU毒性较BCNU、CCNU轻。

顺铂(顺氯氨铂,DDP):是金属类化合物。其作用机制为抑制蛋白合成,它可引起DNA链间交联,影响DNA的模板功能,进而抑制DNA和RNA的合成,属周期非特异性药物,但在G_1期最敏感。其有效率为9%～52%。常用方法:15～20mg/m²,静脉滴注,每日一次,连用5天,每3～4周重复,多饮水;或50～100mg/m²,静脉滴注,每3～4周重复。主要毒副作用是肾脏损害。(后种给药方法需加"水化",即用药的前一天和用药的1～3天内,每天需补液体不少于2000ml,并加氯化钾及甘露醇或呋塞米等,以减轻肾脏毒性),胃肠道反应较重,骨髓抑制、耳神经毒性、重听甚至失听等。

卡铂(CBP):是铂类第二代络化物,抗癌作用、疗效与顺铂相当,毒副作用如肾毒性、胃肠道反应、神经毒性等比顺铂明显低,故用药时无需水化利尿等,但其骨髓抑制比顺铂明显。常用方法:100mg,静脉滴注,每日1次,连用5天,每3～4周重复;或500～600mg静脉滴注一次,每3～4周重复。

紫杉醇(泰素,PTX):是十几年来较新且很有效的抗癌药,它是从紫杉树中分离出来的紫杉烷环及侧链化合物,可使微管聚合,形成稳定无活性的微管聚合物,影响有丝分裂,造成癌细胞死亡。单药治疗乳腺癌的有效率为32%～62%,二线治疗的有效率为26%～33%。用法:为防止发生过敏反应,在用紫杉醇治疗之前12小时给予地塞米松10～20mg口服,治疗前30～60分钟给予苯海拉明40mg肌内注射或50mg口服。单药用量一般为135～200mg/m²,配合用G-CSF时,剂量可达250mg/m²,联合用药时剂量酌减。一般紫杉醇用生理盐水或5%葡萄糖稀释至浓度为0.3～1.2mg/ml后静脉滴注3小时。联合用药为135～175mg/m²,3～4周重复。毒副作用:①过敏反应:发生率为39%,其中严重过敏反应发生率为2%。多为Ⅰ型变态反应,表现为支气管痉挛性呼吸困难、荨麻疹和低血压。几乎所有的反应都发生在用药后最初10分钟内,严重反应者常发生在用药后2～3分钟。②骨髓抑制:表现为中性白细胞减少,血小板减少较少见,一般在用药后8～10日发生,15～21日恢复。③神经毒性:周围神经症状发生率为52%,表现为轻度麻木及感觉异常,严重症状发生率为4%。可发生闪光暗区为特征的视神经障碍。剂量＞170mg/m²时,会发生瞬间肌痛。为防止神经毒性,在治疗期间可配以维生素B610mg和维生素B110mg,口服,每日3次。④心血管毒性:可有低血压和无症状的短时间心动过缓,后者发生率为29%。有30%病例出现心电图异常。⑤关节和肌肉痛:见于55%病例,出现于用药后的2～3日内,数日内恢复。⑥胃肠道反应:恶心和呕吐、腹泻、粘膜炎的发生率分别为59%、43%和39%,一般为轻中度。⑦其他:肝脏毒性、脱发、放射部位可有炎性皮肤反应。

泰索蒂(TXT;多西紫杉醇,Doc):是紫杉类药物,其作用机制与紫杉醇相同。稳定微管作用比紫杉醇大2倍,并能诱导微管束的装配,但不改变泵丝数量。本品是细胞周期特异性药物,能将细胞阻断于M期。对增殖细胞作用大于非增殖细胞。一般不抑制DNA、RNA和蛋白核酸合成。实验研究证实,泰索蒂与紫杉醇之间具有不完全交叉耐药。单药治疗晚期乳腺癌的有效率为59%,二线治疗的有效率为46%,对曾用蒽环类为主方案治疗的复发转移者的有效率为41%。用法:单药剂量及用法为100mg/m²,国内用75mg/m²,联合用药60mg/m²,静脉滴注1小时,每3周重复。毒性副作用:主要剂量限制性毒性是中性白细胞减少,但与紫杉醇不同的是白细胞减少呈剂量依赖性而非时间依赖性。可有轻度血小板减少(12.9%),贫血常见(85.5%)、Ⅳ度贫血(2.4%)、皮肤毒性反应(36.9%)、脱发(54.5%)、恶心呕吐(41.6%)、腹泻(31.8%)、口腔炎(18.4%)、咽炎(5.5%)、厌食(14.5%)、头痛(5.9%),感觉、运动与视神经毒性(分别为 27.8%、12.5%和 1.6%),还可有便秘(3.5%)、体液潴留(25.9%)、体重增加(9.4%)、乏力(20%)、注射局部反应(13.3%)、肝转氨酶类升高(12.9%)、肌痛(8.6%)、味觉异常(7.8%)、呼吸困难(6.7%)、咳嗽(4.7%)、心律失常(5.1%)、低血压(4.3%),轻度过敏反应表现为瘙痒、潮红、皮疹,严重过敏反应约 4%,表现为低血压、恶心、支气管痉挛、弥漫性荨麻疹和血管神经性水肿,严重过敏反应不多见,但临床上仍采用预防用药,方法同紫杉醇前、后用药。

吉西他滨(GEM,商品名健择):本品和阿糖胞苷一样进入人体内后由脱氧胞嘧啶激酶活化,由胞嘧啶核苷脱氨酶代谢,为嘧啶类抗肿瘤药物。其作用机制和阿糖胞苷相同,其主要代谢在细胞内参入 DNA,主要作用于 G_1/S 期。GEM 还能抑制核苷酸还原酶,导致细胞内脱氧核苷三磷酸酯减少;与阿糖胞苷另一不同点是它能抑制脱氧嘧啶脱氨酶减少细胞内代谢物的降解,具有自我增效的作用。与阿糖胞苷的抗瘤谱不同,对多种实体瘤有效。单药临床试验,最初研究结果是由 Carichacl 等发表于 1995 年,44 例晚期乳腺癌入选单一应用吉西他滨治疗的Ⅱ期试验,40 例可评价疗效,其中 3 例 CR、7 例 PR,总有效率(ORR)25%、中位生存期 11.5 个月。常用方法剂量:800~1200mg/m²,静脉滴注,30~60 分钟,第 1、8 天,每 3 周为一个周期。毒副作用:其剂量限制性毒性是骨髓抑制,中性粒细胞和血小板减少较常见,有轻、中度消化道反应,如便秘、腹泻、口腔炎等。可引起发热、皮疹和流感样症状。少数患者可有蛋白尿、血尿、肝、肾功能异常和呼吸困难。

卡培他滨(希罗达):本品化学名称为 5-脱氧-5-氟-N-[(戊氧基)羟基]-胞(嘧啶核)苷。在肠道内吸收较好,经肠粘膜吸收后透过肝脏的羧酸酯酶转化为 5′-脱氧-5-氟胞苷(5′-DFCR),然后经肝和肿瘤细胞中的胞苷脱氨酶转化为 5′-脱氧-5-氟尿苷(5′-DFUR),最后经胸腺嘧啶磷酸化酶(TP,该酶在肿瘤组织中的浓度较高)转化为氟尿嘧啶(FU)。北美一组多中心Ⅱ期临床研究中,对 163 例乳腺癌对蒽环类和紫杉醇药物治疗后进展的患者,用卡培他滨每日 2510mg/m²,分 2 次口服,连用 14 天,停药 7 天,3 周后重复。结果有效率为 20%,包括 3 例 CR、病变稳定者 43%。法国一组研究:44 例 ADM 治疗失败的乳腺癌患者随机分为卡培他滨组和紫杉醇组,前组有效率为 36%,其中 3 例 CR;而后组有效率为 21%,无 CR 病例。用法:每日 2500mg/m²,分 2 次早晚饭后半小时用水送服,连用 2 周,停 1 周后重复。应据患者情况和不良反应调整剂量。毒性副作用:①消化道反应:常见腹泻、食欲缺乏、恶心、呕吐、腹痛、口腔炎等。②手足综合征:约有半数患者有不同程度的手足综合征,3~4 度者有 10%左右。表现为麻木、感觉迟钝和异常、针刺感、疼痛;皮肤肿胀或红斑、脱屑、水疱或疼痛,严重者可脱皮、脱指(趾甲)。脱发常见,但较轻。③心血管系统,少数患者可有下肢水肿。④骨髓抑制,主要是粒细胞减少,多为 1、2 度,可引起贫血和血小板减少,但均不多见。

以上是对乳腺癌较常用而较为有效的几种抗癌药物,尤其前后数种更常组成联合化疗方案应用于临床。

【辅助化疗】

乳腺癌的辅助化疗是指手术或放疗后给予的化疗,目的是清除隐性转移灶,延期复发。临床经验表明，未接受辅助化疗闭经前妇女的复发率是接受辅助化疗妇女的1.5倍，但是对于闭经后妇女，其淋巴结阴性的患者，是否用辅助化疗尚有争论。另有报道，当淋巴结数目≥4个时，比较其辅助化疗组与对照组的5年生存率，前者为64%，而后者为25%，两组差异显著(P<0.03)。Bonadonna报道了386例的患者中，179例在根治术后为接受辅助化疗，207例以CMF辅助化疗12个月，结果后组中数复发间期为84个月，对照组为40个月，复发大多在术后前3年内，二组平均中数生存期分别为137个月和107个月。即使是早期、淋巴结阴性者，仍有10%左右的患者于1～2年内因远处转移而死亡。一组90例患者观察结果，比较了6年后CMF辅助化疗组死亡了6例，而对照组是17例；另有三组前瞻性对照试验，包括2300例淋巴结(－)、PR(－)者，以各种细胞毒药物治疗，其生存率均有提高，3～4年后分别为69%～84%、77%～80%、73%～77%。因此，辅助化疗对乳腺癌延缓复发和延长生存期或治愈是一种合理、可行的手段。

1.早期乳腺癌术后辅助化疗　早期乳腺癌术后辅助化疗加用蒽环类药物显著提高疗效，而且常规剂量并不增加心脏毒性。蒽环类基础上加紫杉醇药物可进一步提高早期乳腺癌术后辅助化疗的疗效。

2005年St.Gallen会议共识：并对早期乳腺癌辅助治疗的基本原则，提出首先要考虑肿瘤对内分泌治疗的反应性，将其分为对内分泌治疗有反应、无反应和反应不确定型；再按照其他因素分为：低度危险、中度危险和高度危险：

(1)低度危险：淋巴结阴性，同时具备以下5条：标本中病灶大小(pT)≤2.0cm；病理分化为Ⅰ级；肿瘤周围脉管未见癌细胞侵犯；HER2/neu基因没有过度表达或扩增；年龄≥35岁等。

(2)中度危险：①淋巴结阴性，以下5条至少具备1条：标本中病灶大小(pT)≥2.0cm；病理分化为2～3级；肿瘤周围脉管肿瘤细胞侵犯；HER2/neu基因过度表达或扩增；年龄≤35岁等。②淋巴结1～3个阳性，未见HER2过度表达和扩增。

(3)高度危险：①淋巴结1～3个阳性，HER2过度表达和扩增；②淋巴结≥4个阳性。

上述情况应注意以下问题：①组织学分级/核分级；②瘤周脉管侵犯存在争议，它只能影响腋淋巴结阴性患者的危险度分级，但并不影响淋巴结阳性者的分级；③HER2的测定必须是经严格质量把关的免疫组化(IHC)或荧光免疫原位杂交法(FISH)、显色免疫原位杂交法(CISH)和检测。

乳腺癌术后全身辅助治疗的选择原则：

(1)低危者：ER/PR阳性-内分泌治疗或不用；内分泌反应不确定-内分泌治疗或不用；ER/PR阴性-不适用内分泌治疗。

(2)中危者：ER/PR阳性-单内分泌治疗或化疗→内分泌治疗；内分泌反应不确定-化疗→内分泌治疗；ERlPR阴性-化疗。

(3)高危者：ER/PR阳性-化疗→内分泌治疗；内分泌反应不确定-化疗→内分泌治疗；ER/PR阴性-化疗。

全身术后辅助化疗方案的选择：

(1)低度危险者的化疗方案：CMF(C：环磷酰胺，M：甲氨蝶呤，F：5-氟尿嘧啶)×6周期；

AC(多柔比星/环磷酰胺)×4～6 周期或 EC(表柔比星/环磷酰胺)×4～6 周期。

(2)中度危险的可选择的方案有:FAC(氟尿嘧啶、多柔比星、环磷酰胺)×6 周期,或 FEC(氟尿嘧啶、表柔比星、环磷酰胺×6 周期)。

(3)高度危险者可选择方案有 AC×4→T×4(AC 序贯紫杉醇);FEC×3→T×3(FEC 序贯紫杉醇);FEC×3→T×3(FEC 序贯多西他赛);TAC×6(多西他赛/多柔比星/环磷酰胺)。也可以在重组人粒细胞集落刺激因子(thG-CSF)支持下采用每两周一次的剂量密度化疗:ddAC×4→ddT×4;或 A→T→C(多柔比星序贯紫杉醇序贯环磷酰胺,每两周为 1 周期方案)。

术后辅助化疗的代表方案:(NCCN 推荐)

CMF 方案

CTX　500mg/m^2　Ⅳ　d1、8

MTX　50mg/m^2　Ⅳ　d1、8

5-FU　500mg/m^2　Ⅳ　d1、8

28 天为一个周期,共 6 个周期

AC 方案

ADM　60mg/m^2　Ⅳ　d1

CTX　600mg/m^2　Ⅳ　d1

21 天为一个周期,共 4 个周期

CE 方案

E-ADM　100mg/m^2　Ⅳ　d1

CTX　600mg/m^2　Ⅳ　d1

21 天为一个周期,共 4～6 个周期

CAF 方案

CTX　500mg/m^2　Ⅳ　d1

ADM　50mg/m^2　Ⅳ　d1

5-FU　500mg/m^2　Ⅳ　d1

21 天为一个周期,共 6 个周期

FEC 方案-1

CTX　500mg/m^2　Ⅳ　d1

E-ADM　60mg/m^2　Ⅳ　d1、8

5-FU　500mg/m^2　Ⅳ　d1、8

28 天为一个周期、共 6 个周期

FEC 方案-2

CTX　500mg/m^2　Ⅳ　d1

E-ADM　100mg/m^2　Ⅳ　d1

5-FU　500mg/m^2　Ⅳ　d1、8

28 天为一个周期、共 6 个周期

TAC 方案

DOC　75mg/m^2　Ⅳ　d1

ADM　50mg/m^2　Ⅳ　d1

CTX　500mg/m^2　Ⅳ　d1

21 天为一个周期，共 6 个周期(所有周期均用 G-CSF 支持)

AC→T 方案

ADM　60mg/m^2　Ⅳ　d1

CTX　600mg/m^2　Ⅳ　d1

21 天为 1 个周期，共 4 个周期续以

TAX　175mg/m^2　Ⅳ　d1

21 天为 1 个周期，共 4 个周期

FEC→DOC 方案

5-FU　500mg/m^2　Ⅳ　d1

E-ADM　100mg/m^2　Ⅳ　d1

CTX　500mg/m^2　Ⅳ　d1

21 天为 1 个周期，共 3 个周期

续以

DOC　75～100mg/m^2 Ⅳ　d1

21 天为 1 个周期，共 3 个周期

ddAC→ddTAX 方案

ADM　60mg/m^2　Ⅳ　d1

CTX　600mg/m^2　Ⅳ　d1

14 天为 1 个周期，共 4 个周期

续以

TAX　175mg/m^2　Ⅳ　3 小时，d1

14 天为 1 个周期，共 4 个周期

(所有周期均用 G-CSF 支持)

ddA-T-C 方案

ADM　60mg/m^2　Ⅳ　d1　Q2WX4 周期

TAX　175mg/m^2　Ⅳ　d1　Q2W×4 周期

CTX　600mg/m^2　Ⅳ　d1　Q2W×4 周期

(所有周期均用 G-CSF 支持)

Ⅰ期乳腺癌术后需不需要辅助化疗一直有争议。由于 25%～30%的Ⅰ期乳腺癌最终要复发并死于该病，因此Ⅰ期患者什么情况下需或不需要辅助化疗成为焦点。在众多危险因素中，预示术后复发几率的最可靠因素是腋窝淋巴结状态。在淋巴结阴性的前提下，目前最具可重复性的预后因素是原发肿瘤的大小，若原发肿瘤直径＜1cm 者，10 年的无病生存率(DFSR)为 92%；而直径在 1.0～1.9 者，DFSR 为 78%；直径＞2cm 者，其 DFSR 为 69%。因此，腋窝淋

巴结阴性且原发肿瘤直径＜1cm 者，可以无需术后化疗。但 NSABP 最新一项对 10302 名乳腺癌患者的回顾性调查表明，其中 1259 例淋巴结阴性原发病灶小于 1.0cm 者，若 ER 阴性也能从化疗中增进无复发生存(RFS)。因此，不管原发病灶多大，都应对浸润性乳腺癌进行全身辅助化疗。

对于腋窝淋巴结＞3 个以上阳性者的辅助化疗，意大利米兰肿瘤研究所 Bonadonna 等做了一系列研究，在证实 CMF→ADM 优于 CMF 后，又进一步在 403 名可评价患者中对比了 ADM→CMF(ADM 75mg/m^2，D1、Q3W×4→CTX 600mg/m^2，D1；MTX 40mg/m^2，D1；5-FU 500mg/m^2，D1；Q3W×8)序贯给药和 CMF＝ADM 交替给药方法。结果证实了 10 年无复发生存率(RFSR)为 42%：28%(P＝0.002)，10 年后总生存率(ORS)为 58%：44%(P＝0.02)，均是 ADM-CMF 序贯给药明显占优势。这是一个疗效好，耐受性好和备受关注的方案。

英国伯明翰大学癌症研究所，ChristopherJP.等 2006 年报道了全国 E-ADM 辅助治疗试验(NEAT)和 BR9601 试验，检验了蒽环类抗生素在早期乳腺癌辅助治疗中的效果。在 NEAT 试验中，4 个周期 E-ADM 后，再用 4 个周期 CMF(CTX、MTX、5FU)，与单纯用 6 个周期 CMF 的效果比较。在 BR9601 试验中，E-ADM×4 周期后，再用 CMF×4 周期，与 CMFX 每 3 周/周期×8 个周期的患者比较。主要观察终点为无复发生存率(RFSR)和总生存率(OSR)、次要不良反应、剂量强度和生活质量。两项试验纳入 2391 例早期乳腺癌术后患者，中位随访 48 个月。结果：E.ADM＋CMF 组的 RFSR 和 OSR 显著高于 CMF 组，其 2yRFSR 分别为 91%：85%、5yRFSR 分别为 76%：69%；2yOSR 分别为 95%：92%、5yOSR 分别为 82%：75%。P＜0.001。其独立的预后影响因素包括淋巴结状态、肿瘤分级、肿瘤大小和 ER、PR 状态(所有四种状态分析 P＜0.001)以及是否存在血管和淋巴管受侵袭(P＝0.01)。这些因素与 E-ADM-I-CMF 的效果不发生有意义的相互作用。总的不良反应发生率在接受 E-ADM＋CMF 者中高于单纯用 CMF 者。但对其生活质量并无显著影响。其结论是：早期乳腺癌术后辅助化疗方案 E-ADM＋CMF 优于 CMF 方案。

有关 AC→T 方案的研究，在 CALGB9344 研究计划中试图解决 2 个问题：一是否增加 AC 方案中 ADM 的剂量(60、75、90mg/m^2)能够增加生存期？结果是否定的；二是否增加序贯使用 4 个周期的紫杉醇能达到同样的目的，结果是肯定的。因为发现减少了复发率 22%和减少死亡率 26%。而主要受益者是 ER 阴性患者，ER 阳性患者的紫杉醇作用可能被他莫昔芬掩盖了。若真是这样，紫杉醇可以留待以后复发转移时使用。近年的随访证实该方案可以减少 17%的 5 年复发率(P＝0.0023)和 18%的 5 年死亡率(P＝0.0064)。由于紫杉醇的使用使乳腺癌的辅助化疗又近了一步；因此对于 ER 阴性、经济条件较好的患者，AC→T 方案不失为较好的方案选择。此外，腋窝淋巴结多于 3 个者也应选择此方案。但 NSABPB-28 研究计划也试图解答同样的问题，其结果只增加了无病生存率(DFSR)，即复发风险下降了 17%(P＝0.008)，而未见总生存率有统计学意义上的差异。原因可能是本组老年患者较多，相当多数服用了他莫昔芬，紫杉醇的作用被他莫昔芬所抵消。

国际乳腺癌研究组在 1491 例患者参加的随机Ⅲ期试验(BCIRG 001 号)证实，TAC(Tax、ADM、CTX)方案比标准方案 FAC(5-FU、ADM、CTX)占有明显优势。经 33 个月的随访，3

年无病生存率(DFSR)为82%:74%(P=0.0011)。复发的相对风险值(RR)为0.68,即TAC组有119例复发,而FAC组有170例复发。如果按淋巴结状态分,1～3个阳性者,其DFSR分别为90%∶79%(P=0.0002),而4个或以上阳性者两组无差别。3年总生存期(OS)两组无差别,为92%∶87%(P=0.11),但其中淋巴结1～3个阳性者两组比为96%∶89%(P=0.006),明显显示TAC方案优于FAC方案。4个以上阳性者两组OS无差异。值得注意的是,与CALGB9344号不同的是不管ER状态阳性还是阴性,TAC方案均比FAC方案好,分别为P=0.02和P=0.005。此外,HER2阳性者TAC方案更好(P=0.02),阴性者也接近有意义(P=0.006)。TAC血液毒性、腹泻、口炎和乏力较FAC重,但恶心、呕吐等较FAC轻。因此,淋巴结阳性者术后用含紫杉类方案更好些。

2.辅助化疗的开始时间和疗程,根据许多学者的研究发现,原发肿瘤灶的存在,转移灶受到抑制,当原发灶肿瘤切除后,体内残留的微小转移灶癌细胞的倍增时间(DT)缩短,生长加速,同时药物较容易累积在转移灶上,对化疗较敏感,因此,术后及早开始化疗有利于药物杀伤肿瘤细胞的作用,一般主张在术后7～14天开始化疗为宜。

辅助化疗的疗程应该进行多长时间系列研究结果提示较短的治疗期与较长的治疗期之效果是一样的。据Bonadonna报道,乳腺癌术后用CMF方案治疗12个周期和6个周期的6年无病生存率(DFSR)分别为62.9%和69.4%,无明显差异。作者认为,术后给予6个周期化疗已足够消灭可能存在的敏感肿瘤细胞,余下不敏感的肿瘤细胞,即使继续给药也无济于事。而延长化疗给药期限并不能提高疗效,只能增加药物的毒性反应,降低机体的免疫力。我国有的学者建议术后辅助化疗6个月至1年。Levin等报道应用CMFVP方案辅助化疗4个月,初步结果比过去一年的效果毫无逊色。Skipper认为化疗对乳腺癌细胞的杀伤力在6个月以内。从抗药观点看6个周期不能消灭的肿瘤细胞,已对该方案产生耐药,继续用原方案不可能再起作用。乳腺癌的倍增时间为4个月,所以辅助化疗6个月(周期)是合理的。

3.辅助化疗的联合方案国内外临床经验表明,联合化疗方案明显优于单药治疗。CMF、CAF或CA、AC-T、TAC等方案,凡接受足量者,其无瘤生存率均提高。米兰组用CMF方案辅助化疗后,5年无瘤生存率比对照组提高15%。美国MD.Andeson医院,术后采用CAF+BCG8个疗程,以后用MTX代替ADM,改用CFM化疗,用药2年,122例3年无瘤生存率为78%,对照以往155例为55%;3年生存率用药组为89%,对照组为58%。JonesS.E等对138例Ⅱ期,淋巴结阳性乳腺癌患者分两组,82例用AC方案8个周期6个月,56例用AC方案+放疗,观察6年以上,此138例与小心配对的540例采用单纯手术后的对比,其无复发生存RFS显著延长(P<0.001)。

4.辅助化疗的影响因素:腋下淋巴结越多,预后越差。从肿瘤组织学上看,低分化癌对化疗敏感,而原来肿瘤的大小与化疗敏感性无关。多组试验结果表明,ER(+)者的无瘤生存率的提高比ER(−)者较明显,有统计学意义。Tancini等观察用CMF方案辅助化疗,5年无瘤生存率在绝经前妇女ER(+)者为64.9%,ER(−)者为48.7%;绝经后妇女ER(+)者为62.5%,ER(−)者为59.8%。

辅助化疗的同时合并各种形式的免疫治疗是否增加疗效?多数学者认为不能增加化疗疗效,免疫治疗无增效作用的报道不少,因此,一致认为辅助化疗加免疫治疗并无价值。

Paterson 等报道，术后辅助化疗的患者，脑转移作为首次复发部位增多，115 例有 5 例，占 4.4%，对照组无 1 例。Arner 认为辅助化疗能促进广泛转移、肝转移也较高。其原因是辅助化疗后存活期长，抑或由于免疫抑制而改变了转移方式尚待研究。米兰组 854 例接受 CMF 辅助化疗的患者，10 年随访结果未产生一例白血病，第二原发肿瘤未超过对照组。但美国乳腺癌外科化疗综合研究组(NSABP)用 L-PAM(丙苯酸氮芥)达 2 年，10 年后白血病发生率由 0.06%上升到 0.5%，某些用 MMC 辅助化疗的日本方案，其第二原发肿瘤发生率增加，特别是生存期长者。

早年大量研究证明，化疗剂量及方案与疗效关系至关重要，用量低于标准剂量的化疗与用标准剂量的化疗比较，降低了无瘤生存和生存期。Wood 等比较了 6 个周期标准 CAF(CTX 400mg/m^2，第 1 天、第 8 天；ADM 40mg/m^2，第 1 天；5-FU 400mg/m^2，第 1 天、第 8 天，每 4 周重复)和低剂量 CAF(CTX 300mg/m^2，ADM 30mg/m^2，第 1 天；5-FU 300mg/m^2)化疗的患者，前组的总生存率和无瘤生存率明显高于后者。因此辅助化疗强调要足量，多数学者认为用量不能低于标准剂量的 85%。不足量化疗是术后复发和转移的危险因素之一。

辅助化疗加内分泌治疗(TAM)联合用于 ER(±)和不明的患者日益增多，多数报道可使有效率提高，而且能降低对抗癌药物的耐药性，使疗效增加而毒性减轻。据有关资料证实，用 TAM 可延长早期患者生存率，8 年后生存率提高 10%～15%，死亡率下降 30%。但是，近些年来，乳腺癌 cNCCN 认为，ER(+)或 PR(+)者辅助化疗，一般不与内分泌治疗，或放疗同时进行，可在化疗结束后再开始内分泌治疗。

早期乳腺癌术后化疗和放疗顺序。1996 年 Recht A 等报道了 122 例Ⅰ、Ⅱ期有全身转移危险的患者，术后用化疗 12 周前后分别放疗的对照方法观察研究。生存患者中数随访 58 个月。5 年复发率和远处转移率(先放疗、先化疗)组分别为 38%∶31%和 36%∶25%(P=0.05)；总生存率为 73%∶81%(P=0.011)。5 年部位统计复发率，先放疗比先化疗的局部复发率低(5%∶14%)，但远处或区域性复发率或两者并存者先放疗比先化疗高(32%∶20%)(P=0.07)。结果：有全身转危险的早期乳腺癌患者，术后先化疗后放疗为宜。

【新辅助化疗】

新辅助化疗，亦称术前化疗，或先期化疗已是近 20 年来的发展趋向，近些年来的资料表明、术前辅助化疗的疗效显著提高，其主要意义在于：①及早控制微小转移灶；②使原发病灶及其周围组织扩散的癌细胞发生蜕变或部分被杀灭，以减少术后复发及转移；③进展期乳腺癌和炎性乳腺癌先行化疗，可以使肿瘤缩小，以便于手术切除或切除范围缩小；④可以根据切除肿瘤标本来评价化疗药物的效果和肿瘤细胞对化疗方案的敏感性，作为术后或复发时再次化疗的选择。

2007 年乳腺癌 cNCCN 认为：新辅助化疗的适应人群：①一般适合临床Ⅱ、Ⅲ期患者。Ⅰ期患者行术前化疗的意义尚不肯定。Ⅳ期患者化疗为姑息性解救治疗手段，而非新辅助治疗适应证。②对隐性乳腺癌(定义：找不到其他原发灶的腋窝淋巴结的转移性乳腺癌，尽管临床体检和现有的影像学检查均不能发现乳腺肿块，甚至术后病理也未发现乳腺癌的原发灶，但是可以诊断这是一类特殊类型乳腺癌，手术处理也是合理的)行新辅助化疗是可行的。

新辅助化疗的方案及疗程：为了提高缓解率，一般多采用联合化疗方案。早年意大利米兰癌症研究所,应用阿霉素加长春新碱的联合化疗方案,取得了较好的结果。此后临床上有很多联合化疗方案,都取得了一定的效果。在一些非随机化临床实践中,如美国 NSABPB-18 实验采用 4 个周期 AC 方案,及 EORTC10902 临床实验采用 4 个周期 FEC 方案等,其总的有效率可达 47～6～88%,病理完全缓解率(pCR)为 3.7%～13.7%,转移的区域淋巴结经新辅助化疗后 23%～37%可转为阴性。因而含蒽环类的联合化疗方案,也是目前新辅助化疗的标准方案,近些年来随着新药的研制和在临床上取得较好的临床缓解率,如紫杉类(紫杉醇、多西他赛)以及长春碱类药物(诺维本;长春瑞滨)等相继作为新辅助化疗方案,取得了满意的效果,其中紫杉类药物对一些蒽环类无效的局部晚期乳腺癌仍有效。Aberdeen 试验(Tax 301)中对应用蒽环类无效病例改用泰素蒂(酒石酸长春瑞滨胶丸),提高了临床缓解率;即对用 4 周期蒽环类方案无缓解后的病例分为两组:一组再用相同方案 4 个周期,其 pCR 为 2%,而另一组改用泰素蒂的 pCR 则为 34%。新辅助化疗的最适宜疗程,目前尚无一致的意见,根据 NSABP 和 EORTC 的临床经验,一般新辅助化疗通常以 3～4 个周期比较适宜。但一些非随机化的临床试验发现,如果在不增加化疗毒性的前提下,化疗至 6～8 个周期可以明显提高肿瘤的完全缓解率,也就有助于提高患者的生存率。

新辅助化疗方案的选择:据乳腺癌 cNCCN 推荐,宜用联合方案,常用的有①以蒽环类为主的化疗方案,例如 CAF、AC、CEF 方案[C:环磷酰胺;A:多柔比星(或同等剂量的吡喃阿霉素 THP-ADM);E:表柔比星;F:氟尿嘧啶]。②蒽环类与紫杉醇联合方案,例如 A(E)T、TAC(T:多西他赛)。③蒽环类与紫杉类序贯方案,例如 AC→P(P 紫杉醇)。④其他含蒽环类的化疗方案,如 NE(长春瑞滨、表柔比星)。具体化疗方案、剂量、用法、周期等可参阅术后辅助化疗的相应方案。

疗效评价以及化疗的周期:①化疗第 1 个周期的最后一天,即计划第 2 个周期化疗之前,进行细致的体检,初步了解化疗的反应,如明显增大,考虑早期进展的可能。②一般情况下,建议在化疗第 2 个周期的最后一天,即计划第 3 个周期化疗之前全面评价疗效。③应当从体检和影像学两方面,全面评价乳腺原发灶和腋窝淋巴结转移灶对化疗的疗效。评价结果按照 RECIST 标准或 WHO 标准分为 CR、PR、SD 和 PD。④无效的患者建议更改化疗方案,重新进入评价程序,或改变总体治疗计划,改用手术、放疗或者其他全身治疗措施。⑤对 CR 或者 PR 患者的处理尚有争议。一般可以根据个体情况而作以下选择:A.直接手术切除;B.继续 2～4个周期的相同方案(总计 4～6 周期)化疗后,评价化疗的效果及手术;C.若采用 AC→P 方案,则再继续 2 个周期的 AC 方案,然后更换为 4 个周期的 P(紫杉醇)方案化疗后,评价化疗的效果及手术。

关于行术前辅助化疗的乳腺癌术后的辅助治疗:①术后辅助化疗,尚有争议。一般可以根据术前化疗的周期数、疗效以及术后病理结果,而再继续选择相同化疗方案、或更换新的化疗方案以及不辅助化疗,鉴于目前尚无足够证据,故无法统一。②术后辅助放疗:尚有争议。一种意见认为,无论化疗反应如何都应该根据化疗前的肿瘤临床分期,来决定是否需要辅助放疗以及辅助放疗的范围;另一种意见认为应当根据术后的病理分期来决定。该指南倾向按照化疗前临床分期予以处理。③辅助内分泌治疗、辅助分子靶向治疗。

1989 年张斌等报道 81 例术前化疗近期结果,以 CMF 方案(CTX 500mg/m^2,MTX

30mg/m²、5-FU 500mg/m²)，每周一次，2～4 次，3 周后手术。总有效率为 59%(CR7 例 8.6%、PR41%、SD40%)，绝大多数(92%)在化疗过程中无不适或仅轻度恶心、呕吐，但不影响进食，未见因化疗而引起心、肝、肾功能改变。2/3 白细胞减少，化疗停止后恢复正常，81 例根治术后切口一期愈合。1997 年原作者张斌等又报道了 537 例患者分两组，术前化疗(A 组)253 例，术后化疗(B 组)，结果：Ⅲ期患者 A 组 5 年总生存率 59%和无瘤生存率 54.9%，均高于 B 组的 28.3%和 20.8%(P<0.05)。Ⅱ期患者 A 组 8 年总生存率 46.9%和无病生存率 40.6%，也高于 B 组的 20.7%和 13.3%(P<0.05)。作者认为可手术的Ⅲ期乳腺癌，术前化疗可提高 5 年、8 年生存率，明显改善Ⅱ期患者的远期疗效。其方案除 CMF 外，另方案为 CAF(CTX 500mg/m²，ADM 30mg/m²、5-FU 500mg/m²)，CF 在第 1、2、3、4 周，ADM 在第 1、3 周给药。

1993 年 EllisG 报道手术前采用加强剂量的 CAF 方案连续化疗：5-FU 500mg/(m²·W)、静脉滴注，ADM 30mg/(m²·W)、静脉滴注，CTX 600mg/(m²·d)、口服，共 8 周或直至最大疗效或恶化，作者认为此法可行。全程 6 个月(26 周)大多用于辅助化疗。1996 年 PisanskyT. M.等报道，71 例局部晚期乳腺癌采用 ADM 与 CMF 方案交替化疗各 2 个周期后再手术。方法：ADM 75mg/m²、静脉滴注，3 周后再用 CMF：CTX 600mg/m²，MTX 40mg/m²、5-FU 600mg/m²，静脉滴注，第 1、8 天，每 4 周一个周期，交替各 2 周期。结果 71 例中 CR+PR 46 例(65%)，5 例恶化(7%)，68 例(92%)随后进行了手术切除。中数随访 52 个月，5 年无瘤生存率为 42%，总生存率为 57%，局部肿瘤复发 14 例(14%)和 28 例(39%)发展为远处转移。

1996 年 Wall DVD 等报道，对高危乳腺癌患者的术前化疗，采用 5-FU、CTX、E-ADM 方案，前两药按标准剂量，后种药加强了剂量，证实为有效且可行。方法：、5-FU 500mg/m²，E-ADM 120mg/m² 和 CTX 500mg/m²(FEC)，每 21 天为一个周期。每周期据血细胞调减剂量或延缓一周，至出现疗效或恶化。70 例淋巴结阳性患者，全部在 60 岁以下，以往未曾化疗和放疗。66 例可评价临床疗效，62 例作了组织病理学的检查。13 例取得临床 CR(20%)，切除的肿瘤标本镜检，2 例未见到恶性肿瘤细胞，另外有 2 例为导管内原位癌(DCIS)。此外 47 例为临床 PR，病理学检查有 1 例仅为硬化，而 4 例为原位癌。本结果，全部病例 CR 有 3 例(5%)和 10%未见有癌浸润，化疗期间无患者恶化，最大毒性是骨髓中度抑制，其他毒性轻微，70 例中 66 例按计划给全量，无需延缓给药。作者认为本方案作为术前化疗，患者可以耐受而且有很高的疗效。对于年轻高危乳腺癌，其临床有效率为 90%(可信限 74%～98%)。

1998 年陈少华等报道，应用内乳动脉及锁骨下动脉置管方法行术前后区域性动脉化疗Ⅱ、Ⅲ期乳腺癌 50 例，Ⅱ期 18 例，Ⅲ期 32 例，年龄 29～71 岁。用 ADM 50mg/m²、CDDP 80mg/m²、MMC 12mg/m²、5-FU 1000mg/m²、分 2～4 次经导管灌注化疗。位于内侧者用药以内乳动脉为主，位于外侧者以锁骨下动脉途径为主。化疗结束后 1～2 周行根治术或改良术，术后皮瓣愈合良好，血象恢复，可再灌注化疗 3～5 次，术后 2～3 个月拔管，并继续随访化疗，部分患者辅以放射治疗或内分泌治疗。结果该组乳腺癌患者术前区域动脉灌注化疗有效率为 96%(48/50)。随访 1、3 和 5 年生存率分别为 95.8%、78.8%和 66.7%。作者认为区域灌注化疗，能够在癌灶组织中获得较高的抗癌药物浓度，提高切除率，全身毒副作用明显低于静脉化疗。术后转移复发的因素中除血行转移外，创面肿瘤细胞残留，以及淋巴结引流区域的癌细胞存在是重要因素，术后保留导管化疗数次，仍可使手术创面、内乳、锁骨上下及腋窝淋巴引流区保持高浓度抗癌药，故仍优于静脉化疗。

1988 年 Mossell LE 等报道，对局部进展期乳腺癌（LABC）行术前辅助化疗的Ⅱ期试验。按传统习惯这种患者被认为不宜首先外科治疗，此研究目的是探讨多种方法治疗的程序，以减少远处转移和局部病变复发的效果。55 例可以或不可以手术的Ⅲ期乳腺癌，中数肿瘤最大体积 7cm×8cm，采用 MVAC 方案作术前化疗。方法：MTX 30mg/m^2 静脉注射，第 1 天，VLB 3mg/m^2 静脉注射，第 2 天，ADM 30mg/m^2 静脉注射，第 2 天，CDDP 70mg/m^2 静脉滴注 2 小时以上，第 2 天，以及 MTX 30mg/m^2 静推，第 15 天、第 22 天，VLB 3mg/m^2 静推，第 15 天、第 22 天，在用 MTX 后 24 小时内，口服四氢叶酸钙（CF4）10mg，每 4 小时一次，共 6 次；每 28 天为一个周期。在获得临床最大效果后，随之作改良根治术，辅助化疗 6 周期和胸壁放射治疗。这些患者中，37 例为Ⅲ$_A$ 期和 18 例Ⅲ$_B$ 期或炎性乳腺癌。结果术前化疗 49 例有效，包括 16 例临床完全缓解（CR）。全部病例进行了组织病理学评价，其中 9 例病理消失和 6 例仅有腺管内残留。中数访 47 个月后（8～76 个月），有 24 例复发转移、6 例局部复发和 18 例远处转移。5 年无病生存率和总生存率分别为 51％和 63％，发现转移淋巴结的数量不能作为复发的预示。作者认为此法取得良好的局部控制率和 5 年无远处转移率。术前化疗后的腋窝淋巴结切除，为提供判定预后的信息以及对下一步治疗 LABC 患者的计划亦有重要意义。

【晚期乳腺癌的化疗】

晚期（进展期）或复发、转移性乳腺癌，目前仍为姑息性治疗。主要是采用化疗和（或）内分泌、靶向、免疫和中医中药等治疗。有时亦可综合姑息性放疗。

肿瘤临床实践指南（cNCCN）2006 年版推荐晚期乳腺癌化疗方案：①首选单药：蒽环类-多柔比星、表柔比星、脂质体多柔比星；紫杉类-紫杉醇、多西他赛、白蛋白结合的紫杉醇；其他如卡培他滨（CAP）、长春瑞滨（NVB）、吉西他滨（GEM）等。②首选联合用药方案：CMF（CTX、MTX、5-FU）；CAF/FAC（5-FU、ADM/THP、CTX）；FEC/CEF（CTX、E-ADM、5-FU）；AC（ADM、CTX）；EC（E-ADM、CTX）；AT（ADM/DOC、ADM/PTX）；GT（GEM、PTX）和 XT（CAP/DOC）等。③其他可选药物：顺铂（DDP）、卡铂（CBP）、鬼臼乙叉苷（口服；VP-16）、长春碱（VLB）和氟尿嘧啶（5-FU）持续静脉滴注。

药物方案选用原则：①辅助治疗仅用内分泌治疗而未用过化疗的患者可以选择 CMF（CTX、MTX、5-FU）或 CAF（CTX、ADM、5-FU）或 AC（ADM、CTX）等方案，不过目前临床上已少见到。②辅助治疗未用过蒽环类和紫杉类化疗的患者首选 AT 方案（蒽环类联合紫杉类）。如 CMF 辅助治疗失败的患者：部分辅助治疗用过蒽环类和（或）紫杉类化疗，但临床未判定耐药和治疗失败的患者也可使用 AT 方案（ADM、PTX）。③蒽环类辅助治疗失败的患者，可以选择的方案有：XT（CAP、DOC）和 GT（GEM、PTX）方案。④紫杉醇治疗失败者，目前尚无标准方案，但可考虑的有卡培他滨、长春瑞滨、吉西他滨和铂类，采用单药或联合治疗。

cNNCN 推荐晚期乳腺癌的代表性联合化疗方案。

联合方案

1.CMF/AC/FAC/CEF 方案，同辅助治疗

CMF 方案

CTX　　100mg/m^2　　po　　d1～14

MTX　40mg/m^2　Ⅳ　d1、8

5-FU　600mg/m^2　Ⅳ　d1、8

28 天为一个周期

CA 方案

ADM　60mg/m^2　Ⅳ　d1

CTX　600mg/m^2　Ⅳ　d1

21 天为一个周期

CAF 方案

CTX　100mg/m^2　po　d1～14

ADM　30mg/m^2　Ⅳ　d1、8

5-FU　500mg/m^2　Ⅳ　d1、8

28 天为一个周期

FEC 方案

CTX　400mg/m^2　Ⅳ　d1、8

E-ADM　50mg/m^2　Ⅳ　d1、8

5-FU　500mg/m^2　Ⅳ　d1、8

28 天为一个周期

2.AT 方案

ADM　50mg/m^2 或 E-ADM 75mg/m^2　Ⅳ　d1

TAX　175mg/m^2 或 DOC 75mg/m^2　Ⅳ　d1

21 天为一个周期

3.XT 方案(DOC/CAP)

DOC　75mg/m^2　Ⅳ　d1

CAP　950mg/m^{2}PO　Bid　d1～14

21 天为一个周期

4.GT 方案

TAX　175mg/m^2　Ⅳ　d1

GEM　1250mg/m^2　Ⅳ　d1、8(首日在 TAX 后)

21 天为一个周期

单药方案

多柔比星 50～60mg/m^2　Ⅳ　d1,21 天为 1 个周期

或

多柔比星 20mg/m^2　Ⅳ　d1,每周 1 次

表柔比星 75～100mg/m^2　Ⅳ　d1,21 天为 1 个周期

脂质体多柔比星 35～45mg/m^2　Ⅳ　d1,28 天为 1 个周期

紫杉醇 80mg/m^2　Ⅳ　1 小时,每周 1 次

或

紫杉醇 175mg/m^2　Ⅳ　3 小时，d1，21 天为 1 周期

多西他赛 60～100mg/m^2　Ⅳ　1 小时，d1，21 天为 1 个周期

或

多西他赛 40mg/m^2　Ⅳ　1 小时，每周 1 次，共 6 周，休 2 周，再重复

长春瑞滨 25mg/m^2　Ⅳ　每周 1 次

卡培他滨 1000mg/m^2　PO　Bid　d1～14，21 天为 1 周期

吉西他滨(2B 类)800～1200mg/m^2　Ⅳ，d1、8、15，28 天为 1 个周期

白蛋白结合的紫杉醇 240mg/m^2　Ⅳ，30 分钟，21 天为 1 个周期

含贝伐单抗的方案

紫杉醇 90mg/m^2　Ⅳ　1 小时，d1、8、15

贝伐单抗 10mg/kg　Ⅳ　d1、15

28 天为 1 个周期

与曲妥珠单抗联合化疗方案

临床上最常用的联合化疗方案仍是 CMF、CAF、AC 等经典方案。Wittes RR 等综合文献评价三个联合方案的效果，有效率为 50%～70%，有效间期为 6～12 个月。许多化疗方案有相似的结果，含 ADM 方案似有稍高的有效率，但其生存期并无差异。20 世纪 90 年代中期以来，含紫杉类、长春瑞滨、卡培他滨、吉西他滨等及其联合方案颇受重视和推崇。

紫杉醇药物为主方案紫杉醇为主方案使治疗晚期乳腺癌的疗效又有较大提高，是较好的二线治疗方案。Glanni 用泰素(Tax)250mg/m^2、150mg/m^2、175mg/m^2、200mg/m^2，静脉滴注 3 小时，加 ADM 60mg/m^2 静脉滴注，于 Tax 后 15 分钟或前 15 分钟给药，每 3 周重复为一个周期。共治疗 22 例晚期乳腺癌患者，平均用药 4 个周期，其有效率为 95%(CR32%，PR63%)。作者认为 Taxol 静脉滴注 3 小时比静脉滴注 24 小时的骨髓抑制轻，ADM 的给药先后与毒性无关，白细胞减少和粘膜炎为剂量限制性毒性。Tolcher 等用 Taxol＋DDP 行Ⅰ/Ⅱ期试验研究，每 2 周重复，平均用 8 个周期。治疗 27 例晚期转移性乳腺癌，其结果：CR11%，PR67%，总有效率为 78%，中位缓解期 CR 患者为 25 周，PR 患者为 23 周。先用 Taxol，后用 DDP 的毒性小。McCaskill-SterensW 等用 Taxol 90mg/m^2，静脉滴注 3 小时，第 1 天，加 DDP 60mg/m^2，静脉滴注，第 1 天，14 天重复，共用 8 个周期。可评价既往未治患者 25 例，结果：CR12%，PR48%，总有效率为 60%。FountzilasG 等用 PC 方案：Taxol 175mg/m^2，静脉滴注 3 小时，第 1 天，加 CBPAUC6，静脉滴注，第 1 天，21 天重复，可评价既往未治患者 66 例，结果：CR12%，PR41%，总有效率为 50%。MartinM 等用 PN 方案：Taxol 135mg/m^2，静脉滴注 3 小时，第 1 天，加 NVB 25mg/m^2，静脉滴注，第 1 天，21 天重复，最多 6 个周期。可评价既往未治患者 33 例，结果：CR10%，PR38.5%，总有效率为 48.5%。

多西紫杉醇(DOC)为主方案：多西紫杉醇为主方案是治疗晚期乳腺癌较好的二线方案。GralowJR 等用 DN 方案；DOC 60mg/m^2，静脉滴注，第 1 天，加 NVB 27.5mg/m^2，静脉滴注，第 8、15 天，加用 G-CSF 支持，21 天重复，HER(＋)患者使用赫塞汀(占 13%)。治疗 36 例，84%有内脏转移，既往用过紫杉醇和阿霉素，可评价既往未治患者 32 例，结果：CR10 例，PR9 例，有效率为 59%，中位病变进展时间为 10 个月。LaufmanL 等用 DG 方案：DOC 100mg/m^2，静

脉滴注,第 1 天,加 GEM 800mg/m²,静脉滴注,第 1,8,15 天,4 周为 1 周期。治疗晚期乳腺癌 39 例,结果:CR2 例,PR29 例,SD3 例,PD3 例,失访 2 例,有效率为 79%。一线治疗病例的中位生存期大于 29 个月,1 年生存率为 74%,2 年生存率为 65%;二线治疗病例的中位生存期为 10 个月,1 年生存率为 44%和无 2 年生存率。

长春瑞滨(NVB)为主方案 NVB 为主联合方案对乳腺癌有较好疗效。Van Parargh 等用 NA 方案:NVB 25mg/m²,静脉滴注,第 1、8 天,加 ADM 50mg/m²,静脉滴注,第 1 天、21 天重复,治疗 58 例,CR9 例,PR24 例,有效率为 57%。又用 NEM 方案:NVB 25mg/m²,静脉滴注,第 1,8 天,加 E-ADM 35mg/m²,静脉滴注,第 1、8 天,加 MTX 20mg/m²,静脉滴注,第 1,8 天,28 天重复,治疗 16 例,CR1 例,PR9 例,有效率为 62%。王燕等用 NP 方案:NVB 25mg/m²,静脉滴注,第 1、8 天,DDP 80mg/m²,静推,第 1 天,(配合水化)21 天为一个周期,共用 2~3 个周期。治疗晚期乳腺癌 26 例,结果:CR3 例(11.5%),PR12 例(46.1%),有效率为 57.6%,中位缓解期 6 个月。孙清等用 NA 方案:NVB 25mg/m²,静脉滴注,第 1、8 天,E-ADM 35mg/m²,静脉滴注,第 2、9 天,28 天 1 周期,全部病例用 2 个周期以上,治疗晚期乳腺癌 24 例。结果:CR8.3%,PR58.3%,SD25%,PD8.3%,总有效率为 66.7%,中位病变缓解时间(TTP)为 13.5 个月。姜秋颖等,用 NC 方案,治疗 28 例晚期转移性乳腺癌。方法;NVB 6mg/m²,锁骨上静脉穿刺中心静脉持续泵入,第 1~5 天;CAPl 250mg/m²/天,一天两次,口服,第 1~14 天,每 21 天为 1 周期,共用 2~4 周期。结果:28 例均在 1 年内未接受过 NVB 的治疗,其 CR1 例(3.57%),PR6 例(21.43%),MR7 例(25.0%),SD7 例(25.0%),PD7 例(25.0%),有效率为 50.0%。封元清等用 NA 方案治疗 94 例晚期乳腺癌患者,32 例为初治,62 例为术后化疗后复发转移者。方法:NVB 25mg/m²,静脉滴注,第 1、8 天,THP-ADM(吡柔比星)40mg/m²,静脉滴注,第 1 天,每 21 天为 1 周期,共 2~4 周期。结果:32 例初治者 CR4 例(12.5%),PR28 例(87.5%),62 例复发转移者中 CR17 例(27.4%),PR28 例(45.2%),总有效率为 72.6%。中位缓解期 13 个月,最长者 46 个月。不同部位转移灶的有效率:软组织 78.3%、肺 71.4%、骨 50.0%、胸膜 50.0%、肝 42.9%等。

吉西他滨(GEM)为主方案:吉西他滨单药或与其他药物联合使用治疗晚期或复发转移乳腺癌是有效的。无论是否曾接受过治疗的患者,单药的 ORR 为 18%~42%,联合用药的 ORR 为 22%~92%。而且毒性可耐受。

吉西他滨与蒽环类联合:PesezManga 等进行了吉西他滨和阿霉素联合治疗晚期乳腺癌的Ⅱ期临床试验,GEM 1000mg/m²,静脉滴注,第 1、8、15 天,阿霉素 25mg/m²,静脉滴注,第 1,8,15 天,每 4 周重复。因毒性反应较大的 36 例患者将 GEM 剂量改为 800mg/m²。全组 42 例中,ORR 为 55%,3 例 CR,20 例 PR。中位 TTP11.5(7.2~18.1)个月,中位生存期 27(13.4~30.0)个月,1 年生存率 80%,2 年生存率 42%。Campone 等用 GA 方案治疗 20 例晚期乳腺癌患者,用法:GEMl 500mg/m²,静脉滴注,第 1、8 天,E-ADM 90mg/m²,静脉滴注,第 1 天,每 21 天重复,其 ORR 为 33%,有 90%患者出现Ⅲ、Ⅳ度粒细胞减少,而将 GEM 减至 1250mg/m²,阿霉素剂量不变,在接受此剂量的 15 例中,6 例曾接受过蒽环类药物化疗,治疗中位周期数为 5 个周期,9 例 PR,ORR60%。Gomez 等采用 GA 方案作为 36 例ⅢB 期乳腺癌的新辅助化疗:GEM 1200mg/m².ADM 60mg/m²,静脉滴注,第 1 天,每 3 周重复。其结果:

ORR为95%，包括7例CR(其中病理CR3例)，30例PR。28例(71.8%)患者可以行保乳术。

吉西他滨与紫杉类联合：SanchezRovira等用GT方案治疗经蒽环类药物化疗无效的患者52例。用法：Taxol 135mg/m²，静脉滴注3小时，第1天；GEM 2500mg/m²，静脉滴注，第15天，每4周为一个周期。5例CR(9.6%)，16例PR(30.8%)，　ORR40.4%。中位TTP7.8(5.6～10)个月，中位生存期12.5个月，1年生存率42.5%。Murad等的研究中，29例曾接受过干细胞移植支持下的大剂量化疗的转移性乳腺癌患者。用法：GEM 1000mg/m²，静脉滴注，第1、8、15天，Taxol 175mg/m²，静脉滴注3小时，第1天，每28天重复一个周期。因为血小板减少，仅5例未完成治疗，其余患者减去了吉西他滨第15天的用药。结果：ORR为55%，包括5例CR，11例PR。中位生存期12个月。Fountzelas等将吉西他滨和多西紫杉醇联合化疗作为二线化疗方案，治疗一线失败的39例乳腺癌患者，用法：吉西他滨1000mg/m²，静脉滴注，第1、8天，DOC 75mg/m²，静脉滴注，第1天，每3周重复一个周期，共6个周期。结果：CR3例，PR11例，ORR为36%，中位TTP7个月，中位生存期12.7个月。Mavroudis等应用吉西他滨和多西紫杉醇联合治疗均曾接受过蒽环类药物的52例转移性乳腺癌患者。用法：吉西他滨900mg/m²，静脉滴注，第1，8天，DOC 100mg/m²，静脉滴注，第1天，每3周重复一个周期，共6个周期，并在第9～16天给予G-CSF支持。结果：CR7例，PR21例，ORR为54%。

吉西他滨和铂类联合：Nagourney等根据吉西他滨和顺铂的协同作用，设计了Ⅱ期临床试验，31例曾接受过大剂量化疗的乳腺癌患者，在第1、8天同时给予吉西他滨600～750mg/m²和顺铂30mg/m²，每21天重复一个周期，第9～14天给予G-CSF支持。在30例被统计的患者中，CR3例，PR12例，ORR为50%。其中4例经过干细胞移植支持下的大剂量化疗过的患者仍有2例有效。Doroshow等采用吉西他滨和顺铂治疗曾经接受过大剂量(31例)和小剂量(24例)化疗的患者。用法：吉西他滨1000mg/m²，静脉滴注，第2、8天，DDP 25mg/m²，静脉滴注，第1、4天，每21天重复一个周期。结果：既往大剂量组23例可评价疗效者的ORR为26%，包括2例CR和4例PR；既往小剂量组21例可评价疗效者的ORR为43%，包括2例CR和7例PR。Ruiz等将吉西他滨和顺铂联合作为31例转移性乳腺癌患者的一线方案，用法：吉西他滨1200mg/m²，静脉滴注，第1、8天，DDP 75mg/m²，静脉滴注，第1天，每21天重复一个周期。结果：ORR为80%，包括CR4例。13个月后，64%患者仍然生存。

吉西他滨与长春碱类联合：Cazzangia等用吉西他滨和长春地辛(VDS)联合方案治疗42例曾经接受过治疗的晚期乳腺癌患者，用法：GEM 1000mg/m²，静脉滴注，第1，8天，VDS 3mg/m²，静脉滴注，第1天，每21天重复一个周期。25例可评价疗效，其中8例PR，ORR为32%。在Mariani等的Ⅰ、Ⅱ期临床试验中，采用吉西他滨和长春瑞滨联合治疗曾接受过治疗的转移性乳腺癌患者。在第1，8天同时用GEM 800～1400mg/m²和NVB 15mg/m²，每21天重复一个周期。由于剂量限制性毒性反应而血小板减少，Ⅱ期试验的剂量为GEM 1200mg/m²和NVB 30mg/m²。Ⅰ期试验的ORR为22%，19例中，1例CR，4例PR，中位生存期为20(1～45)个月。Ⅱ期试验有同样的ORR，27例中2例CR，4例PR。LoboF等采用GEM和NVB作为二线联合方案治疗25例晚期乳腺癌患者，其中10例在辅助化疗时曾用过蒽环类药物，11例在转移后用过紫杉类药物。用法：在第1、8天同时给予GEM 1200mg/m²和NVB 30mg/m²，静脉滴注，每3周重复，其ORR为44%。Haides等在G-CSF支持下应用

GEM和NVB联合方案治疗60例晚期乳腺癌患者，其中15例曾接受过化疗。45例未曾治疗过。用法：GEM 1000mg/m²，静脉滴注，第1、15、21天；NVB 40mg/m²，静脉滴注，第1、21天，每35天重复一个周期，第2～6天和第22～26天给予G-CSF支持。ORR为51.7%，其中未经治疗组的ORR为55.5%(CR5例，PR3例)；既往曾经治疗组的ORR为40.0%，PR6例。两组的中位生存期分别为14个月和12.2个月。

以希罗达为主的联合方案：如O Shaughnessy J等在一个总数为511名患者的大型随机Ⅲ期临床研究中，比较了希罗达加泰索帝(XD)联合方案和泰索帝(D)单药作为蒽环类治疗的二线方案的疗效。XD方案：Xelodal 275mg/m²·d，口服，每日两次，d1～14；DOC，75mg/m² Ⅳd1，每21天为一个周期，直至病情进展。DOC单药方案用量，用法同联合方案中的DOC。结果：有效率为42%∶30%(P=0.006)；中位TTP为6.1个月∶4.2个月(P=0.0001)；中位生存期为14.5个月∶11.5个月(P=0.0126)。这一生存优势在治疗早期就显示出来，表现两条曲线明显分开。不良反应主要是胃肠道反应，如腹泻、口角炎，以及手足综合征。但一般均能耐受和可处理。此后，Miles D等经15个月的随访又证实生存期3个月的差别优势并未受后续性治疗方案的影响。因此XD方案是作用明显的优秀二线或三线方案。已被国际广泛认可。

NCCN(2007)对于临床局部复发性，转移性乳腺癌病灶的处理是：脑转移、软脑膜转移、脉络膜转移、胸腔积液、心包积液、胆道梗阻、脊髓压迫、局限性疼痛的骨转移或软组织转移、胸壁转移等局限性病灶，均适用于手术治疗、放疗或局部化疗，如鞘内注射甲氨蝶呤。

【小结】

乳腺癌的化疗已是综合治疗的重要手段之一，联合化疗优于单药化疗。术后辅助化疗，首先应该根据患者的年龄、肿瘤大小、细胞学分化程度、血管是否受侵、淋巴结是否转移和ER、PgR及HER2状态等情况，来确定其为低度危险因素、中度危险因素和高度危险因素等。如低危者可选择CMF方案，每4周为1周期，共6个周期；或AC/EC方案，每3周为1个周期，共4～6周期。而中危者可选择CAF/CEF方案，每4周为1个周期，共6个周期。若是高危者，应选择AC～T(紫杉醇)方案(ACQ3W×4→TQ3W×4)共8个周期；或FEC→T方案(FECQ4W×3→TQ3WX3)共6个周期；或A→T→C方案(ADMQ2W×4→TaxQ2WX4→CTXQ2WX4)共12个周期；以及TAC方案(DOC、ADM、CTX；Q3W)共6个周期。术后辅助化疗期间，对于那些应该使用内分泌治疗者是否同时加用雌激素受体抑制剂或芳香化酶抑制剂，意见尚不一致。早些年认为加上为优，可以提高疗效，减轻副反应。但2007年NCCN认为化疗与内分泌治疗同时应用可能会降低疗效，故主张待化疗结束后再应用内分泌治疗。需放疗者也应在化疗结束后进行，不主张同时进行。20世纪90年代以来，术前辅助化疗已成趋势，并取得一定成果，对Ⅱ、Ⅲ期乳腺癌行新辅助化疗的临床实践资料显示，其总生存率和无瘤生存率均高于术后化疗。其方案较多，与术后辅助化疗方案相同。有关复发、转移、进展或晚期乳腺癌的化疗较困难，尚无标准方案，除前面一些方案外，新世纪以来，吉西他滨(GEM)、卡培他滨(Cap、希罗达)、长春瑞滨(NVB)等，及其联合方案，亦被列入本病治疗方案行列，但并未显现突破性进展。近些年来靶向治疗药物逐渐纳入乳腺癌治疗领域，较早年的赫赛汀(曲妥珠单抗)及近年的贝伐单抗等对提高难治性乳腺癌的治疗效果颇有帮助。目前看来，要求有更多新的化疗药物进入化疗领域颇有困难，我们应该利用现有的有效手段，把握时机，计划安排好各种手段进行综合治疗。

四、乳腺癌的放射治疗

【保乳手术后根治性放射治疗】

乳腺癌的临床保乳治疗研究取得了丰硕的成果，放射治疗是保证乳腺癌保乳术后疗效不可缺少的重要手段，外科保乳手术加术后放疗已被视为早期乳腺癌的首选治疗方式。

乳房是放疗技术最复杂的部位之一。原因在于乳腺癌放射治疗的照射范围不仅涉及乳房，还包括内乳区、锁骨上和腋窝3处淋巴引流区域；除此之外，照射部位和剂量与原发灶的大小、病变位置、淋巴结转移数目、手术范围、合并化疗等诸多综合因素密切相关。

早期乳腺癌保乳治疗手术成功的标志不仅仅是治愈肿瘤，同时还包括应获得患者和医生均认为满意的乳房美容效果。这两个目标对保乳手术后的放射治疗提出了比常规乳腺癌放疗更为严格的要求。

乳腺癌保乳术后的放射治疗技术复杂。由于乳房的形态各异，胸壁外形不规则，照射部位涉及乳房与内乳区、锁骨上和腋窝3处区域淋巴结的衔接，因此照射野衔接面和照射野内的剂量分布不易控制。为保证保乳术后放射治疗的质量，根据剂量学基本原则的要求，对保乳手术后放射治疗做如下规定。

1.区域内的剂量分布应均匀，用锲型板和等效组织填充等技术使剂量变动的范围在±5%以内。

2.尽可能减少正常组织如肺、纵隔被照射的体积，保护诸如肱骨头、健侧乳房和心脏免于射线照射。

3.避免因相邻照射野的重叠、交错所产生的高剂量区域，或因照射野间隔设置不当导致的低剂量区域。

4.剂量准确，射线能量选择要适当。摆位技术应简单，实用，重复性好。

5.尽可能在放疗前进行计算机治疗规划设计，提倡使用适形和强调放射治疗技术。

（一）适应证与禁忌证

1.适应证　乳腺癌保乳手术后放射治疗的适应证与保乳手术适应证相同。

2.禁忌证

(1)乳房区既往有放射治疗史。

(2)妊娠期妇女。

(3)乳房内不同象限的多发病灶。

(4)合并免疫系统疾病，特别是硬皮病、红斑狼疮和全身性银屑病。

（二）照射野和照射剂量

标准乳腺癌保乳手术应包括切除乳腺肿瘤和同侧腋窝淋巴结清扫术，手术切口愈合后进行术后放射治疗。保乳术后放射治疗是有效减少肿瘤局部复发的治疗手段，照射的区域分为乳房和区域淋巴结两部分。乳房的照射野包括全乳切线野和瘤床局部照射野；区域淋巴结照射野包括内乳、锁骨上和腋窝照射野。

确定保乳术后放射治疗照射部位的一般原则是：肿瘤位于外象限时，保乳术后病理检查腋窝淋巴结阴性者仅行全乳和胸壁照射，腋窝淋巴结有癌转移者加照内乳、锁骨上、腋顶淋巴结区。肿瘤位于内象限时腋窝淋巴结阴性者照射全乳、胸壁、内乳淋巴结区，腋窝淋巴结癌转移者加照锁骨上、腋顶淋巴结区。腋窝淋巴结清扫术后的腋窝淋巴结区不是常规照射部位。但术后病理检查腋窝淋巴结转移数在4个以上，或腋窝淋巴结仅作低位取样有癌转移者，可行全腋窝淋巴结照射。

保乳术后全乳照射剂量为45～50Gy，4.5～5.5周完成，每日治疗1次，每周治疗5次，单次分割剂量为1.8～2.0Gy。

瘤床局部：手术切缘阴性者追加照射剂量10～15Gy，切缘阳性者追加剂量应大于20Gy（包括外照射和组织间照射）。区域淋巴结引流区照射剂量为45～50Gy，4.5～5周完成。

1.全乳腺切线野

(1)乳腺切线野的设定：乳腺切线野是射线从乳房的内侧和外侧沿胸壁入射，对全乳进行相互对穿两野照射技术，目前是使乳腺整体和胸壁能得到均匀的高剂量照射而又不致引起肺的放射损伤。切线照射野的范围：上界一般在第2肋水平，下界在乳房皱襞下2cm，外切野后界在腋中线或腋后线，内切野后界一般在人体中心线上。临床医生设计全乳切线野照射时应根据乳房肿块的具体情况将照射野的范围进行适当的调整：如果乳房肿块在外象限，而且要用切线野来照射内乳淋巴结，内切野后界的位置就应在体中线健侧3cm；如果乳房肿块在上象限，根据肿块的大小和手术后切缘的病理检查结果，切线野的上界可以适当上移。以此类推，任何符合治疗个体化的调整方案都可行。

切线野的宽度应足以包括全部乳腺组织及小部分肺组织，乳腺切线野底部应尽量减少照射的肺组织体积，一般情况下以2cm厚为宜。上界超出乳房轮廓1～2cm。

由于第1前肋至第5前肋轮廓的弯曲度和宽度-不同，切线照射时照射野底与胸廓的走向不平衡，照射野底部包括的肺组织较多，左乳切线野照射时心脏的一部分可能被照射。临床定位时需要通过转动准直器角度或在患者背部放置锲型板的方法进行调整，以减少肺组织被照射的体积。两种方法各有利弊，既可单独使用，又可同时应用。前者在定位时仅将准直器角度调整至切线野的底边与胸廓走向基本平行即可，简单易行。左乳切线野用此方法也可以有效地避开心脏。但是，如果准直器旋转的角度过大，照射野上部和下部组织厚度可能发生较大的偏差，使内外两个切线野的上部组织厚度明显大于下部，如果准直器旋转的角度大于15°，这种差距将可能严重影响全乳照射剂量的均匀性。后一种方法是在患者的背部放置锲型板，使患者胸廓上半部抬高。垫入锲型板的角度应尽可能使胸廓的上下走向与照射底边平行为宜。锲型垫板的角度因人而异，临床常用的锲型板是10°或15°。因为垫入的锲型板角度固定，不可能因人而异达到最理想的状态，仍需要旋转准直器角度微调。此方法缺点是每次治疗摆位锲型板放置的位置重复性差，加大了摆位误差。目前有乳腺照射的专用体架商品出售。其后背垫板的角度可以在0°～20°调节，胸部有体模固定，是最理想的乳腺切线定位的辅助设备。

乳腺切线野照射采用仰卧位，患侧上臂向外上方上举至上臂内侧软组织超出切线野的上界水平。切线野的入射角可在胸部CT或模拟机下确定。

切线野模拟机定位法：患者仰卧，患侧上臂外展大于90°，用手握住固定架把手。在胸壁皮肤上画出内、外切线野中心点的位置。定内切线野的入射角时先把铅丝贴在外切线野的中心皮肤表面，转动机头至一定的角度，使灯光野的底边与内切线野重叠，调整床的位置，使源皮距达到要求的距离，灯光野的宽度以超出乳腺的轮廓 1～2cm 为宜，以备治疗中附加补偿材料提高皮肤受量，并保证患者呼吸时乳腺靶区不超出切线野外。

内切线野入射角确定方法：在透视下调整机架角，使内切线野的底边与外切线野底边体表的铅线吻合，此时的机架角即为内切线野的入射角。调整准直器角度，使切线野底边的走向与胸壁的走向平行。如肺组织过多，应调整切线野的入射角或两切线野的位置；如准直器角度大于 15°，后背加垫适当角度锲型板。

外切线野入射角确定方法：将铅丝同时贴在内、外切线野的皮肤上，机架由内切线野的位置旋转 180°，然后调整机架和准直器至内、外切线野的皮肤表面铅丝完全重合。

乳腺切线野常规用源轴距（SAD）方式照射比源皮距（SSD）方式准确，易操作。如治疗机有独立准直器功能，应采用半野照射方法。

（2）照射剂量

1）射线选择和照射剂量：全乳乳腺照射多采用^{60}Coγ 线或 4～6MVX 线切线照射，照射剂量 45～50Gy，常规分割 1.8～2.0Gy/次，每日治疗 1 次，每周 5 次。

^{60}Coγ 线或 4～6MV X 线切线照射的最大剂量点在皮肤下 0.5～1cm，保乳术后做切线照射时乳房皮肤表面不需要加填充物。如果肿瘤部位较表浅，可以根据病情需要在肿瘤侧适当加用填充物以提高皮肤剂量。

2）切线野的剂量计算方法：乳腺切线野的剂量参考点一般设定在乳腺切线野中心轴平面胸壁上方 1cm 处。

乳腺和胸壁构成的靶区形状可以简单地认为是一个不等边三角形，射线穿射的组织厚度在切线的底部和顶部明显不同，取切线野任一点作为参考进行剂量计算都不能使乳腺得到均匀照射，因此需要进行修饰补充。方法是在切线野两侧加入适当角度的锲型板，以改变乳腺内的剂量分布。锲型板的角度的计算方法如下：运用组织补偿的方法在靶区周围建立一个以切线野底部间距为长边、射野宽度为高的等效长方形体模，乳腺外形与长边形体模的斜面角，就是锲型板的锲型角。

切线野用锲型补偿后，剂量的均匀性可以满足临床要求。沿患者纵轴方向剂量分布的均匀度随着不同断面的等效三角形底角的不同而变化，因此，应以靶区内上、中、下三层断面的等效三角形的底角平均值作为选择锲型补偿板锲型角的参数。切线野的剂量计算点取在切线野间距的中心点处，从锲型板角度、锲型因和百分深度量可以计算出预定肿瘤剂量的处方剂量。

2. *瘤床局部照射野*　乳腺癌保乳治疗对原发病灶区追加剂量照射，常规选用适当能量的电子束或高剂量率^{192}Ir 组织间插植后装。

（1）电子束照射的优点：方法简便，适用于任何部位的病变；缺点是高剂量照射容易引起皮肤及皮下组织的晚期放疗损伤，照射剂量一般限制在 15Gy 以下。照射能量的选择相当重要：射线能量选择过低，肿瘤后界和皮肤表面剂量不足；射线能量选择过高，增加肋骨和肺组织损伤。

（2）^{192}Ir 组织间插植的优点：可以给较高的追加剂量，肿瘤局部控制率高，美容效果好。但是操作复杂,剂量计算的专业技术性较强。

瘤床局部照射野的设计相当简单,照射范围是在原肿瘤部位的边缘外扩 2～3cm,由于术后对原肿瘤无法精确定位,一般以手术切口瘢痕外扩 2～3cm 作为照射范围。

瘤床局部照射野多采用电子束单野照射。确定电子束能量参考深度最简单的方法是以皮肤表面至胸壁的垂直距离作为参考深度。精确的参考深度应结合术前肿瘤触诊,B 型超声或 CT 检查结果,手术中放置银夹位置,术后切缘病理检查结果综合考虑。

选择适合的电子线能量的最终目的是在肿瘤瘤床部位得到准确的照射剂量的同时,尽量减少皮肤和肋骨的照射剂量,降低皮肤和肋骨的晚期损伤。

瘤床局部追加推量照射仍采用常规分次照射方式,照射剂量为 10～20Gy,电子束的能量为 6～18MeV。虽然采用电子束单野照射,但是要求机架旋转一定的角度,使射线入射角与胸廓垂直。

3.内乳淋巴结的照射技术 内乳淋巴结区照射适应证为乳腺原发肿瘤在内象限者,或原发肿瘤位于外象限伴腋窝淋巴结转移者,保乳手术后放射治疗常规照射内乳淋巴结区。

内乳区照射野的照射区域为上界在胸骨切迹,下界在第 5 肋间,外界在胸骨缘外 2cm,内界在胸骨中心线或健侧胸骨缘。

计量参考深度为 3～3.5cm。采用 11～15MeV 电子束照射或电子束和 $^{60}Co\gamma$ 线及 4～6MVX 线的混合射线。

内乳淋巴结的照射野与乳腺内切线野紧密相邻,照射野的设计应考虑两野的衔接问题。临床治疗计划时要将内乳和乳腺切线野同时设计,几种处理相邻野衔接的方法如下。

(1)垂直-野照射:内乳野的内界为体中线,外界在体中线患侧 4～5cm,与内切线野相邻接,上界在胸骨切迹,下界在第 5 肋间隙。

1)优点:肺组织受照射的体积小。

2)缺点:与内切野邻接处的胸壁出现一个锲型低剂量区。对体形瘦小、小乳房、胸壁较薄的患者影响不大,而体胖、胸廓宽大、大乳房患者,锲型低剂量区的体积较大,使部分乳腺组织、胸壁和内乳淋巴结的照射剂量偏低。为了弥补这一缺点,必要时可以把内切野向中线方向移位。这样虽然减少了锲型的低剂量区,但是乳腺内切野和内乳野产生部分重叠区。

3)禁忌:垂直-野禁忌使用单一 $^{60}Co\gamma$ 线或高能 X 线照射,尤其是左侧乳腺癌。因为在此照射方式下,纵隔内被较高剂量照射,可引发心脏和大血管的晚期损伤。在临床实践中,常选用电子束和 $^{60}Co\gamma$ 线或高能 X 线的混合线束治疗,或单独使用电子束治疗。

(2)内乳切线野照射:将乳腺内切野底边扩展到体中线健侧 3cm 处,使内切野可以照射到内乳淋巴区。这个方案特别适合肿瘤接近体中线或体形较窄小的患者。

1)最大的优点:采用扩大的内切野同时照射全乳和内乳淋巴结区,解决了内乳野和全乳切线野的衔接问题,而且纵隔器官被照射体积小,对血象的影响也较小。

2)缺点:①内乳淋巴结剂量不够可靠,其受深度变化的影响较大,当深度超过皮下 3cm 时就不容易得到足够剂量的照射。如有可能,应在放疗前行内乳淋巴结造影以确定内乳淋巴结的位置和深度;②外切野的底边必须在腋前线,否则肺组织受照射的体积较大。

(3)内乳淋巴结区单独-野偏角照射:内乳野的外缘置于患侧距体中线 1～2cm 处,与内切野衔接，照射野的宽度在4～5cm。治疗时机架与内切野同方向旋转，旋转的角度比内切野小15°～20°。

1）内乳淋巴结单独-野偏角照射时应注意下列几点：①应用14～18MeV电子束，要制作特定的电子束限光筒，其目的是使射野中心束源皮距保持不变的情况下，转动机架时电子束限光筒端与患者身体不相碰。②加用体表限光筒，目的是消除电子束限光筒斜入射角时筒端远离皮肤造成等剂量线发散对剂量分布造成的影响。体表限光筒可用铅或铅合金制作，厚度依据能量和射野大小而定，用14MeV电子束时铅厚度为5～6mm，用18MeV电子束时铅厚度为7～8mm。体表限光筒的大小和形状与皮肤野完全一致。③由于每个患者肿瘤的位置、大小及胸廓宽窄的不同，内乳野入射角及能量的选择尽管可借用一些经验公式或数据，但欲找到内乳野和乳腺切线野最准确的衔接方法，仍需在计算机治疗计划系统上直接设计和评估。否则，由于不正确和不准确的估算产生的结果，未必较内乳区正面一野与乳腺切线野衔接的方式优越。

2）内乳野偏角照射的优点：①内乳淋巴结的剂量确实可靠，受其深度变化的影响较小；②与内切野邻接处胸壁或乳腺组织内不产生低剂量区；③对纵隔及肺组织的照射少；④不受乳腺病变部位及胸廓宽窄的影响。

3）内乳野偏角照射的缺点：①只能用电子束照射，而且电子束的能量要提高到15～18MeV，皮肤反应严重。如果使用高能X线，射线从肺组织中穿射，可引起严重的肺组织放射损伤。②照射技术比较复杂，内乳野旋转的角度与内切野旋转的角度之差不易确定。

4.锁骨上及腋窝淋巴结的照射技术　锁骨上淋巴结及腋顶淋巴结可单用一个前野照射，照射野的上界达环状软骨水平；下界在第1肋骨端水平或锁骨下缘1cm处；内界应充分包括位于胸锁关节深部的淋巴结，头偏向健侧时在体中线健侧1cm处，机架角向健侧偏15°，以保护气管、食管及脊髓；外界在肩关节内侧或斜方肌与锁骨外端交点。剂量参考深度为3cm。

腋窝和锁骨上区照射可用一个前野照射，其上界、内界与前述锁骨上腋顶淋巴结照射野相同，外侧界应包括腋窝在内，下界一般在第2肋水平，与乳腺切线野上界邻接。由于腋窝淋巴结及锁骨上淋巴结不在同一深度，用前面单野照射时腋窝淋巴剂量不足部分可从背部另设野补充。腋窝后野上界在锁骨下缘，内界应包括1cm的肺组织，外界包括部分肱骨。

锁骨上及腋窝淋巴照射可用^{60}Coγ线或4～6MVX线照射。锁骨上区剂量计算参考点为皮下3cm处，腋窝淋巴结为腋窝前后径中点，腋窝背后野剂量参考深度为5cm。

5.锁骨上和腋窝野与乳腺切线野的邻接　由于射线有扩散的特性，在两野邻接处易产生剂量重叠区。剂量重叠区可引起明显的皮下组织纤维化，甚至肋骨骨折。为了消除两野邻接处的剂量重叠，可用半野照射技术：即以锁骨上野的下界为中心，把照射野放大一倍，然后用铅挡去射野下半部，使无扩散的中心线与锁骨上野下界吻合。新型的加速器有独立准直器装置，可直接进行半野照射。另外，可以通过转动治疗床的位置来消除切线野扩散，具体的方法是：右乳切线野内切野顺时针转动治疗床，外切野逆时针转动治疗床，使切线野上界与锁骨上野下界重合；左乳切线野床位运动与之相反。但是，半野照射的剂量分布和转动治疗床消除切线野扩散所要求床转动的角度都是相当复杂的剂量学计算，简单地应用相邻接野公式进行计算会产生较大误差，因此有必要进行计算机治疗计划设计以提高治疗精度。

（三）组织间后装治疗

组织间照射最关键的是在肿瘤部位放置施源器，具体实施插植施源器的方法有以下两种。

1.术中置管法　在切除肿瘤手术后，即可在瘤床位置插植施源器（一般为软管施源器），由外科医生和放射科医生共同完成。术中置管的优点是肿瘤位置最直观，定位最准确。根据肿瘤位置及形状选择不同的模板，组织间插植方法应尽量遵循巴黎系统（一种排源方式），各施源管之间平行、等距，断面可呈三角形或正方形。置管术后2～3天予以近距离放疗。

2.常规组织间插植法　插植的操作应在无菌条件下进行（后装室应按手术室要求消毒和设置，由手术室协助）。

（1）患者取仰卧位，身体不同程度侧倾，务使插植平面与床面大致平行。

（2）常规消毒皮肤，用2%利多卡因做局部麻醉。

（3）横夹固定治疗靶区，务使乳腺组织在体积上符合预定治疗方案。

（4）按计划在模板上顺序插入带芯的中空插植针并固定。

治疗时导入步进源进行照射，每次1针，自动完成各针照射剂量，治疗结束后依次拔针，插植区用消毒敷料覆盖。

组织间后装治疗在全乳照射后1～2周进行。用于乳腺瘤床推量照射的高剂量率后装常规照射剂量为15Gy，6次分割，单次剂量为2.5Gy，每日2次；或2次分割，单次照射8～10Gy或10～12Gy，每日治疗或隔日治疗。

保乳手术后不行全乳照射，单一瘤床高剂量率后装术中置管照射的剂量和分割方式很多。目前应用最成熟的治疗方案为：照射剂量32Gy，单次剂量4Gy，8次分割，每日2次，4天完成治疗。

【乳腺癌保乳手术后的调强放疗】

全乳切线照射45～50Gy，单一中心轴等剂量分布，不进行组织密度矫正的乳腺癌保乳术后放射治疗局部控制率90%～95%，并发症少于3%～5%，已被公认为行之有效的治疗方案。尽管此照射方式对乳腺癌保乳治疗是成功的治疗方案，但是在治疗中进一步改进照射技术，可使无论是乳房还是周边正常组织的急性和晚期放疗反应还有进一步减少的可能性。

（一）乳腺癌调强放疗的优越性

多治疗中心研究证实：如单纯应用锲型板技术，由于未考虑乳房形状的不规则和肺密度的校正等因素，乳房内剂量分布极不均匀，乳房的上部和上、下边缘部位的照射剂量最高可超出等中心轴参考剂量点的15%～20%，照射剂量大于110%的体积最高可以达到靶区体积的20%，大于105%的体积平均占到靶体积的24%；而应用调强放疗技术行全乳照射，可以显著提高剂量的均匀性。Larry对比了多叶光栅调强和锲型板技术的剂量分布发现：与锲型板技术比较，多叶光栅热点小，剂量均匀，靠近乳头剂量没有增加，腋窝、乳房下皱襞剂量有所提高，而又保持了相似的治疗体积范围。多叶光栅调强仅有0.1%受到110%以上的处方剂量照射的治疗体积，而传统锲型板为10%，最大剂量点剂量从125%降低到105%左右。

保乳术后应用调强技术放疗可使治疗并发症比常规放疗减少50%，尤其是可以杜绝心脏等重要器官的高剂量照射。由于全乳照射的剂量均匀，减少了常规治疗中乳腺内的热点，预计保乳治疗的美容效果会有进一步提高。如果应用多叶光栅调强技术全乳腺切线治疗同时对瘤床追加推量照射，还可以减少1～2周的总治疗时间。

(二)调强放疗治疗实例

调强放疗要求，在照射方向上照射野形状与靶区形状一致，高剂量分布在三维方向与肿瘤形状一致，靶区照射野内诸点的剂量强度可按要求的方式进行调整。

利用多叶光栅进行非共面多个固定野适形调强是目前应用最广泛的调强放疗方式，具体的方法是：首先根据逆向计划结果形成射野内强度分布图，再将每个照射野按照剂量大小分成n个等级(D0，D1，…，Dn)，每次照射射野的全部或一部分，每次照射的范围成为一个子野。这样，第一子野照射全射野第一个剂量等级D1；第二次照射第二子野，照射的剂量比第一次大一个阶梯的部分(D2-D1)；第三次照射第三子野，照射的剂量又大一个阶梯(D3-D2)，直到第n次完成全部子野，即最高台阶的照射剂量，对于保乳术后放射治疗全乳照射一般n取4或5(4～5个子野)。

下面是一个全乳调强放疗的应用实例：开野照射全乳(不加用任何挡块、填充物和锲型板)以照射野中心(一般设定在乳腺射野中心轴平面胸壁上1cm)的照射剂量为100％得到被照射的全乳腺的剂量分布，将100％～120％等剂量范围以5％的间隔分为100％、105％、110％、115％和120％等5个剂量区域，利用多叶准直器分设为5个子野，分别应用前述方式进行照射，使每个区域的乳腺组织都接受到相同剂量的照射剂量，患者在治疗室治疗需要8～10min。

(三)乳腺癌调强放疗的基本设备

1.直线加速器　直线加速器产生射线的能量范围为4～6MVX线，切线的最大深度超过22cm，应用6MV和18MV的混合X线。

2.多叶准直器(MLC)　20世纪80年代末期，多叶准直器开始临床应用。MLC的构成单元是单个叶片，这些叶片普遍用钨或钨合金制成，相邻叶片沿宽度方向平行排列，构成叶片组，2个相对的叶片组组合成多叶光栅。每个叶片都可以独立运动，通过手动或电子计算机控制下的机械运动组成各种锯齿边状的不规则照射野。

叶片的宽度决定了多叶光栅形成的不规则射野与靶区(PTV)形状的几何适合度，叶片宽度越窄，适形度越好，但制作越困难，造价也越高。

3.CT　调强放疗患者资料主要是通过CT模拟机获取。CT模拟机是场规模拟机与三维治疗计划系统的特性相结合的产物。CT模拟机的组成包括3部分：CT扫描机、具有虚拟模拟软件的图形工作站和患者位置对准系统或标记系统，CT模拟机通过接口与三维治疗计划系统相连。

4.三维治疗计划系统　三维治疗计划系统可以完成CT图像三维重建，确定照射部位和照射技术，剂量计算以及优化治疗方案。

5.计算机网络系统　计算机网络系统用作CT模拟机-治疗计划系统-加速器间相互的信息传递。

(四)乳腺癌调强放疗的步骤

1.确定治疗体位：患者仰卧双手抱头固定在乳腺固定架上。

2.携带体位固定装置进行CT扫描，获取患者治疗体位的解剖断层数据，CT扫描前在网模上设置几个金属标志，以确定在CT扫描后图像重建的精度。CT层厚5mm，间隔5mm。

3.获得的CT数据传输到CT模拟工作站或三维治疗计划系统中，由医生根据Ⅰ-CRU 50及62号报道的要求勾画出靶区轮廓，由医生或物理师勾画重要器官和正常组织的轮廓。

4.医生提供处方剂量和对计划的具体要求。

5.由物理师按照医生要求在三维计划系统制定患者的治疗计划。

6.物理师认为计划符合要求时，请医生来检查。如果医生提出异议，就要进一步改进；如果医生同意，则可以将计划打印出来，或通过网络系统输出到加速器控制系统，以备实施治疗。

7.CT模拟工作站生成患者治疗部位的数字重建放射图(DRR)片(一般要正、侧位)，然后在加速器为患者拍实际治疗体位的正、侧位验证片，并与DRR片相比较，检查中心位置是否正确，如无差异即可开始治疗。

【保乳术后放射治疗远期并发症及其预防】

放射治疗(放疗)是保证乳腺癌保乳术后疗效不可缺少的重要手段，但大剂量的全乳放疗可造成局部皮肤明显色素沉着及变硬，同时可引起乳腺组织纤维化，从而降低乳房的美容程度。据报道，医用直线加速器照射全乳，每日剂量不超过2Gy，总剂量控制在45～50Gy，瘤床追加剂量不超过20Gy，乳房外形的优良率在96%以上。保乳术后放疗最常见并发症有乳腺水肿、乳腺纤维化、乳腺皮肤湿性脱皮反应及其引发的头痛、放射性肺炎和肋骨骨折，发生三级以上急性和晚期损伤的发生率为3%～5%。

(一)皮肤损伤

1.*皮肤损伤的耐受剂量*　皮肤的耐受剂量为45Gy，在此剂量下，5年中出现晚期皮肤损伤如毛细血管扩张的概率小于5%；如超过这个剂量，晚期损伤将明显增加。因此，对于保乳术后放射治疗，只有在肿瘤切缘阴性，全乳切线野的照射剂量控制在45～50Gy，瘤床部位局部追加照射剂量10～15Gy，单次照射在皮肤处的吸收剂量小于2Gy的条件下，乳房皮肤的晚期损伤发生率才可以控制在可接受的范围内，才能达到理想的美容效果。如果切缘阳性，或瘤床容积较大，需要提高肿瘤局部照射剂量或加大局部照射范围，这无疑会增加肿瘤局部的控制率，但放疗的早期反应如红斑、湿性反应出现的概率明显增加，而且晚期反应如萎缩、纤维化、毛细血管扩张的程度明显增加，尤其是乳房较大者，反应更为明显，从而影响了乳房的美容效果。若术中发现肿瘤肉眼残留，应再次手术切除残存肿瘤或改用非保乳方式治疗，而不宜无止境提高放射剂量(60～65Gy)，这有悖于保乳治疗初衷。

皮肤放疗损伤与放疗的单次剂量的大小及总剂量的高低显著相关，早期乳腺保乳手术后放疗的照射剂量变化范围在45～50Gy，这个范围正是皮肤损伤的临界剂量，如果由于照射计划和射线能量的选择使乳腺照射剂量高于50Gy，乳房皮肤损伤的概率将明显增加。

2.*皮肤的早期反应*　一般放疗后2个月内出现的皮肤反应称为皮肤的早期放疗反应。初期为皮肤红斑，以后随着照射剂量的增加依次表现为色素沉着、脱毛和湿性皮肤改变。后者与大剂量照射有关，绝大多数经治疗后可在2个月内愈合，超过2个月仍不愈合者则有可能发展为皮肤坏死。

3.*皮肤的晚期反应*　放疗2个月后的皮肤异常改变称为皮肤的晚期反应。引发皮肤晚期反应的照射剂量范围与早期皮肤反应的剂量相似，但是在总剂量相同的情况下，单次剂量高，如采用分割剂量2.5～3.0Gy的放疗，较分割剂量为1.8～2.0Gy的常规放疗更容易导致晚期皮肤反应的发生。

最常见的皮肤晚期反应是皮肤和皮下组织萎缩、局部色素沉着，萎缩性改变与纤维化形成的机制不同：萎缩是皮肤对照射的一种损伤性反应，表现为纤维细胞的减少和胶原的吸收；而纤维化则为皮肤对放疗的一种修复性反应。

纤维化的形成是一个渐进、缓慢的过程，与剂量的高低直接相关，皮肤的湿性反应可加剧纤维化。毛细血管扩张发生于萎缩的皮肤真皮层，表现为略高出皮面、浅红色、扩张的薄壁小血管，其形成更为缓慢，一般需要数年的时间。

最严重的皮肤晚期损伤表现是皮肤溃疡和坏死，多需要手术植皮。保乳手术后放射治疗的全乳切线野照射剂量是50Gy，不应产生如此严重的皮肤损伤。

4.*影响皮肤反应的其他因素*　保乳手术后全乳照射相同剂量的患者，可以出现不同的皮肤反应。其首要原因是皮肤敏感性的个体差异，此外还与糖尿病、甲状腺功能亢进、原发性高血压等合并症直接相关，这种合并症降低了患者对射线的耐受性，因此这种患者更容易发生皮肤放射损伤。

由于目前化疗在乳腺癌治疗中的应用日益广泛，保乳术后化疗和放疗的综合治疗，在一定程度上增加了皮肤的放射损伤。临床治疗观察到甲氨蝶呤、氟尿嘧啶可增加皮肤的红斑反应，同时应用CMF方案化疗的患者接受放疗后较单纯放疗的患者更容易出现皮肤的急性和/或晚期反应。

要确保单次照射在皮肤处的吸收剂量小于2Gy，在应用等效填充物，选择射线能量和剂量计算时要充分考虑到控制照射区域任一处的皮肤剂量。

5.*治疗*　首先要合理布野，皮肤吸收剂量与肿瘤中心的靶区剂量要分别计算，以确保皮肤照射剂量的准确性。在照射期间，照射野内的皮肤忌用胶布、碘酒、乙醇等刺激性药物，注意保持局部的清洁和干燥，避免搔抓或粗糙衣物的摩擦。

皮肤干性反应一般无需特殊处理，对部分感觉局部皮肤瘙痒或刺痛者，可选用薄荷淀粉、小儿痱子粉等外用。对皮肤纤维化较为严重且影响患侧上臂活动者，局部微波热疗可在一定程度上降低皮肤纤维化的程度，增加皮肤的弹性。

对湿性皮肤反应，可外用沙棘油、维斯克软膏或油剂以及各种烧伤用的软膏，促上皮生长因子对湿性皮肤反应的治疗效果较好。对皮肤溃疡，可选用治疗湿性皮肤反应的药物；合并感染者，给予积极的抗生素治疗。放射性的皮肤溃疡合并感染极易诱发照射区皮肤坏死，因此一旦发生皮肤溃疡应及时有效治疗。皮肤表浅溃疡可用配方：蒸馏水500ml内加入庆大霉素4万单位(合并感染者加8万单位)，2%普鲁卡因2ml(疼痛剧烈者4ml)，黄连素0.3g，将双层纱布敷在溃疡皮肤表面，用注射器将药水注在纱布上，使纱布保持湿润，5次/天，每次0.5h，放射性皮肤溃疡一般1周内可以愈合。对超过3个月仍不愈合的皮肤溃疡，应视为保乳治疗失败。

(二)上肢和乳房水肿

保乳治疗后5%～20%的患者会出现一定程度的上肢水肿，其发生与腋窝淋巴结清扫术的范围和放疗对腋窝的直接照射有关。Chua等研究发现：单纯腋窝淋巴结清扫术后上肢水肿发生率为9.5%，单纯放疗后为6.1%，腋窝淋巴清扫术后高达31%。

上肢水肿一旦发生没有有效治疗方法，关键是预防。近年来，由于腋窝淋巴结清扫技术的改进，上肢水肿的发生率明显下降；另一方面，还要严格掌握腋窝和锁骨上淋巴区术后照射的适应证。

文献报道乳腺水肿的发生率为10%～28%。另有报道，保乳术后放射治疗1周后即有乳腺水肿临床记录，放疗结束时约50%的患者出现不同程度的乳腺水肿，但是放疗后3个月仅有约5%的患者存在无任何临床症状的轻度水肿。

（三）肋骨骨折

1.发病率和发病机制 临床观察接受25MeV电子束和^{60}Co γ线治疗的患者在照射区域出现中等程度的骨萎缩占20%。Zollinger观察到肋骨被照射40Gy就可产生骨质疏松甚至肋骨骨折。许多学者都强调照射后骨质疏松在骨折发生中的重要作用，活检和尸检都证实了骨质疏松的病理改变是骨小梁萎缩，形态学研究认定成熟骨照射后骨质疏松最显著的形态学特征是成骨细胞数量减少和骨小梁周围纤维化，照射20Gy后数月内即可观测到血管生成减少，照射后8个月骨无机物比例减少；较高剂量46.5Gy/3周照射后1个月可观测到骨和骨膜充血改变，3个月后进入骨代谢增强期，12个月后骨代谢减少。Gamer等研究内照射对骨骼的影响，成年鼠摄入37kBq/kg239Pu骨累积剂量是0.672Gy，数月后测得第4腰椎骨密度比对照组下降60%。动物实验最有价值的研究是King测得成年兔骨皮质和骨小梁最低耐受剂量是17.56Gy。

大量的临床和实验结果证实骨的放射性损伤是被照射的骨细胞直接受损和血管损伤共同作用的结果；还有学者认为早期反应是骨细胞直接损伤破坏，晚期损伤是继发于血管的放射性损伤，照射后骨细胞破坏在组织学的表现为骨细胞数量的减少，实验研究发现照射后骨细胞数量的减少程度相差极大。Maeda等实验证明大鼠股骨照射35Gy，2周后即可观测到骨细胞数量的减少；而Jacobsson等照射兔胫骨直至22周后都未发现骨细胞数量的减少。此外，射线照射后骨细胞数量减少到何种程度才能影响骨正常生理功能等问题有待进一步研究探讨。

成熟骨骼的代谢受复杂的局部因素、激素、维生素水平以及钙磷代谢的调控，成熟骨的再建除由成骨细胞和破骨细胞相互作用外，时时刻刻在进行的新生骨成骨和陈旧成熟骨的重吸收同时起着重要作用。骨细胞属高度分化的细胞，但骨骼细胞也常出现细胞的蜕变现象，而且在某些骨骼局部可以表现得很显著。例如临床常见的老年性骨质疏松症，其发生与年龄密切相关，局部骨骼的钙盐沉积可随年龄增加而减少，但这并不是成骨细胞的功能下降所致，成骨细胞的活性并不随年龄的增加而降低。因此，保乳手术后放射治疗肋骨骨折的发生率与年龄因素无关。

2.放射性骨损伤的诊断 放疗后骨损伤的潜伏期相当长，曾有潜伏期长达25年的报道，因此对可能出现放射性损伤的部位应进行长期随访，保乳术后放射治疗并发症的随访期限要超过对原发肿瘤（乳腺癌）的随访期。骨损伤仅发生在照射区域，其最主要的并发症是自发性骨折，最有可能发生骨折的部位在坏死骨边缘与正常骨交界处，发生坏死后病变不会扩展。放射性肋骨骨折的典型表现是在肋骨骨质疏松与正常骨交界处骨皮质不连续和肋骨错位。

在射线照射3周后，核素骨扫描可以发现摄入增强的表现。临床对这种现象解释为射线照射后修复机制的表现，化学显微照射照相和组织学的对比研究发现：即使在失活的区域，显微放射照相的图像也是正常的；但是MRI以及核素扫描和骨密度检查可以较早发现骨质疏松，严重的放射性骨质疏松是肋骨骨折的前兆。

3.放射性骨损伤的治疗　放疗后约5%的患者可能发生肋骨骨折，多数情况下患者并无自觉症状，是在复查骨扫描或X线检查时发现的，部分患者可有胸壁或肋骨疼痛，一般可自行愈合，不需要特殊治疗。

动物实验的结果显示：骨折能否愈合与照射剂量有关，照射剂量低于40Gy一般可以愈合，高于55Gy未见有愈合的报道。放射性骨折有重新钙化而自愈的可能性，在修复的过程中，由于钙盐的沉积，在X线片上可以观察到坏死区的高密度影以及陈旧骨小梁周围有不完整的新生骨形成的表现。放射性骨坏死后出现修复的时间报道不一，动物实验证实照射剂量50Gy时骨折后1个月至1年组织学观察有成骨活动现象，而能否自愈则受到众多因素制约。

需要治疗的骨放射损伤包括放射后的骨质疏松、骨折。放射后骨质疏松可以进行内科治疗（口服维生素和钙剂），但几乎没有明显的疗效，希望对预防自发性骨折有一定的延缓作用。如出现自发性骨折绝大部分可以非手术治疗，少数患者依原发疾病的控制程度行必要的内、外固定术。

高压氧治疗可以提高血氧的弥散，增加组织中氧的有效含量，促进毛细血管增殖，加速坏死区及周围组织的侧支循环形成，并能促进成骨，有利病变修复愈合，是治疗放射性骨损伤最有效的常规辅助手段。

放射性骨坏死的治疗相当复杂。疾病早期可根据患者的症状进行必要的对症和支持治疗，包括止痛、抗感染治疗，然后进行高压氧治疗。如果经过一段时间的治疗仍未奏效，可考虑及早行病变骨的手术切除治疗。

（四）放射性肺炎

1.临床表现　保乳术后放射治疗的放射性肺炎发生率很低，为1%～5%。放射性肺炎的发生时间一般在放射治疗后1～3个月；如果照射剂量较高，放射性肺炎可以发生在放射治疗中或放射治疗即将结束时，对保乳术放疗后进行化疗的患者，化疗可诱发放射性肺炎的发生。保乳手术后放射治疗出现的放射性肺炎大部分没有临床症状，二级以上的放射性肺炎的发生率约为1%，患者可以有低热、非特异性呼吸道症状，如咳嗽、胸闷等；重者可以出现呼吸困难、胸痛、持续性干咳、少量白痰或痰带血丝。胸部体征一般不明显，可以在相应部位叩诊浊音，听诊有胸膜摩擦音。影像学检查显示有少量胸腔积液和肺间质密度增高的表现。严重的放射性肺炎表现为急性呼吸道窘迫、高热，可导致患者死亡；急性期过后，临床症状减轻，但组织学改变将继续，逐渐进入纤维化期。放射性肺纤维化发生在放射治疗结束后的2～4个月以后。

即使是没有临床症状的放射性肺炎，也常有影像学改变，早期胸片显示与放射野一致的弥散性片状密度增高影，这是放射性肺炎最典型的影像学表现。CT发现放射后改变比胸片敏感性高，放射后肺组织密度的改变与照射剂量和效应有关。保乳手术后放射治疗被照射的肺组织多为前胸壁周边的肺组织，其炎性反应常可累及放射野以外的区域。近年的研究证实：肺放射性损伤可以诱发一些细胞因子的过度表达，通过信息传递和放大效应，引发炎性细胞浸润，产生照射野以外肺组织的超敏反应；因此放射性肺炎的表现可以超出照射野的范围，但这种情况较少发生。

2.影响因素　保乳手术后放射治疗使部分肺组织受到射线的照射，引发不同程度的放射损伤——急性放射性肺炎和放射性肺纤维化。影响放射性肺炎发生的主要因素是被照射的正常肺组织的体积和是否合并化疗。

保乳手术后放射治疗的剂量是一个相对固定的常数(全乳照射 45～50Gy),所以引发放射性肺炎的主要因素是放射治疗中被照射的正常肺组织体积的变化。单一全乳切线野照射中被照射的正常肺组织的体积并不大。利用 CT 图像重建的方法测量常规的全乳切线野 50%等剂量线包围的肺组织体积小于 $100cm^2$,一般在 $70～90cm^2$;20%等剂量线包围的肺组织体积在 $140～160cm^2$,早期乳腺癌保乳术后切缘阴性患者接受常规术后全乳切线野 46Gy,瘤床局部推量 14Gy 的术后放疗方案,治疗期间以及在放疗后 3 个月一般不发生放射性肺炎。但是如加照内乳和锁骨上野,正常肺组织被照射的体积就明显增大,内乳野如采用 4～6MeVX 线或 $^{60}Co\gamma$ 线正面一野照射,50%等剂量线包围的肺组织体积约为 $350～400cm^2$(锁骨上野为 $160～200cm^2$),20%等剂量线包围的肺组织体积约为 $600～650cm^2$,正常肺组织被照射体积增加使放射性肺炎发生率明显增加。Lingos 等总结了 1624 例保乳手术后放射治疗后放射性肺炎的发生率,单一全乳切线野放疗为 0.5%,单一切线野加放疗为 1.3%,锁骨上、内乳和全乳切线三野照射加化疗为 8.8%。

保乳术后同步放、化疗者肺组织放射损伤的概率明显增加。Lamb 等报道 268 例早期乳腺癌保乳术后同步放、化疗结果,放射性肺炎的发生率为 8.9%。文献报道同步放、化疗放射性肺炎的发生率为 8%～33%,但大部分在 10%左右,放射性肺炎的发生与化疗药物的种类无相关性,紫杉醇类为主的新方案与前期的 CMF 方案比较,放射性肺炎的发生率无减少的趋势。

3.*预防与治疗*　对于肺的放射性损伤,预防比治疗更重要。因此,在治疗前和治疗中要了解和观察以下方面:在进行放疗治疗前,除需要了解保乳术前肿瘤的大小和保乳术后肿瘤切缘的情况外,还要了解患者的一般情况、肺功能、是否化疗、化疗药物的种类和剂量,然后再决定是否有必要行内乳和锁骨上区放疗或同步化疗。设计放射治疗计划时,要计算正常肺所受照射的体积、剂量、肺的体积耐受剂量,确定肺的照射剂量在耐受范围之内。

正确选择治疗技术和准确定位是减少放射性肺炎的前提。Lind 等进行的全乳切线野的研究结果表明,乳腺切线野包括的肺组织的厚度在 2cm 以下者放射性肺炎的发生率为 4%,2～3cm 为 6%,在 3cm 以上者放射性肺炎的发生率可以高达 14%。为保证全乳切线野包括的肺组织在 2cm 以内,应对众多的影响因素(如体位的选择,治疗时身体和上肢的固定,机架和治疗床角度的确定等)与肿瘤的部位和大小、照射技术等进行综合平衡后再做出适当抉择。

选择适当的射线种类对缩小肺组织的照射体积,减少放射性肺炎的作用相当明显。如内乳野采用 4～6MeVX 线或 60C07 线正面一野照射,50%等剂量线包围的肺组织约为 $350～400cm^2$,20%等剂量线包围的肺组织体积约为 $600～650cm^2$。但如果选用电子束照射,被照射的正常组织就可以明显减少,如内乳区采用 12MeV 电子束照射,50%等剂量线包括的肺组织约为 $120cm^2$,20%等剂量线包括的肺组织约为 $200cm^2$。

由于胸壁和乳房的曲线外形和个体差异,临床医生不可能设定一个理想的通用照射方案。因此,应尽可能为每个患者进行治疗计划设计,根据患者和肿瘤的具体情况确定照射野的衔接方式。对锁骨上区照射野与全乳切线野的衔接,尽可能应用非对称准直器采用半野治疗技术,并通过选用适当锲形板角度、射线能量和照射技术,尽量减轻肺组织的放射损伤,如实施强调放疗的肺组织放射损伤概率仅为0.3%～0.5%。

放射性肺炎的早期诊断很困难，正常人体肺组织的放射敏感性差异极大，因此，在全乳切线野照射后应常规进行胸部X线检查。

放射性肺炎最早和最常见的症状是咳嗽和呼吸困难，症状呈渐进性。如果能早期诊断，及时和适当的处理，就可以将放射性肺炎控制在1～2级内，避免3～4级放射性肺炎的发生；如果忽视放射性肺炎的早期诊断，仅在患者出现发热、呼吸困难和影像学改变时才诊断急性放射性肺炎，将会延误治疗的最佳时机。

对有明显症状的急性放射性肺炎的临床治疗如下。

(1)应用吸氧、祛痰和支气管扩张剂：以保持呼吸道顺畅，这是对缺氧和呼吸困难的对症处理。

(2)肾上腺皮质激素：能够减轻病变部位的炎性反应和间质水肿，一般患者泼尼松(强的松)用量为每日20～40mg/m^2(或地塞米松10mg/m^2)，连续应用2～4周，在临床症状缓解后，逐渐减量，如果减量速度过快导致病情反复，应重新开始新一轮治疗，泼尼松30～60mg/d，连续应用2～4周，在临床症状完全缓解后，逐渐减量，重者可以应用大剂量甲泼尼龙。近年有应用γ干扰素减少放射性肺炎后肺纤维化，有条件的患者可以应用。

(3)应用抗生素：放射性肺炎是一种淋巴细胞性肺泡炎，并非细菌感染，抗生素的应用仅仅是作为预防用药，当合并细菌感染时，可以根据感染细菌种类和药敏试验结果选择抗生素。

(五)其他

有文献报道乳房放疗可以造成心脏损害和大血管粥样硬化，锁骨上区的放疗在剂量过高或分次剂量较高的情况下可引起臂丛神经的损伤等。进入21世纪后，随着放疗设备和治疗计划系统的不断完善，对保乳术后放疗损伤的研究和预防水平不断提高，这些并发症近年已少有报道。

五、乳腺癌的内分泌治疗

【乳腺癌内分泌治疗的适宜人群】

激素受体阳性的乳腺癌患者推荐辅助内分泌治疗，激素受体阴性的乳腺癌患者，在辅助治疗中不应考虑内分泌治疗。

2010年ASCO/CAP指南定义ER、PR阳性为：大于1%的肿瘤细胞细胞核染色。ER/PR阳性的乳腺癌患者均应考虑辅助内分泌治疗，即便ER－、PR＋的患者也可从辅助内分泌治疗中获益。

牛津大学EBCTCG荟萃分析显示：对于激素受体阳性乳腺癌患者，5年的辅助他莫昔芬(TAM)治疗可以显著降低乳腺癌的复发风险以及死亡风险，15年的绝对获益分别为13.2%与9.2%。同时，亚组分析提示：无论是否接受化疗、化疗与内分泌治疗的给药方式(联合或序贯)、淋巴结状态、肿瘤分级、肿瘤大小、激素受体表达量，激素受体阳性患者均可从辅助TAM治疗中获益。另外，最新的荟萃分析也显示：在绝经后激素受体阳性乳腺癌患者中，第三代芳香化酶抑制剂(AI)疗效优于他莫昔芬治疗。

目前国际乳腺癌治疗指南，如 NCCN、ASCO、St.Gallen、ESMO 等推荐激素受体阳性的患者应接受辅助内分泌治疗。

【绝经的判断标准】

目前临床常用的辅助内分泌治疗药物有选择性雌激素受体调节剂 TAM 以及第三代 AI，卵巢功能抑制剂(LHRHa)。绝经前女性由于卵巢功能尚存，第三代 AI 对雌激素合成的阻断将引起垂体性腺轴的负反馈从而刺激卵巢分泌雌激素。所以，在讨论如何为患者选择合适的内分泌治疗方案之前，需明确患者的绝经状态。

对于绝经的定义，NCCN 乳腺癌指南给出了详尽的说明：

1.如曾接受双侧卵巢全切除或年龄大于 60 岁则可直接判定为绝经。

2.对于未接受化疗或选择性雌激素受体调节剂(SERM)治疗的患者，若年龄小于 60 岁，则需同时满足停经不少于 12 个月并且卵泡刺激激素(FSH)与雌二醇水平符合绝经后标准，才可判定为绝经。

3.对于接受选择性雌激素受体调节剂(SERM)治疗的患者，如年龄小于 60 岁，则需明确 FSH 与雌二醇水平符合绝经后范围可判定为绝经。

4.对于接受化疗的患者，如化疗前处于绝经前状态，化疗引起的闭经并不能作为判定绝经的可靠依据，因为部分患者仍能在化疗后恢复月经。如需考虑 AI 治疗，双侧卵巢全切除或连续监测 FSH 与雌二醇水平符合绝经状态是必须的。

5.对于正接受 LHRHa 治疗的患者，无法评估其是否处于绝经状态。

由于中国女性月经状态与欧美女性有所差异，对于化疗或内分泌治疗引起闭经的患者，《中国绝经前女性乳腺癌患者辅助治疗后绝经判断标准及芳香化酶抑制剂临床应用共识》(中国癌症杂志，2011 年第 21 卷第 5 期)可以指导我们判定其是否处于绝经状态。

1.对于年龄大于 50 岁的患者，须同时满足治疗引起闭经不小于 12 个月并且连续 3 次检测 FSH 与雌二醇水平处于绝经后状态。

2.对于年龄在 45～50 岁的患者，须同时满足治疗引起闭经不小于 24 个月并且连续 3 次检测 FSH 与雌二醇水平处于绝经后状态。

3.对于小于 45 岁的患者，由于其恢复月经的可能性较大，原则上不适宜本标准。

【绝经前乳腺癌患者内分泌治疗方案的选择】

(一)有关 TAM 治疗时间

2004 年，EBCTCG 荟萃分析入组了 194 项研究，其中 44 项研究比较了 1 年或 2 年使用 TAM 与未用内分泌治疗的疗效、12 项比较 5 年使用 TAM 与未用 TAM，以及 15 项比较 5 年 TAM 与 1～2 年 TAM 或 10 年 TAM 治疗，共入组了 80000 多例激素受体阳性或状态未知的患者。与不用 TAM 相比，5 年 TAM 辅助治疗可降低近 41%的复发风险以及近 1/3 的乳腺癌死亡风险。同时，对于不同年龄组及淋巴结状态、肿瘤大小的患者，均显示 5 年 TAM 治疗较优。5 年 TAM 是标准方案。在 1989 年及 1992 年 Lancet 发表的两篇荟萃分析显示，对于年龄小于 50 岁的患者，辅助 1～2 年 TAM 治疗并不显著优于对照组患者，故不推荐 1～2 年 TAM 作为绝经前女性的辅助内分泌治疗方案。

激素受体阳性的乳腺癌患者，在接受 5 年 TAM 治疗后，TAM 仍有后续效应，在术后 6～

10 年的随访期间，初始 5 年的 TAM 治疗可降低 31%左右的复发风险和 35%的死亡风险，从而提示更长时间的 TAM 有可能获得更好的效果。同时，在 2004 年以及 2011 年 EBCTCG 的荟萃分析中也显示，第三个 5 年内，5 年 TAM 组与安慰剂组患者的复发风险无显著差异，从而提示延长 TAM 治疗疗程可能会进一步降低乳腺癌患者，特别是 10 年以后的疾病复发风险。

在 NSABPB-14 中，将完成 5 年 TAM 治疗后仍未复发的患者，随机分至继续 5 年 TAM 治疗或对照安慰剂组。中位随访 7 年的结果显示，两组患者在无复发生存率以及总生存率方面无显著差异，这可能与患者复发风险较低，延长 5 年 TAM 治疗获益程度较小相关，可能需入组复发风险更高的患者来比较 5 年与 10 年 TAM 治疗的效果，这尚需要进一步临床研究证实。另外，两项大型研究，ATLAS 和 aTTOm，比较 5 年 TAM 治疗后，继续 TAM 治疗与空白对照组的疗效，分别入组了 11500 与 6934 例患者，经过中位随访 4.2 年显示，两组患者的复发与死亡风险相似。故在临床治疗上，对于激素受体阳性绝经前患者，在完成 5 年 TAM 治疗后，不推荐继续使用 5 年 TAM 治疗。10 年 TAM 治疗仍有待更强数据支持。

（二）Luminal A 型患者是否可考虑单用 TAM 内分泌治疗

NCCN 指南推荐，对于淋巴结阴性，肿瘤小于 5mm 的 Luminal A 型（ER＋、HER2－、Ki-67低表达）乳腺癌患者，可考虑仅用内分泌治疗；对于淋巴结阴性，肿瘤大于 5mm 的 Luminal A 型患者，推荐先行 Oncotype DX 复发风险检测，若 RS 评分小于 18 分，可考虑只行内分泌治疗，而 RS 大于 31 的患者，需考虑在内分泌治疗的基础上联合辅助化疗。如患者未进行 RS 检测或者 RS 介于 18～30 之间，则可考虑在辅助内分泌治疗的基础上，加用辅助化疗。

但是 NCCN 指南并不适用我国目前情况，绝大多数地区患者不能接受 RS 检测。对于 Luminal A 型患者，在接受内分泌治疗的基础上，常规的临床病理指标能否帮助我们判断是否需要辅助化疗？例如，对于 Luminal A 型，伴有年轻、肿瘤分级高、淋巴结转移较多等不良预后的患者，是否已足够帮助我们选择辅助化疗？IBCSG Ⅷ与Ⅸ、PACS 01、BCIRG 001 及 CALGB 9344 等回顾性研究显示，对于 ER＋、HER2－的患者，在内分泌治疗的基础上，部分患者，如 K1-67 高表达、高 RS，仍能从辅助化疗中获益；而对于低 RS 患者、ER 高表达或者 K1-67 低表达的患者，从辅助化疗中的获益程度较低。然而，这些临床试验入组患者包括绝经前与绝经后的女性，主要结果均来自回顾性分析，循证医学证据等级并不高。2011 年 St.Gallen 指南也提出，对于部分 Luminal A 型患者，需要考虑其具体的复发风险，从而决定是否需要在内分泌治疗的基础上，联合辅助化疗。期待目前三项正在进行的前瞻性临床试验——TailoRx、SWOGS1007、MinDACT 为我们提供更有力的证据。

（三）绝经前激素受体阳性患者接受单独 LHRHa 内分泌治疗的疗效

2004 年的 EBCTCG 荟萃分析显示，未行 TAM 和辅助化疗的患者中，相比不进行卵巢去势的患者，行手术或 LHRHa 卵巢去势的患者能显著地降低激素受体阳性绝经前患者的复发风险和死亡风险，分别为 30%与 31%（＜40 岁）、33%与 32%（40～49 岁）。在 ZIPP 临床试验中，2710 例绝经前乳腺癌患者随机分为接受 2 年戈舍瑞林、2 年他莫昔芬、双药联合，以及未接受内分泌治疗组，5.5 年的中位随访结果显示，戈舍瑞林较未接受辅助内分泌治疗，可显著降低20%的复发风险(HR=0.80,95%CI为0.69~0.92,P=0.002)以及19%的死亡风险(HR=0.81,95%CI为0.67~0.99,P=0.038)。对于接受辅助化疗的亚组中,戈舍瑞林较未接受内分泌治疗,仍能降低17%的复发风险和23%的死亡风险。同样,在IBCSGⅧ临床研究中也得到了类似的结果。2007年一项LHRHa的荟萃分析比较了辅助化疗+/-LHRHa效果的差异,中位随访6.7年,结果显示:LHRHa可以降低15%的复发风险(HR=0.88,95%CI为0.77~0.99,P=0.04)和15%的死亡风险(HR=0.85,95%CI为0.73~0.99,P=0.04),特别在小于40岁的患者中,LHRHa带来的获益更为显著。但Intergroup0101等临床试验显示,CAF化疗结束后辅助LHRHa治疗并未较对照组提高治疗效果,提示需要寻找合适的患者接受LHRHa辅助治疗。另外,由于5年TAM是绝经前女性辅助内分泌治疗的标准方案,比较LHRHa辅助治疗疗效的临床研究,尚缺乏直接比较5年TAM+/-LHRHa的效果,特别是接受辅助化疗后的患者。故选用单独LHRHa治疗需慎重,对于有严重并发症,如肝功能严重损害的患者,无法耐受TAM治疗,可考虑LHRHa进行辅助内分泌治疗。

(四)LHRHa尚不能代替辅助化疗

2007年TABLE临床试验4.8年的随访结果显示,对于淋巴结阳性、激素受体阳性的绝经前患者,LHRHa的效果并不比CMF方案差。另一项针对淋巴结阴性患者的研究中,762例患者被随机入组9个周期的CMF与放射卵巢去势,中位随访8.5年显示,两组预后相似。2007年的荟萃分析也提示同样的结果,故卵巢功能去势可以达到与CMF化疗相似的治疗效果。

虽然上述临床试验发现LHRHa可以达到与CMF方案相当的治疗效果,但目前临床已少见CMF方案,大都使用含蒽环类或紫杉类药物的化疗方案。同时,这些临床研究较少使用TAM进行内分泌治疗,与目前临床实践不符,故目前仍不推荐在绝经前激素受体阳性乳腺癌患者中用LHRHa取代辅助化疗。

(五)不推荐LHRHa+TAM代替辅助化疗

两项比较LHRHa联合TAM与6疗程CMF方案疗效的临床试验(ABCSG05、GROCTA02)分别入组了1099例与244例绝经前激素受体阳性乳腺癌患者,随机为接受化疗或2年(GROCTA02)LHRHa+5年TAM/3年(ABCSG05)LHRHa+5年TAM;ABCSG05临床试验的5年随访结果显示:5年TAM联合LHRHa与6个疗程CMF方案相比,可以降低40%的疾病复发风险;在样本量较小的GROCTA02研究中,TAM联合LHRHa并比6个疗程CMF方案的疗效差。另外一项比较TAM联合LHRHa与蒽环类联合化疗方案之间疗效的临床研究(FASG06),共入组了333例患者,中位随访83个月后,两组患者在无病生存率和总生存率上无显著差异。但是该临床试验TAM中位治疗时间仅为36个月,最长也不到5年(53个月)。另外,对照辅助化疗组患者并未接受辅助TAM治疗,所以LHRHa联合TAM与化疗+TAM的疗效差别不明确。最后,尚缺乏5年TAM+LHRHa与蒽环类或紫杉类联合化疗方案疗效的比较,故目前尚不推荐以LHRHa+TAM替代辅助化疗+内分泌治疗。

(六)LHRHa+TAM并不优于标准TAM内分泌治疗

2007年的荟萃分析入组了5项比较TAM与TAM+LHRHa的临床试验,其中4项来自ZIPP临床实验,TAM治疗时间为2年,6.8年的中位随访结果显示,联合LHRHa并没有较单用 TAM 治疗显著降低疾病复发风险(HR=0.85,95%CI 为 0.67~1.09,P=0.20)和死亡风险(HR=0.84,95%CI 为 0.59~1.19,P=0.33)。2009 年及 2011 年两次更新的 ZIPP 临床试验,也得到了与 2007 年荟萃分析同样的结果,但亚组分析显示,对于 ER+++的患者,可能从 TAM 联合 LHRHa 治疗组获益较多,但需要前瞻性研究证实。故目前对于绝经前、雌激素受体阳性患者,5 年 TAM 还是其标准治疗方案。

【绝经后乳腺癌患者内分泌治疗方案的选择】

(一)推荐使用含 AI 的辅助内分泌治疗方案:5 年 AI、TAM 与 AI 序贯/转化治疗均合适

1.*起始 5 年 AI 治疗优于 5 年 TAM* 两项多中心、Ⅲ期随机对照临床试验比较了 5 年 AI 与 5 年 TAM 治疗之间的疗效。在 ATAC 临床试验中,入组患者随机接受 5 年 TAM 或 5 年阿那曲唑治疗,中位随访 33 个月、100 个月和 10 年结果都显示,阿那曲唑较 TAM 显著改善患者的无病生存率(HR=0.85,P=0.003),并且两组患者之间的 TTR(至复发时间)的绝对差异随着随访时间的延长而显著增加。

BIG1-98 临床试验同样比较了 5 年 AI 与 TAM 的疗效,2005 年中位随访 25.8 个月的结果显示与 5 年 TAM 相比,5 年来曲唑显著提高了患者的无病生存率(DFS)(HR=0.81,P=0.003)以及无远处疾病生存率(DDFS)(HR=0.73,P=0.001)。随后 76 个月、8.1 年及 12 年中位随访结果同样提示,5 年来曲唑治疗优于 5 年 TAM。

最近的一项荟萃分析显示,在绝经后激素受体阳性乳腺癌患者中,5 年 AI 治疗在无病生存率和 DDFS 方面显著优于 5 年 TAM 治疗,故 NCCN、St.Gallen 及 ESMO 等指南均推荐 5 年 AI 作为辅助内分泌治疗的方案。

2.*TAM 序贯/转化 AI 治疗优于 5 年 TAM 治疗* 4 项临床试验(IES031、ARNO9519、ITA20 及 ABCSG8)与一项荟萃分析显示,在绝经后激素受体阳性乳腺癌患者中,TAM 序贯/转化 AI 优于 5 年 TAM 治疗。在 IES031 临床试验中,入组患者随机接受 TAM→依西美坦或 TAM 治疗,中位随访 56 个月结果显示,TAM→依西美坦较 TAM 显著降低疾病复发风险(HR=0.68,P=0.001);并且在 2007 年更新的数据中,依西美坦治疗组显示出总生存的获益(HR=0.86,P=0.04),从而提示可将 TAM 序贯/转化 AI 作为绝经后乳腺癌患者的辅助内分泌治疗方案。

3.*TAM→AI 与 5 年 AI 哪个更优* TEAM 临床试验 5 年随访结果显示,对于绝经后激素受体阳性乳腺癌患者,TAM→依西美坦与 5 年依西美坦方案的疗效无显著差异;BIG1-98 也比较了 TAM→来曲唑与 5 年来曲唑治疗的效果,两者之间无显著疗效差别。但对于腋淋巴结转移的亚组分析中发现,5 年来曲唑具有优于 TAM→LET 疗效的趋势。另外,BIG1-98 临床试验 8 年的随访结果显示也显示,LET→TAM 与 5 年 LET 疗效无显著差异,故对于部分不能耐受 AI 治疗的患者,可考虑在 2~3 年 AI 治疗后,序贯 TAM 治疗。

综上所述,NCCN、St.Gallen 以及 ESMO 等指南均推荐,对于绝经后激素受体阳性的乳腺癌患者,内分泌治疗方案需包括 AI 治疗,5 年 AI、TAM 序贯 AI 都是合适的、可选择的治疗方案。

(二)哪些患者从 5 年 AI 或 AI→TAM 治疗获益更多

BIG1-98 临床研究显示,5 年来曲唑与 TAM→来曲唑无显著的疗效差异,目前也缺乏理想的预测因子帮助我们挑选更需要接受起始AI治疗的患者。在BIGl-98临床研究中，对于淋巴结阳性的患者，与TAM→来曲唑相比，5年初始来曲唑治疗的复发风险相对较低，但是未进行统计学差异比较。故目前对于绝经后激素受体阳性患者，5年AI、TAM→AI以及AI→TAM都可以选择，并未发现哪组患者从初始AI治疗中获益较多，需要进一步开展新的临床研究来得到结论。

（三）接受5年TAM治疗中或治疗后的绝经患者，可以考虑换用或加用5年AI治疗

MA-17是一项Ⅲ期、随机、双盲的前瞻性临床试验，5000例已完成5年TAM治疗的绝经后患者，随机接受继续5年来曲唑治疗或安慰剂治疗，随访结果显示，后续来曲唑治疗可以显著提高该类患者的无病生存率。另外，其他两项入组较少患者的临床研究也得到了与MA-17同样的结果。故我们推荐对于接受完5年TAM治疗的患者，其在治疗中或后处于绝经状态，后续可考虑换用或加用5年AI治疗。

（四）三种Al疗效相当，均可作为绝经后激素受体阳性乳腺癌的辅助内分泌治疗

MA-27临床试验结果显示，5年依西美坦与5年阿那曲唑在绝经后激素受体阳性乳腺癌辅助内分泌治疗中具有相同的疗效。另外，在新辅助内分泌治疗中，ACOSOG Z1031临床试验显示，局部晚期乳腺癌患者接受4～5个月的来曲唑、阿那曲唑或依西美坦治疗具有相似的总反应率、保乳比例，提示三种Al药物具有相似的抗肿瘤活性。最后，FACE临床研究在绝经后激素受体阳性乳腺癌中，直接比较两种非甾体类AI的疗效，目前已完成入组，期待其研究结果的发表，从而可以直接回答来曲唑和阿那曲唑哪个疗效更优。目前，对于绝经后激素受体阳性乳腺癌的辅助内分泌治疗，三种AI均可考虑使用。

【内分泌治疗的疗程与随访】

（一）内分泌治疗的疗程

1.对于绝经前激素受体阳性乳腺癌患者，TAM标准的疗程仍为5年，10年TAM的疗效需待进一步的随访结果。

2.对于绝经前激素受体阳性乳腺癌患者，特别是年轻（年龄40岁以下）的患者，可考虑在接受5年TAM治疗的同时联合应用LHRHa，但由于各项临床试验中LHRHa的疗程不统一，所以目前对于LHRHa的疗程尚没有定论，推荐使用的疗程为2～5年。

3.对于绝经后激素受体阳性乳腺癌患者，首选含AI的辅助内分泌治疗方案，无论是初始AI治疗还是续贯治疗，AI总疗程不应超过5年。

4.对于围绝经期激素受体阳性乳腺癌患者，在使用TAM过程中若达到绝经标准，可以考虑换为AI治疗，但AI总疗程不应超过5年；若达到绝经标准时，已完成5年TAM治疗，可以考虑再使用5年AI。

（二）随访与检测

1.每4～6个月进行一次病情随访和体格检查，持续5年，此后每年1次。

2.每年进行一次乳房X线摄影检查。

3.接受TAM治疗者，若子宫仍保留，每6～12个月进行一次妇科检查。

4.接受AI治疗或卵巢功能抑制类药物治疗的患者，应在基线状态及之后每6～12个月监测骨密度。

5.在每次随访过程中，都应评估辅助内分泌治疗的依从性，并鼓励患者坚持治疗；应建议患者维持积极的生活方式，控制体质指数(BMI)。

如在接受 TAM 过程中，患者需要接受其他部位的手术，须停用 TAM 直至可以下床行走；如出现深静脉血栓、肺栓塞、脑血管意外或须长期制动的患者，则停用 TAM 治疗。

六、乳腺癌的分子靶向治疗

长期以来，在恶性肿瘤的治疗中，外科手术、化疗和放疗一直是主要方法，但均有其局限性，如手术切除率低，术后复发率高且无法预计和控制，放疗、化疗产生明显的免疫和造血系统的损害等。于是人们开始探索恶性肿瘤的发生机制，设法寻求一种安全、有效、选择针对性强、对正常组织无损伤的新的治疗方法。肿瘤生物治疗是应用现代生物技术及其产品进行肿瘤防治的新疗法，它通过调动宿主的天然防卫机制或给予天然(或基因工程)产生的靶向性很强的物质来取得抗肿瘤的效应。

随着医药生物技术的发展和对肿瘤发生发展分子机制的深入研究，生物治疗已经成为肿瘤综合治疗中的第四种模式，越来越受到国际及国内肿瘤学界的重视；与此同时，通过功能基因组学与蛋白质组学的深入研究，揭示出越来越多的与肿瘤相关的分子靶点，以细胞工程技术和基因工程技术为主体的抗体工程技术所研制的抗体药物，以及某些与细胞分化诱导有关的小分子化合物药物，在肿瘤分子靶向治疗的成功应用，是肿瘤治疗另一重大进展，并成为最令人瞩目、最鼓舞人心的焦点；另外，随着计算机、机电与生物工程等学科的交叉、渗透研究与发展，催生了许多应用于肿瘤临床防治的靶向治疗技术与先进设备，为人们防治肿瘤提供了新的途径和手段。临床资料证明，生物治疗在毛细胞性白血病、肾癌、恶性黑色素瘤、部分非霍奇金淋巴瘤和乳腺癌等起着重要的作用。但对于大部分实体瘤，由于瘤负荷大，加上肿瘤发生发展的复杂性和抗肿瘤生物药物种类太少，我们还要注意联合其他疗法进行综合治疗。

目前生物治疗主要包括：体细胞疗法、细胞因子疗法、肿瘤疫苗与树突状细胞，肿瘤分子靶向治疗、放射免疫靶向治疗、肿瘤基因治疗、免疫治疗、生物化疗，等。

乳腺癌分子靶向治疗是指针对乳腺癌发生、发展有关的癌基因及其相关表达产物进行治疗。分子靶向药物通过阻断肿瘤细胞或相关细胞的信号转导，来控制细胞基因表达的改变，而产生抑制或杀死肿瘤细胞。近年来，乳腺癌的分子靶向治疗取得了令人瞩目的进展。

【以 HER2 为靶点的治疗】

HER2(c-erbB-2)为人表皮生长因子受体-2，是具有酪氨酸激酶活性的跨膜蛋白。由原癌基因 HER2/neu 编码，是 EGFR 家族的一员，其基因表达水平和基因拷贝数目在乳腺癌细胞中显著升高，研究发现在约 24%～30%的乳腺癌的癌组织中有 HER2 受体基因的过度表达，其过度表达导致肿瘤细胞异常增殖、侵袭性和转移危险增加。HER2 阳性乳腺癌患者生存率下降，同时，预示对某些化疗和内分泌治疗药物耐药。因此 HER2 受体是乳腺癌预后不良的重要独立因素。由于 HER2/neu 蛋白位于细胞表面，易被抗体接近，故 HER2 可以作为分子靶向治疗的重要靶点。目前已经开发出多种针对 HER2 的靶向治疗药物。

1.曲妥珠单抗(赫赛汀)　曲妥珠单抗是目前针对 HER2 蛋白的靶向性治疗的最重要单克

隆抗体，分子靶向治疗药物的代表。它是一种针对HER2受体的高度人源化的人-鼠嵌合型单克隆抗体，通过基因工程的方法将非特异性的人IgG的恒定区与鼠的抗HER2/neuIgG的Fv区嵌合在一起，不仅对HER2受体有高度的亲和力，还能减少体内HAMA的产生，降低了免疫原性从而可以成功地广泛应用于临床。该抗体1998年10月被美国FDA批准上市，是全球第一个用于临床的靶向治疗药物，用于HER2(+)乳腺癌的治疗。研究表明，与其他治疗性的单克隆抗体类似，曲妥珠单抗的抗肿瘤作用主要为以下2种方式：①直接抗肿瘤作用：包括诱导凋亡、阻断配体介导的生物功能、下调受体数量、提高其他药物的细胞毒作用和抑制肿瘤细胞生长和存活重要蛋白的表达、拮抗生长因子对肿瘤细胞生长的调控以及加快过度表达HER2受体的降解；②间接作用：包括补体介导的细胞杀伤(CRC)和抗体依赖的细胞杀伤(ADCC)效应。曲妥珠单抗单用有效率为11%～36%，该药与铂类、多西他赛、长春瑞滨有协同作用，与阿霉素、紫杉醇、环磷酰胺有相加作用，而与5-氟尿嘧啶有拮抗作用。

曲妥珠单抗用于治疗乳腺癌的适应证是乳腺癌细胞中有HER2/neu的扩增/过度表达，故在给予曲妥珠单抗治疗前，应行分子病理检查，测定肿瘤组织中的HER2状态。实验室测定HER2状态的最常用的检测手段是免疫组化(IHC)和荧光原位杂交(FISH)。IHC用于检测肿瘤细胞膜表面过度表达HER2蛋白，目前用于评价IHC结果的评估体系为HercepTest(DAKO,CA)的一至+++评分系统，反映了>10%的肿瘤细胞中IHC标记的方式和强度。FISH方法则用于检测肿瘤细胞内扩增的HER2/neu基因片段。在原发肿瘤组织样本、淋巴结或转移灶中，IHC和FISH在检测HER2扩增/过度表达方面均为很好的方法，有研究表明这两种方法之间的符合率在90%以上。IHC检查结果为HER2(++～+++)或FISH检查结果为(+)，则为曲妥珠单抗治疗的适应证。

目前曲妥珠单抗治疗的推荐用法为：首剂4mg/kg，静脉滴注，以后每周维持剂量2mg/kg，可一直应用至疾病进展为止。曲妥珠单抗的药代动力学呈剂量依赖型，非线性特点。在大多数病例中符合一室模型，随剂量增加，药物半衰期延长，血浆清除率下降，血谷和峰浓度增加。平均半衰期为(5.83±4.3)天，平均血清清除率为每天(5.15±2.45)ml/kg，血谷浓度在治疗后第20～32周达到稳态。曲妥珠单抗也有3周重复的用法，即首剂8mg/kg，以后每3周用1次6mg/kg。曲妥珠单抗主要的副作用包括：①输液相关反应：表现为寒战、发热，大多数出现在首次输液时或输注后，经对症治疗后可缓解；②心脏毒性：年龄、蒽环类药物史和心脏病史是三大危险因素，大多数患者经治疗后心功能不全的症状和体征明显好转。

(1)曲妥珠单抗单药治疗：曲妥珠单抗单药治疗HER2高表达转移性乳腺癌的总缓解率(OR)为15%，中位缓解期为9.1个月，中位存活期(MS)为13个月，中位疾病进展期(TTP)为3.1个月。在一线治疗的临床研究中，曲妥珠单抗治疗HER2(++～+++)转移性乳腺癌114例，OR率分别为26%和35%，TTP为3.5个月，MS期为24.4个月，显示出良好的治疗效果。

(2)曲妥珠单抗联合化疗：曲妥珠单抗与多种化疗药物有协同作用，包括紫杉醇、多西紫杉醇、卡培他滨及紫杉醇类药物(诺维本、健择)等，多个转移性乳腺癌一、二线治疗的大型Ⅲ期临床试验证实，化疗药物加上曲妥珠单抗后可明显提高HER2(+)患者的OR率、延长TTP和总存活(OS)。

Slamon 等报道以 H(曲妥珠单抗,先给予负荷量 4mg/kg,然后给予 2mg/kg,静脉滴注,1 次/周)+AC(ADM 60mg/m^2,CTX 600mg/m^2)或 T(泰素,175mg/m^2,静脉滴注 3 小时)治疗 469 例晚期乳腺癌患者。对未曾接受 AC 治疗者随机分为 AC 或 AC+H 治疗,曾接受 AC 治疗者,予泰素或泰素加 H 治疗,每 3 周为 1 个周期,共 6 个周期。结果表明,化疗+H(235 例)与单化疗(234 例)组的有效率、中位肿瘤进展时间(TTP)、中位缓解期、中位治疗失败时间(TTF)、中位生存期分别为 50.0%比 32%、7.4 个月对 4.6 个月、9.1 个月对 6.1 个月、6.6 个月对 4.5 个月、25 个月对 20 个月,提示与单用化疗相比,化疗加曲妥珠单抗能明显提高疗效。

2007 年美国肿瘤临床协会(ASCO)年会上报道了 BCIRG007 试验的结果。该试验在 HER2 阳性的转移性乳腺癌患者中,比较了 TCH(多西紫杉醇+卡铂+曲妥珠单抗)与 TH(多西紫杉醇+曲妥珠单抗)的疗效。该研究入组了 263 例 HER2FISH 检查阳性的转移性乳腺癌患者,分为两组,分别给予 TH(T 100mg/m^2)或 TCH(T 75mg/m^2 和 CAUC-6)治疗,每 3 周为 1 周期。H 2mg/kg 每周 1 次(负荷剂量为 4mg/kg)。共治疗 8 个周期,以后 H 6mg/kg 每 3 周 1 次,直到肿瘤进展。主要研究终点为肿瘤进展时间(TTP),次要终点为总生存(OS)、缓解率(RR)、缓解时间(DR)、临床受益(CB)和安全性。结果显示 TH 组和 TCH 组在中位 TTP、OR、DR 和 CB 方面差异均无显著性意义。TCH 方案的血小板减少、贫血、腹泻等毒副反应发生率高于 TH 组,表明曲妥珠单抗联合多西紫杉醇是治疗 HER2(+)晚期乳腺癌的有效方案,加用卡铂治疗并不能使患者进一步受益,反而增加毒副反应。

(3)曲妥珠单抗术后辅助治疗:一些大规模随机分组临床试验也确立了曲妥珠单抗在乳腺癌术后辅助治疗中的地位。HER2(+)乳腺癌患者术后辅助化疗中联合应用曲妥珠单抗可明显提高患者无病存活(DFS)率和 OS 率。

在 NSABP B231 临床研究中,评估了 AC 方案(阿霉素+环磷酰胺)化疗后单用紫杉醇或紫杉醇联用曲妥珠单抗治疗 HER2(+)早期乳腺癌的疗效和安全性。结果显示,曲妥珠单抗联合化疗能显著提高 HER2(+)早期乳腺癌患者的 DFS 率及 OS 率,治疗 3 年随访 DFS 危险比为 0.48,OS 的危险比为 0.67,两者均 $P<0.05$。试验中曲妥珠单抗联合化疗组较单纯化疗组使乳腺癌的复发风险降低 52%,死亡风险降低 33%。曲妥珠单抗联合化疗组不良反应基本与联合化疗组一致,仅充血性心力衰竭的发生率高于单纯联合化疗组(4.1%对 0.8%)。2007 年 ASCO 会议上报道了 NSABPB231 在心脏毒副反应方面 5 年随访的结果,曲妥珠单抗联合化疗组充血性心力衰竭心脏不良事件发生率 3.8%,对照组为 0.9%。心脏不良事件发生率与吸烟史、肿瘤部位、是否接受放疗、糖尿病、高脂代谢以及心脏病家族史无关,仅与年龄、高血压、基线左室射血分数(LVEF)相关。年龄<50 岁,50~59 岁,≥60 岁心脏事件发生率分别为 2.3%,5.1%,5.4%(P=0103)。无高血压患者心脏事件发生率为 3.0%,合并高血压患者心脏事件发生率为 6.8%(P=0.02)。LVEF 降低发生率明显增高(P<0.001),其低谷为接受曲妥珠单抗治疗 6~9 个月时。建议接受曲妥珠单抗治疗时,即使无心脏病史仍应警惕充血性心力衰竭的发生。

HERA 试验是乳腺癌国际组(BIG)的一项国际多中心Ⅲ期随机临床试验。该试验对 HER2 阳性的早期乳腺癌患者,在完成局部治疗和最低 4 个周期化疗后,随机分为 3 组:第 1 组接受曲妥珠单抗治疗 2 年,第 2 组接受曲妥珠单抗治疗 1 年,第 3 组为对照组(不用药)。中期结果显示，与对照组相比，曲妥珠单抗1年组校正后3年无病生存率危险比（HR）为0.63（80.6%vs74.0%，P<0.0001），总生存率的HR为0.63（92.4%vs89.2%，P=0.0051）。然而，对于使用2年曲妥珠单抗治疗组是否具有更好的疗效，还有待今后的随访观察。

上述结果提示：①曲妥珠单抗治疗后发生LVEF下降比发生心力衰竭常见，但在联用化疗药物，特别是蒽环类药物，是增加心脏毒副作用的危险因素；②蒽环类药物与曲妥珠单抗同时联用在心脏毒性方面有协同作用，因此不主张两种药物同时联用；③蒽环类药物与曲妥珠单抗在治疗过程中的应用要非常谨慎，因为曲妥珠单抗的半衰期约28.5天，6个半衰期（约半年）后药物基本从体内清除干净，所以使用曲妥珠单抗后半年内应谨慎使用蒽环类药物；④ADM的累积剂量不宜超过360mg/m^2。

（4）曲妥珠单抗联合内分泌治疗：对于激素受体阳性的内分泌治疗敏感乳腺癌患者，联合使用曲妥珠单抗可以进一步延长无进展存活（PFS）期和疾病进展期。2006年圣安东尼奥乳腺癌峰会上报道了一项曲妥珠单抗联合阿那曲唑治疗HER2（+）激素敏感性转移性性腺癌的临床研究结果。该研究共纳入207例患者，比较了单用阿那曲唑或阿那曲唑联合曲妥珠单抗的疗效。研究结果显示，联合治疗组和单独内分泌治疗组两者客观缓解率（ORR）、临床获益率（CBR）、无进展存活（PFS）率、TTP和OS期分别为：20.3%vs6.8%，42.7%vs27.9%，4.8个月vs2.4个月，4.8个月vs2.4个月，28.5个月vs23.9个月。除OS差异无显著性意义外，其他差异均有显著性意义。治疗毒副反应联合治疗组心脏毒性、Ⅲ～Ⅳ度毒性均高于单独内分泌治疗组。由于激素敏感性乳腺癌患者多为老年患者，因此在使用曲妥珠单抗联合治疗中应全面评估患者的获益和风险，个体化治疗更为适宜。

（5）曲妥珠单抗治疗抗拒：临床应用发现，仍有部分HER2（+）患者治疗抗拒，其原因可能为存在分泌型受体或HER2下游信号转导通路不依赖于HER2配体介导的异常活化。此外，胰岛素样生长因子Ⅰ型受体（IGF-IR）信号转导通路的活化可能导致曲妥珠单抗耐药。p27的下调也可能通过对细胞周期蛋白依赖蛋白激酶的影响导致曲妥珠单抗治疗抗拒。另一个可能的机制是肿瘤抑制基因PTEN的失活。给予曲妥珠单抗治疗后可使PTEN降解加速，通过反义核苷酸封闭PTEN活性，可以诱导出曲妥珠单抗耐药。在PTEN缺陷的乳腺癌患者对曲妥珠单抗治疗反应性明显低于PTEN正常患者。

对于曲妥珠单抗治疗抗拒的患者，使用新型的靶向药物或联合不同作用机制的靶向药物有望克服曲妥珠单抗耐药。其中pertuzumab单抗联合曲妥珠单抗治疗在曲妥珠单抗治疗失败的转移性乳腺癌患者取得了良好的疗效。

2.Pertuzumab单抗　pertuzumab是另一种以HER2为靶位的人源化单克隆抗体。与曲妥珠单抗不同的是pertuzumab与HER2蛋白的结合区域是受体二聚化的结构域，可阻断HER2蛋白的同源和异源二聚化，抑制受体介导的肿瘤生发。研究显示，曲妥珠单抗只对HER2过表达的乳腺癌患者有效，而pertuzumab则对HER2低表达的乳腺癌患者带来了曙光。由于作用机制不同，联合用pertuzumab可增加曲妥珠单抗的疗效。

2007年的ASCO年会上公布了pertuzumab的Ⅱ期临床研究结果。该研究纳入曲妥珠单抗联合常规化疗无效、HER2（+）的转移性乳腺癌患者，采用pertuzumab和曲妥珠单抗联合治疗。共入组33例患者，完全缓解（CR）1例，部分缓解（PR）5例，稳定（SD）7例，ORR为

18.2%，CBR 为 39.4%。两种单抗联合治疗的毒副反应如腹泻、恶心呕吐、粘膜炎、皮疹、疲乏等发生率高于单一药物治疗，但仅腹泻为治疗相关的Ⅲ级以上毒副反应。其远期疗效和对生存期的影响正在观察中。

【针对表皮生长因子受体(EGFR)的靶向治疗】

研究显示，EGFR 在多种肿瘤中存在不同程度的过表达。EGFR 信号转导通路是调控细胞生长和增殖的重要信号通路，在肿瘤细胞的生长、增殖和凋亡等方面具有极重要的作用。目前以 EGFR 为靶点的分子靶向药物主要有两类：一类是小分子酪氨酸激酶抑制剂，这类小分子化合物可进入细胞内，抑制酪氨酸激酶的磷酸化，从而抑制 EGFR 介导的信号转导；另一类是针对 EGFR 的单克隆抗体，主要作用于 EGFR 胞外区，通过竞争性抑制配体与 EGFR 的结合，使受体失去活性，从而影响细胞的增殖。

1.酪氨酸激酶抑制剂　EGFR 往往在进展期乳腺癌，ER 阴性且内分泌治疗抵抗的患者过度表达。酪氨酸激酶抑制剂(EGFR-TKIs)的抗肿瘤作用机制可能通过以下途径实现：抑制肿瘤细胞的损伤修复，使细胞分裂阻滞在 G_1 期、诱导和维持细胞凋亡、抗新生血管形成等。EGFR 过度表达常预示患者预后差、转移快，对化疗药物抗拒、激素耐药、生存期较短等。TKIs 还可通过下调肿瘤细胞的血管生成因子以及抑制 EGFR 对肿瘤血管内皮细胞的信号传导，EGFR 和血管内皮生长因子受体(VEGFR)两种信号传导通路的“交叉对话”，为临床同时抑制这两种传导通路提供了合理的依据。目前已经有多种小分子酪氨酸激酶抑制剂问世，并在非小细胞肺癌、胰腺癌、胃肠道间质瘤、肾癌等肿瘤治疗中取得了较好的治疗效果。应用于乳腺癌治疗的小分子酪氨酸激酶抑制剂主要有以下药物。

(1)吉非替尼：吉非替尼是第一个被美国 FDA 批准应用于临床治疗的强有力的 EGFR 酪氨酸激酶抑制剂，主要应用于非小细胞肺癌的二线治疗，尤其是在亚洲人群中疗效较好。

吉非替尼治疗乳腺癌的临床前期研究较多，但多数研究结果显示，吉非替尼单药治疗复发转移乳腺癌疗效较差。临床研究显示，在联合治疗中吉非替尼在体外与多西紫杉醇有协同作用。与芳香化酶抑制剂联合治疗雌激素受体(+)和 EGFR(+)的晚期乳腺癌也有协同作用，可抑制细胞增殖及肿瘤的生长。

在一项针对吉非替尼效果评价的Ⅱ期临床研究中，22 例经过化疗的转移性乳腺癌(16 例 ER 阴性，6 例 ER 阳性但他莫昔芬耐药)患者服用吉非替尼 500mg/d，用药 4 周后，2 例(9%)PR，10 例(45%)SD，5 例(23%)PD。另外，Robertson 等报道，吉非替尼对他莫昔芬获得性耐药的 ER 阳性以及 ER 阴性乳腺癌有效。这些结果提示，吉非替尼对 ER 阴性和他莫昔芬耐药的 ER 阳性乳腺癌可能有效。另一项临床试验显示，吉非替尼治疗 63 例经多程化疗和内分泌治疗的转移性乳腺癌，9 例(14.3%)获得疗效；12 例骨转移引起骨痛者中，5 例骨痛明显减轻。

一项吉非替尼与多西紫杉醇联合治疗转移性乳腺癌的Ⅱ期临床试验共纳入 41 例患者，口服吉非替尼(250mg/d)联合多西紫杉醇治疗 6 周。结果显示，ORR 为 54%(22 例)。有效患者继续接受吉非替尼单药治疗，其中 2 例患者由 PR 转为 CR。疗效分析显示与雌激素受体(ER)相关，ER(+)患者缓解率 70%，ER(−)的患者缓解率仅 21%(P-0101)。副反应主要是粒细胞减少(49%)、腹泻(10%)、皮疹(5%)、贫血(2%)等，对生存的观察仍在随访中。

原发性乳腺癌中 10%～36%的 EGFR 和 HER2 表达阳性。吉非替尼可以通过抑制

EGFR的酪氨酸激酶而抑制HER2的信号传导。因此,有人提出联合使用曲妥珠单抗和吉非替尼可能对抑制HER2阳性乳腺癌有协同作用。这些研究中吉非替尼疗效不佳的原因是否存在适应证人群的选择问题值得探讨,可能需要对多项分子指标进行分析,预测疗效以便指导个体化治疗。

(2)厄洛替尼:厄洛替尼是另一种被FDA批准应用于临床治疗的EGFR酪氨酸激酶抑制剂。通过在细胞内与三磷腺苷竞争性结合受体酪氨酸激酶的胞内区催化部位,抑制磷酸化反应,从而阻断向下有增殖信号传导,抑制肿瘤细胞配体依赖的HER-1/EGFR的活性,达到抑制肿瘤细胞增殖的作用。在非小细胞肺癌的治疗中显示了良好的治疗效果。

2007年ASCO年会报道了一项吉西他滨联合厄洛替尼的Ⅱ期临床研究N0234结果。比较了吉西他滨联合厄洛替尼治疗既往蒽环类治疗失败、不同激素受体情况的转移性乳腺癌的疗效。给予吉西他滨1000mg/m²,第1天、8天,厄洛替尼150mg/d口服的3周方案治疗。结果显示,ER(-)/PR(-)/HER2(-)三阴性和非三阴性转移性乳腺癌两组ORR、PFS相似,但OS期三阴性患者明显小于非三阴性患者(227天vs738天,P<0.001)。显示化疗联合厄洛替尼治疗对蒽环类治疗失败转移性乳腺癌患者有一定疗效。

(3)拉帕替尼:对于过度表达人表皮生长因子受体-2(HER2)的晚期转移性乳腺癌,标准治疗是采用含有曲妥珠单抗的方案。然而,EGFR受体的过度表达也与患者的不良预后相关。拉帕替尼是一种新型口服的小分子表皮生长因子酪氨酸激酶受体抑制剂,可以同时作用于EGFR(HER-1)与HER2。临床研究显示,通过降低两种受体同型二聚体或异二聚体的酪氨酸激酶磷酸化,阻断EGFR信号转导,可以抑制EGFR(HER-1)或HER2过表达的乳腺癌细胞系生长,并诱导凋亡。在过度表达HER2的细胞,同时抑制EGFR和HER2,有相加作用。与其他EGFR抑制剂不同的是,它与非活化状态的EGFR结合,导致了拉帕替尼有较慢的解离速度,从而获得更长的缓解期。该药已经在2007年3月份获美国FDA批准上市,用于治疗HER2过度扩增的晚期乳腺癌。

2006年圣安东尼奥乳腺癌峰会上报道了一项拉帕替尼联合卡培他滨(希罗达)与单药希罗达比较的大型国际多中心Ⅲ期临床研究结果(EGF100151)。该研究入选既往曾接受过蒽环、紫杉醇和曲妥珠单抗治疗失败的复发转移乳腺癌患者。联合组接受拉帕替尼1250mg/d,希罗达2000mg/m²,第1~14天。单药组希罗达2500mg/m²,第1~14天,每3周为1个周期。两组患者的基线特征相似,患者随机分组接受治疗,当收集了324例(联合组163例、单药组161例)进行中期分析后,因取得明确阳性结果,试验便提前结束。中期分析的结果证实,联合拉帕替尼和希罗达将疾病进展的风险降低51%(HR=0.51,P=0.00016),联合组中位TTP为36.7周,单药组为19.1周(危险比为0.49,P=0.00004),两组的OR差异无显著性意义(P=0.113)。根据ICH检测EGFR受体的状态分析对PFS无影响(P>0.05),根据FISH检测HER2受体状态分析对PFS差异存在显著性意义,HER2(+)的联合组和单药组PFS分别为37周对20周,HER2(-)的联合组和单药组PFS分别为22周对13周(P<0.05)。此外联合治疗组脑转移的发生明显少于单药组(4例对11例)。该项研究显示,拉帕替尼治疗HER2(+)乳腺癌患者具有潜在的临床价值。

EGF30001是2007年ASCO报道的Ⅲ期临床试验国际多中心临床试验结果,580例患者入组，随机分组，一组为拉帕替尼 1500mg＋紫杉醇 175mg/m²，另一组紫杉醇 175mg/m²＋安慰剂，结果对已经完成试验的 492 例患者进行分析，HER2 阳性组有 91 例，治疗组 52 例，对照组 39 例，中位无事件存活期(EFS)分别为 7.9 个月和 5.2 个月(HR＝0.56，P＝0.007)；中位总生存期(OS)分别为 24.0 个月和 19.0 个月(HR＝0.64，P＝0.16)。HER2 阴性 401 例，治疗组 199 例，对照组 202 例，中位 EFS 分别为 5.8 个月和 5.3 个月(HR＝1.04，P＝0.747)，中位 OS 分别为 22.8 个月和 20.7 个月(HR＝0.92，P＝0.576)。该研究显示，拉帕替尼联合紫杉醇对 HER2 过度表达患者的疗效优于单用紫杉醇化疗，但对 HER2 阴性者，加用拉帕替尼不能获益。

拉帕替尼在治疗伴有脑转移的 HER2 阳性晚期乳腺癌患者中的疗效令人振奋，EGF105084 是一个Ⅱ期临床试验，入组患者为 HER2 过度表达的乳腺癌患者，新出现脑转移或者脑转移进展，既往曾接受全脑放疗和曲妥珠单抗治疗。患者进展后接受拉帕替尼 750mg 口服，每日 2 次治疗。主要的观察指标是临床疗效。计划入组 220 例，实际入组 238 例。在已经完成的 104 例患者的数据分析，8 例(7.7％)获得 PR，17 例(16.3％)获得 SD，病灶中位稳定时间为 16 周。脑内病灶的缩小有助于改善患者的生活质量。

在难治的炎性乳腺癌治疗中拉帕替尼也显示了良好疗效。EGF103009 是国际多中心Ⅱ期临床试验，58 例患者均为难治性炎性乳腺癌(曾用过蒽环类药物或复发)，接受拉帕替尼单药(1500mg/d，qd，d1～30)，患者随机分入 A 组(HER2 过表达)和 B 组(EGFR 表达，HER2 不表达)。在最初报道的 36 例患者中，A 组 62％获部分缓解(PR)，21％病情稳定。在 B 组中，8％获 PR，17％获 SD，毒性反应主要表现为Ⅰ/Ⅱ度皮肤和胃肠道反应。这表明拉帕替尼疗效与 HER2 过表达有密切关系，并且提示同时表达 IGF-1 和 HER2 是对曲妥珠单抗耐药的可能机制。

拉帕替尼是对 HER2(＋)乳腺癌治疗有效的靶向治疗药物，在对 HER2 过表达的进展期乳腺癌的一、二线治疗中都取得了较好的疗效，且与曲妥珠单抗无交叉耐药，与化疗具有协同作用；因为其结构为小分子，与曲妥珠单抗不同，能够透过血脑屏障，对于乳腺癌脑转移有一定的治疗作用。目前其他的临床试验研究拉帕替尼与化疗药、内分泌药物以及其他靶向药物联合治疗晚期乳腺癌的有效率正在进行中。而拉帕替尼对 HER2 过度表达患者作为术后辅助治疗的试验，包括与曲妥珠单抗对比，或联合曲妥珠单抗治疗研究，也在进行中。相信随着更多临床研究结果的报道，拉帕替尼有望在曲妥珠单抗之后成为治疗 HER2 过表达乳腺癌患者的又一种有效靶向治疗药物。

2.EGFR 单克隆抗体　西妥昔单抗(爱必妥)是针对 EGFR(HER-1)的特异性单克隆抗体，与伊利替康联用，主要用于治疗 EGFR 阳性，含伊利替康方案治疗失败的转移性结直肠癌，单药用于不能耐受伊利替康的 EGFR 阳性晚期结直肠癌的治疗。近来，有不少研究机构也开始尝试用西妥昔单抗治疗乳腺癌。其中之一是将其他抗肿瘤药物做成脂质体，再将脂质体与西妥昔单抗联合，利用西妥昔单抗可以与 EGFR 特异性结合，将抗肿瘤药物直接、特异性的输送到 EGFR 高表达或突变的 EGFRvⅢ肿瘤细胞中，经体内实验证实，抗肿瘤药物的半衰期延长(t1/2＝21h)，瘤体中的药物浓度上升到 15％ID/g。这些结果显示了西妥昔单抗将来可能应用于 EGFR 高表达的乳腺癌的治疗中。在乳腺癌治疗领域西妥昔单抗与化疗药物联合的临床研究正在进行中。

【以肿瘤血管生成为靶点的治疗】

肿瘤持续生长和侵袭转移离不开肿瘤新生血管的营养供给。血管生成本身又是一个包括内皮细胞增殖、迁移、血管再通等多个步骤的复杂过程。肿瘤血管形成受一系列促进或抑制的可溶性因子共同调节。高血管密度是乳腺癌的高危因子之一。如何抗肿瘤血管的生成已成为防治乳腺癌的研究热点之一，并逐渐成为一种新的靶向治疗模式。①直接作用于内皮细胞：主要包括血管抑素和内皮抑素。经动物实验初步证实，内皮抑素对肿瘤血管内皮细胞生长具有强烈的抑制作用，Ⅰ期临床试验已用于乳腺癌。但内皮抑素易失活，难以大量制备稳定的生物活性体。内皮抑素与血管抑素联合应用具有协同作用，与其他治疗方式如放疗、化疗联合应用亦具有明显的协同作用。已有Ⅰ期临床实验显示对乳腺癌具有较好疗效。②作用于血管生成因子：乳腺癌细胞高表达一系列促血管生成因子，如 VEGF、TGF 和 FGF 等。抗血管治疗可以通过选择性地抑制一种或几种血管生成因子或上调血管抑制因子等，从血管形成的多个环节联合用药，以达到抗血管继而抗肿瘤治疗的目的。

血管内皮生长因子（VEGF）在乳腺癌的发生、发展及预后方面起重要作用。多数研究显示，VEGF 与早期乳腺癌中部分患者的不良预后有关。贝伐单抗是针对血管内皮生长因子 A（VEGF-A）亚型的重组人源化单克隆抗体，通过与血管内皮生长因子（VEGF）竞争性结合 VEGF 受体（VEGFR），阻断 VEGF 介导的生物活性，从而抑制内皮细胞的有丝分裂，减少肿瘤新生血管形成，达到抑制肿瘤生长的作用。无论是单独或与其他化疗药物结合，贝伐单抗可减少肿瘤血管生成。FDA 于 2004 年 2 月 26 日批准该药上市作为结直肠癌的一线用药。贝伐单抗是第一个被美国 FDA 批准通过抑制血管生成发挥抗癌作用的新药。在复发转移性乳腺癌的治疗中，也显示了较好的疗效。2007 年 3 月，欧盟批准其用于治疗转移性乳腺癌。2008 年，贝伐单抗获得 FDA 加速批准，可与紫杉醇联合应用于未化疗的转移性乳腺癌。批准依据是此前发表 E2100Ⅲ期临床试验结果。

ECOG 2100 研究是一项贝伐单抗联合紫杉醇（泰素）与单药泰素一线治疗晚期乳腺癌的Ⅲ期临床研究。研究中泰素治疗采用了每周治疗（$90mg/m^2$），联合组在此基础上加贝伐单抗 10mg/kg，每 4 周 1 次，持续 2 周。总计入组 715 例患者，结果显示，联合贝伐单抗治疗组的 PFS 为 11.3 个月，化疗组仅为 5.8 个月（$P<0.0001$）。总生存期从 24.8 个月延长至 26.5 个月。联合治疗 ORR 明显提高（28.2%vs14.2%，$P<0.0001$）。其中，可测量病变患者的有效率分别为 34.3%与 16.4%（$P<0.0001$）。以上结果表明，对晚期乳腺癌贝伐单抗联合紫杉醇的疗效显著优于单用紫杉醇。目前美国国家癌症综合网（NCCN）治疗指南已经将该治疗方案列入其中。

2007 年 ASCO 年会报道的另一项希罗达联合贝伐单抗作为一线治疗转移性乳腺癌的临床研究结果。共入组 106 例患者，希罗达 $1000mg/m^2$，口服每日 2 次，连续 14 天，贝伐单抗 15mg/kg 静脉注射，每 3 周重复。ORR38%，中位 TTP 为 5.7 个月，中位生存期>16 个月。ER（+）患者和 ER（－）患者的 ORR、TTP、OS 分别为 47% vs 27%，8.9 个月 vs 4.0 个月，16.6 个月 vs 7.5 个月，显示 ER（+）患者治疗获益更高。

Miller 等开展了贝伐单抗（15mg/kg，d1，q3w）联合卡培他滨与单用卡培他滨治疗既往蒽环类和(或)紫杉类失败的复发转移性乳腺癌的Ⅲ期临床试验，入组462例，两组的毒副反应如腹泻、手足综合征、血栓和严重出血差异无统计意义。联合组的缓解率显著高于单用卡培他滨组，分别为19.8% vs 9.1%(P=0.001)。但两组的PFS和OS无显著差异，分别为4.87 vs 4.17个月和15.1 vs 14.5个月。该试验表明贝伐单抗联合卡培他滨未能改变生存期，很可能是因为所选择的晚期患者。早期使用贝伐单抗可能更有利于其发挥作用。因此，有必要对一些早期患者进行研究。寻找能预测贝伐单抗疗效的分子生物学指标。

综上所述，贝伐单抗在乳腺癌的临床应用仍处于起步阶段，贝伐单抗在乳腺癌中应用的最佳适应证，贝伐单抗与各种对乳腺癌敏感化疗药物联用的疗效和副作用，贝伐单抗和其他分子靶向药物(如曲妥珠单抗等)联用的可能性等，这些都是有待临床试验去解决的问题。但随着抗血管内皮生成因子的单克隆抗体的临床运用，为乳腺癌的临床治疗开拓了新领域。

【针对ER(—)/PR(—)/HER2(—)的靶向治疗】

ER(—)/PR(—)/HER2(—)三阴性乳腺癌对常规标准化疗敏感性差，也缺少有效的靶向药物作用靶点，一直是困扰肿瘤内科医生的难题。随着新型靶向治疗药物进入临床研究，有望筛选出有效的靶向药物，为临床治疗ER(—)/PR(—)/HER2(—)三阴性乳腺癌提供有效治疗手段。西妥昔单抗在临床前期研究中显示对于HER2(—)乳腺癌有效，西妥昔联合卡铂治疗三阴性乳腺癌的一项Ⅱ期临床研究正在进行中。如前所述厄洛替尼的一项临床研究显示对于三阴性乳腺癌治疗有效。拉帕替尼和pertuzumab等多靶点的抑制剂也有潜在治疗作用，并已经进入Ⅱ期临床研究。C-Kit在30%的基底细胞来源乳腺癌中表达。关于C-Kit的酪氨酸激酶抑制剂伊马替尼的一项Ⅱ期临床研究显示，16例转移性乳腺癌，伊马替尼未显示出明显抗肿瘤活性，但13例患者中仅1例C-Kit阳性，4例血小板衍生生长因子受体(PDGFR)阳性，对于适应证人群的选择仍需探讨。其他已经进入临床研究的靶向药物有：作用于BRCA1缺陷的二磷酸腺苷核糖多聚酶1(PARPl)抑制剂(Ⅰ期临床)，以及作用于Ras/Raf、mTOR等靶点的小分子化合物等。

【开发中的新型靶向治疗药物】

目前已经进入临床前期的抗肿瘤靶向治疗药物有数十种之多，部分显示出具有一定抗乳腺癌活性或潜能。

1. Sunitinib　是一种多靶点的小分子酪氨酸激酶抑制剂，可以靶向作用于PDGFR、VEGFR、C-Kit蛋白和Flt3蛋白，而发挥抑制肿瘤细胞生长、促进凋亡和抗肿瘤血管生成作用。其中，PDGFR、VEGFR和C-Kit蛋白在乳腺癌发生发展中起重要的作用，因此sunitinib具有治疗乳腺癌良好的分子基础。一项Ⅱ期研究结果报道其单药有效率为17%，进一步的研究正在进行中。

2. PKC-α抑制剂Affinitak(LY900003)　蛋白激酶C(PKC)是一类Ca^{2+}、磷脂依赖性的蛋白激酶，在跨膜信号传递过程中起着重要作用。PKC通过催化多种蛋白质上Ser/Thr磷酸化，调节多种细胞的代谢、生长、增殖和分化。PKC-α是PKC家族的一员，与肿瘤的侵袭性有关，并可调节细胞对细胞毒性药物的敏感性。在乳腺癌细胞系MCF-7中过度表达可引起细胞增殖及促进无胸腺小鼠移植后的肿瘤发生。

PKC-α抑制剂用于化疗失败的转移性乳腺癌，12例可评价患者中，1例于4个月时肿瘤无进展、5.5 个月时进展。尽管该药单用治疗乳腺癌疗效较低，但与标准化疗相结合或作为化疗增敏剂，可能获得最佳疗效。

3.法尼基转移酶抑制剂(FTIs) 是另一类开发中的小分子靶向药物。其作用于 Ras 蛋白，阻断法尼基转移酶参与 Ras 蛋白的法尼基化(异戊烯化)，从而阻断 Ras 蛋白介导的信号转导作用，抑制肿瘤细胞增殖、生长。目前已经进入研究阶段的 FTIs 主要有 lonafarnib 和 tipifarnib 等。

4.塞来昔布(西乐葆) 环氧化酶-2(COX-2)是前列腺素(PG)合成过程中的重要酶。COX-2 异常表达导致 PG 合成增加，进而刺激细胞增殖及介导免疫抑制。在乳腺癌中可测到 COX-2 的高表达。在 HER2 过度表达的乳腺癌中，COX-2 的过度表达率和表达水平明显高于 HER2 阴性组。因此有人提出，COX-2 高表达可能与 HER2 过度表达有关。

塞来昔布是一种选择性 COX-2 抑制剂。在动物模型中，与对照组相比，塞来昔布对乳腺癌的发生、多倍体、肿瘤体积的减少分别为 68%、86%和 81%。动物实验结果表明，塞来昔布可预防致癌物诱发的乳腺癌。对致癌物诱发的乳腺癌小鼠分别给予安慰剂和塞来昔布，6 周后安慰剂组肿瘤的体积增长 518%，而塞来昔布组肿瘤的体积下降 32%，提示塞来昔布对乳腺癌可能不仅有预防作用，也有治疗作用。塞来昔布可抑制花生四烯酸转化为前列腺素的关键酶，而前列腺素是合成芳香化酶的基本成分；依西美坦则可抑制芳香化酶的活性，使雄激素不能转化为雌激素。由于塞来昔布和依西美坦作用于不同的靶点(COX-2 与芳香化酶)、动物实验结果表明两药联合疗效优于单药应用，故对乳腺癌患者，联合两药的疗效可能优于单一药物。

5.其他 matuzumab(EMD272000)是一种全人源化的抗 EGFR 单克隆抗体，具有更长的半衰期，并可降低严重的输注反应和过敏反应；panitumumab 是一种新型 EGFR 单克隆抗体。临床前期研究显示两者可能对乳腺癌有效。

总之，分子靶向治疗是近年来乳腺癌治疗研究最为活跃的领域，并有可能成为今后乳腺癌药物研究的主要方向。靶向治疗作为一种全新的、安全有效的抗肿瘤治疗方法已经成为临床肿瘤医生治疗恶性肿瘤的一种与手术和放化疗同样重要的治疗手段。目前肿瘤的药物治疗正处于从单纯细胞毒性药物向分子、基因靶向性调控过渡，靶向治疗凭借其特异性与靶向性的优势在肿瘤治疗中发挥着越来越重要的作用。虽然目前靶向治疗药物疗效仍然十分有限，但是相信随着人们对肿瘤发生和发展的分子和基因机制认识的不断深入，通过阻断肿瘤细胞生长的不同信号途径，联合应用多种作用不同靶点的药物或与放疗、化疗等传统治疗手段结合，将进一步提高恶性肿瘤的治疗效果，为广大肿瘤患者带来新的希望。

七、乳腺癌的生物治疗

乳腺癌治疗已经形成除传统的手术、放化疗外，还包括生物治疗在内的综合治疗。特别是近年来人类基因组研究取得的丰硕成果进一步推动了生物治疗的发展，目前乳腺癌的生物治疗已成为最活跃的研究领域之一。肿瘤的生物治疗是指通过肿瘤宿主防御机制或生物制剂的作用，以调节机体自身的生物学反应，从而抑制或消除肿瘤生长的治疗方法，从广义上讲，生物治疗本身也是一种包括免疫治疗、基因治疗、干细胞治疗、抗血管治疗、内分泌治疗、诱导凋亡治疗等多种方法的综合治疗。随着研究的进展和应用的不断深入，生物治疗已逐渐成为临床上重要而有效的辅助治疗手段。

【乳腺癌的免疫治疗】

肿瘤的发生、发展与机体免疫系统关系极为密切。细胞在恶性转化增殖过程中，通过多种机制逃避免疫监视而为机体免疫系统耐受。传统的生物反应调节剂治疗(BRM)就属于免疫治疗范畴。通过直接或间接地促进机体免疫系统，以增强抗肿瘤效应或减轻其他治疗所致的副作用。乳腺癌免疫治疗是一个相对较新的领域，如今在临床上开展的生物治疗绝大多数属于免疫治疗。免疫监督学说是免疫治疗的理论基础，该学说认为肿瘤的发生是肿瘤细胞在多种因素的作用下发生了本质性的变化，使本来的自我物质变成了非我物质，机体的免疫系统能够识别这种非我成分并激发特异性免疫反应，达到控制、消除肿瘤的目的。尽管免疫监督学说在肿瘤的防治中的作用仍有不少争议，但有一点是明确的，那就是集体针对病原微生物感染的免疫反应在理论上与免疫监督学说相近，抗感染免疫反应能够加强抗肿瘤免疫是非常明确的；诸多动物实验和临床资料亦表明免疫监督学说有相当的合理性。

基于以上基本原理，所有免疫治疗的基本原则有二：一是免疫反应调节(免疫激动、免疫刺激和免疫修饰等)；一是直接使用免疫相关细胞因子。至于免疫治疗范畴外的生物治疗，如内分泌(激素)治疗、凋亡诱导治疗、抗血管生成治疗等，其理论基础是该类生物药物能够通过受体、配体、信号传导分子等发挥作用，对细胞的生长、分化、激活、凋亡、转移等生物学行为产生影响，或产生间接的生物学效应，减缓、抑制肿瘤的发生与发展。

1.乳腺癌的主动免疫治疗

(1)肿瘤疫苗治疗：肿瘤疫苗治疗是利用肿瘤细胞或肿瘤抗原物质诱导机体的特异性细胞免疫和体液免疫反应，增强机体的抗瘤能力，从而抑制肿瘤的生长、扩散和复发。乳腺癌细胞免疫原性较弱，不能引起很强的免疫反应；肿瘤疫苗是利用物理、化学和生物的方法处理肿瘤细胞或某种细胞成分来增强乳腺癌细胞的免疫原性，从而诱发抗肿瘤反应。研制开发新型肿瘤疫苗已成为肿瘤免疫治疗的热点之一。目前乳腺癌的疫苗主要有 3 种：肿瘤细胞疫苗，特异性基因肽疫苗和 DNA 疫苗。

1)肿瘤细胞疫苗是利用自体或同种异体肿瘤细胞或其粗提物，经物理、化学或生物的方法去除其致癌性，保留其免疫原性，导入患者体内以打破免疫耐受现象，激发抗肿瘤免疫。①自体肿瘤疫苗：Ahlert 等在 1991 年至 1995 年，在三组患者中研究了一种纯化的自体肿瘤细胞一新城疫病毒(NDV)疫苗对预防微小转移灶发生的有效性。这种疫苗由感染 NDV 的肿瘤细胞组成，原理是 NDV 诱发强大的免疫反应，通过分泌细胞因子，激活抗原递呈细胞或是两者都有，使得对肿瘤细胞的局部细胞反应成为可能。作者接种了 63 个原发性乳腺癌患者，27 个既往经过治疗转移性乳腺癌患者，31 个既往治疗过的转移性卵巢癌。动态观察表明生存率和无瘤生存率的增加与疫苗中减少死亡细胞和增强的细胞活性呈正相关。②异体肿瘤疫苗：Wiseman 等报道了一项 10 年随诊研究，分析了 13 个经外科、化疗、放疗和异体肿瘤细胞/卡介苗免疫治疗的炎性乳腺癌患者。4 个患者在 10 年随诊时仍然存活，达到痊愈效果。作者建议多种方式的治疗对高危型乳腺癌是可行的，而且可能获得长期生存时间。③自体和异体混合的肿瘤疫苗:Jiang 等报道了使用包括自体乳腺癌细胞、异体乳腺癌细胞株 MCF-7 和肿瘤相关抗原(CA15-3、CEA 和 CA125),加入少量的 GM-CSF 和 IL-2 组成的多抗原疫苗。42 个手术后的乳腺癌患者(4 个Ⅱ期,14 个Ⅲ期,24 个Ⅳ期)皮下注射疫苗。在 2 个患者中观察到疾病改善。其中 1 例有多发性肝转移的患者在疗程结束时所有的肝转移病灶缩小,部分消失。另一例Ⅳ期的骨转移患者在疗程结束时骨转移消失。

近来有报道利用树突状细胞(DC)的高抗原递呈性,将乳腺癌细胞与 DC 融合,从而激活机体免疫反应,促进抗瘤效应。

2)特异性基因肽疫苗是从乳腺癌相关癌基因(如 Mages,CEA,Muc-1,HER2/neu 等)序列中筛选出能表达肿瘤抗原且能结合 HLA 等位基因位点的短肽序列,进而合成约 8～10 个氨基酸长度的短肽,这种短肽常与免疫佐剂一起进行免疫接种或在体外诱导 DC 细胞,在美国这种疫苗已进入Ⅰ期或Ⅱ期临床试验。肿瘤基因工程疫苗是通过基因重组技术,将目的基因导入受体细胞而制成的疫苗。如导入细胞因子基因以提高机体抗瘤能力,或通过表达肿瘤细胞缺乏的某些分子以增强其免疫原性。如转染 B7 和主要组织相容性复合体-Ⅱ(MHC-Ⅱ)基因到表达肿瘤抗原的肿瘤细胞,可打破因共刺激分子缺乏所致的免疫耐受,恢复肿瘤特异性免疫反应。另外也可导入基因产物直接杀伤肿瘤细胞。肽疫苗,在抗原递呈和免疫识别过程中,肿瘤抗原需在抗原递呈细胞(APC)内降解为短肽形成肽-MHC-T 细胞抗原受体(TCR)复合物才能为 T 细胞识别,并激发细胞毒性 T 淋巴细胞(CTL)反应。目前,肽疫苗主要是利用癌基因、抑癌基因突变肽,以及与肿瘤发生、发展有关的病毒相关疫苗,从乳腺癌相关癌基因如 MAGES、Muc-1、HER2/neu 等序列中筛选并合成适合的短肽疫苗。

对表达 MUC-1 蛋白或肽抗原的肿瘤细胞的早期临床前研究表明 MUC-1 可以直接诱导体液反应而不诱导细胞反应。为诱导细胞反应,Goydos 等利用合成的 MUC-1 肽链混合卡介苗接种 63 名患者(其中乳腺腺癌 9 例,结肠腺癌 30 例,胰腺癌 24 例)。三个患者在注射部位对全长肽链有强烈的迟发型超敏反应。活检样本显示 37 例患者呈强烈的 T 细胞浸润,7 例患者浸润较少。22 例患者中有 7 例患者的粘蛋白特异性 CTL 前体较接种前有 2～4 倍的提高。但是否产生粘蛋白特异性抗体并不清楚。Reddish 等用含 16 个氨基酸的 MUC-1 肽链 BP-16 接种了 16 例转移乳腺癌。在 7 例患者体内检测到Ⅰ型 HLA 限制性抗 MUC-1CTL;其中 5 人还具有高滴度的抗 MUC-1IgG。Brossart 等试图应用 HLA-A2 限制性 CTL 抗原表形的肽链产生的树突状细胞疫苗直接控制 CTL 特异性抗原表形的反应。在本研究中,树突状细胞来源于邻近的在 GM-CSF 和 IL-4 中培养后又在肿瘤坏死因子 α 中培养的外周血单核细胞;临床前研究显示树突状细胞刺激产生的 CTL 可以溶解表达 MUC-1 的 HLA-A2 限制性特异抗原阳性的肿瘤细胞。另外,一种以端粒酶为靶点的多肽疫苗正在美国进行Ⅰ期临床试验,化疗和疫苗可序贯使用。HER2 是瘤苗的潜在靶位。在一项研究中,Zaks 等用 1mgE75 和不完全 Freund 辅剂接种 4 例患者,每 3 周 1 次。其中有 3 例患者在接种 1 次后的血液中轻易检测出肽链特异性 CTL。虽然这些 CTL 并不特异性溶解 HLA-A(++)和 HER2(++)肿瘤细胞,但对 HER2(++)肿瘤中产生的 IFN-γ 较 HER2 阴性的肿瘤多。本研究未观察到临床反应。在另一阶段的研究中,Knutson 等对包括 57 例Ⅲ或Ⅳ期乳腺癌,1 例卵巢癌和 2 例非小细胞肺癌的60例患者接种了含有3个HER2肽及GM-CSF佐剂的疫苗。患者每月接种1次共接种6个月。对22例接种完6次的患者的分析发现21例(95%)出现T细胞增殖反应,16例c73%)出现对HER2蛋白的反应。在另一系列研究中,给18例乳腺癌(4例Ⅲ期,14例Ⅳ期)患者接种包含CTL抗原表位的HER2肽。在这些研究中大多数患者的肽链特异性CTL前体细胞的平均数增加,肽链特异性CTL可以溶解肿瘤细胞。CD4+和CD8+细胞反应持久,一些患者在接种1年后仍可检测到。Murray等用E75加GM-CSF接种14例患者(转移乳腺癌13例,卵巢癌1例)行Ⅰ期临床研究。这些患者给予增强剂量的E75(500~1000Pg)混合250μgGM-CSF。临床未见Ⅲ级疫苗毒性反应。在检测CTL诱导实验的8例患者中发现,4例经体外自体树突状细胞刺激后有CTL反应,4例在体外E75刺激后有E75特异性CTL反应。一些患者在接种1年后仍有E75特异性肿瘤溶解CTL。Peoples等在开展了E75/GM-CSF疫苗的预防研究,研究对象为乳腺癌或前列腺癌治愈的高危复发患者。对27例接种患者的前期结果显示无明显毒性,其剂量的接种间隔研究正在观察中。所有全部完成接种的患者显示对HER2/neu肽的免疫反应。患者完全接种6个月后E75特异性CD8+T细胞的出现率为57%。

3)DNA疫苗属于核酸疫苗,核酸疫苗由能引起机体免疫反应的抗原基因片段及其载体构建而成,能同时激发细胞和体液免疫反应,包括DNA和RNA疫苗,目前以DNA疫苗研究较多。DNA疫苗比基因肽疫苗制备过程简单,它是将肿瘤特异性或相关抗原基因的全长cDNA装入载体而制成,这种疫苗不产生复制,不与宿主DNA整合,可以更好地诱导细胞免疫反应。

MacLean等利用sialyl-Tn-KLH结合物theratope和detox免疫乳腺癌患者。一组患者免疫前给予低剂量CTX,另一组不给CTX。给予CTX患者的抗sialyl-Tn抗体和抗OSM抗体滴度较高。静脉给药组的中位生存期(19.7个月)较口服药或不给药组的中位生存期(12.6个月)明显延长。此外,用sialyl-Tn-KLH+detox疫苗诱导的抗体反应和临床病程具有明显的相关性。在另一项研究中Sandmaier等用theratope治疗完全高剂量化疗并干细胞援救后30~150天的33例高危Ⅱ期~Ⅳ期乳腺癌的患者。大多数患者表现为抗sialyl-Tn IgG滴度增高,其高峰位于接种4~5次后。此外,免疫明显增加了PBMCs对sialyl-Tn^+细胞系OVA-CAR的溶解活力。7例血清CA125显著升高的患者免疫治疗后有5例血清CA125显著下降,证实了其临床疗效。Holmberg等的研究发现sialyl-Tn-KLH疫苗可能可以降低复发和死亡的危险。

抗独特型抗体疫苗具有模拟抗原及免疫调节的双重作用,能打破机体免疫耐受,可代替肿瘤抗原诱导特异性主动免疫反应。

(2)细胞因子治疗:细胞因子是由免疫细胞及其相关细胞产生的调节其他免疫细胞或靶细胞功能的可溶性蛋白;它们可以抑制癌细胞的生长,促进分化,调节宿主的免疫应答,或直接杀伤肿瘤细胞,或破坏肿瘤血管而阻断营养供应,或刺激造血功能而促进骨髓恢复。T细胞、单核-巨噬细胞、成纤维细胞和内皮细胞均能产生细胞因子,有广泛调节细胞网络的功能。目前用于乳腺癌治疗的细胞因子主要有白介素2(IL-2)、干扰素(IFN)、肿瘤坏死因子(TNF)、胸腺素、集落细胞刺激因子(CSF)等,它们一般与其他生物治疗方法或化疗药物联合应用,既可以全身应用,也可以局部应用。通过局部或静脉用药能够抑制肿瘤细胞增殖,诱导并活化 NK 细胞、CTL 等免疫活性细胞,调节细胞分化,或破坏肿瘤血管而阻断营养供应,或刺激造血功能而促进骨髓恢复。但全身治疗引起的水肿、肾功能损害以及流感样症状也不容忽略。

一般认为,IL-2 有诱导 T 淋巴细胞、细胞毒 T 细胞(CTL 细胞)、TIL 细胞和 B 细胞的增殖分化,促进多种细胞因子分泌,激活自然杀伤细胞(NK 细胞)、淋巴因子激活杀伤细胞(LAK 细胞)和 TIL 细胞,增强单核细胞的免疫活性等作用,从而抑制乳腺癌细胞的生长。TNF 包括 α、β、γ 及其他亚型,通过诱导细胞的终末分化,逆转细胞的恶性表型,增强肿瘤细胞的主要组织相容性抗原的表达,增强 NK 细胞、巨噬细胞、CTL 细胞活性,抑制癌基因的表达等途径而显示抗肿瘤作用;其中 IFN-γ 的免疫调节活性较强,乳腺癌临床应用以肌内注射为主,连续应用 2 周后,乳腺癌患者的免疫系统功能明显提高。TNF 能特异地杀伤肿瘤细胞,抑制肿瘤细胞的增殖,而对正常细胞无不良影响。CSF 作为造血生长因子的一种,是一类能促进粒细胞、单核细胞增殖、分化的细胞因子。化疗时辅用 G-CSF 或 GM-CSF 可促进造血干细胞的分化和粒细胞的增殖,减轻化疗引起的粒细胞降低的程度及持续的时间。目前,这类细胞因子在临床上主要与其他生物治疗方法或化疗药物联合应用,既可以全身应用,也可以局部应用。

2.被动免疫治疗

(1)抗体治疗:乳腺癌抗体治疗的突破性进展是历史上第一个生物基因靶向治疗药物——单克隆抗体曲妥珠单抗(赫赛汀)的应用,这是一种重组 DNA 衍生的人源化(人鼠嵌合性)抗 HER2 单克隆抗体(IgGkappa),已于 1998 年 10 月由美国 FDA 正式批准上市。

neu 基因是一种转化基因,在人类的同源基因称 c-erbB-2、HER2 或 MAC-17,其表达产物与 EGFR 有高度同源性。c-erbB-2 基因扩增是乳腺癌中最常见的遗传性损伤。曲妥珠单抗与 HER2 受体细胞胞外区域结合,具有高度亲和力和特异性,既能阻断 HER2/neu 受体而产生抗肿瘤效应,又能与人体内免疫细胞作用,产生抗体依赖性细胞毒(ADCC)效应。比起普通的放疗、化疗、激素治疗等方法,靶向性生物基因疗法的作用机制在于可通过基因选择针对性地杀伤恶性肿瘤细胞,而不影响正常细胞的生存,这是一种具有突破意义的靶向性生物基因治疗方法。

曲妥珠单抗主要应用于 HER2 基因过度表达的乳腺癌患者群。通过十分严格的标准化检测,确诊患者体内的癌细胞具有能与靶向基因药物相结合的基因受体时,生物基因靶向治疗才能达到最佳效果,这可以用免疫组化(IHC)技术和荧光标记(FISH)技术来筛选患者。临床观察显示,单独应用该药的有效率为 11.6%~21.0%,与化疗药联用可显著增加疗效,且能抑制化疗药物引起的细胞损伤的修复,其作用强度与 HER2 表达程度呈正相关。曲妥珠单抗与化疗药如紫杉醇、长春瑞滨、anthracyclines 等联合使用,与单用化疗相比,其肿瘤缓解率提高且生存时间延长。曲妥珠单抗的耐受性一般较好,但在临床使用中也观察到具有一定的心脏毒性,特别是在与蒽环类等化疗药联用时更明显。所以,与其他类化疗药,如紫杉醇类合用具有较好的安全性。

(2)过继性细胞免疫治疗:过继性细胞免疫治疗是通过注射经体内免疫或体外激活的免疫活性细胞以增强肿瘤患者的免疫功能,从而达到抗肿瘤效应的一种免疫治疗方法,主要用于乳腺癌常规治疗后的巩固治疗,以及复发和转移的综合治疗。以期可以杀伤残余的癌细胞,消灭血液循环中的癌细胞及微小转移灶,分泌细胞因子,有助于提高患者细胞免疫功能。目前常用的免疫活性细胞是:淋巴因子激活杀伤细胞(LAK),肿瘤浸润淋巴细胞(TIL),特异性细胞毒T细胞(CTL)。

1)LAK细胞治疗:LAK细胞的前体细胞为NK细胞(自然杀伤细胞)和具有类似NK活性的T细胞及其他具有抗肿瘤活性的不受MHC限制的T细胞,这些前体细胞主要取自患者外周血,经IL-2诱导激活而成为LAK细胞,它具有广谱抗瘤性,杀伤活性不受MHC限制,但杀瘤能力需IL-2诱导并维持,因此应用大剂量IL-2引起的副作用限制了LAK的应用。对肾癌治疗有效,而乳腺癌治疗效果不够理想。

2)TIL细胞治疗:TIL为浸润在肿瘤组织中具有抗肿瘤效应的淋巴细胞,主要成分为存在于肿瘤间质中的T淋巴细胞,受IL-2诱导激活而大量增殖,在体外扩增后回输患者体内,对自身肿瘤具有很强的特异性杀伤活性。TIL取源于切除的肿瘤组织,不需抽取外周血,在体外可以长期培养扩增并保持生物活性,杀伤活性具有MHC限制性,对IL-2依赖性小,仅需较少量IL-2即可发挥明显的抗肿瘤效果,故毒、副作用相对降低,杀瘤能力强于LAK,与细胞因子或化疗药物有协同作用。对晚期乳腺癌具有一定治疗意义。

3)CTL:CTL为患者自身淋巴细胞与乳腺癌相关基因肽疫苗共同培养而获得,是针对乳腺癌相关抗原而活化的特异性有杀伤活性的T淋巴细胞,其作用具有MHC限制性,可以特异性杀伤自身肿瘤细胞。

除了上述3种细胞外,树突状细胞(DC)、抗体淋巴因子激活杀伤细胞(CD3AK)、细胞因子激活杀伤细胞(CIK)治疗乳腺癌的研究正在进行。

综上所述,实际上过继性细胞免疫治疗与细胞因子治疗常常具有互补性,更多地采取联合应用的方式。如TIL/IL-2联用、LAK/IL-2联用、CIK/IL-2联用、IL-2/IFN/TNF联用,特别是可以用于造血干细胞定向分化扩增。另外,可将细胞因子与化疗药物序贯联合用药,局部运用治疗乳腺癌所致的胸水和腹水。目前这些治疗方法已经广泛应用于临床工作中,并已取得较好的疗效。临床上观察主要的毒副作用包括疲乏、寒战和发热等流感样症状、胃肠道症状、皮疹。多数表现轻微不需要特殊处理,能自动缓解。少数患者可以在治疗前半小时加用吲哚美辛口服,能缓解寒战和发热症状。

【乳腺癌的基因治疗】

乳腺癌的基因改变主要表现为缺失和扩增,如:1P、6q、8p21～22、11p等缺失,c-erbB-2、c-myc、类胰岛素生长因子受体等扩增,充分认识这些基因改变,有利于制定合理的基因治疗方案。基因治疗的策略多种多样,往往与其他方法相结合,如免疫基因治疗、化学基因治疗、重建抑癌基因功能治疗等。目前,乳腺癌基因治疗的策略主要有以下几个方面。

1.自杀基因治疗　自杀基因治疗是利用转基因的方法将乳腺癌细胞不含有的药物酶基因转入肿瘤细胞内,其表达产物可将无毒性的药物前体转化为有毒性的药物,影响细胞DNA合成,从而引起细胞死亡。HSV-tk/GCV和CD/5-FC是目前研究最多、进展较快的自杀基因系统。单纯疱疹病毒Ⅰ型和Ⅱ型胸腺嘧啶激酶基因(HSV-tk),这种酶能特异性地将核苷类似物羟甲基阿昔洛韦(GCV)单磷酸化,并进一步代谢生成三磷酸GCV,后者可抑制DNA聚合酶而抑制DNA的合成。自杀基因治疗的显著特点是产生旁观者效应，即肿瘤的消除并不需要所有的肿瘤细胞均有自杀基因，只要10％～20％的肿瘤细胞携带HSV-tk基因即可造成肿瘤的完全消退。这可能是磷酸化的GCV通过缝隙连接进入邻近的HSV-tk阴性细胞，从而导致细胞死亡。Sacco等报道应用转基因乳腺癌的鼠模型，对乳腺癌细胞传递GCV后发现肿瘤细胞死亡。Link等的体外实验表明，利用HSV-tk转染乳腺癌细胞株HTB126，用GCV治疗，肿瘤细胞得到有效抑制。Kwong等先用HSV-tk/GCV系统治疗同种鼠的乳腺癌细胞株MOD，发现仅10％的肿瘤细胞被HSV-tk转染，出现90％的非转染肿瘤细胞被完全抑制。他们用同种鼠的乳腺癌细胞进行肝内移植产生肝转移模型，然后用GCV治疗，肿瘤受到明显抑制。

2.*抑癌基因治疗* 抑癌基因治疗是通过基因转移法恢复或增加肿瘤细胞中失活或缺失的抑癌基因并恢复其功能，从而对肿瘤产生治疗作用并抑制其转移。在乳腺癌治疗中应用最多的是P53基因，突变型P53基因在乳腺癌中普遍表达，以病毒为载体导入野生型P53基因(wt)产生抗瘤效应。Seth等报道将外源野生型P53基因转染突变或失活的肿瘤细胞，可以逆转其恶性表型。此外还有其他的抑癌方法，如用腺病毒转染野生型Rb基因，可使肿瘤缩小；给ER阴性乳腺癌患者转染ER基因，可以恢复对内分泌治疗的反应；近年在乳腺癌家族中发现抑癌基因BRCA-1常存在突变而表达过低。实验表明，转入野生型BRCA-1后，肿瘤细胞生长往往受限制。目前已知，在乳腺癌动物模型中采用装有BRCA-1的逆病毒载体，直接注射入瘤内，可抑制晚期乳腺癌胸壁转移瘤的生长。CTSl作为一种新的P53衍生物受到瞩目，由于CTS1没有P53的非活化区域，是一种增强了的抑癌基因，故具有更强的抑制肿瘤生长效应，对于抗野生型P53基因治疗的病例更有意义。

3.*免疫基因治疗* 肿瘤在发生发展过程中存在着机体免疫系统对肿瘤细胞的免疫耐受状态，这可能源于肿瘤细胞本身的免疫原性弱，或者抗原递呈细胞不能提供足够的共刺激信号，或者机体免疫因子分泌不足，或者肿瘤细胞诱导机体的免疫抑制，因此针对上述原因的免疫基因治疗应运而生，该方法主要包括两个方面：

(1)细胞因子转基因治疗：导入免疫反应相关细胞因子基因，如IL-2、IL-4、IL-12、TNF、IFN等，以增强或诱发机体抗肿瘤免疫反应。实验中主要通过基因转导修饰肿瘤细胞或免疫效应细胞，增强免疫效应细胞的活性，发挥机体抗肿瘤免疫的功能，达到治疗的目的。将IFN基因修饰人体乳腺癌细胞后，在裸鼠上种植，其成瘤率大为下降，并使机体具有抑制再植成瘤的免疫功能。

(2)增强乳腺癌细胞的免疫原性：导入MHC分子基因或共刺激分子B7基因均能增加乳腺癌细胞免疫原性，诱导并激发体内T淋巴细胞对肿瘤细胞的杀伤作用。

4.*抗血管生成基因治疗* 血管生成在肿瘤的生长发展中起重要作用，当肿瘤长到直径1～2mm时，必须有新生血管长入，肿瘤才会继续长大。肿瘤血管的形成受多种因子调节，其中最重要的一种是血管内皮细胞生长因子(VEGF)，它不仅促进血管生成，还增加血管通透性，促进转移。

抗血管生成基因治疗主要针对VEGF，如：利用VEGF单克隆抗体阻断VEGF与受体结合，将VEGF受体单抗与药物交联或VEGF与小分子毒性物质结合从而抑制血管内皮细胞生长，利用反义核酸技术抑制 VEGF 表达从而抑制肿瘤血管的形成。Kong 等将表达 VEGFFlt-l 受体胞外区域分泌形式的基因构建到腺病毒载体，经静脉注射到小鼠脾 CT26-CL25 肿瘤模型中，发现注射基因的小鼠仅有很小的残余肿瘤，而对照组肿瘤大且伴有肝转移。Saleh 等将反义 VEGFcDNA 的真核表达载体转染鼠 C6 神经胶质细胞，发现即使在缺氧条件下，细胞 VEGF 表达水平仍低，将细胞种植在裸鼠体内，有反义 VEGF 的细胞生长较对照组明显被抑制。

5.*多基因联合治疗*　乳腺癌的发生常常是多个基因改变的结果，纠正单个基因的治疗方法难以取得很好的疗效，因此联合应用不同的基因治疗方法，从不同的角度进行治疗，相互间取长补短，从而产生相加或协同效应，这是目前基因治疗的发展方向，如自杀基因和细胞因子基因联合，肿瘤抑制基因与细胞因子基因联合，不同细胞因子基因联合，抗血管生成基因与肿瘤抑制基因联合等等，Putzer 等报道用 5 型腺病毒连接 IL-2 和 P53 基因治疗鼠的乳腺癌动物模型，可使肿瘤明显缩小，优于单一基因治疗。

【干细胞治疗】

由于化疗对机体尤其对骨髓的毒性，干细胞移植对骨髓造血功能恢复起重要作用。而自体外周血干细胞移植有比骨髓移植更大的优越性：患者创伤小，造血与免疫功能恢复较快，移植成功率较高，住院时间较短，花费也较低，具有较大应用前景。对于腋窝淋巴结 10 个以上或对化疗敏感的临床Ⅱ或Ⅲ期有转移的乳腺癌患者（如皮肤、淋巴结或胸膜转移），常给予大剂量化疗，如 6 个周期的超大剂量的 CAF 或 FEC 方案辅助化疗，之后输注自体外周造血前体细胞（Auto-PBSCT）。而对那些局部淋巴结少于 10 个（4～9 个）或是某些具有化疗敏感性的转移病例（如肝转移、肺转移、中枢神经系统转移），Auto-PBSCT 的效应则不肯定。对于不适合 Auto-PBSCT 治疗的患者可以进行异体干细胞移植（Allo-SCT）。Auto-PBSCT 支持下的超大剂量化疗在某些血液系统肿瘤应用取得较好效果，但在乳腺癌、卵巢癌等实体肿瘤中其远期疗效与常规化疗相比没有明显优势，还需要进一步探索与研究。

【血管生成抑制治疗】

肿瘤持续生长和侵袭转移离不开肿瘤新生血管的营养供给。血管生成本身又是一个包括内皮细胞增殖、迁移、血管再通等多个步骤的复杂过程。肿瘤血管形成受一系列促进或抑制的可溶性因子共同调节。高血管密度是乳腺癌的高危因子之一。乳腺癌细胞高表达一系列促血管生成因子，如血管内皮生长因子（VEGF）、转化生长因子（TGF）、成纤维细胞生长因子（FGF）等。抗血管治疗可以结合基因治疗、免疫治疗等策略，通过阻断肿瘤血管生成因子或上调血管抑制因子如 Angiostatin、Endosatin 等，从血管形成的多个环节联合用药，以达到抗血管继而抗肿瘤治疗的目的。沙利度胺具有一定抗肿瘤血管作用，已进入临床Ⅱ期试验，在头颈部肿瘤应用较多。

【生物反应调节剂（BRM）】

1.*生物制剂和动物制剂*　包括胸腺素、胸腺因子 D、胸腺素、转移因子、胎盘脂多糖、免疫核糖核酸、核酸-酪素（核酪）、链球菌 SU（溶链菌制剂，OK-432）、红色诺卡菌菌体制剂、A 型链球菌甘露聚糖、多抗甲素、短小棒状杆菌菌苗、卡介苗（BCG）等。

它们主要通过细胞因子诱导和调节免疫应答，活化 T、CTL、NK、LAK 及 TIL 细胞而发挥抗肿瘤效应。某些制剂尚有活化DC，促使其表面成熟分子CD83、CD86的表达，刺激DC内TNF-α基因的转录及蛋白的合成释放。可见这类制剂参与肿瘤免疫治疗，具有不同程度的作用。

2.植物制剂 包括植物提取物和其他成分等，如香菇多糖、银耳多糖（银耳孢多糖）、灵芝多糖、云芝多糖、人参多糖等多糖类中药提取物。

总之，以BRM为代表的生物治疗为治疗乳腺癌开辟了一条崭新的途径，在治疗某些类型的肿瘤方面确已取得可喜进展。临床上BRM主要作为免疫反应调节剂，非特异性地提高机体的免疫力，增强荷瘤机体抗肿瘤能力。所以在应用上主要侧重于：①作为手术、放疗或化疗的补充；②与放、化疗及手术合并应用，并注意不断改进现有的联合治疗方案；③重视和发挥BRM的免疫调节作用，使晚期患者提高生存质量，延长生命，以争取得到新的治疗机会；④加强局部治疗研究，以提高疗效和减轻毒性。

肿瘤生物治疗在目前还是一种新兴的治疗手段，但发展速度很快，已被称为恶性肿瘤的第四种治疗模式。相信随着分子生物学和生物工程技术的进一步发展，以及与临床的及时深入结合，肿瘤生物治疗会展示出更为广阔的应用前景。

第四节 食管癌

一、食管癌的诊断与分期

【食管癌的诊断】

（一）食管气钡双重造影

食管气钡双重造影是一项简便易用的食管癌诊断方法，临床应用广泛。对于中晚期食管癌有较高的诊断价值，对于肿瘤的定位也较为准确。食管气钡双重造影可直观地显示肿物位置、外形、长度、管腔大小、食管蠕动等特征。早期食管癌（局限于黏膜及黏膜下层）可表现为黏膜皱襞增粗、迂曲、中断等，然而部分早期病变造影可无特异性表现或呈阴性。中晚期食管癌除了有上述特征外常表现为：软组织肿物影，管腔狭窄及充盈缺损，管壁僵硬，蠕动减低，钡剂通过受阻及排空障碍等。但食管气钡双重造影对于肿瘤的外侵程度及淋巴结转移情况难判定，所以对于分期的价值有限，在NCCN食管癌临床治疗指南（V.1.2010版）已不把它作为一项必备检查。但是食管气钡双重造影对于术后并发症的鉴别诊断（如食管气管瘘，吻合口瘘及吻合口狭窄等）更有不可替代的作用，另外对于新辅助治疗疗效的判断也有一定的提示作用。另外有研究认为食管气钡双重造影显示的病变长度与在体肿瘤的实际长度最接近，较CT显示的病变长度和内镜显示的病变长度更为准确，而食管癌病灶长度是一项独立的预后影响因素，目前并未纳入TNM分期系统中，因此可否将病变长度纳入到食管癌临床分期中，同时以哪种检测手段测得的病变长度为标准均有待于进一步研究。

（二）内镜及超声内镜

内镜下染色辅助多点活检可完成早期病理诊断，是目前公认的最为准确的诊断早期食管癌方法，广泛应用于诊断及治疗各种食管疾病。

食管染色常有以下几种方法：①Lugol 碘液染色：正常食管鳞状扁平上皮细胞富含糖原，糖原遇碘后呈棕色，而癌变组织、异型增生上皮细胞因糖原明显减少或消失而呈染色不良的淡染状态或不染状态，Lugol 碘液染色利用这一原理，广泛应用于食管癌的早期筛查。②甲苯胺蓝染色：恶性细胞 DNA 含量比正常细胞丰富，而其细胞间隙和膜间小管比正常细胞大，所以染料易渗入肿瘤细胞，使细胞核染色。甲苯胺蓝被细胞吸收后呈变色反应性蓝色色素。甲苯胺蓝主要用于诊断食管异型增生、Barrett 食管以及食管癌。③亚甲蓝染色：亚甲蓝又称美蓝，是一种吸收性染料，它可使肠上皮化生组织、坏死组织以及白苔着色，但正常胃黏膜不染色，此方法不易发现异型增生及癌变，因此亚甲蓝染色主要用于诊断 Barrett 食管及胃部的肠上皮化生。

食管超声内镜主要用于判断食管癌的浸润深度及周围转移，为分期和治疗方案提供依据。内镜超声(EUS)目前被认为是 T 分期及局部 N 分期较好的方法。正常食管在超声内镜扫描时管壁从内向外显示为高低回声 5 层结构，第 1 层高回声代表黏膜与气囊分界面；第 2 层低回声代表黏膜固有层和黏膜基层；第 3 层高回声代表黏膜下层；第 4 层低回声代表固有肌层；第 5 层高回声代表浆膜层与周围组织分界面。超声内镜可精确分辨 T_1、T_2、T_3，高频超声还可有助于分辨黏膜和黏膜下层。一项 meta 分析提示超声内镜对 T 分期的敏感性约为 81%～90%，晚期患者较早期对于 T 分期判断的敏感性更高，而超声内镜对 T 分期诊断的特异性高达 99%。另外超声内镜可以明显提高 N 分期的准确性，淋巴结常表现为：短径＞10mm，圆形，呈相同的低回声特征且有明显的边界，文献报道超声内镜诊断 N 分期的准确性达 72%～80%，而且对食管黏膜下病灶、食管邻近淋巴结、胃肠道紧邻结构进行超声内镜引导下细针穿刺(EUS-FNA)，不仅可以取得病理诊断，而且可以明显提高超声内镜对 N 分期的准确性，EUS-FNA 可将 N 分期的敏感性从 84.7%提高到 96.7%，特异性从 84.6%提高到 95.5%。

(三)平扫及增强扫描

CT 对于早期食管癌的诊断有限，CT 对 T 分期诊断的精确度低于食管内镜，尤其对于 T_1、T_2、T_3 的判别较困难，但对中晚期食管癌诊断价值较高，尤其可显示肿物的浸润深度、与周围组织(大血管、气管等)的关系，纵隔及腹腔淋巴结转移等，对于术前分期及选择治疗方案具有指导意义。CT 主要观察食管壁增厚、腔外低密度脂肪层消失及与主动脉、奇静脉、肺动脉分界及接触面角度的改变，一般认为食管壁厚度大于 0.5cm，食管壁不均匀增厚，局部软组织肿块是异常表现。根据食管周围脂肪间隙是否消失是判断 T_4 分期的最主要的指征之一。CT 判断局部受侵的主要表现有：食管和周围纵隔组织的脂肪层的消失，纵隔结构的受压移位或缺损，如果胸主动脉与肿瘤的接触角大于 90°，或者原发肿瘤旁由食管、胸主动脉和脊柱围成的脂肪三角区被肿物所取代，则胸主动脉受侵可能性大，文献报道 CT 诊断纵隔肿瘤侵犯的准确性为 59%～82%。一般认为胸部及腹部淋巴结最大短径大于 1.0cm 可考虑为转移，以此为标准的研究结果报道 CT 对转移淋巴结诊断敏感性为 30%～60%，特异性为 60%～80%。CT 诊断淋巴结转移的最大缺陷在于敏感性太低，即使正常大小的淋巴结也可能含微转移灶，据报道胃周＜7mm 的转移淋巴结与非转移淋巴结通过 CT 难以鉴别，而且良性的增大淋巴结也降低了诊断的特异性。

（四）PET/CT

PET和PET/CT作为一种以显示器官功能和代谢状态为特征的技术，在鉴别肿瘤性质、发现潜在转移灶等方面具有无创性、高敏感性、高准确性等优点，在食管癌的术前分期、预测新辅助治疗疗效、诊断复发转移灶等具有重要价值，尤其对于M分期的诊断比CT更加准确，可作为首选检查。一般病变部位SUV≥2.5视为肿瘤灶或转移瘤。meta分析显示PET/CT诊断食管癌区域转移淋巴结的敏感性为51%，特异性为84%；对于诊断远处转移淋巴结的敏感性为67%，特异性为97%。由于常规CT以淋巴结直径>1cm作为诊断淋巴结转移的标准，诊断准确性较低，CT所示正常大小的淋巴结有15%～20%存在转移癌细胞，因此CT扫描对淋巴结的诊断有一定的缺陷，而PET/CT从分子代谢的角度结合影像学判断淋巴结的转移情况，对淋巴结转移的诊断更加准确。另外PET/CT可进行放疗模拟定位，判断放化疗疗效等。因此PET-CT有助于提高对食管癌分期的准确性，为选择最佳治疗方案、手术路径的选择提供客观依据。但PET/CT仍有其局限性，它对T分期的诊断仍不如超声胃镜准确，当转移的淋巴结较小时（小于0.6cm的淋巴结），淋巴结的肿瘤负荷低，难以检测到放射性浓集区，或易被高度浓集的原发灶所掩盖，而对于炎症肿大的淋巴结，亦可高摄取，出现假阳性。

综上所述，依据NCCN食管癌临床治疗指南（Version 2. 2011版）首诊时可根据以下思路进行，首先详细询问病史及体格检查，早期食管癌常无特异性表现，有的患者可有吞咽不适等症状，中晚期患者常以进行性吞咽梗阻为主诉而就诊，此时患者伴有进食后胸部隐痛，恶心呕吐等伴随症状，体重明显减轻及营养不良。查体应注意锁骨上淋巴结有无肿大，必要时可行超声引导下穿刺活检，以明确病理。此外，应行上消化道内镜及超声内镜检查以明确食管黏膜受侵及纵隔淋巴结转移的情况，并活检明确病理诊断，通常需活检6～8块组织，以获得足够诊断的标本，而细胞学刷检或灌洗所得的标本对于首次诊断通常是不足够的，但可用于确认治疗后的肿瘤残留；对于管腔狭窄内镜无法通过的患者可选择行双重气钡造影评估肿瘤大小及侵犯程度；胸部及腹部增强CT扫描可以评估原发灶的外侵及转移淋巴结或者其他远处转移灶；如有指征可行骨盆CT检查；如果肿瘤位于隆突或隆突以上，可行支气管镜检查以评估气管受侵情况，必要时可行活检或刷检；如果肿物位于食管胃交界处，必要时可选择腹腔镜检查；对于可疑的转移灶可行活检证实；如已经证实转移或者可疑转移的晚期患者建议检测HER2-neu；PET/CT在判断远处转移灶时比CT更加精确，必要时应行PET/CT以准确分期。

【食管癌分期】

食管癌的病理分期是影响预后的主要因素，也是选择治疗方案的主要依据。由美国癌症联合委员会（AJCC）和国际抗癌联盟（UICC）联合制定的恶性肿瘤TNM分期标准，将恶性肿瘤按肿瘤大小/浸润深度（T）、区域淋巴结转移（N）和远处转移（M）情况进行分期，是目前国际通用的决定癌症分期、选择治疗方案、判断预后、比较疗效的“金标准”。AJCC于2002年在1997版分期基础上制定了第六版食管癌TNM分期，但二者并无明显不同，在2009年AJCC发布了第七版分期系统，对第六版分期做了较大的改进，主要包括以下几点：①T期进一步细分，T_1细分为T_{1a}和T_{1b}，T_4细分为T_{4a}和T_{4b}。②基于转移淋巴结数目将N分期划分为N_1、N_2、N_3。③M分期重新定义为远处转移，删除了非区域淋巴结转移。④细胞分化程度和肿瘤部位成为分期因素。⑤依据病理类型对鳞癌和腺癌分别应用TNM分期。

2009 第 7 版中将 T_1 分为 T_{1a} 和 T_{1b}，研究显示黏膜内癌较黏膜下癌的预后好，研究报道 T_{1a} 期淋巴结转移几率<10%，而 T_{1b} 期患者约有 30%发生淋巴结转移。对于黏膜内癌可行内镜下黏膜切除治疗，而一旦肿瘤侵犯黏膜下层时，淋巴结转移率可高达 20%～30%，则需手术根治。依据 2002 版分期肿物突破外膜层侵犯邻近器官则为 T_4，而 2009 对于 T_4 进一步分为 T_{4a} 和 T_{4b}，对于侵犯可切除器官的情况（如肿物侵犯胸膜，心包和膈肌）归于 T_{4a}，TNM 分期为Ⅲ期，而如果肿物侵及其他不可切除的器官（如气管，支气管，主动脉等）则归于 T_{4b}，其 TNM 分期升为Ⅳ期，已无手术指征。这些分级界限主要是基于既往研究结果显示两者的生存期存在着显著性差异。

第 7 版分期系统强调阳性淋巴结的意义，将 N 分期分为 N_0、N_1（1～2 枚）、N_2（3～6 枚）、N_3（≥7 枚），因此制定淋巴结清扫范围及病理检测的标准才可以避免因淋巴结数不足产生的偏倚，但是目前常规三野清扫尚需证据，淋巴结清扫范围对于食管癌分期仍是一个重要的问题。根据第七版分期来判断临床 N 分期可能会更加困难，因为淋巴结阳性数是通过术后病理检测得出的。术前各项影像学检查及超声内镜检查各有其优缺点，超声内镜虽然对于淋巴结检测具有较好的准确性，但对于腹腔干淋巴结及远处淋巴结的显示不佳。CT 对于转移淋巴结的诊断敏感性较低，结合 PET 可结合细胞功能代谢和解剖学鉴别良恶性淋巴结，具有较高的准确性，但其由于检查价格较高，限制了在临床的推广应用。另外新分期中 M 分期删除了旧版淋巴结转移因素，只定义为血行远处转移。但是临床发现伴有锁骨上淋巴结转移或者腹腔干旁淋巴结转移的患者可手术切除，且生存率明显好于实质脏器转移（肝、肺、骨等）的患者。

第七版分期根据病理分化程度和肿瘤位置将 T_2～$T_3N_0M_0$ 分为 $Ⅰ_B$、$Ⅱ_A$ 和 $Ⅱ_B$，但是病理分化程度和肿瘤部位对于生存的影响尚存争议，病理学分化程度和肿瘤部位对于胃食管交界癌是一个显著的生存预测因素，但多数研究中腺癌占较大比例，对于食管鳞癌的临床意义结果尚不一致，需进一步研究。有报道指出癌组织类型（H）和分化程度（G）只对Ⅰ期患者有影响，而肿瘤部位仅对 $Ⅱ_A$ 期患者有影响，对 $Ⅱ_B$ 期及以后的患者，上述三个因素失去预后意义。新分期中鳞癌和腺癌分别有各自的分期系统，在多数研究中已证实腺癌患者的预后较鳞癌好。

总的来说，第七版食管癌分期在第六版基础上做了较大改进，但仍存在诸多不足，如对于术前分期或不能手术患者如何分期无明确说明，对于新辅助治疗后的患者应用 AJCC 分期是否合适，淋巴结转移度及其转移范围对分期的影响，新分期的远处转移的定义是否准确，病灶长度可否纳入分期系统，等等。肿瘤分期系统是个发展的过程，随着对食管癌的深入研究和理解，分期系统将会不断修正，更加客观地反映患者预后，更加科学地指导临床实践。

附：食管癌 TNM 分期第六版（2002 版）分期标准

T 原发肿瘤

Tx：原发肿瘤不能测定

T_0：无原发肿瘤的证据

Tis：黏膜内癌

T_1：肿瘤侵及黏膜固有层或黏膜下层

T_2：肿瘤侵及肌层

T_3：肿瘤侵及食管纤维膜

T_4:肿瘤侵及邻近器官

N 淋巴结转移

Nx:区域内淋巴结不能测定

N_0:无远处转移

N_1:区域淋巴结转移

M 远处转移

Mx:远处转移不能测定

M_0:无远处转移

M_1:有远处转移

胸上段食管癌:M_{1a}颈淋巴结转移,M_{1b}其他远处转移;

胸中段食管癌:M_{1a}没有应用,M_{1b}非区域淋巴结发生转移,和(或)其他远处转移;

胸下段食管癌:M_{1a}腹腔动脉淋巴结转移,M_{1b}其他远处转移。

食管癌 TNM 分期第七版(2009 版)分期标准

T　原发肿瘤

Tx　原发肿瘤不能确定

T_0　无原发肿瘤证据

Tis　原位癌或高度不典型增生

T_1　肿瘤侵及黏膜固有层及黏膜下层

T_{1a}　肿瘤侵及黏膜固有层或黏膜肌层

T_{1b}　肿瘤侵及黏膜下层

T_2　肿瘤侵及固有肌层

T_3　肿瘤侵及纤维膜

T_4　肿瘤侵及邻近结构

T_{4a}　肿瘤侵及胸膜、心包、膈肌、邻近腹膜

T_{4b}　肿瘤侵及其他邻近器官,如:主动脉、椎体、气管

N　淋巴结转移

Nx　区域淋巴结无法确定

N_0　无区域淋巴结转移

N_1　1～2 个区域淋巴结转移

N_2　3～6 个区域淋巴结转移

N_3　≥7 个区域淋巴结转移

M　远处转移[#]

Mx　远处转移无法确定

M_0　无远处转移

M_1　有远处转移

#锁骨上淋巴结和腹腔动脉干淋巴结不属于区域淋巴结,而为远处转移。

二、食管癌内镜诊断与治疗

【内镜诊断】

(一)常规消化内镜

常规消化内镜诊断的任务在于发现病灶。检查时充分冲洗,除去黏膜表面多余的黏液,仔细观察,注意轻度发红、凹陷的部分,注意黏膜光泽的变化。早期食管癌指仅累及黏膜及黏膜下层,又称为浅表癌。根据内镜下形态,日本食管疾病学会将早期食管癌分为:0-Ⅰ浅表隆起型,占15%;0-Ⅱ浅表平坦型,分为0-Ⅱa、0-Ⅱb、0-Ⅱc,其中0ⅠⅡa轻度隆起型,占9%;0-Ⅱb平坦型,占16%;0-Ⅱc轻度凹陷型,占55%;0-Ⅲ浅表凹陷型,占5%。

进展期食管癌指癌已浸润至肌层,内镜下又分为:隆起型(Ⅰ型,20%)、局限溃疡型(Ⅱ型,10%)、溃疡浸润型(Ⅲ型,40%)、弥漫浸润型(Ⅳ型,20%)及混合型(不能明确分型,Ⅴ型,10%)。国内传统的根据大体形态的分类为髓质型、蕈伞型、溃疡型、缩窄型和黏膜下型。Dittler等比较内镜分型与TNM分期,二者有良好的相关性,内镜诊断的准确率达86.4%,说明此分型能正确反映病期的等级,预测手术切除的可能性,较符合临床实际情况。

(二)染色内镜

在内镜下用喷洒导管将特定色素喷洒在病变局部,增加病变处与周围黏膜的对比度,从而提高对病变的检测精度,这种技术称为染色内镜。内镜用色素分为两类:可吸收色素染料与不可吸收色素染料。

两类色素的比较如下:

(1)可吸收染料:亚甲蓝、Lugol碘、甲苯胺蓝、结晶紫。优点:易获得,廉价,无毒;缺点:附着力强,不易冲去。

(2)不可吸收染料:靛胭脂。优点:着色鲜艳,易冲去,可反复染色;缺点:不易保存。

针对食管黏膜的染色常用碘染色与甲苯胺蓝染色。

碘染色(1%～1.5%)食管黏膜后,黏膜不染区可能为早期癌变,也可能是高级别上皮内瘤变。

碘染色的原理:正常黏膜上皮中的糖原颗粒+碘——茶褐色,癌变或异型增生的黏膜上皮内糖原下降——不染或淡染。

使用碘染色时的注意事项:碘染色后,食管癌的表层上皮会脱落,再生时会被非癌上皮覆盖,使其后的治疗或观察无法进行。

甲苯胺蓝染色:甲苯胺蓝将癌变或异型增生的上皮染成蓝色。

(三)放大内镜

将黏膜表面放大数十倍,更清晰地观察表面结构,区分正常上皮与早期癌变上皮。

(四)NBI

观察黏膜表面及血管的结构。将内镜照明光源由红、蓝、绿三色宽幅光变为540nm绿光、415nm蓝光的窄带光,将上皮表面显示为褐色,而黏膜下血管为青色。

415nm蓝光:在黏膜表面产生强反射形成的鲜明对比,强调黏膜微细结构。

消化道黏膜中血管内的血红蛋白对540nm绿光有很强的吸收，凸显黏膜下血管，强调血管。

早期及微小病变多数存在血管改变，如毛细血管密度、毛细血管形态、腺管开口形态、细胞形态等。

NBI成像可以更好地强调黏膜表层毛细血管或细微结构形态，更利于发现早期癌变。

（五）自体荧光内镜

癌变组织的自体荧光较正常黏膜会有所变化，为诊断提供参考。自体荧光内镜应用于临床已十余年，但其对良恶性病变的鉴别仍存在争议。

Haringsma等应用LIFT・GI成像系统和普通内镜对111例Barrett食管作了前瞻性对照研究，在24例重度异型增生和17例早期食管腺癌病灶中，荧光内镜准确检出了20例重度异型增生和全部17例早期食管腺癌（诊断敏感度为90%，特异度为89%），而普通内镜仅发现了11例重度异型增生和16例早期食管腺癌，统计显示两种内镜系统还难以显示低度异型增生病灶，该影像系统仍需改进，以利于更早发现食管癌前病变。Niepsuj等对34例Barrett食管的对照研究同样发现，荧光内镜对活检标本中重度异型增生病灶的检出率（8.3%）显著高于普通内镜（0.7%），而两者对低度异型增生病灶的检出率无明显差异（分别为26.6%和19.1%）。认为荧光内镜对检测食管异型增生和早期癌肿有重要价值。

国内有学者对110例确诊或疑诊消化道恶性肿瘤并接受手术治疗者的手术切除标本行自体荧光内镜检查，得出自体荧光内镜对早期癌的检出率为86.7%，对进展期癌的检出率为95.5%，诊断消化道恶性肿瘤的总体敏感性、特异度、阳性预测值、阴性预测值和诊断准确率分别为94.2%、94.0%、93.3%、94.8%和94.1%，诊断特异度略高于国外学者，可能与荧光图像早期癌症诊断仪所采用的荧光强度与荧光光谱双特征判别技术有关。

自体荧光内镜对消化道恶性肿瘤的诊断具有高敏感性。文献报道，自体荧光内镜成像技术对消化道早期肿瘤和异型增生的检测具有良好的临床应用价值，其对消化道总的检测敏感度和特异度分别可达91%～93%和83%～87%，其对胃食管病变的诊断敏感度和特异度分别为84%～93%和80%～87%，对检出形态特征不明显的病变较普通内镜有更大优势，易于发现肉眼难以识别的可疑病灶并确定其发生部位和范围，可精确指导活检，对提高早期癌的检出率具有重要意义。

（六）激光共聚焦内镜

这是近些年发展起来的新型内镜技术，它在传统的电子内镜基础上整合了共聚焦激光显微镜技术，大大提高对黏膜观察的放大倍率（5000～10000倍）和精细程度，使得对黏膜的观察达到接近组织学水平，有人称之为“光学活检”。

为适应临床需要而设计的微型化的共聚焦显微镜，应用单根光纤同时充当照明点光源和观察针孔，并安装在传统内镜的远端组成共聚焦激光显微内镜。它除可以进行标准的电子内镜检查外，还能进行共聚焦显微镜检查。观察时，光源聚焦点与被观察点在同一平面，且光源针孔与观察针孔同步运动，故名共聚焦。共聚焦显微镜捕获的反射光经数字化处理并重建后得到反映被检测黏膜某一层面的灰阶图像，此点不同于传统的电子内镜成像。

共聚焦激光显微内镜分为两种，一种为使用专用的耦合激光共聚焦镜头的电子内镜，另一种为使用探头式激光共聚焦镜头。后者可经内镜活检孔道插入，适应性更好。

使用激光共聚焦内镜时，必须首先注射荧光素，然后通过激光照射黏膜表面，才能捕捉黏膜表面发出的荧光（可见光）成像。目前可供使用的荧光剂包括荧光素钠（廉价无致突变性）、盐酸丫啶橙、四环素和甲酚紫等。荧光素钠和四环素通过静脉注射可全身使用，而盐酸丫啶橙与甲酚紫可喷洒于黏膜上局部使用，目前应用最广泛的是荧光素钠与盐酸丫啶橙。

共聚焦内镜不仅可以观察到食管鳞状上皮的形态和排列，而且可以清晰地观察到食管鳞状上皮内的微血管，即上皮乳头内毛细血管袢（IPCL）的分布、形态等，此点类似于 NBI 加放大内镜技术，但共聚焦内镜的放大倍率更高，并且可以精确地测量出微血管的直径，故观察更为精细。而 NBI 技术无法对上皮细胞作出形态学观察。共聚焦内镜可观察到浅表鳞状细胞癌的 IPCL 延长、血管增粗，直径可达 30～42mm，形态和结构也发生变化，甚至正常上皮特征性的 IPCL 完全消失，代之以充满红细胞的肿瘤血管。

由此可见，共聚焦内镜非常有利于浅表鳞状细胞癌的诊断，不过临床尚需大样本前瞻性研究进一步证实。

（七）光学成像的综合应用

主要是染色＋放大内镜，以及 NBI＋放大内镜。实际上，无论是染色内镜抑或 NBI 观察，如果不结合放大内镜，都很难取得满意的观察效果，无法真正准确地判断黏膜表面的精细结构。

（八）超声内镜

超声内镜（EUS）可用于观察食管癌病灶累及层次，以及纵隔有无淋巴结转移，在术前建立肿瘤分期。对肿瘤进行分期的意义在于：帮助制定、选择有利于患者的个体化、最佳治疗方案；判断预后；协助对内镜治疗、手术治疗、放疗、化疗、联合治疗等的评价：有利于患者资料的共享、分析。

EUS 对食管癌 T 分期的准确率较高，由于 CT 检查，但 EUS 不能完全替代 CT 检查。原因如下：①初学者应用 EUS 对肿瘤分期的准确率有一个逐渐提高的过程：②EUS 显示不同 T 分期的准确率不同，准确率最低的是 T2 肿瘤，由于炎症和纤维化等原因易将其诊断为 T3 肿瘤；③体重减轻和肿瘤大小与 EUS 分期判断错误有相关性。通常体重下降者 EUS 分期错误率低，较大肿瘤的准确率低。HeerenPA 等发现，病变长度大于 5cm 的食管癌分期准确率低于小于 5cm 者。

相对于 CT 检查，EUS 显示病变累及血管更敏感可靠，但判断进展期食管是否失去手术机会，不同操作者的观察结果有一定差异。

EUS 对肿瘤淋巴结转移的诊断远优于 CT 检查。CT 固然可以发现肿大淋巴结并测量其大小，但 EUS 还可以提供形状、边缘、内部回声等信息，而且可以发现仅 2～3cm 大小的淋巴结。区分一个肿大的淋巴结是良性还是恶性是影像学的难点，Catalano 等研究得出一个 EUS 判断淋巴结良恶性的 4 项指标：大小、形状、边缘和内部回声。恶性淋巴结的特点为：直径＞10mm，类圆形，边缘锐利，低回声。认为这个体系判断淋巴结良恶性的敏感性和特异性分别高达 89.1％和 91.7％。但是，能否根据形态学来区分良恶性淋巴结至今仍无定论。

肿瘤的 T 分期与 N 分期是明显相关的，肿瘤侵犯越深，淋巴结转移的发生率就越高。所以 T 分期可能对 N 分期有一定的提示作用。

对淋巴结行 EUS 引导下吸取细胞学检查(EUS-FNA)是术前判断淋巴结良恶性的最佳方法。不仅可以区分良恶性,而且对无明显原发灶的淋巴结转移性肿瘤,可以帮助发现原发肿瘤的来源。当然,EUS 有穿透深度的限制,对远处转移(M)无法得出结论性判断,这方面要与 CT 联合应用。

食管癌分期标准中,腹腔干旁淋巴结转移被定义为 M1,提示较高分期,直接影响预后。但有学者对此有争议,认为腹腔干淋巴结转移与区域性淋巴结转移(N1)的预后无明显差别。

进行 EUS 确定肿瘤侵犯范围对确定治疗方案有重要意义。许多已经确诊为食管癌的患者,行 EUS 可以帮助判断能否行内镜治疗、手术治疗,或选择放疗、化疗、支持治疗(如放置支架)。

对于无转移的浅表病变如原位癌和黏膜内癌,经内镜黏膜切除术(EMR)治疗的 5 年生存率与手术切除无显著差别,但前者的生活质量明显高于手术治疗。若肿瘤侵犯大血管、心脏或有远处转移(T4 或 M1),则手术治疗意义不大,可以考虑置入支架及化疗、放疗等。

当食管癌伴有食管的严重变形狭窄时,EUS 操作较为困难。如果为插入超声内镜而行扩张,非常容易造成穿孔,尤其是斜视的线阵超声内镜,插入风险更大。应用小探头可以解决这个问题,但观察远离病灶的淋巴结也不十分满意。采用线阵超声对食管良恶性狭窄的判断有一定优势,线阵超声内镜可以在狭窄的一侧扫查肿瘤的大部分,或者当狭窄光滑、性质难以确定时,对病变穿刺取材,帮助鉴别。但线阵超声检查狭窄远端的周边淋巴结也很不理想。

【内镜治疗】

(一)内镜下黏膜切除术

内镜下黏膜切除术简称 EMR,是从大块活检的概念发展而来,在世界上被广泛应用于消化道浅表、局限病变的治疗,其治疗效果与外科手术相近,又具有创伤小、保持器官原有结构和功能的优点,且恢复快。

1.适应证　消化道癌前病变:包括腺瘤和异型增生,或者低级别、高级别的上皮内瘤变。

消化道早癌:病理类型为分化型癌,内镜和超声内镜判断癌浸润深度限于黏膜层;病灶大小,隆起型和平坦型应小于 2cm,凹陷型小于 1cm,病变局部不合并溃疡,在食管,病灶范围小于周径的 1/3。

随着技术的提高,EMR 的适应证可适当放宽,癌组织侵犯到黏膜下浅层,并且超声内镜或 CT 未发现淋巴结肿大,也可行 EMR。病灶大于 3cm,可在内镜下分片行 EMR,称为 pEMR。

2.禁忌证　内镜提示有明显的黏膜下浸润,如组织僵硬,充气不能变形,有溃疡,凹陷周边不规则,注射后病变不能抬举黏膜等,需结合超声胃镜、NBI 等观察,准确判定是否属于黏膜下癌变,考虑外科手术治疗。还有肝硬化、血液病等有出血倾向者亦为禁忌。

3.操作方法　首先是明确病灶边界,必要时可用 Lugol 液/甲苯胺蓝染色或 NBI 观察加以明确。然后在病灶边缘黏膜注射生理盐水+1∶10000 肾上腺素,或者甘油果糖,可以加靛胭脂作为标记。注意调整病灶至镜头视野 6 点方向,可以多点注射,直至病灶有效隆起,总量2～30ml。隆起要充分,又不可过度。不充分或过度都难以用圈套器套住病变,一般越是平坦的病变、直径小的,越要注意控制注射量。病灶经注射隆起后,用圈套器抓住病变,通电用混合电流套切，回收标本，然后观察创面，是否有剩余病变需要处理，是否需要止血。病变大者，可考虑用金属夹子封闭创面，以利更快愈合。

如果病灶过于平坦，可以采用透明帽辅助切除法，或称为透明帽技术。操作时，将与内镜匹配的透明帽套于内镜端部，将高频电圈套器安装在帽槽内。将内镜插至病变处，调节操作部，使用注射针进行黏膜下注射使黏膜隆起。将透明帽在正常黏膜处吸引黏膜，对圈套器进行塑型，然后再对准病灶吸引将病灶吸入透明帽内，随后将圈套器套住吸入帽内的病灶，完整切下病灶。最后检查病灶创面，有无残留、出血、穿孔等并发症。可以用 APC 处理创面的裸露血管及残留组织，必要时可用金属夹子封闭创面。

EMR 术后禁食 24h，如无并发症，24h 后开始尝试进流质，术后 3 天至 1 周只能进软食，并避免刺激性食物。如患者疼痛明显，可适当延长禁食时间。术后可给予黏膜保护剂如硫糖铝、铝镁合剂等，不必常规使用抗生素。

（二）内镜下黏膜剥离术

对于 EMR 无法一次完整切除的病变适于用内镜黏膜下剥离术（ESD）治疗。1996 年，日本研制出末端绝缘体电刀、钩刀等专用器械，可将大块黏膜病变完整地切除下来，用于治疗早期消化道肿瘤，标志着 ESD 技术的诞生。此后以至近年，ESD 技术方兴未艾，发展到可以将累及全壁层的病变切除，意味着 ESD 已发展到相当高的水平。

1.适应证

（1）巨大平坦型息肉：直径，尤其指侧向直径大于 2cm 的平坦息肉建议 ESD 治疗，可以一次性完整、大块地切除病灶，降低病灶的复发率。

（2）早期消化道肿瘤：包括重度异型增生、原位癌、腺瘤伴有重度异型增生、各种分化类型的黏膜内癌、有溃疡病灶的黏膜内癌直径＜3cm。轻度异型增生者可以随访，也可以考虑 ESD 治疗。

（3）黏膜下肿瘤：超声内镜确定来源于黏膜肌层或位于黏膜下层的肿瘤，通过 ESD 治疗可以完整剥离病灶。来源于固有肌层的肿瘤，ESD 切除病灶的同时往往伴有消化道穿孔，不主张勉强剥离，但可通过内镜下修补术成功缝合创面，使患者避免接受更大的手术。

（4）EMR 术后复发及其他：ESD 可以自病灶下方的黏膜下层剥离病灶，从而做到完整、大块地切除肿瘤、手术瘢痕、残留及溃疡等病灶。

2.ESD 基本步骤

（1）染色：同 EMR。

（2）标记：用针刀或氩气刀在病灶周围进行电凝标记，标记点至少离开病灶边缘 0.5cm。

（3）黏膜下注射：在标记点外侧进行多点黏膜下注射肾上腺素盐水，可以加或不加靛胭脂做标记，每点注射 2ml 左右，至病灶明显隆起。

（4）环形切开：用各种合适的 ESD 专用切开刀，如 IT 刀、钩刀、Flex 刀、DualKnife 等，沿病灶边缘外侧 0.5cm 处环形切开病灶外侧黏膜，注意完整充分地切开病灶，保证没有病变遗漏。

（5）黏膜下注射：借助透明帽，通过反复黏膜下注射，使用各种合适的切开刀，从黏膜下层逐步剥离病灶，将其完整地切除。注意随时止血。

(6)创面处理:处理创面裸露的血管,检查病灶边缘有无残留。必要时可用金属夹子封闭创面。

ESD术后处理同样很重要。术后要将切除标本按原来形态展开,测量大小,标记方位,固定后送检。病理学检查可以进一步确定病变的性质、病灶边缘和基底有无累及。术后第1天禁食,创面大者可能要禁食48h,常规静脉营养支持,并给予质子泵抑制剂抑制胃酸,黏膜保护剂保护创面,半卧位减少胃酸反流对创面的刺激。密切观察生命体征及颈部有无皮下气肿,有无呕血或黑便。2～3天后,病情平稳者可考虑开放流质饮食。出现迟发性出血者可在内镜下紧急止血。

根据对切除标本的病理检查结果,以下情况需追加治疗:

(1)深部切缘癌细胞阳性,必须行胃切除加淋巴结清扫。

(2)水平切缘癌细胞阳性,癌细胞浸润深度仅限于黏膜层者,可以选择:①追加施行扩大范围的ESD;②APC烧灼治疗,并向患者明确交代病情,密切随访;③追加手术。

(3)水平切缘癌细胞阴性,但浸润深度已达黏膜下层,如果仅为黏膜下层浅层,可在向患者明确交代病情后密切随访;如果脉管侵袭阳性,则必须追加手术治疗。

ESD术后3个月、6个月内镜随访,了解医源性人工溃疡是否愈合,金属夹是否脱落,并在术后瘢痕处活检以了解病灶有无复发。

出血和穿孔是ESD的主要并发症,尤其术中出血,需要及时有效地处理,否则会导致严重后果:因为盲目止血容易造成术中穿孔,出血量较多时必须终止操作,止血失败则必须行外科手术。对于起源于固有肌层的病变行全壁层切除时,有可能会出现穿孔处出血的情况,处理有较大的难度。

(三)内镜下食管狭窄扩张术

食管癌造成患者吞咽困难,常由于管腔狭窄或梗阻所致,根据治疗方法的不同,将狭窄分为三种类型:

Ⅰ型:局限性环形狭窄,狭窄长度＜2cm;

Ⅱ型:腔内突出性梗阻,息肉样梗阻;

Ⅲ型:管腔广泛浸润性狭窄,狭窄长度＞2cm。

食管狭窄分度见表3-2。

表3-2　食管狭窄分度

分度	可进饮食	内镜通过性	管腔直径(mm)
0	普通食物	普通胃镜	＞11
1	固体食物	XQ型镜	9～11
2	糊状食物	XP型镜	6～9
3	流质食物	无	＜6
4	水;无	导丝	＜1

内镜下扩张术可分为探条扩张术与气囊扩张术。

探条扩张术广泛使用的是Savary-Gilliard扩张器。此扩张器由前端部与体部组成,前端部呈锥形，向前端逐渐变细，其尖端以及与体部交界处分别有金属标记，X线透视下可观察到。此扩张器有70cm与100cm两种规格，常用70cm型号。有16种不同直径，常用者为：15F，5mm（对应直径，下同）；21F，7mm；27F，9mm；33F，11mm；38F，12.8mm；42F，14mm；45F，15mm。

扩张导丝分为两种：一种为Savary-Gilliard导丝，由不锈钢丝制成，长度为200cm，前端长5cm，为弹性头部，遇阻力可发生弹性弯曲，尖端圆钝。无X线透视食管扩张时，在内镜能通过狭窄段时使用此导丝。另一种为ERCP用导丝，由前段光滑部和后段标准部两部分，前段有特殊外涂层（通常为Teflon涂层），且遇水特别光滑，适用于通过特别狭窄处。前端有直头和弯头两种，弯头可更好地通过迂曲的狭窄段。

内镜下探条扩张术包括导丝置入和探条扩张两个步骤。导丝置入可在内镜直视下进行，也可在X线透视下完成，对于重度狭窄，超细内镜难以通过的，扩张宜在X线透视下进行。扩张导丝顺利通过食管狭窄段进入胃腔是决定能否进一步行食管扩张的关键。食管腔完全阻塞，ERCP导丝也无法通过时，则不能实行扩张。

扩张时，首先选择直径15F（5mm）带刻度扩张器，前端润滑，然后左手固定导丝末端，右手持扩张器，循导丝的自然弧度逐渐插入，通过感知的阻力判断是否进入狭窄段和已通过狭窄段。扩张器插入深度应为狭窄段长度加上狭窄上口距门齿的距离，最大插入深度为再增加5～10cm，以减少患者的不适感觉。狭窄段一次扩张后，保留导丝位置，推出扩张器，宜左手推进导丝，右手推扩张器，两者同步进行，以保持导丝位置相对不动。推出扩张器后可凭导丝上的刻度判断是否未移动。若有助手，可请助手协助控制导丝，两人协调配合。一次扩张后，可更换更粗的扩张器再次扩张，直至27F扩张器通过后，同时推出扩张器与导丝，完成第一次扩张，然后插入内镜观察能否通过狭窄段，以及狭窄段的出血与穿孔情况。

后续扩张的程序，有人提倡10天内3次扩张的疗法：首次扩张，15F-21F-27F；术后第4天，第二次扩张，21F-27F-33F，或者27F-33F-38F；术后第10天行第三次扩张，33F-38F-42F。扩张时，需注意遵循扩张器直径从小到大的原则逐步升级，严禁越级扩张；此外，每次扩张治疗不宜超过3根扩张器。对于3～4度狭窄的患者，扩张到38F的扩张器容易通过，则患者大多可以经口进接近正常的饮食，基本达到治疗目的。

内镜下气囊扩张也可以用于治疗食管癌引起的狭窄，不过还有其他适应证：食管炎性狭窄；食管术后吻合口狭窄；先天性食管狭窄；功能性食管狭窄、贲门失弛缓；瘢痕性食管狭窄。禁忌证为食管化学烧灼伤后2周内，以及食管病变疑有穿孔者。

气囊扩张分两种方法：

（1）经内镜技术：常规插入胃镜至狭窄段上方，从内镜活检孔道插入扩张气囊，内镜直视下气囊进入狭窄段，最好使气囊中部位于狭窄段的中部，然后气囊充气，通过外接的压力泵控制压力从而控制气囊的直径，根据患者耐受情况持续30～60s，然后放气，休息数分钟后再次扩张，直至注气时阻力明显减小为止。

（2）经导丝技术：插入内镜至狭窄段上方，在内镜监视下将导丝通过狭窄段，然后退出内镜，以X线指示，沿导丝将气囊插入狭窄段中部，然后同上法扩张。

气囊扩张并发穿孔者比探条扩张多，尤其是经导丝扩张时，应根据狭窄程度选择合适的气囊，扩张气囊外径通常小于35mm。

（四）内镜下食管支架置入术

置入食管支架是治疗食管狭窄的常用方法，自膨式金属支架是最常用的食管支架，常用于食管中段、下段恶性狭窄，以及部分上段食管狭窄。金属支架分为裸支架和覆膜支架，裸支架置入后，由于肿瘤组织通过丝网向内生长，20%～30%的患者再发吞咽困难。覆膜支架的出现，能有效地避免肿瘤组织向内生长，还能有效封堵瘘口、穿孔。因此，现在多数学者认为覆膜支架具备更长期缓解食管恶性狭窄的疗效，并且可用于治疗食管-气管瘘或食管-纵隔瘘。

然而覆膜支架也有其缺陷，即容易移位。对于贲门或食管胃连接处的恶性狭窄来说，覆膜支架比裸支架更容易发生移位。部分覆膜支架，即支架两端各约1cm范围内不覆膜，在一定程度上减少全覆膜支架移位发生的概率。对于将要用于食管胃连接附近的支架而言，防移位的功能要比其他位置加强，并且还需要考虑抗反流功能。于是出现远端为喇叭口，并有抗反流瓣的部分覆膜支架，能较好地满足临床的需求。

食管上段恶性狭窄是治疗的一大难点。上段食管癌占7%～10%。过去认为上段食管癌很难通过置入支架解除吞咽困难，因为此处置入支架后容易发生穿孔、吸入性肺炎、支架向近端移位以及难以忍受的疼痛、异物感、咳嗽等并发症。但是，最近一项大宗病例的临床研究改变了认识，其中更有44例患者在高于食管上括约肌的位置发生恶性狭窄。通过内镜或X线透视置入支架，大多数患者吞咽困难症状缓解，其并发症发生率与支架治疗中下段食管恶性狭窄相比，并无显著差异。尽管如此，支架置入治疗高位狭窄及高位食管瘘，仍然需要准确控制支架上缘的位置，并个体化设计及定制支架，同时需要与患者及家属充分沟通，必要时可能需要取出支架、放弃此种治疗。

食管内支架置入，不仅可以治疗食管癌引起的狭窄，也可以治疗食管腔外肿瘤如肺癌、纵隔转移淋巴结等压迫食管导致的狭窄。治疗此种腔外压迫采用何种金属支架，尚无定论。

（五）激光动力学治疗

激光动力治疗(PDT)治疗食管癌的基础研究多以人食管癌细胞系QBC939为研究对象，研究发现：①PDT对人食管癌细胞Eca109和Ec9706具有明确的杀伤作用，其对细胞的抑制率具有显著的剂量效应关系。光敏剂浓度和光照强度间存在交互关系，从临床角度考虑，采用较低的光敏剂浓度经较大的光照强度照射是理想的PDT治疗方案。②改变功率时间的组合不会影响光动力对食管癌细胞杀伤作用，采用在光纤承受范围内的大功率短时间的照射方式可达到安全快捷的目的。

PDT对食管细胞的抑制效应主要是通过激光特异性激发癌细胞产生单线态氧，诱导食管癌细胞线粒体凋亡达到的，在凋亡过程中，出现了细胞色素c释放，caspase-9和3的活化。VEGF、COX-2从基因到蛋白水平低表达，以及NF-KB的灭活，可能是促进食管癌细胞早期凋亡的途径。在体实验也表明PDT对人食管癌荷瘤裸鼠的肿瘤组织有杀伤作用，肿瘤生长减慢，并可能促进机体免疫功能。腹腔注射和瘤内注射光敏剂两种不同给药途径均有效。PDT杀伤食管癌移植瘤的深度可达0.8cm，动物实验表明PDT安全。在以上基础研究的支持下，临床近来已有利用PDT治疗不可切除食管癌的尝试。初步的经验表明，PDT能有效缓解食管闭塞，治疗顽固性肿瘤坏死导致出血，延长生存期，改善生活质量。

总之,PDT不仅可以抑制肿瘤生长,延长生存时间,改善生存质量,同时其并发症发生率较低,患者耐受性较好,对机体损害较小。随着毒性更低、疗效更好的新型光敏剂的开发和新型激活方式的采用,加之与手术治疗、放化疗等治疗方法的联合,PDT无疑会在不可切除食管癌的综合治疗中发挥更重要的作用。

(六)腔内放疗

腔内短距离放射治疗,辅以体外线照射,主要在欧美经济发达国家应用。通过内镜或X线透视监测,将10mm大小的辐射器通过导丝进入食管,对癌性狭窄部位进行照射,操作简便快捷,可在门诊进行。

腔内放疗常用放射源为铱-192(^{192}Ir),照射剂量从7.5Gy到20Gy不等,都收到缓解吞咽困难的疗效,而且据文献报道,对食管腺癌和鳞状细胞癌的治疗没有差别。

腔内放疗的并发症很少,主要是瘘的形成、轻度胸骨后疼痛、放射性食管炎。放疗后再发吞咽困难占所有患者的10%～40%,主要原因是肿瘤持续存在或是放疗引起的狭窄。

三、食管癌的外科治疗

【外科治疗适应证与禁忌证】

1.适应证

(1)病变未侵及重要器官,肿瘤侵犯胸膜、心包或膈肌仍可手术切除;淋巴结无转移或转移不多,不超过3～6枚区域淋巴结转移;身体其他器官无转移者。

(2)放射治疗未控制病情或复发病例,无局部明显外侵或远处转移征象。

(3)少数高龄患者(>80岁)但身体强健无伴随疾病者也可慎重考虑。

(4)无严重心、脑、肝、肺、肾等重要器官功能障碍,无严重伴随疾病,身体状况可耐受开胸手术者。

2.禁忌证

(1)一般状况和营养状况很差,呈恶病质状态。

(2)病变严重外侵,侵犯邻近结构如主动脉、椎体、气管等,不能手术切除;多野(两野以上)和7枚以上区域淋巴结转移;全身其他器官转移。

(3)心肺脑肝肾重要脏器有严重功能不全者。

【常用手术方式】

(一)常规开放手术

1.左后外侧一切口(Sweet手术)　右侧卧位,左胸后外侧切口游离胸腔段食管并清扫胸腔野淋巴结(食管旁、隆突下、肺门、主动脉窗、下肺韧带),切除食管旁淋巴结及其邻近脂肪组织。切开膈肌游离胃并清扫腹腔野淋巴结(贲门上下、胃左、腹腔干、胃小弯)。经第6肋间或第7肋间进胸,行主动脉弓上或弓下吻合。适合于主动脉弓以下(或气管分叉以下)的胸中下段病灶,且不伴有右上纵隔淋巴结转移的患者。切口少、创伤相对较小和围术期并发症相对少是其主要优点,可以为胸中下段食管癌手术提供良好暴露,不易误伤主动脉;主要缺点清扫胸腔上纵隔淋巴结、腹腔部分淋巴结困难,切开膈肌可能对呼吸功能产生一定影响。

2.左后外侧＋左颈两切口　左后外侧一切口行食管胃胸顶吻合仍不能切除干净时，加做左颈切口。适用于病变较早期但发生部位在食管胸上段者，术前检查未发现右上纵隔淋巴结转移；或者胸中下段病变术中探查发现食管上段可疑新发现病灶，需吻合在颈部。

3.左侧胸腹联合切口　左后外侧切口行食管癌根治手术时，经第 7 肋间进入胸腔。探查后认为有必要切开腹腔时，延长胸部切口到脐与剑突连线的中点，切断肋弓，从肋弓向食管裂孔方向剪开膈肌，即可显露胸腔和腹腔脏器，以进行较广泛的手术。包括肥胖腹腔脂肪多、严重黏连；需要行脾、胰尾和肝左叶切除手术等。

4.左后外侧＋腹正中两切口　先行腹部正中切口，后改变体位加做左后外侧切口。适合较晚期的贲门癌累及胸下段食管，经腹手术发现食管切缘不净，需选择开腹后再加左后外侧开胸切口行吻合：或者需要用结肠间置代替中下段食管癌。食管下段癌先选择右后外侧＋腹正中两切口手术，开腹游离胃时发现病变侵及膈肌脚或可疑侵犯降主动脉，宜改行左后外侧切口以保障手术安全。

5.右后外侧＋腹正中两切口　患者先取平卧位，行上腹正中切口游离胃。保留胃网膜右血管弓及胃右血管近端，解离结肠.大网膜及小网膜，结扎切断胃网膜左、胃短及胃左血管，并同时清扫肝总动脉旁、胃左动脉旁、脾动脉旁及腹腔干动脉旁脂肪淋巴组织。腹部手术结束后，患者改左侧卧位，根据食管癌部位经右侧第 5 或第 6 肋间切口进胸，结扎切断奇静脉弓，自横膈起至隆嵴水平沿心包后方，脊柱主动脉前方，两侧胸膜间游离食管，分别暴露胸段喉返神经全程，清扫双侧气管食管沟淋巴结。扩充膈肌裂孔，将游离完毕的胃提至胸腔，以机械性切割缝合器切除病灶并制作管状胃，然后行胃-食管胸顶吻合。Ivor-Lewis 手术右侧开胸途径由于没有主动脉弓的遮挡，在直视下更容易解剖和处理气管膜部、隆嵴、奇静脉、左右两侧喉返神经和胸导管。易于解剖左右两侧气管食管沟的淋巴结，对于清扫上纵隔的淋巴结比左侧要容易得多，但无法清扫主动脉窗淋巴结。开腹游离胃时，对胃左动脉区域淋巴结清扫要比左侧开胸时容易、彻底和安全。不切开膈肌，对术后咳嗽和呼吸功能的影响也要比左侧轻。游离食管时不过主动脉弓，对心血管系统的影响要少。Ivor-Lewis 手术的缺点是需要翻身和重新消毒，因此较左后外侧一切口费时费力；食管病变侵及主动脉时，右侧开胸处理更加困难；此外，右胸路径食管癌切除术后胃排空障碍发生率较左胸路径高。其原因可能为右胸路径手术完全破坏了右侧纵隔胸膜的完整性造成胸胃，加上胸腔的负压作用，容易引起胸胃扩张、胃潴留等胃排空障碍，而膈食管裂孔扩大不足和幽门成角畸形也可能是术后胃排空障碍的重要因素。

6.右后外侧＋上腹正中＋左(右)颈切口(三切口)　先在左侧卧位下经右胸后外侧切口完成食管游离和胸部淋巴结清扫:变换平卧位后，重新消毒铺巾，经腹部正中切口游离胃、清扫腹部淋巴结；制作管状胃后经食管床或胸骨后径路拉至颈部行食管、胃吻合，颈部淋巴结清扫，完成完全三野淋巴结清扫，如颈部未发现可疑肿大淋巴结也可只行胸腹部完全二野淋巴结清扫。适合于胸上段病变食管癌，虽手术时间长、创伤大、围术期并发症比例高，但清扫淋巴结彻底，提高了根治性。

7.右前外侧＋腹正中切口(改良 Ivor-Lewis)　经典 Ivor-Lewis 术中需由仰卧位变换为左侧卧位并需要重新消毒，费时较长，因此出现了改良 Ivor-Lewis 术式，该术式要求左侧卧位 30°，腹部正中切口加右胸前外切口，术中可通过调整手术床位置来满足手术操作要求，不需重

新消毒。缺点是显露不及后外侧切口，对肺的牵拉较大；解剖食管时术野显露不良；清扫淋巴结时不彻底，尤其是对隆突下及左、右喉返神经链等重点部位淋巴结清扫，5年生存率不及经典 Ivor-Lewis 手术。曾经亦被国内外学者广泛采用，目前有可能被逐渐摒弃。

8.*右前外侧＋上腹正中＋右颈切口(改良三切口)*　适合于胸上段食管癌，优点和缺点与改良 Ivor-Lewis 相似，目前也逐渐被摒弃。

9.*不开胸经颈腹两切口食管内翻剥脱术或经膈肌裂孔食管剥脱术＋食管胃颈部吻合术*　适用于心肺功能低下不能耐受开胸的早期食管癌患者，优点在于手术对患者呼吸功能影响较小，恢复快。不符合外科手术需要良好显露和肿瘤外科需要根治性切除的基本原则，常常也会发生一些严重并发症，加之近年来腔镜微创手术的逐步开展，这种术式并不值得推崇。

目前食管癌外科手术治疗形成的共识包括，经典 Ivor-Lewis 手术方式应该成为大多数食管癌外科治疗的首选，其根治性和安全性是最大优点；左后外侧一切口仍然保留重要的地位，尤其是食管下段癌，无右上纵隔淋巴结转移，或者食管癌侵犯膈肌脚及与主动脉关系密切；右后外侧＋上腹正中＋左(右)颈(三切口)手术方式适用于高位食管癌，可以行完全三野淋巴结清扫；其余手术方式可作为上述三种方式的有益补充。

(二)腔镜辅助手术

传统胸外科手术切口长、创伤大、恢复慢、术后生活质量差，而腔镜辅助手术具有微创、恢复快等优点，同时又具有与传统开胸食管癌根治术相同的治疗效果，发展前景良好。腔镜辅助的食管癌根治术，目前方法较多，手术方法尚在规范和探索过程中。

1.*单纯胸腔镜辅助的食管癌根治手术*　①主要利用胸腔镜经右侧胸腔来游离胃及清扫纵隔淋巴结，手术方式采取经右胸(胸腔镜)、腹部正中切口、左(右)颈(三切口)食管次全切除、胃代食管、胃食管颈部吻合。胸腔镜组先完成胸腔镜下(经右胸)食管的游离和纵隔区的淋巴结清扫；完成后关胸改平卧位，在开腹下完成胃游离和腹区淋巴结清扫；然后在颈部做切口游离并离断颈段食管，从腹部切口拉出食管和胃，切除肿瘤，制作管状胃并上提至颈部行胃-食管吻合。②胸腔镜体位采用的有左侧卧位和俯卧位两种，采用单肺通气，右肺萎陷后胸腔镜打孔，部位由于术者的习惯而会略有差异。如可在第7肋间腋中线做1cm长的切口观察孔，注入 CO_2 制作人工气胸，便于肺的萎陷；第4肋间腋中线做0.5cm长的切口主操作孔置入超声刀，第9或10肋间肩胛下角线做1.2cm长的切口协助操作孔，第7肋间肩胛下角线做0.5cm长的切口协助操作孔。俯卧位术者位于患者右侧，可选择于右肩胛下角线第7肋间置入胸腔镜，右肩胛下角线第5肋间和第9肋间为主要操作孔，必要时在右腋中线第3肋间线再做0.5cm切口协助操作。③俯卧位与左侧卧位相比，由于重力作用，肺组织下垂，因而能更好地暴露纵隔间隙，更有利于游离食管及清扫淋巴结；但不方便麻醉医生对呼吸道的管理和术中需要中转开胸不能迅速改变体位等缺点，而术中大出血时不能及时中转开胸有可能是致命性的。

2.*微创 McKeown 术*　①胸腔镜组先完成胸腔镜下(经右胸)食管的游离和纵隔区的淋巴结清扫；完成后改平卧位，重新消毒铺巾，腹腔镜完成胃游离和腹区淋巴结清扫，然后在颈部做切口游离并离断颈段食管；腹腔镜组需在剑突下加做3～5cm的正中小切口，拉出食管和胃，切除肿瘤，制作管状胃并上提至颈部行胃食管吻合。②腹腔镜采用头高仰卧位，通常采用4～5个切口在完全腹腔镜下游离胃，切口目前尚无统一标准，文献描述有一定差异，如可在脐上

2cm 水平左、右旁开 1～2cm 各做一约 5mm 切口,右侧为观察孔放置胸腔镜,左侧为操作孔放置超声刀以游离胃,腹正中线剑突下 2～3cm 做一 5～10mm 切口置入五抓拉钩阻挡肝脏,在右侧锁骨中线下肋弓下 1～2cm 做一约 5mm 切口放置抓钳,在左髂前上棘与脐连线中线平脐上 3～4cm 处做一长约 5mm 的切口放置另一抓钳进行组织牵拉。

3.纵隔镜腹腔镜联合辅助颈腹两切口治疗食管癌　与不开胸经颈腹两切口食管内翻剥脱术或经膈肌裂孔食管剥脱术＋食管胃颈部吻合术类似,利用纵隔镜结合腹腔镜来游离食管和胃,然后将胃拉至颈部进行重建。电视纵隔镜辅助颈腹两切口食管癌切除术的适应证选择极为重要,因为其缺点是手术安全性和根治性不够,不利于解剖食管周围结构和清扫纵隔内淋巴,故多选择早期中上段食管癌;术中因不破坏胸膜腔,无须肺萎陷,对心肺功能影响较小,故以往有肺部病变、胸膜黏连、年龄大、肺功能较差、不能耐受开胸手术者均是纵隔镜腹腔镜联合辅助食管癌切除术的适应证。

与常规手术相比,腔镜微创食管手术避免了传统开放手术的大切口、肋骨撑开、胸腹壁完整性破坏等缺点,而且将局部视野放大,可清晰暴露食管及周围组织结构,有助于术者完成准确精细的操作,减少出血及误伤喉返神经、胸导管等正常结构。理论上可以减轻手术创伤,降低手术并发症发生率,有助于加快患者术后的恢复。但是,由于胸腔镜食管癌根治术刚刚兴起,且技术难度较大,因此其安全性仍然存在一定的争议;胸腹腔镜辅助食管癌根治手术,还需腹部 5cm 左右小切口,食管中下段癌也需要将胃拉至颈部吻合,增加了手术创伤和术后并发症的发生,无法将 Ivor-Lewis 手术的优势完全展示。

(三)完全腔镜手术

完全腔镜手术不仅通过在全腹腔镜下游离胃和清扫腹腔淋巴结,而且在全腹腔镜条件下制作管状胃和空肠造瘘;然后在全胸腔镜下游离胸段食管管,切除肿瘤,清扫纵隔和食管周围淋巴结,行全胸腔镜下食管胃胸顶吻合。它实际上是微创化的 Ivor-Lewis 手术,手术适应证与 Ivor-Lewis 手术相似,适合于更早期的患者。在完全胸腹腔镜下进行,将微创最大化,不仅避免在腹部开 5cm 左右切口,同时避免了胸腹腔镜辅助下的中下段食管癌根治手术需行胃食管颈部吻合的缺点,但操作复杂,手术方法尚在探讨研究中,尤其是胸腔内吻合方法,尚缺乏明确的规范化方法。目前采用尝试的胸腔内吻合方法有:①OrVil 钉砧系统,患者完成腹腔操作后,换左侧卧位,近右胸顶以切割缝合器离断食管,经口置入 OrVil 钉砧系统,球形钉砧面朝上腭,自食管闭合端戳孔处拉出直至暴露钉砧头。将管状胃拉至胸腔,经主操作孔于胸胃顶部切口置入圆形吻合器机身穿出胃壁,与钉砧对接,旋紧击发完成胃食管胸顶机械吻合,切割闭合器闭合胃壁切口。②镜下荷包缝合技术行胸腹腔镜联合食管癌切除胸内吻合,将开放手术中荷包缝合理念转化为胸腔镜下手工缝合荷包固定钉砧技术,使用常规圆形吻合器,将操作孔扩大后置入完成胸腔内吻合。相对于 OrVil 钉砧系统,更加经济,但操作的难度大,安全性不能保证。

总之,食管癌治疗方法的演变过程中,根治和微创一直是人们所追求的目标,经右胸行食管癌根治手术更合乎肿瘤根治原则,在此基础上,以右胸为基础的胸腔镜食管切除术将成为符合肿瘤学根治与微创原则的食管癌主流手术。

【术前评估】

食管癌患者术前检查包括：实验室常规检查和血液检查；影像学检查；内镜检查；心肺功能检查等。其主要目的是了解患者食管癌的病情和心、肺、肝、脑、肾等器官的功能状态，对患者的食管癌病变进行手术风险、分期及治疗方式选择的评估。

（一）术前风险评估

主要是全方位对患者的心、肺、肝、脑、肾等重要器官功能状态、营养状态和出凝血功能状况进行评估。

（二）术前分期评估

①食管癌术后 pTMN 分期是根据手术切除标本确定的病理分期，是肿瘤分期的“金标准”。而食管癌治疗前的临床分期(cTNM)，是在治疗前通过有创或无创的方法获取的所有临床信息进行的分期，主要是确定病变范围、有无远处脏器转移、淋巴结受累及周围组织局部侵犯，准确的术前分期将有助于选择合理的治疗方案。②主要方法包括食管钡餐检查、食管镜胃镜检查、对食管癌患者做出初步大体形态学描述及准确的病理学诊断：而了解肿瘤的浸润深度、区域淋巴结的转移情况及可能的远处转移，就必须借助于计算机断层(CT)、磁共振(MRI)、食管内镜超声(EUS)和正电子发射断层/X 线计算机断层成像(PET/CT)等非侵入性影像学手段。③食管内镜超声(EUS)是评价食管癌临床分期最重要的检查手段，对 T 和 N 分期的准确性优于 CT 检查；PET/CT 对于 N、M 的分期准确率高，在评价食管癌远处转移、发现早期食管癌和评估放化疗的效果方面优于普通 CT；EUS 和 PET/CT 的联合使用，综合了目前对局部病灶、区域淋巴结、远处转移诊断的解剖成像及分子影像最先进的方法，理论上是对食管癌治疗前临床分期(cTNM)最准确的。但两项检查费用高昂，限制了临床的广泛应用。

（三）治疗方式的评估和选择

1.*不可切除和不适合手术的两类食管癌患者*　①不可切除食管癌包括第 7 版食管癌 TNM 分期中 T_{4b}、N_3 和Ⅳ期患者，即肿瘤侵犯邻近结构如主动脉、椎体、气管等(不能手术切除)或 7 枚及 7 枚以上区域淋巴结转移；不适合手术患者是指因严重心、肺、肝、肾功能不良等而不能耐受手术的患者。②这两类患者治疗方法包括：以放疗和化疗为主的综合治疗、姑息治疗和支持治疗。③对于 T_{4b} 或 N_3 患者同期放化疗后可重新检查确定分期，若降低肿瘤 T 及 N 分期后仍可手术治疗。

2.*以手术为主的食管癌综合治疗方法*　①对于可切除且适合手术的食管癌患者，外科手术仍然为首选手段，但中晚期患者远期疗效一直未得到明显提高，尤其是 5 年生存率，其主要原因为局部复发和转移。②术前辅助放化疗又称为新辅助放化疗，控制局部及全身微小转移灶，对于中晚期食管癌患者，可显著提高 3～5 年生存率，因此中晚期食管癌患者术前联合放化疗越来越多地被采用。一般建议 2 个疗程，2 周后即行手术治疗较为适宜。相当多的学者认为凡超过 T_2 期及有任何淋巴结阳性的食管癌患者给予新辅助化疗都可能受益，而术前放疗适用于Ⅱ$_b$ 期以上的可手术食管癌患者。③但对于新辅助治疗无效的食管癌患者，则会影响手术切除的时机，甚至出现病情进展；还可能由于放化疗后局部解剖的异常而增加手术的难度及围术期并发症；也可能导致放化疗毒性相关性死亡，如肺部、骨髓造血系统的异常。目前还缺乏新辅助放化疗有效性检测方法，有待于分子生物学或相关基因的研究。

3.具体手术方式的选择 包括手术入路选择、淋巴结清扫方式和是否选择微创食管癌切除术(MIE)。①根据术前食管钡餐检查、食管镜胃镜检查及胸部增强 CT 检查,可明确病灶的大小、部位及明显异常的淋巴结,从而确定手术入路选择。目前手术入路选择方式已逐步规范化,右胸两切口或三切口手术所占比例逐步增加,而左胸入路手术所占比例已降低。②淋巴结清扫方式也由左胸不完全二野淋巴结清扫逐步过渡到经右胸完全二野淋巴结清扫或选择性三野淋巴结清扫。完全性颈部三野淋巴结清扫的使用仍有争议,由于完全性三野淋巴结清扫创伤大、手术时间长、并发症多,且对较早期和较晚期的食管癌患者并无益处,因此,只适用于那些伴有淋巴结转移,但仍局限于颈胸腹三野内且转移数目不多(<4 枚)的食管癌患者。术前颈部超声或 EUS 检查,若发现颈部可疑转移淋巴结,应选择右后外侧开胸+腹正中+下颈 U 形切口,行完全性三野淋巴结清扫。右胸切口完全性二野淋巴结清扫术中冰冻病理结果或术后病理显示右胸顶喉返神经旁淋巴结转移,可以在术中加做或 3 周后择期加做颈部淋巴结清扫。③腔镜下食管切除术统称为微创食管癌切除术,包括仅采用胸腔镜或腹腔镜的混合手术及同时应用胸腹腔镜的全腔镜手术,对于可切除的各期食管癌胸腔镜手术多数情况下可替代传统开胸手术。一般情况下,食管癌胸腔镜手术的适应证包括食管钡餐造影显示肿瘤长度<5.0cm及无软组织阴影者;CT+颈部超声或食管内镜超声(EUS)提示食管肿瘤未侵犯食管壁全层或无明显外侵、无明显肿大转移淋巴结的早中期食管癌;估计不能耐受开胸手术的早中期食管癌;无严重胸腹腔疾病或心肺脏疾病或既往开胸腹手术史。除此外,还要考虑外科医生学习和适应的过程,防止由于经验不足和手术技巧不熟练对手术效果的影响。

【术中重要操作】

食管癌手术主要目的是病灶的切除和消化道的重建,因此游离胃和食管、切除病灶及食管胃吻合为其主要操作,除此外,另外一些操作对手术的成功及患者的顺利恢复也起重要作用。

(一)食管癌淋巴结的术中清扫

对于食管癌的外科治疗,其手术切除的彻底程度和淋巴结清扫的质量是影响患者术后生存的关键因素,因此规范化的淋巴结清扫具有重要的意义。

1.淋巴结清扫的入路和适用范围 对食管癌行系统性的纵隔淋巴结清扫,必须经右胸切口,只有通过右胸切口才能充分显露自胸顶至膈肌裂孔的食管全长,清扫胸段食管左右两侧所有淋巴结,近年来胸腔镜下食管癌切除等微创手术也是基于右胸途径。除少数下段且无右上纵隔淋巴结可疑的食管癌,大部分胸段食管癌应该完成通过右胸-上腹二切口的胸腹完全两野淋巴结清扫,而完全颈胸腹三野淋巴结清扫由于手术范围大、并发症多而始终存在争议,需要根据术前颈部淋巴结的检查状况及术中右喉返神经旁淋巴结的探查结果决定是否行完全或选择性的三野淋巴结清扫术。

2.淋巴结清扫的数量 原则上要求清扫尽可能多的区域淋巴结,但必须控制手术并发症。因此,新版 TNM 分期标准除了要求至少清扫 12 枚淋巴结外,同时指出:应当尽可能彻底地清扫食管的区域淋巴结,但必须兼顾控制由此而来的手术并发症。统计淋巴结数目必须注意方法,破碎的淋巴结应单独装袋并标注,以免重复计数;而融合肿大的淋巴结只能按一枚计数。

3.喉返神经旁淋巴结的清扫 双侧喉返神经旁淋巴结的清扫,尤其是右侧喉返神经旁淋巴结的清扫,在胸段食管癌淋巴结清扫中处于非常重要的位置,是淋巴结清扫的重点。右侧喉返神经旁淋巴结最初被称为右侧最上纵隔淋巴结，位于上纵隔胸膜顶下方，毗邻右侧喉返神经起始部。右侧喉返神经旁淋巴结收集食管黏膜下的淋巴引流及隆突下的淋巴引流，淋巴液直接或通过右淋巴导管或其他淋巴管引流至右颈静脉三角，同时又与颈部淋巴结有大量的交通。喉返神经旁淋巴结可以认为是颈部淋巴结的前哨淋巴结，此处转移预示着可能有颈部及远处转移，对于是否行三野淋巴结清扫起指导作用。肿瘤分级、淋巴结转移数、脉管瘤栓、胸部淋巴结转移数、腹部淋巴结转移数、隆嵴下淋巴结转移及食管周围淋巴结转移均是影响右侧喉返神经旁淋巴结转移的独立因素。但此组淋巴结清扫有导致声带麻痹的可能，尤其是双侧喉返神经旁淋巴结清扫，双侧损伤需终身气管切开，风险较大。因此，右侧喉返神经旁淋巴结清扫是十分必要的，而双侧喉返旁淋巴结的清扫要更为慎重，除非有明显左喉返神经旁淋巴结转移。左右喉返神经旁淋巴结清扫时则无须骨骼化，但暴露神经后需给予保护，操作时宜使用尖端较细的无损伤神经镊提夹组织，并避免使用电刀、超声刀等。

（二）术中管状胃制作

术中管状胸腔胃的制作已成为食管癌根治手术中的常规步骤，尤其是经右胸切口的食管癌根治术，可有效地改善胃食管反流、胸胃综合征及吻合口瘘的发生，使患者术后总体生活质量更佳。方法为游离胃大小弯及贲门，保护网膜右血管，保留胃网膜右及胃右血管，清扫胃小弯侧淋巴；在胃底最高处附近，距胃大弯边缘 4～5cm 处，至幽门 1/3 近侧（保留胃右动脉最后两个分支），用直线切割缝合器沿大弯弧度平行切除贲门、胃小弯、胃右血管及其周围淋巴结脂肪组织将胃塑形成内径约 4cm 的管形，将胃小弯及胃断端行浆肌层缩胃包埋，与食管行端侧吻合。管状胃制作的缺点是增加了手术时间和费用，创面大、渗血多，出现胸-胃瘘的概率增加。

（三）术中胸导管结扎预防乳糜胸

食管癌手术尤其是经右胸径路的食管癌手术或左胸径路的主动脉弓上吻合，吻合位置较高，游离食管时由于胸导管上、下段与纵隔胸膜相贴，尤其在主动脉弓平面下，胸导管在食管后方，位于奇静脉和主动脉的中间，其损伤可能性也随之增高。胸导管是全身最大的淋巴管，长 30～40cm，直径约 3mm，通过 6 条淋巴干和其他散在的淋巴管收集全身 3/4 的淋巴。胸导管损伤伴纵隔胸膜破损时可引起左侧或右侧乳糜胸，因此在术中结扎胸导管可一定程度上预防乳糜胸的发生。方法是在充分游离胃及食管后，显露后纵隔，在下肺静脉水平（第 8 胸椎）至膈上 5cm 左右、胸主动脉右侧缘剪开纵隔胸膜约 1cm；紧贴胸椎，将主动脉与奇静脉之间的组织成束分离；用 10 号线（或双粗线）将包括胸导管在内的束状组织一并结扎，力度勿过紧或过松，可双重结扎。胸导管的结扎同时会引发肝淋巴回流受阻出现淤滞，导致肝组织间隙内的游离脂肪酸增多，可影响食管癌患者术后肝功能，对患者免疫功能和营养状况也有不利影响，是否影响患者远期预后、生存质量及肿瘤进展等，目前尚无明确结论。因此，胸部手术中出现胸导管损伤，乳糜液漏出，或高度怀疑胸导管损伤（肿瘤外侵明显或清扫淋巴结范围较大），可低位结扎胸导管；若无明显胸导管损伤迹象，是否可术中常规结扎胸导管预防术后乳糜胸，有待进一步探讨。

（四）放置胃管、空肠营养管、胸腔引流管和纵隔引流管

放置胃管和胸腔引流管的方法无特殊变化。由于右胸切口和微创手术逐渐占据主流，空肠造瘘管目前被较多地使用，相比经鼻放置的营养管，两者都是安全和有效的，但空肠造瘘在术中置管时间(3～6个月)、术后预防鼻咽炎和肺炎等并发症方面更具优势，也更易为患者所接受。方法为开腹或腹腔镜下经皮穿刺置造瘘管于Treitz韧带远端20cm以外。食管手术结束时，不但放置常规的胸腔引流管，还另外放置一根纵隔引流管。纵隔引流管通常沿游离的食管床放置到吻合口附近，末端距食管胃吻合口下方1～2cm，从普通胸腔引流管后方同一肋间引出，引流管为F14～16多孔负压引流管，呈圆形或椭圆形，接负压吸引球，患者术后恢复进食后无异常时予以拔除。纵隔引流管的目的在于发生吻合口瘘时可以起到充分引流的作用，虽然不能对吻合口瘘的发生起预防作用，但在治疗吻合口瘘引发的胸腔感染、呼吸困难及休克等全身中毒症状上起到关键作用；同时便于携带，可早期拔出胸腔闭式引流管，让患者下床活动，有利于术后康复。

【术后处理】

(一)术后一般处理

手术后禁食，保证胃管、胸腔引流管和纵隔引流管的通畅，观察引流液的色泽、量及性质，及时处理可能的并发症。鼓励患者翻身、拍背、咳嗽及活动，如果纵隔引流管通畅且引流效果好，则早期拔除胸腔引流管，便于患者下床活动。手术后1周左右患者体温、血常规正常，胸片等检查无异常，关闭胃管嘱患者喝水，次日无异常(如发热、胸痛)，则拔除胃管及纵隔引流管，进半流食2～3日并逐渐停肠内营养。如患者为糖尿病患者，手术中食管胃吻合困难，术后有低氧血症、低蛋白血症等异常情况，应先行上消化道造影(口服泛影葡胺)，观察有无吻合口异常。

(二)术后营养支持

食管癌手术后营养支持的使用原则包括肠外营养(PN)与肠内营养(EN)，两者之间应优先选用EN；营养支持时间较长应设法应用EN；EN不足时可用PN加强；营养需要量较高或期望短期内改善营养状况时可用PN；胃肠完全不能利用的情况下用PN(如严重腹泻)；周围静脉营养与中心静脉营养两者之间应优先选择周围静脉营养；实际应用中，两者是根据临床需要互为补充的。

具体方法为术中经鼻或空肠造瘘将十二指肠营养管置于Treitz韧带远端20～30cm以外。术后第1天给予常规周围静脉输液，并经鼻肠管滴入生理盐水。术后第2天半量自营养管恒速灌注肠内营养乳剂，如无不适反应，在2～3天内逐渐增加到每日1500～2000ml，同时减少静脉营养用量。也有研究认为在早期(24h内)即给予患者肠内营养，更有利于患者术后康复，主张在术后24h内给予蛋白剂型的肠内营养。免疫营养作为食管癌营养支持治疗的内容之一，术后早期应用谷氨酰胺(GLN)营养支持方法，即在静脉营养中增加谷氨酰胺成分。谷氨酰胺是小肠和结肠细胞更加重要的能源，还增强淋巴细胞功能，阻止肠道细菌经肠黏膜侵入；谷氨酰胺是免疫细胞增殖的重要能量来源，免疫细胞对谷氨酰胺的利用大于葡萄糖。食管癌术后GLN水平下降非常显著，即使给予了足够的营养，处于高分解和高代谢状态的患者，仍常合并严重的谷氨酰胺缺乏。食管癌患者手术后早期应用谷氨酰胺营养支持方法对术后并发症的防治及患者的预后有良好的作用。

(三)术后辅助放化疗

一般是Ⅱ期以上有高危复发因素的食管癌患者，治疗时机宜在术后3周左右。放疗适用于根治性切除并有局部淋巴结转移或局部外侵的食管癌患者；化疗适用于食管腺癌及有脉管内瘤栓和淋巴结转移的食管鳞状细胞癌患者。

【术后主要并发症】

食管癌根治手术包括食管切除及消化道重建，手术时间一般较长，操作多，且手术涉及胸腔、腹腔及颈部等多个部位和器官，加之患者通常年龄较大，术前营养状况、免疫功能较差，且常合并有一些内科慢性疾病，而手术对患者的心、肺和消化系统功能影响严重，术后并发症较多。近几年来随着右胸两切口、三切口和微创食管癌手术的开展，手术的形式有了很大变化，术后并发症的种类虽然并未有新的增加，但比例却有了较大的变化。

(一)术后出血

1.*发生的主要原因*　早期出血是由于术中处理血管不妥，且未发现而术后出血。最常见的出血部位是发自胸主动脉的食管固有动脉或支气管动脉；吻合口或应激性溃疡出血，管状胃制作由于切割面长，断面出血的风险也大为增加。手术2周以后发生的上消化道大出血主要为吻合口大动脉瘘。

2.*术后早期出血的主要表现*　胸腹腔引流管或胃管出引流出较多量血性液体甚至血块；未留置腹腔引流管的腹腔出血，可出现腹部膨隆。患者出现失血性休克前期症状，严重时出现失血性休克。血常规检查发现血红蛋白呈持续性下降趋势；胸腔大量出血患者床边胸片发现胸部阴影并逐渐增大；胸腹腔穿刺某些患者可抽出不凝固血液。

3.*处理*　包括使用止血药物、冰盐水＋去甲肾上腺素冲洗胃；急诊胃镜下止血；必要时紧急开胸或开腹止血。开胸止血的指征有：术后胸腹腔引流管或胃管引流超过200ml/h，持续3～5h或以上，或术后早期短时间内引流量达800～1000ml或以上；患者出现失血性休克，经积极补液、输血、止血等措施治疗后仍不能好转。主动脉—食管瘘可引起致命性的上消化道大出血，死亡率接近100%，可能的抢救方法包括主动脉瘘口缝合或修补，人工血管置换，食管外置和胃造瘘。

(二)吻合口瘘

吻合口瘘是食管癌手术后最严重的并发症之一，包括胸内吻合口瘘和颈部吻合口瘘，胸内吻合口瘘是食管癌术后死亡的最主要原因之一。目前微创胸腹腔镜下游离胃和食管技术已经较为成熟，但微创胸腔内食管胃吻合技术尚待发展，因此颈部吻合数量有所增加，相应的颈部吻合口瘘的发生增加。与胸内吻合口瘘相比，颈部吻合口瘘发生率高，但死亡率明显低于前者。

1.*发生的主要原因*　吻合口血运受损；吻合口张力过大；吻合操作失误；吻合口局部条件差；全身条件差，如低蛋白血症、贫血、糖尿病等；术后其他并发症，如脓胸、呼吸系统并发症、上消化道排空障碍等。

2.*临床表现*　多发生在术后3～7天，颈部吻合口瘘表现为颈部切口皮肤红肿、压痛、皮下气肿，并有腐臭脓液流出，切开后可见脓液、食物残渣、口涎、胆汁等，患者伴有或不伴有发热。胸内吻合口瘘发生后，患者多有明显的中毒症状，高热、剧烈胸痛、呼吸困难，术侧液气胸、中毒性休克等，甚至死亡。

3.*辅助检查*　①胸部X线片可表现为包裹性积液或液气胸，特点是液气胸，基本可以诊断胸腔吻合口瘘,但对于吻合口后壁小的、比较局限或漏入纵隔的病例,可无明显表现。②上消化道造影检查,需在立位和卧位多方细致观察,可见造影剂从瘘口溢出,特别对于小的瘘口有时需反复多次细致观察。造影剂选用碘油或泛影葡胺,以免钡剂呛入气管后沉积于细小支气管深部而难以经咳嗽排出,尤其是目前右胸切口喉返神经损伤及颈部吻合患者,容易误咽入气管。③胃镜检查非常规检查,对于高度怀疑吻合口瘘,经无创检查未能明确者,则可考虑行胃镜检查。可以观察到瘘口位置、大小,鉴别是吻合口瘘还是胸胃坏死穿孔,还可经胃镜放置鼻饲管行肠内营养。④如发现有胸腔包裹性积液或液气胸,应及早行胸腔穿刺或放置胸管引流,必要时在B超或CT引导下进行,若能抽出脓液,特别是口服亚甲蓝后抽出蓝色胸液即可确诊为吻合口瘘。

4.治疗原则 ①颈部吻合口瘘处理较简单,经积极引流、禁食、营养支持,很快能愈合。②胸部吻合口瘘的处理原则包括早期诊断、早期治疗,根据具体情况选择手术或保守治疗。绝大部分胸部吻合口瘘患者采取保守治疗,方法有禁食;CT或超声定位下胸腔穿刺置管引流,并应用抗生素和消毒液冲洗;胃镜或介入治疗留置胃管和空肠营养管,持续胃肠减压和营养支持;预防并治疗心肺并发症。胸部吻合口瘘只有极少数患者需要手术治疗,包括单纯开胸清创放置多根胸腔引流管引流;瘘口较大且水肿、坏死、感染严重,行食管拖出外置,二期行结肠代食管,重建消化道;早期吻合口瘘,患者全身状况较好,胸腔感染不重,可积极行二次开胸瘘口修补或行吻合口切除重新吻合。

(三)肺部并发症

肺部并发症是食管癌术后最常见的并发症,也是除吻合口瘘外,导致食管癌术后患者死亡的另一个主要原因,包括肺炎、肺不张及呼吸功能衰竭。目前由于胸腔镜微创技术、管状胃、右胸切口不损伤膈肌等特点及麻醉水平的提高,该项并发症有下降的趋势。

1.主要原因 食管癌患者一般年龄较大、肺功能较差,且多常年吸烟;手术中游离食管和清扫纵隔淋巴结时,常使支气管及肺组织受到不同程度的手术创伤;术中长时间的术侧肺压迫,均可使术侧肺发生广泛的微小肺不张及支气管分泌物增多;同时切开膈肌时膈神经的分支会受到不同程度的损伤而造成膈肌部分麻痹,使患者术后的有效咳嗽功能减弱;术后惧怕疼痛而咳嗽无力及术后胸腔胃的扩张,均增加了肺部并发症的发生可能。

2.临床表现 患者主要为气促或呼吸困难、咳脓痰、心率加快、发热、烦躁不安,严重时出现发绀、昏迷。肺部并发症如果处理不及时,患者可在术后数日内因呼吸循环衰竭而死亡。

3.治疗和预防 术前进行深呼吸、咳痰训练,雾化吸入。术后应密切观察患者生命体征变化,鼓励患者咳嗽排痰。加强超声雾化吸入是预防肺部感染及肺不张的重要措施,并适当应用止痛药物及广谱抗生素控制感染。当出现症状时,应及早复查X线胸片、行血气分析等,尤其是氧饱和度持续$<90\%$,呼吸频率>40次/分,必要时给予转入ICU加强监护和呼吸机支持治疗。

(四)吻合口狭窄

术后吻合口狭窄也是食管癌术后较为常见的并发症,有资料显示目前其发生率有上升的趋势,尤其是近年来吻合器的广泛使用。

1.发生原因 包括糖尿病病史、吻合方式(是否使用吻合器)、吻合部位(颈部)、吻合口漏

与否、术后化疗及术后放化疗，另有研究认为术后进流质时间过长导致吻合口未得到相应的扩张而挛缩也是发生狭窄的重要原因。

2.临床表现　术后2～3个月出现进食不畅，并逐渐加重，出现呕吐、消瘦、贫血等症状，严重时完全不能进食。

3.辅助检查　包括上消化道造影和电子胃镜可明确诊断，胃镜检查还可区别是良性狭窄还是肿瘤复发引起的狭窄。

4.治疗　包括内镜下扩张、支架置入，微波、激光治疗，重度吻合口狭窄保守治疗无效的可再次手术治疗，但很少采用。

（五）喉返神经损伤

双侧喉返神经走行于气管食管沟内，食管癌在其周围淋巴结的转移率较高，近年来随右胸切口注重喉返神经旁淋巴结的清扫及颈部吻合增加，喉返神经损伤的并发症也明显增加。一侧喉返神经损伤患者出现声音嘶哑、进流质时易呛咳，而声门关闭不全难以进行有效咳嗽、咳痰，易出现肺部并发症。若为双侧喉返神经损伤，则可为致命的并发症，易窒息需终身气管切开。间接喉镜或纤维喉镜检查可见损伤侧声带固定。一侧喉返神经损伤无特殊治疗，神经未切断而是由于电刀引起的热损伤或周围组织水肿压迫，声音嘶哑症状多在3～4个月恢复；若神经切断，由于健侧声带的代偿作用，半年后症状有所改善。

（六）胃排空障碍

1.分类　食管癌术后胃排空障碍分为功能性和机械性两类，前者指发生于手术后，无明显器质性病变基础，因原发性胃动力不足导致的以排空障碍为特征的一系列胃肠道功能紊乱综合征，称为功能性胃排空障碍综合征，又称术后胃瘫综合征；后者是指由于器质性的原因造成完全性或不完全性胃排空障碍。临床上以功能性胃排空障碍为多见，并且由于近年来管状胃的制作和颈部吻合的增加，其发生有上升的趋势。

2.发生原因　①功能性胃排空障碍发生原因：手术切断双侧迷走神经，术后胃张力和正常生理功能也随之改变；胃大弯上部胃蠕动正常起搏点被切除，胃窦部的异常蠕动起搏点引起胃动过速，扰乱正常胃蠕动；手术时胃上提机械性牵拉，幽门附近游离不充分、吻合口位置高导致机械性牵拉程度增加，胃窦部和幽门呈扁平牵拉状态，结果幽门开启困难并可能处于痉挛状态；胃壁组织挫伤严重，蠕动无力；术后早期胃减压不充分，造成胃过度扩张，减弱了胃的收缩力，又增大了对幽门的牵拉作用；胸腔胃从腹腔正压环境变为胸腔负压环境发生胃扩张；高龄、营养不良、低蛋白血症、贫血糖尿病等。②机械性胃排空障碍发生原因：机械性胃排空障碍的原因主要与手术操作有关。根据近年来的文献报道，造成术后机械性胃排空障碍的原因有胃扭转、幽门受牵拉变扁成角、幽门受纤维黏连带压迫、胃窦部被大网膜缠绕、膈食管裂孔过紧等。

3.临床表现　食管癌术后拔除胃管进食后，出现胸闷、气短、上腹部饱胀不适、呃逆、嗳气，继而出现恶心、呕吐，呕吐物为酸臭胃内容物；胃肠减压后症状消失，夹闭胃管后症状重新出现；X线检查见胸胃扩张明显，胃内有较大液平面，造影可见造影剂停留在胃内。

4.功能性和机械性胃排空障碍鉴别诊断　机械性发病早，症状较重，胃液引流多，少见胆汁；造影见梗阻部位不在幽门，胃蠕动波正常或增强。功能性发病时间不定，症状多数较轻，胃液引流少，可见胆汁；造影见梗阻处造影剂形状比较圆钝，看不到胃蠕动波或只有少量造影剂通过。

5.治疗　机械性排空障碍需手术治疗，功能性胃排空障碍保守治疗即能治愈，一般2～4周均能恢复，也有持续长达数月者。保守治疗主要方法有禁食、持续有效胃肠减压；置入空肠营养管给予营养支持；应用制酸剂、生长抑素等减少消化液分泌；应用促胃肠动力药物：静脉给予红霉素有增强胃收缩的作用；胃镜检查，刺激胃壁及幽门扩张，有些患者可治愈。

（七）膈疝

膈疝主要见于左胸切口，右胸切口包括 Ivor-Lewis 手术膈疝发生率极低，可能与其保持了右侧膈肌的完整性有关。通常在术后早期，也可在术后一年或更长时间以后发生。主要原因包括左侧膈肌打开后修补手术操作不当，术后继发于剧烈咳嗽、呕吐或便秘后胸、腹压的异常，膈肌切口感染致愈合不良等。疝内容物多为小肠，但亦可能为结肠、脾脏等。临床表现为突然出现的胸腹部症状，如胸闷、呼吸困难、胸腹痛，有时伴有肠梗阻症状。辅助检查X胸片、胸部CT可早期明确诊断。治疗由于膈疝发生后很少自然回复，因积极手术治疗，且以原切口入路为佳。

（八）心血管系统并发症

多发生于老年患者，是老年患者食管癌术后最常见的并发症。术前多有高血压、冠心病等血管系统基础疾病，由于手术、麻醉等因素，加上术后早期血容量不足、疼痛、呼吸功能降低导致低氧血症，继发心血管系统并发症。心律失常最为常见，包括窦性心动过速（缓）、阵发性室上性心动过速、房颤、室性期前收缩，其次为心力衰竭。治疗上应积极去除诱因，纠正缺氧，预防肺部并发症，以减少心血管并发症的发生，并选用有效药物，如维拉帕米、毛花苷C、普罗帕酮等，纠正心律失常。

（九）胸胃坏死穿孔

1.发生的原因　胃壁血供障碍，包括误扎网膜右血管；高位吻合因胃的松解不够加上胃的重力作用，胃网膜血管弓受到牵拉；胸胃扭转至绞窄；术中、术后低血压或低氧血症，血管的痉挛及血栓形成。胃壁损伤，包括术中对胃壁过度牵拉、捻挫、挤捏或钳夹造成胃壁组织局部严重挫伤及血肿形成；胃壁黏膜应激性溃疡穿孔；术中胸胃悬吊固定或包埋后胃壁牵扯撕裂；管状胃的广泛使用。

2.临床表现　与吻合口瘘的表现相似，常常不易区别，但由于胸胃坏死穿孔多较大，胃内容物溢入胸腔较多，胸内感染严重而不易局限，故症状出现得早且重。

3.诊断　通过上消化道造影可明确，大部分是在第二次剖胸探查时发现。

4.治疗　胸胃发生坏死穿孔，病情凶险，死亡率高，但若及时处理，预后较胸内吻合口瘘要好。因此治疗上主张及时诊断和尽早手术，是降低死亡率的关键。术中对残胃充分松解，坏死范围小者，可剪除坏死边缘单纯缝合修补，并以带蒂组织瓣缝盖；范围大者，切除坏死组织后行更高位的吻合以恢复消化道连续性。也有主张穿孔直径小于0.5cm者，可采用保守治疗。

（十）食管（胸胃）气管或支气管瘘

食管（胸胃）气管或支气管瘘是少见但预后极差的并发症。

1.主要的发生原因　有食管癌术后放化疗；术中电刀或超声刀的使用导致气管膜部或胃壁损伤穿孔；管状胃的切缘处理不善等。

2.临床表现　早期症状为吻合口瘘或胸胃穿孔导致吻合口或胸胃与气管或支气管相通，出现呛咳、发热、肺部感染、呼吸困难等。手术2周后(晚期)出现食管(胸胃)气管或支气管瘘者，主要表现为长期咳嗽，进食后加重，大量黄色浓痰或痰内带有食物残渣、反复肺部感染，以下叶为主。

3.诊断　上消化道造影可明确诊断；胃镜或纤维支气管镜可以直接观察到瘘口，并能了解瘘口的大小及位置，具有重要的意义；胸部CT检查可观察到肺部炎症状况。

4.治疗　①食管(胸胃)气管瘘患者早期多难以耐受手术，且瘘口周围严重感染，修补成功率不高，多采用保守治疗。早期(2周内)禁食、持续有效的胃肠减压、肠内外营养支持、有效的抗感染及抑制胃酸分泌。如果胸腔、肺感染严重，可考虑先行食管颈部外置，待以后再行Ⅱ期消化道重建。②2周后可考虑先行内镜及介入治疗，食管或气道内覆膜支架置入治疗。但食管支架在管状胃内完全封闭瘘口有困难，仅适于瘘口距吻合口较近的患者，气管支架可改善生活质量但很难使瘘口愈合。③手术治疗适用于保守治疗和内镜介入治疗无效且患者本身能耐受手术者，方法是修补气管支气管瘘口、关闭食管/胸腔胃瘘口或再行食管重建吻合手术。手术是最有效彻底解决问题的方案，但要严格掌握指征，根据瘘口组织愈合情况及胸内黏连程度相应采取手术方式。

四、食管癌的术后辅助化疗

【概述】

食管癌患者仅行手术治疗，5年生存率为8%～30%，手术治疗的远期疗效不佳，与许多患者术后2～3年内复发有明显的关系，其中食管鳞状细胞癌术后2年内复发或转移率可达70%。研究表明部分患者手术前已发生微小远处转移，需要给予术后辅助化疗。除术前已发生微小远处转移外，可能存在如下因素：手术切除不彻底；淋巴结清扫不完全；术后患者免疫功能下降，残留的肿瘤细胞可能会快速进入增殖周期。

目前，局限性食管癌的首选治疗，是以手术切除治疗为主的综合治疗，其中，化疗起到重要的作用。术后辅助化疗的目的：消灭微小转移灶；杀灭残留的肿瘤细胞；延缓或降低肿瘤的复发和转移；甚至可以根治局部复发和远处转移的发生。因此，术后辅助化疗有利于提高术后患者的生存率、延长患者无病生存期及总生存期等。

【术后辅助化疗的原则】

食管癌术后的辅助化疗，需要结合组织病理类型、手术切缘、淋巴结转移情况及术前是否进行新辅助治疗决定。参照中国食管癌规范化诊治指南(第2版)及2014年食管癌NCCN指南，建议术后辅助化疗适用于如下情况：

(1)侵及食管黏膜下层的T_1N_0期的患者，若存在如下条件之一者：食管切除长度不足标准长度；伴有组织学低分化或未分化；年龄<40岁。

(2)侵及食管肌层的T_2N_0期患者，伴有脉管及神经浸润。

(3)侵及食管周围或邻近器官或淋巴结转移的患者，分期为$T_{3\sim4}N_0$或$T_1\sim4N_1$。

(4)临床怀疑可能有远处转移者的任何T、任何N的患者M_1，或确诊为M_1，行手术切除者。

(5)可以根治性手术,而术后切缘为阳性者。

上述第(1)及(2),欧美国家很少给予术后辅助化疗,而对于Ⅱ期以上有高危因素的患者,多数欧美国家学者也建议给予术后辅助治疗,但食管鳞状细胞癌患者术后辅助化疗的支持证据不充分;而国内学者在实际工作中,对于存在高危复发因素的食管鳞状细胞癌,多数支持给予术后辅助化疗。另外,食管癌原发灶术后明显残留者(R_2 切除),以及远处转移病灶未能完全切除者,给予的术后辅助化疗,严格来讲,不应称为术后辅助化疗。

另外,术前曾接受化疗或放化疗的食管癌患者,术后根据癌残留程度判断术前化疗或放化疗是否有效,再决定是用原方案或更新治疗方案进行术后辅助化疗。术后辅助化疗一般在术后 3 周左右开始,一般用 4～6 个周期。

【辅助化疗方案】

由于单一药物化疗缓解期较短、疗效较差,目前临床上很少将单药方案用于食管癌的术后辅助化疗,多药联合方案应用已成为辅助化疗的常用方案。治疗食管癌的多药联合化疗方案均是由单药治疗食管癌有效的药物组成的。常用的联合方案有 DDP/5-FU、DDP/5-FU/CF、DDP/PTX(或 TXT)、长春瑞滨/DDP 等。目前,卡培他滨(或 S-1)/顺铂(或奥沙利铂)方案治疗食管鳞状细胞癌的经验还不成熟,对于食管腺癌可以考虑,这基于胃食管结合部癌的临床研究结果。

(一)5-氟尿嘧啶(5-FU)联合铂类

虽然目前尚无公认的标准辅助化疗方案,若患者术前未接受过化疗,推荐以 5-FU 为基础的化疗。多项研究支持,5-FU 联合顺铂/卡铂用于术后辅助化疗对食管鳞状细胞癌有益处,其中氟尿嘧啶与顺铂的联合方案,疗效可靠,简便易行,被推荐为食管癌术后辅助化疗的经典方案。

Ando 等进行的一项随机对照研究——JCOG 9204 试验,242 例食管鳞状细胞癌接受手术切除术并行淋巴结切除的患者,分为单纯手术组 122 例,辅助化疗组 120 例,辅助化疗方案:顺铂 $80mg/m^2$,d1;氟尿嘧啶 $800mg/m^2$,持续静脉滴注 24h(CIV 24h),d1～5,21 天为 1 个周期,共行 2 个周期。结果表明辅助化疗能提高 5 年无病生存率(DFS),两组差别具有统计学差异(55%比 45%,P=0.037);虽然也可提高 5 年生存率,但两组之间未达到统计学差异(61%比 52%,P=0.13),仍能提示辅助化疗有延长患者生存时间的趋势。分层分析发现,辅助化疗可以降低淋巴结转移患者的风险。本研究表明术后辅助化疗可以减少肿瘤的复发。同样,Lee 等开展了一项小样本的前瞻性研究,对淋巴结阳性(N_1)的胸段食管鳞状细胞癌患者进行辅助化疗,化疗方案为顺铂联合氟尿嘧啶,顺铂 $60mg/m^2$,d1;氟尿嘧啶 $1000mg/m^2$,CIV 24h,d1～4,21 天为 1 个周期,共行 3 个周期;辅助化疗组 40 例,同期单纯手术组 52 例;结果显示辅助化疗组 3 年 DFS 率高于单纯手术组(47.6%比 35.6%,P=0.049),估计 5 年的总生存率没有明显差异(50.7%比 43.7%,P=0.228),研究者认为术后辅助化疗可以延长淋巴结阳性的胸段食管鳞状细胞癌的无病生存率。由于该研究不是随机对照临床试验,故证据级别不高。另外,日本的一项研究结果也显示,5-FU 联合顺铂的辅助化疗方案可以提高淋巴结转移患者的无病生存率(5 年 DFS 52%比 38%,P=0.049),但总生存率仍无明显改善,支持辅助化疗对原发性可切除食管鳞状细胞癌患者是有益的，尤其是淋巴结阳性患者更容易获益。

亚叶酸钙对 5-FU 具有生化调变作用，在 5-FU＋DDP 的基础上，再联合亚叶酸钙，可能会增效。Zhang 等回顾性分析 66 例食管癌术后行辅助化疗患者和 160 例单纯手术患者，方案为氟尿嘧啶＋顺铂＋亚叶酸钙；结果显示：辅助化疗不能改善整组患者的生存，但对Ⅳ期患者可改善生存。辅助化疗对颈或腹腔淋巴结转移（Ⅳ期亚组）患者最有效，辅助化疗较对照组可以改善患者的 1 年、3 年 DFS 及 OS。

除手术联合辅助化疗对比单纯手术的研究之外，Ando 等开展了一项手术切除的Ⅱ～Ⅲ期食管鳞状细胞癌患者的随机研究，对术后辅助化疗与术前化疗的优劣进行比较，化疗方案为 DDP＋5-FU，行 2 个周期化疗。入组 330 例患者，辅助化疗组 166 例，术前化疗组 164 例。进行中期分期时，无进展生存（PFS）无达到，但术前化疗组的总生存优于辅助化疗组（P＝0.01）。更新的分析显示 5 年总生存率也存在差异，术前化疗组为 55％，辅助化疗组为 43％（P＝0.04）；但术前化疗组的手术并发症、肾功能不全稍高于辅助化疗组。结果表明术前化疗优于术后辅助化疗。研究者认为对于Ⅱ～Ⅲ期食管鳞状细胞癌，术前化疗联合手术应该被作为标准治疗方案。

（二）紫杉醇联合铂类

目前认为紫杉醇是治疗食管癌最有效的药物之一，紫杉醇单药用于食管癌的辅助治疗也鲜有报道，较多的是与其他药物的联合。Armanios 等开展了多中心Ⅱ期 ECOG E8296 临床试验，紫杉醇联合顺铂用于完全手术切除的食管远端腺癌、胃食管结合部癌及贲门癌患者的术后辅助化疗，入选 55 例患者，其中 49 例患者为淋巴结转移。化疗方案：紫杉醇 175mg/m^2，d1；顺铂 75mg/m^2，d1，21 天为 1 个周期，共 4 个周期。结果表明 2 年生存率为 60％，与历史对照比较，紫杉醇联合顺铂用于辅助化疗可以提高患者的生存率。

近期，Lyu 等综述 52 例伴有淋巴结转移的食管鳞状细胞癌，肿瘤位于胸段食管癌的中1/3 或下 1/3，患者给予以紫杉类为基础的辅助化疗，3 年生存率为 58.9％，而单独手术组的 3 年生存率为 47.7％，单因素及多因素分析显示术后辅助化疗为生存阳性预测因子，该研究表明以紫杉类为基础术后辅助化疗，与单纯手术组比较，可改善淋巴结转移食管鳞状细胞癌患者生存。

最近，Hashiguchi 等在紫杉类联合铂类的基础上，再联合 5-FU，组成多西他赛（TXT）＋顺铂（CDDP）＋5-FU（DCF）方案，用于淋巴结转移食管鳞状细胞癌患者的辅助治疗，回顾性分析 139 例分期为Ⅱ～Ⅲ（非 T_4）期患者，分为两组手术组（S 组，88 例）、辅助化疗组（DCF 组，51 例）；DCF 方案：TXT 60mg/m^2，d1＋CDDP 60mg/m^2，d1＋5-FU 500mg/m^2，d1～4，每 3 周重复，化疗 2 个周期。结果显示 S 组 5 年 DFS 和 OS 分别为 55.8％和 57.3％，而 DCF 组分别为 52.8％和 63.0％，两组之间没有显著性差异。分层分析，N_1 患者，两组之间的 DFS 和 OS 没有差异，而 N_2 患者，DCF 在 DFS 和 OS 均优于 S 组，结果表明 DCF 方案可以改善 N_2 的食管鳞状细胞癌患者的 DFS 和 OS，认为 DCF 方案有效，可以作为辅助治疗方案，用于淋巴结转移阳性的食管癌患者。

（三）顺铂联合长春地辛

Ando 等采用顺铂（DDP）联合长春地辛（VDS）用于食管鳞状细胞癌的术后辅助化疗，205 例患者入组，其中 105 例患者接受 2 个周期的辅助化疗，方案：顺铂 70mg/m^2 ＋ VDS

$3mg/m^2$,dl;单纯手术组100例。结果显示辅助化疗组5年生存率48.1%,高于对照组的44.9%,但差异无统计学意义(P=0.26)。研究表明顺铂联合VDS方案用于辅助化疗,无生存获益,甚至淋巴结转移患者,也无生存获益,该研究不支持顺铂联合VDS方案用于食管癌的辅助化疗。然而,Heroor等的研究结果表明顺铂联合VDS对淋巴结转移≥8个的食管癌患者有生存益处。

虽然,较多的临床研究结果支持食管癌术后给予辅助化疗,但食管鳞状细胞癌术后是否常规辅助化疗仍存在争议,这是由于研究结果不一,有的研究术后辅助化疗仅能提高无瘤生存率,有的研究认为术后化疗能提高食管癌患者3年生存率,有的研究认为术后辅助化疗不能提高3年、5年生存率,故有的学者支持食管癌术后进行辅助化疗,有的不支持进行辅助化疗。早期的一项Meta分析表明,与单纯手术组相比,术后辅助化疗的患者无显著生存获益。但最近,Zhang等对食管鳞状细胞癌的辅助化疗进行的一项Meta分析,共2047例患者,辅助化疗组887例,单纯手术组1160例,结果显示3年总生存无显著性差异(P=0.25);在3年生存率上,Ⅲ～Ⅳ期患者较Ⅰ～Ⅱ期患者,可以从辅助化疗中获益;辅助化疗可以显著延长1年DFS,而不延长3年DFS;另外,淋巴结转移阳性患者辅助化疗可使5年DFS获益。结果表明食管鳞状细胞癌患者,应基于病理分期或淋巴结转移,决定是否给予辅助化疗。

从以上研究可知淋巴结转移或Ⅲ～Ⅳ食管癌患者,给予术后辅助化疗的证据最为充分。上述研究采用的辅助化疗方案以5-FU联合顺铂、紫杉类联合顺铂为主,一般不超过3个周期。然而,我们在临床的实际应用中,大多进行4～6个周期的化疗。由于并不是每一位食管癌术后患者均可从辅助化疗中获益,因此,筛选出获益人群,探索更好的综合治疗模式均为以后的发展方向。

五、食管癌的术前化疗

【概述】

术前化疗又称为新辅助化疗,因可以降低肿瘤分期、降低远处转移的风险、提高根治性切除率和提高远期生存率的作用逐渐被认可。在食管癌的治疗中,除非特殊说明,新辅助化疗是指食管癌在手术治疗之前给予全身系统性化疗。

新辅助化疗的优势:①肿瘤有完整的血运,有助于保持靶病灶局部药物浓度及氧浓度;②可降低病期,提高R_0切除率;③相比于术后治疗,患者一般状况较好,耐受性也好,有利于顺利而完整地进行术前化疗;④减少术中肿瘤种植转移;⑤早期消灭亚临床转移病灶;⑥可作为肿瘤体内药物敏感性的评价;⑦术前化疗,同期给予放疗,化疗与放疗可相互增敏。

目前,在我国虽然食管癌的发病率、死亡率均很高,但食管癌新辅助化疗没有标准的方案。而在日本,基于JCOG9907等一系列研究表明食管癌患者给予术前新辅助化疗,较单纯手术患者具有更高的无病生存率。推荐FP方案为治疗食管鳞状细胞癌的标准新辅助化疗方案,用于Ⅱ/Ⅲ期食管鳞状细胞癌患者。另外,在欧美对于食管腺癌,推荐术前新辅助放化疗或术前新辅助化疗;食管鳞状细胞癌,则推荐术前新辅助化疗。

结合临床实际,在我国推荐食管癌Ⅱ期和Ⅲ期(不包括T_4)进行新辅助化疗。参照相关文献，目前食管癌的新辅助化疗可选择的方案有紫杉醇联合铂类、紫杉醇（或多西他赛）联合5-FU（或卡培他滨）、5-FU（或卡培他滨）联合顺铂、伊立替康联合顺铂、多西他赛联合奥沙利铂及卡培他滨等。其中以5-FU联合顺铂方案研究最多，为大家所认可。

【治疗方案】

（一）5-FU联合顺铂

日本JCOG9204研究中，化疗方案为5-FU联合顺铂（FP方案），食管癌患者给予术后辅助化疗，较单纯手术患者，具有更好的无病生存率。采用同样化疗方案，日本学者开展了JCOG9907临床试验。

日本JCOG9907研究是一项随机对照试验研究，在该研究中，Ando等给予局部晚期食管鳞状细胞癌患者围术期化疗联合手术治疗，330例Ⅱ/Ⅲ期（排除T_4）鳞状细胞癌患者，随机分为术后化疗组（NC组，166例）、术前化疗组（PC组，164例），均给予2个周期5-FU＋顺铂联合化疗方案，具体化疗方案：顺铂80mg/m^2 d1，5-FU 800mg/m^2 d1～5，CIV 24h，每3周为1个周期。结果显示，进行中期分期时，中位无进展生存时间（PFS）无达到；术前化疗组的2年总生存率优于术后辅助化疗组，术前化疗组的5年生存率明显高于术后化疗组（55％比43％，P＝0.04）；结果表明术前给予2个周期5-FU＋顺铂化疗联合手术治疗方案，可作为Ⅱ/Ⅲ期食管鳞状细胞癌的标准治疗方案。

Kelsen等（1998）开展了一项多中心随机试验研究，比较术前化疗＋手术＋术后化疗（化疗组）与单纯手术治疗（手术组）局部可切除食管癌患者的疗效。化疗方案为5-FU＋顺铂，具体为顺铂100mg/m^2 d1＋5-FU 1000mg/m^2 CIV 24h d1～5，每28天1个周期，术前行3个周期化疗，术后再行2个周期化疗。440例患者，随机分为化疗组213例、手术组227例；中位随访55.4个月，化疗组与手术组两组之间的OS无显著性差异（14.9个月比16.1个月，P＝0.53），术后1年、2年的生存率均无差异，两组之间的毒性也无差异；腺癌与鳞状细胞癌之间也无差异。结果表明5-FU＋顺铂联合化疗方案术前给予食管癌或表皮样癌患者，不能改善其总生存率，未使食管腺癌和鳞状细胞癌患者生存获益。术前化疗也不改变局部区域的复发率或远处转移率。但在该研究中，随访时间较短，仅2年。

在RTOG8911研究中，Kelsen DP等（2007）比较了化疗＋手术（化疗组）与单纯手术（手术组）治疗局部晚期食管癌疗效的长期结果。化疗方案为顺铂＋5-FU。443例患者分为化疗组216例、单纯手术组227例。两组的RO切除率63％比59％（P＝0.5137）；达不到R_0切除者，预后较差。R_0切除的患者5年无病生存率为32％，而R1切除者5年生存率仅为5％；R1、R2及未切除者的中位生存率无显著性差异；术前化疗组和单纯手术组的OS无差异，化疗组的中位OS为14.9个月，手术组的中位OS为16.1个月，两者差异不显著（P＝0.53），然而对术前化疗有反应的患者生存时间有改善。研究表明，局部晚期食管癌患者，是否给予术前化疗，仅R_0切除的患者可以引起相当程度的长期生存。

英国早期的一项随机对照临床试验研究（OEO2研究），将802例可切除的Ⅰ～Ⅲ期食管癌，随机分为两组，一组为术前化疗组（CS组，400例），另一组为单纯手术组（S组，402例），术前化疗方案为顺铂80mg/m^2 d1＋5-FU 1000mg/m^2 d1～4，连续静脉滴注96h，每21天为1个周期，行2个周期化疗。结果显示CS组的手术R_0切除率高于S组（60％比54％，P＜

0.0001)；CS组的中位生存时间(OS)优于S组(16.8个月比13.3个月)；CS的2年生存率高于S组(43%比34%)；两组术后并发症无差别。结果表明2个周期的术前顺铂+5-FU联合方案的化疗治疗可切除食管癌，可以改善患者的生存，并不增加额外的严重不良反应。上述为OEO2研究的中期结果。2009年，Allum等报告了OEO2研究最新结果，探讨术前化疗对食管癌患者影响的长期随访结果。结果显示CS组的5年生存率高于S组(23.0%比17.1%)，疗效在腺癌与鳞状细胞癌一致.均优于对照组；腺癌，CS组的5年生存率22.6%，对照组为17.6%；而鳞状细胞癌，5年OS率为25.5%，对照组为17.0%。长期随访显示术前化疗可以改善可切除食管癌患者的生存，术前化疗联合手术应该作为一种标准治疗模式。但在OEO2研究中，食管鳞状细胞癌(SCC)的疗效仅为31%，故研究者认为新辅助化疗对食管鳞状细胞癌的疗效仍需要进一步探讨。

（二）紫杉类联合铂类及5-FU

Hara等(2013)开展了一项Ⅱ期临床研究，采用多西他赛+顺铂+5-FU(DCF)联合方案，给予食管鳞状细胞癌(ESCC)术前化疗，化疗方案为多西他赛70～75mg/m^2 d1+DDP 70～75mg/m^2 d1+5-FU 750mg/m^2，CIV 24h，d1～5；每3周1个周期，最大给予3个周期化疗。然后给予手术切除。42例Ⅱ/Ⅲ期ESCC患者，有效率为64.3%，病理学完全缓解率为17%，估计2年PFS、OS分别为74.5%、88.0%，提示术前化疗患者可耐受、疗效令人鼓舞。

Noronha V等回顾性分析31例局部晚期食管癌和胃食管结合部癌，患者术前接受2～3个周期的多西他赛+顺铂+5-FU(DCF)方案的诱导化疗，入组31例患者，94%为食管鳞状细胞癌，有效率为81%，其中CR为23%、PR为58%。87%患者行手术切除，67%为R$_0$切除，pCR为26%。中位随访27个月，1、2、3年的总生存率分别为80%、68%、55%。获得pCR患者的PFS、OS更长。

（三）5-FU联合顺铂及多柔比星

Yano M等研究了77例淋巴结阳性食管鳞状细胞癌，给予术前化疗，化疗方案为5-FU+顺铂+多柔比星，具体5-FU 750mg/m^2 CIV 24h d1～7+多柔比星30mg/m^2 d1+顺铂70mg/m^2 d1，每3～4周为1个周期。对新辅助化疗有效患者较无效患者，表现为更早的病理学分期、更少的淋巴结转移率及转移数目、更好的预后。无效者的最常见的失败模式为淋巴结复发，复发率为47.5%，而有效者仅为16.7%。

Kosugi S等应用5-FU 600mg/m^2，d1～7、d29～35；多柔比星30mg/m^2、DDP 60mg/m^{2}或NDP 50mg/m^2，d1、29联合方案，新辅助化疗治疗晚期食管癌患者26例，临床反应率46.2%，21例接受了手术，R$_0$切除率61.5%，中位TTP、OS分别为6个月、9个月，1年生存率31.3%，R$_0$切除的患者1年生存率为33.3%；26例患者的中位TTP为6个月。该方案可耐受，对控制局部原发肿瘤灶有效，但无明显生存优势。该方案治疗晚期食管癌的疗效仍不清楚。

（四）顺铂+依托泊苷

Boonstra JJ等开展了一项随机、对照试验，食管鳞状细胞癌(OSCC)患者给予新辅助化疗后手术(CS组)，与单纯手术患者(S组)对比，评价新辅助化疗对OSCC治疗的影响。化疗方案为顺铂80mg/m^2 d1+依托泊苷100mg/m^2 d1～2+依托泊苷200mg/m^2 d3、5；第4周重复。

治疗有效者，第8、11周再次给予2个周期。169例患者，CS组85例，C组84例。CS组和C组的中位OS分别为16个月、12个月，2年生存率分别为42%、30%，5年生存率分别为26%、17%。CS组的OS、DFS均优于C组，结果表明术前给予顺铂+依托泊苷方案化疗可以显著地提高OSCC患者的总生存时间。

（五）荟萃分析

Sjoquist KM等进行一项荟萃分析，纳入9项随机对照研究共1981例食管癌患者，比较食管癌各亚型术前新辅助化疗对食管癌患者治疗的影响，新辅助化疗联合手术较单纯手术可以降低死亡风险，其中食管腺癌较食管鳞状细胞癌更加明显，新辅助化疗可带来生存益处，提高患者的总生存期(OS)、2年生存率。在该研究中，新辅助化疗的方案为5-FU联合顺铂5-FU联合VP-16、5-FU联合博来霉素等。

Gebski V等纳入8项随机研究，共1724例患者，方案以顺铂为基础，联合5-FU或长春地辛、博来霉素、依托泊苷等，行2个周期化疗。接受新辅助化疗876例，与单纯手术848例比较，新辅助化疗的2年绝对生存益处提高7%，在食管鳞状细胞癌不明显，而在食管腺癌却很明显。

Speicher PJ等对临床分期为T_2N_0食管癌患者给予新辅助化疗+手术治疗，并与单纯手术治疗对比。研究发现两种治疗模式的患者长期生存无差别，新辅助化疗+手术治疗组为41.9个月，单纯手术组为41.1个月，结果表明新辅助化疗不提高T_2N_0食管癌患者的生存期。

虽然目前在新辅助化疗方案上未达到一致的方案，但化疗与手术相结合可用于控制食管癌的早期转移，已得到一致的认识，故在临床上，选择合适的患者进行新辅助化疗还是必需的。上述研究似乎提示，新辅助化疗已成为局部晚期食管癌治疗的一种常用的方法。然而，在过去的15年，只有少数试验报道以氟尿嘧啶和铂类复合物为基础的新辅助化疗较单纯手术可以使食管癌患者显著受益，故仍有学者认为术前化疗在食管癌治疗中的地位有待确定。

目前，建议新辅助化疗治疗2～3个周期，有学者认为新辅助化疗的毒性或肿瘤对新辅助化疗不敏感而发生肿瘤进展，新辅助化疗可能造成手术时机的贻误。目前有关新辅助化疗会造成手术时机贻误的研究不多，另外，这种延迟是否会对患者的生存产生影响，有待于进一步研究。有学者认为，新辅助治疗的2～3个月内若出现远处转移，即使首选采取手术治疗，其预后可能也不佳。反而，这些学者认为新辅助治疗过程中可观察出这些患者，可以避免手术创伤。虽然存在争议，但食管癌的新辅助治疗得到越来越多研究者的认同。

六、食管癌的同步放化疗

【概述】

肿瘤治疗中，放疗可与化疗联合，若放疗与化疗先后进行，称为序贯放化疗；若放疗与化疗同时进行，称为同步放化疗。同步放化疗已成为无法手术的中晚期食管癌的标准治疗手段之一。在食管癌治疗中，单纯放疗或化疗均存在不足，比如化疗对肿瘤内部乏氧区域的肿瘤细胞杀伤能力较弱，许多肿瘤细胞对化疗不明感，局部控制率低，而放疗的作用范围较局限，不能控制微小转移灶。放疗与化疗的联合，可以弥补各自的不足。同步放化疗中，化疗使肿瘤病灶缩小，减轻肿瘤负荷，有利于放疗；化疗可改善肿瘤氧和营养供应，对放疗增敏；化疗可杀灭局部肿瘤及微小转移灶,有利于局部控制及降低远处转移率等。因此,化疗有助于提高缓解率,改善无进展生存期,补充放疗在此方面的不足。另外,放疗可导致肿瘤细胞亚致死性和潜在致死性损伤,有利于化疗药物对肿瘤细胞更好地杀伤。

同步放化疗分为术前同步放化疗、术后同步放化疗及围术期同步放化疗。其中,术前同步放化疗的研究最多,临床上应用也较为广泛。文中若没有特殊说明,那么术前、术后放化疗,指的是术前、术后同步放化疗。

术前放化疗,又称为新辅助放化疗,新辅助放化疗最初是用来治疗不能手术的患者,其除了能控制局部肿瘤的生长,还能控制微小转移病灶,并能减少远处复发的风险。在西方国家,新辅助治疗已被视为局部晚期食管癌标准治疗方案之一。由于大多数食管癌患者就诊时已处于中晚期,此时,即使接受手术切除,预后仍很差。因此,对不能手术的中晚期食管癌患者,新辅助放化疗可使肿瘤已外侵或是与邻近器官有癌性黏连者的缩小瘤体、癌性黏连转为纤维性黏连而利于手术的切除,另外,新辅助放化疗能起到降级、降期的作用,从而对患者的生存有利。许多研究表明,术前同步放化疗较单纯手术治疗显示出更好的疗效。

术后放化疗,顾名思义,术后给予的放化疗,又称术后辅助放化疗,其目的主要是杀灭手术残留的肿瘤细胞、消灭微小转移灶、消除主病灶外的卫星病灶及切缘阳性残留的病灶。临床上,术后放化疗也多采用术后同步放化疗。而围术期放化疗的概念相对模糊,多指术前新辅助放化疗+术后辅助化疗。另外,序贯放化疗在临床上也应用,可采用先放疗后化疗或先化疗后放疗模式。另外"夹心法"治疗模式,即化疗-放疗-化疗模式,或放疗-化疗-放疗模式,也在临床上应用,但这些模式,相对而言,用法不太容易规范。

【同步放化疗的适应证】

1.术前同步放化疗的适应证　我国食管癌中鳞状细胞癌高发,参照中国抗癌协会食管癌专业委员会编写的《食管癌规范化诊治指南》,适应证为:①$T_3N_0M_0$;②$T_{1\sim2}$伴淋巴结转移;③$T_{3\sim4}$伴或不伴淋巴结转移的可切除的胸段食管癌患者,尤其是鳞状细胞癌患者。另外,对于胸上段食管癌出现颈部淋巴结癌转移或胸下段食管癌出现腹腔淋巴结癌转移的患者,以及胸上、中、下段食管癌分别长于4cm、5cm、6cm者,均建议行术前同步放化疗。

2.术后同步放化疗　参见中国抗癌协会食管癌专业委员会编写的《食管癌规范化诊治指南》,适应证为食管癌术后具有复发高危因素者。

【术前同步放化疗】

最早于1992年由Nygaard等首次报道食管癌术前放化疗临床研究,不久后,更多的学者关注食管癌术前放化疗研究。不论单一研究还是Meta分析,多项研究结果显示术前同步放化疗联合手术优于单纯手术治疗。术前同步放化疗中方案的选择很重要,研究较多的方案为5-FU联合顺铂、紫杉类联合铂类、伊立替康联合顺铂等。术前放化疗中,放疗剂量为41.4～50.4Gy。

(一)以顺铂+5-FU基础的方案

1.顺铂联合5-FU　早期,Walsh TN等开展了一项前瞻性、随机试验,术前同步放化疗联合手术治疗可切除的食管腺癌,试验组治疗方案为5-FU 15mg/(kg·d) d1～5+顺铂75mg/m^2 d7,分别于第1、第6周给药,共2个周期;放疗剂量为40Gy,与第1个周期化疗同时进行,然后手术。对照组仅行手术治疗。结果显示术前放化疗能降低淋巴结转移及远处转移,试验组有25%患者获得完全缓解。试验组的中位生存时间为16个月,而对照组仅为11个月;前者的1、2、3年生存率均高于对照组。结果表明术前放化疗联合手术治疗可切除食管腺癌患者较单纯手术治疗可明显改善患者的生存。

Lee JL等进行的一项前瞻性随机对照的Ⅲ期临床研究,将101例Ⅱ～Ⅲ期手术可切除的食管鳞状细胞癌随机分为同步放化疗(CRT)后手术组(51例)及单纯手术组(50例)。化疗方案为:顺铂60mg/m^2 d1、22+5-FU 1000mg/m^2 d2～5;放疗剂量为45.6Gy。放疗完成后3～4周手术。CRT治疗后疾病稳定或有效的患者,手术后再给予4个周期化疗,方案为顺铂60mg/m^2 d1+5-FU 1000mg/m^2 d2～5,每4周重复。结果显示:CRT毒性可耐受,不影响术后并发症及住院时间。随访25个月,术前CRT虽可以导致高的临床有效率及病理缓解率,但并不延长患者的中位总生存时间(OS)(28.2个月比27.3个月,P=0.69)和2年的无事件生存时间(EFS)(49%比51%,P=0.93)。

一项来自澳大利亚的Ⅲ期临床试验,Burmeister BH等探讨短暂的术前放化疗可以改善可切除食管癌患者的预后,将256例局部晚期的食管癌患者,随机分为术前同步放化疗组(CRT)(128例)和单纯手术组(例),化疗方案为顺铂80mg/m^2 d1+5-FU 800mg/m^2 d1～4。结果显示同步放疗剂量为35Gy,两组之间的无进展生存时间(PFS)及中位总生存时间(OS)均无差异;CRT组具有更好的完全切除率、更少的淋巴结阳性率。亚组分析显示,CRT治疗的食管鳞状细胞癌患者较非鳞状细胞癌患者具有更好的无进展生存时间。结果表明术前放化疗不能改善食管癌整组患者的PFS和OS,但可以改善食管鳞状细胞癌的PFS。

Tepper等开展的CALGB 9781研究,比较术前给予顺铂/氟尿嘧啶+放疗联合手术与单纯手术治疗食管癌的Ⅲ期临床试验。入组56例非转移性食管癌患者,随机分组,单纯手术组(26例):食管切除+淋巴结清扫术;术前同步放化疗组(30例):顺铂100mg/m^2 d1+5-FU 1000mg/(m^2·d)(第1周及第5周的前4天)联合同期放疗(总剂量50.4Gy)+食管切除+淋巴结清扫术。中位随访时间为6年:ITT显示,同步放化疗组的中位生存期优于单纯手术组(4.48年比1.79年),5年生存率同步放化疗组也优于单纯手术组(39%比16%)。结果提示同步放化疗后联合手术治疗食管癌有长期的生存优势,支持术前同步放化疗+手术治疗作为非转移性食管癌患者的标准治疗。

Markar等对Ⅱ～Ⅲ期食管癌患者,比较了新辅助放化疗(NCR)与单纯手术效果,其中173例患者中108例接受手术,59例接受NCR。化疗药物为5-FU+顺铂,放疗剂量为50.4Gy。两者之间的并发症发生率、住院死亡率、ICU住院时间均无差别,但接受NCR治疗的患者表现为住院时间缩短。接受NCR治疗的Ⅲ期食管癌患者淋巴结阳性率和切缘阳性率均减少。虽腺癌患者的生存时间延长,但两组之间无显著性差别,总体上NCR不能使患者受益。Ⅱ～Ⅲ期患者若切缘阴性,则与生存率提高有关。

Fujiwara Y等探讨了新辅助放化疗(CRT)对可切除食管鳞状细胞癌患者行CRT联合手术后的影响,88例患者分为两组,即CRT后手术组(52例)、单纯手术组(36例)。CRT的组成:5-FU 500mg/m^2 d1～5+顺铂10～20mg/d d1～5,每3周重复;放疗剂量为40Gy。结果显示,除吻合口瘘之外,两组的术后并发症相似。中位生存时间(MST)在CRT组没有达到,而单纯手术组为27.4个月；估计CRT组的5年总生存率高于单纯手术组（50.3%比31.4%，P=0.134)；而Ⅱ～Ⅲ期食管鳞状细胞癌，CRT组的无病生存(DFS)率高于单纯手术组(57.2%比31.4%，P=0.025)；结果说明5-FU+顺铂+放疗的新辅助放化疗对于可切除食管鳞状细胞癌不是一个好的预后因子，然而对于Ⅱ～Ⅲ期食管鳞状细胞癌却是有益处的。

Hurmuzlu M等比较大剂量术前放化疗（CRT，CRT组）联合手术与单纯手术（S组）在食管癌的疗效，107例$Ⅱ_A$～Ⅲ食管癌患者分为CRT组(62例)与S组(45例)。CRT组为顺铂100mg/m^2 d1+5-FU 1000mg/m^2 CIV 24h d1～5.每21天1个周期，从第2个周期开始同期放疗，放疗剂量为66Gy。结果显示CRT组和S组的中位OS分别为31.4个月、11.1个月；CRT组的1年、3年、5年生存率分别为68%、44%、29%，而S组分别为44%、24%、16%；多因素分析显示是否给予大剂量术前CRT对预后没有影响。结果说明对$Ⅱ_A$-Ⅲ食管癌患者术前给予大剂量CRT对生存没有益处。

Bass GA等对食管癌患者给予新辅助化放疗联合手术(MMT)对比单纯手术的长期疗效进行了观察，纳入2项同时期的随机对照试验(RCTs)，共211例患者，其中腺癌(AC)113例、鳞状细胞癌(SCC)98例。化疗方案为5-FU+DDP，第1周给药，5-FU 15mg/(kg·d)，CIV 16h d1～5+顺铂75mg/m^2，静脉滴注8h以上，d7，第6周重复，共2个周期；放疗剂量为40Gy。MMT组104例(58例AC、46例SCC)，单纯手术组107例。不论是AC还是SCC，MMT均较单纯手术获益；与单纯手术组比较，MMT可减少54%的淋巴结转移风险：MMT治疗后AC病理完全缓解率(pCR)为25%，SCC为31%，均优于单纯手术。MMT治疗后伴有局部病灶残留的淋巴结阴性患者，较单纯手术后淋巴结阴性患者的生存时间长，支持MMT对微转移病灶的系统性影响。

Hsu PK等对食管鳞状细胞癌(ESCC)患者术后，给予同步放化疗，并与单纯手术组患者进行了分析。290例患者分为术后同步放化疗组(CRT组，104例)、单纯手术组(S组，186例)，其中两组有56对患者相匹配。术后行2个周期同步放化疗，具体为顺铂80mg/m^2 d1+5-FU 600mg/m^2 d1～4+亚叶酸钙90mg/m^2 d1～4；同期放疗剂量为45～50.4Gy。结果显示：NO患者的OS和DFS在两组之间无显著性差异；而N+患者，CRT组的中位OS(31.0个月比16.0个月)及3年OS率(45.8%比14.1%)均优于S组，同样中位DFS及3年DFS率，也有类似的结果。相匹配的56对患者中N+患者，两组的OS、3年OS率、DFS、3年的DFS率，均支持CRT治疗优于单纯手术治疗。结果表明术后放化疗对淋巴结阳性ESCC的生存有益处，支持给予术后放化疗治疗。

2.顺铂联合5-FU及长春花碱　Urba SG等将100例食管癌患者随机分为手术组及新辅助放化疗组，放化疗方案为顺铂20mg/m^2 d1～5、d17～21+5-FU 300mg/m^2 d1～21+长春花碱1mg/m^2 d1～4、d17～20，放疗剂量为45Gy，约42天行手术治疗。结果显示两组之间无生存差异，手术组为17.6个月，新辅助放化疗组为16.9个月。3年生存率分别为16%、30%，也不存在差异，结果提示新辅助放化疗不增加可切除食管癌患者的生存优势。

3.S-1联合顺铂　Chang H等术前给予S-1+顺铂治疗局部晚期食管癌，化疗方案为2个周期的S-1(d1～14、22～35)+顺铂(d1、22)，同期放疗剂量为50.4Gy，第12～18周行手术治疗。60例$Ⅱ_A$-$Ⅳ_A$期患者，58例为鳞状细胞癌，54例患者完成计划放化疗，化疗后临床肿瘤反应率为64.4%;60例患者中仅25例患者行手术治疗,15例获得pCR,估计2年OS、PFS分别为65%、48%。结果表明联合S-1+顺铂的同步放化疗治疗局部晚期食管癌,产生令人鼓舞的疗效;与5FU+DDP的历史资料比较,该方案很有希望。

(二)紫杉醇联合铂类

紫杉醇可联合顺铂、也可联合卡铂,顺铂与卡铂之间的差异主要是不良反应不同。

1.紫杉醇联合卡铂 CROSS研究为荷兰学者开展了一项随机对照临床试验,该试验纳入366例食管癌或胃食管结合部癌患者,75%为腺癌,23%为鳞状细胞癌,2%为大细胞未分化癌;178例患者术前接受卡铂/紫杉醇联合放疗(放化疗-手术组),188例患者接受单纯手术治疗(手术组)。放化疗方案为卡铂的AUC=2ml/min,紫杉醇50mg/m^2,每周1次,共5次,同时放疗剂量为41.4Gy。结果表明放化疗,手术组的R_0切除率为92%,而手术组仅为69%;放化疗-手术组的病理学完全缓解率为29%。放化疗-手术组的中位生存时间(OS)为49.4个月,而手术组仅为24.0个月,OS显著提高。放化疗-手术组的5年生存率为47%,而单纯手术的为34%。另外,对放化疗-手术组中的鳞状细胞癌和腺癌均有效,但对鳞状细胞癌的疗效优于腺癌。研究者建议卡铂/紫杉醇联合放疗方案可作为新的标准治疗方案,用于潜在可治愈的食管或胃食管结合部癌。

Honing J等对食管癌患者给予紫杉醇联合卡铂(PC)方案或5-FU联合顺铂(FP)方案的疗效进行了比较,对102例患者进行了评估,45例患者给予顺铂75mg/m^2 d1+5-FU 1g/m^2 d1~4,d1、d5周;55位患者给予卡铂(AUC=2)+紫杉醇50mg/m^2 d1、8、15、22、29、35。两种方案均与放疗同步进行。结果显示PC方案的完成率为82%,FP方案为55%;PC方案和FP方案患者的中位生存时间分别为13.8个月、16.1个月,二者的差异不显著;PC方案与FP方案的中位无病生存分别为9.7个月、11.1个月。FP方案较PC方案出现更多的3/4级不良反应,结果显示PC方案患者的不良反应的发生率更低、患者的依从性更好,PC方案可作为FP方案的一种替代方案用于晚期食管癌的治疗。

2.紫杉醇+顺铂 LVJ等开展了一项多种模式治疗食管癌的研究,其中对术前同步放化疗与术后同步放化疗进行了比较,将CT分期为Ⅱ~Ⅲ期的局部晚期食管鳞状细胞癌(ESCC)患者238例,随机分为术前同步放化组(80例)、术后同步放化组(78例)与单纯手术组(80例)。化疗药物为紫杉醇(PTX)+顺铂(DDP),剂量为PTX 135mg/m^2 d1+DDP20mg/m^2 CIV 24h d1~3,行2个周期化疗;放疗剂量为40Gy。结果显示,中位随访45个月,术前同步放化组与术后同步放化组比较,中位PFS和OS均无统计学差异;而术前/术后同步放化疗组的中位PFS(48个月比61个月比39.5个月,P=0.033)和中位OS(56.5个月比72个月比41.5个月,P=0.015)均高于单纯手术组。三者之间的局部复发率也存在差别,单纯手术组明显高于术前/术后同步放化疗组。结果表明合理应用术前/术后同步放化疗可以提高局部晚期ESCC患者的PFS和OS。而新辅助放化疗与辅助放化疗差异则不显著。

Tang HR等开展了一项Ⅱ期临床研究,探讨紫杉醇(PTX)+顺铂(DDP)同时联合放疗治疗局部晚期食管鳞状细胞癌。治疗方案DDP 25mg/m^2 d1~3+PTX 175mg/m^2 d1,每3周重复,治疗4个周期;同期放疗总剂量68.4Gy(后程加速放疗)或61.2Gy(常规放疗)。共入组76例Ⅱ~Ⅳ食管癌患者,中位OS为28.5个月,中位PFS为14.7个月,1、3年生存率分别为

75%、41%，然而3或4级中性粒细胞减少分别为30.3%、31.6%。结果表明PTX+DDP 3周方案联合同步放疗治疗局部晚期食管鳞状细胞癌，其疗效令人鼓舞，但血液学毒性偏高。

3.多西他赛+顺铂+5-FU　Pasini F等开展了一项同步放化疗术前治疗Ⅱ～Ⅲ期中下段胸部食管癌（腺癌和鳞状细胞癌）的Ⅱ研究，方案为多西他赛35mg/m^2+DDP 25mg/m^2，d1、8、15、29、43、50、57给药，5-FU 180mg/m^2 CIV 24h d1～21及150mg/m^2 CIV 24h d29～63；放疗剂量为50Gy，从第29天开始。放化疗后6～8周手术。74例患者，病理学完全缓解（pCR）为47%，接近pCR（pnCR）为15%。中位随访55个月，中位OS为55个月；pCR亚组患者的OS仍未达到。pCR患者的3年、5年的OS分别为83%、77%，pnCR患者的3年、5年的OS分别为73%、44%，而肿瘤残留组分别为21%、14%。结果表明该强化的每周方案获得高病理学有效率，病理学有效者的生存率更高。

Zanoni A等对155例局部晚期食管癌患者，其中鳞状细胞癌（SCC）90例、腺癌（AC）65例，给予新辅助放化疗，然后给予手术切除。放化疗方案为多西他赛+顺铂+5-FU联合放疗，放疗剂量50.4Gy。155例患者中131例（84.5%）行手术治疗，121例为R_0切除（79.3%），65例为病理学完全缓解（pCR）。整组5年的OS和DFS分别为43%、49%，RO组的OS和DFS分别为52%、59%，pCR患者为72%、81%。除pCR外，SCC与AC之间的生存无显著性差异。研究提示多西他赛+顺铂+5-FU联合放疗作为新辅助放化疗用于局部晚期食管癌的治疗，可使患者生存获益，并取得高的pCR率。

Boggs DH等比较5-FU/顺铂联合同步放疗方案（5-FU组，129例）与紫杉醇/铂类联合同步放疗方案（紫杉醇组，30例）治疗食管癌的差异。两组之间的病理学完全缓解率（pCR）无差异，5-FU组的3～4级血液学毒性高于紫杉醇组。结果提示，含紫杉醇的放化疗方案的pCR、OS、PFS并不差于5-FU，并且血液学毒性更低。

4.多西他赛+顺铂+帕尼单抗　术前同步放化疗可以改善可切除的局部晚期食管腺癌的预后，但同步放化疗联合靶向治疗的研究报道少见。Lockhart AC等进行了一项同步放化疗联合靶向治疗药物的Ⅱ期临床研究（ACOSOG 24051），作为新辅助治疗手段用于可切除食管腺癌70例。治疗方案：多西他赛40mg/m^2+DDP 40mg/m^2+帕尼单抗6mg/kg，d1、3、5、7、9周给药，放疗剂量50.40Gy，在第5周开始；CRT治疗完成后手术切除。65例患者可评价，54例患者行手术治疗，术后pCR为33.3%，接近pCR为20.4%；中位随访26.3个月，中位OS为19.4个月，3年OS为38.6%，新辅助CRT的疾病控制率（DCP）较高，但毒性明显。

5.多西他赛+奥沙利铂+卡培他滨　Spigel DR等对Ⅰ～Ⅲ期可切除的中下段食管癌或胃食管结合部癌59例，给予术前放化疗，治疗方案为奥沙利铂40mg/m^2，每周1次，连用5周；多西他赛20mg/m^2，每周1次，连用5周；卡培他滨1000mg/m^2，每日2次，d1～7、15～21、29～35；同步放疗剂量为45Gy。结果显示pCR率为49%，客观有效率为61%，中位DFS、OS分别为16.3个月、24.1个月，2年DFS率及OS率分别为45.1%、52.2%，常见3/4级不良反应为厌食（20%）、脱水（16%）、腹泻（8%）、吞咽困难（10%）、食管炎（20%）、乏力（12%）、高血糖（6%）、恶心（16%）、肺部症状（14%）、脓毒症（6%）、呕吐（16%）。

（三）伊立替康联合顺铂

Knox JJ等采用伊立替康/顺铂联合放疗作为新辅助放化疗手段治疗局部晚期食管癌，在此Ⅱ期临床研究中，治疗方案为伊立替康 65mg/m^2＋顺铂 30mg/m^2，每周 1 次，第 1、2、4、5、7、8 周给药，同期放疗剂量为 50Gy，然后手术。入组 52 例患者，完全缓解 2%，部分缓解 30%，疾病稳定为 62%；72%患者的吞咽困难得到改善。中位生存时间为 36 个月，3 年总生存率为 51%，结果表明伊立替康/顺铂联合同步放疗＋手术明显改善患者吞咽困难，与历史对照比较，疗效令人鼓舞。

Nson 等采用同步放化疗治疗可手术切除的 $uT_1N_1M_0$ 或 $uT_{2\sim4}NxM_0$ 食管鳞状细胞癌、食管腺癌及胃食管结合部癌，治疗方案为伊立替康 65mg/m^2＋顺铂 30mg/m^2，每周 1 次，第 1～5 周，第 7～11 周，同期放疗剂量为 50.4Gy，然后手术。55 例可评价的患者中，75%为腺癌。65%为 uT_3N_1。38 例患者行 R_0 切除。病理学完全缓解（pCR）为 16%，中位 OS 为 31.7%。结果表明每周一次伊立替康联合顺铂及同步放疗的疗效，与其他的Ⅱ期新辅助放化疗试验结果相似。

虽然，Ⅱ期临床试验结果显示伊立替康/顺铂联合同步放疗方案作为新辅助放化疗方案治疗食管癌的疗效得到肯定。但近来，一小样本报道在此方案的基础上联合西妥昔单抗治疗局部晚期食管癌或胃结合部癌，没有获得更加充分的 pCR，而毒性明显。

（四）依托泊苷＋顺铂

Stahl 等探讨术前同步放化疗后行手术治疗对局部晚期食管鳞状细胞癌（ESCC）患者的影响。共入组 172 例患者，随机分为两组，每组 86 例。A 组采用诱导化疗＋同步放化疗＋手术，放疗剂量 40Gy；B 组采用对比诱导化疗＋同步放化疗，放疗剂量至少 65Gy。具体为先用 FLEP 方案化疗，方案为：静脉推注 5-FU 500mg/m^2＋亚叶酸钙 300mg/m^2＋依托泊苷（E）300mg/m^2＋顺铂（P）30mg/m^2，均为 d1～3，每 3 周重复，共 3 个周期。然后给予 EP 方案联合放疗，最后手术或者不手术。两组患者的总生存无差异，A 组的 2 年局部无进展生存（PFS）率优于 B 组：A 组的治疗相关性毒性显著高于 B 组。Cox 回归分析显示，肿瘤对诱导化疗有效是唯一的独立预后因子。结果说明局部晚期 ESCC 同步放化疗后加入手术可以改善局部肿瘤控制，延长 2 年 PFS，但不增加生存时间。

（五）雷替曲塞＋奥沙利铂

夏铀铀等初步评价了雷替曲塞＋奥沙利铂联合同步放化疗治疗中晚期食管癌患者的疗效及安全性，具体方案：雷替曲塞 2.6mg/m^2 d1、22＋奥沙利铂 100mg/m^2 d1、22；放疗剂量 60Gy/30 次。共治疗 54 例Ⅱ～Ⅲ期食管癌患者，结果显示 CR16.7%、PR68.5%，有效率为 85.2%，1、2 年局部控制率分别为 75.4%和 57.3%，1、2 年生存率分别为 70.4%、46.6%；急性放射性食管炎、白细胞下降、急性腹泻、神经毒性发生率分别为 100%、72.2%、16.7%、44.4%，其中 3/4 级不良反应 7.4%、7.4%、1.9%、0。结果表明雷替曲塞＋奥沙利铂联合同步放疗治疗中晚期食管癌疗效好，且不良反应轻。

（六）奥沙利铂＋顺铂＋5-FU（OCF）方案

Pera M 等采用奥沙利铂＋顺铂＋5-FU（OCF）方案联合放疗，术前治疗 41 例患者，其中食管癌 16 例（腺癌 10 例、鳞状细胞癌 6 例）、胃食管结合部癌（13 例）及胃癌（12 例）。方案为奥沙利铂 85mg/m^2＋顺铂 55mg/m^2＋5-FU 3g/m^2 CIV 96h，进行 2 个周期；同期放疗剂量为 45Gy，6～8 周后手术。41 例患者中，75.6%的患者行手术切除，其中 90%为 R_0 切除；58%患者为病理学完全缓解(pCR);鳞状细胞癌67%为pCR;中位PFS和OS分别为23.2个月、28.4个月。术前同步放化疗有效、毒性可耐受,特别是食管鳞状细胞癌更明显。

Conroy T等评估FOLFOX方案或5-FU+顺铂(FP)方案作为同步放化疗的一部分治疗局部晚期食管癌疗效,FOLFOX方案:奥沙利铂85mg/m^2+亚叶酸钙200mg/m^2+5-FU 400mg/m^2 IVP+1600mg/m^2 CIV 46h,每2周1周期,共6个周期,其中3个周期与放疗同步;FP方案:5-FU 1000mg/m^2,d1～4+顺铂75mg/m^2,d1,每4周1周期,共2个周期,同时联合同步放疗,然后,再给予每3周1周期,共2个周期;放疗的剂量为50Gy。FOLFOX组入组134例、FP组入组133例,其中FOLFOX组131例、FP组128例接受药物治疗;中位无进展生存时间,FOLFOX组为9.7个月、FP组为9.4个月;最常见的3/4级不良反应,两组之间无显著性差别;但所有的不良反应,两组各有不同。虽然与FP方案比较,FOLFOX方案无明显的PFS增加,但给药方便。

(七)单药类

1.顺铂单药　Bosset等进行了一项随机多中心临床试验,比较术前放化疗+手术联合治疗与单纯手术治疗Ⅰ～Ⅱ期食管鳞状细胞癌患者。放化疗方案:顺铂80mg/m^2,分配给d0～2给药,顺铂于放疗前1天开始,共282例患者,其中单纯手术组139例,联合治疗组143例。中位随访55.2个月,两组之间未见显著性的生存差异,均为18.6个月。联合治疗组较单纯手术组具有更长的无病生存(DFS)、无局部病灶的间隔时间更长、癌症相关的死亡率更低、治愈性切除率更高。研究表明食Ⅰ～Ⅱ期管鳞状细胞癌患者,术前给予放化疗不能使患者生存获益,但可延长无病生存及无局部疾病生存。

2.多西他赛单药　Kushida T等比较不同的术前同步放化疗(CRT)治疗可切除、局部晚期食管鳞状细胞癌(ESCC)的疗效。放化疗方案以多西他赛联合放疗(DOC组),或5-FU+顺铂联合放疗(FP组)。DOC组为10mg/m^2,每周第1天,每4周重复;FP组为5-FU 500mg/m^2,CIV 24h d1～5+顺铂10mg/m^2,d1～5,每4周重复。两组的放疗剂量为40Gy。FP组40例、DOC组55例。结果表明术前同步放化疗治疗局部晚期食管癌,DOC方案与FP方案的长期疗效相似,甚至DOC方案优于FP方案。DOC联合放疗的CRT为食管癌有前景的治疗选择。

(八)术前放化疗的汇总及Meta分析

Urschel JD等进行的Meta分析纳入9个随机对照试验,共1116例患者,比较新辅助放化疗联合手术与单纯手术治疗可切除食管癌患者,结果显示新辅助放化疗联合手术组的完全病理缓解率为21%。新辅助放化疗联合手术组与单纯手术组的1年、2年、3年的生存率均支持新辅助放化疗联合手术组,但1年、2年生存率的差异不显著,而3年生存率却差异明显。结果说明新辅助放化疗联合手术较单纯手术,可提高患者的3年生存率,减少局部区域复发。Liao Z等评价术前同步放化疗后的手术疗效,汇总分析132例Ⅱ～Ⅲ期食管癌患者,60例行术前同步放化疗后手术治疗;化疗方案以5-FU+顺铂为主,放疗剂量为45Gy。结果显示同步放化疗联合手术治疗患者的5年局部区域控制率、DFS、5年生存率、中位生存时间均显著高于单纯放化疗组。

但Jin等进行了一项Meta分析,共纳入11个随机对照试验的1308例患者,结果显示,与单纯手术比较，新辅助放化疗可以显著地提高 OS，新辅助放化疗可降低局部区域肿瘤复发，但新辅助放化疗组的手术死亡率增加。组织学亚组分析食管鳞状细胞癌不能从新辅助放化疗中获益，认为新辅助放化疗可以提高食管腺癌患者的生存，

Gebski 等进行的一项荟萃分析，10 项新辅助放化疗联合手术对比单纯手术的随机研究，共 1209 例患者，新辅助治疗组中放疗剂量为 20.0～50.4Gy，化疗方案以 5-FU 联合顺铂为主；结果显示术前放化疗可降低食管癌患者的死亡风险，2 年生存率提高 13%，可使食管癌患者获益，以鳞状细胞癌明显。

近来，Sjoquist KM 等进行荟萃分析，纳入 12 项新辅助放化疗联合手术对比单纯手术的随机研究，共 1854 例可手术切除的食管癌患者，结果显示新辅助放化疗可降低患者的死亡率，可使生存获益。

Swisher 等汇总了多个Ⅱ～Ⅲ临床试验，对术前给予顺铂/氟尿嘧啶＋放疗联合手术与单纯手术治疗食管癌的比较，化疗方案以顺铂/5-FU、伊立替康/顺铂为主，结果术前放化疗较术前化疗可以提高 OS 和无病生存(DFS)、可以提高病理完全缓解率。

Deng 等进行了一项 Meta 分析，比较同步放化疗后手术(CRTS)与单纯手术(SA)的术后影响，入组 13 项随机对照试验(RCTs)共 1930 例患者。与 SA 组比较，CRTS 可显著性地降低术后死亡率、局部复发率及远处死亡率，而术后并发症的发生率两组之间无显著性差异。

Speicher PJ 等汇总 6103 例潜在可切除的局部晚期、中段或下段食管癌患者($T_{2\sim3}N_0$ 和 $T_{1\sim3}N+$)，这些患者给予术前诱导放化疗，以 1818 例进行手术治疗的食管癌患者作为对照。结果表明，诱导放化疗患者具有更高的阴性切缘率、更短的住院时间；诱导放化疗患者均有更好的长期生存，其 5 年生存率高于仅行手术治疗患者的 5 年生存率(37.9%比 28.7%，$P<0.001$)，建议可切除的 $T_{2\sim3}N_0$ 和 $T_{1\sim3}N+$ 食管癌患者术前给予诱导放化疗。

总之，目前对于新辅助放化疗的放疗剂量及化疗方案并未统一，化疗所用的方案多为含铂类的两药或多药方案(如卡铂/紫杉醇、伊立替康/顺铂、多西他赛/顺铂/5-FU 等)化疗 2 个周期，同期接受剂量 30～60Gy 的放疗，新辅助放化疗结束后 4～6 周接受手术治疗。

【术后同步放化疗】

对于 $T_{1\sim4}N_1$ 期即$Ⅱ_b$～$Ⅲ_b$ 期患者，应在术后 3～4 周开始同步放化疗。多数研究表明，术前局部晚期食管癌患者，术后放化疗的疗效优于单纯手术或化疗，辅助放化疗多采用 DDP/5-FU 联合放疗。5-FU 联合顺铂，为食管癌术后化疗的经典方案，为进一步提高疗效，与放疗联合，同步放化疗，多项研究对该联合方案进行了探讨。

Rice TW 等开展了一项前瞻性研究，探讨术后辅助放化疗是否可以提高生存率，入组 31 例局部区域晚期食管癌患者(90% pT_3、81% pN_1、13% pM_{1a})，R_0 切除 74%，80%以上为 T_3N_1 腺癌；放疗剂量为 50.4～59.4Gy/1.8Gy，化疗方案为 5-FU＋DDP，采用同步放化疗；同期对照组 52 例单纯手术，术后同步放化疗组较单纯手术组的中位疾病无复发时间延长(22 个月比 10 个月，$P=0.02$)，中位疾病复发时间也延长(25 个月比 13 个月，$P=0.04$)，中位总生存时间亦延长(28 个月比 15 个月，$P=0.05$)。研究表明，食管癌患者术后辅助放化疗可以提高生存时间、延长疾病复发时间和疾病无复发生存时间。建议局部区域晚期食管癌术后应给予辅助放化疗。

Wang ZW 等对伴有淋巴结外侵犯的食管鳞状细胞癌 90 例患者，其中 47 例患者仅接受手术治疗，43 例手术切除后给予术后同步放化疗（CRT），放化疗方案为 5-FU 1000mg/m² d1～4、d29～32＋顺铂 25mg/m² d1～3、d29～31，同期中位放疗剂量为 50Gy。结果显示术后辅助 CRT 可以显著地改善患者的 OS 和 PFS，辅助 CRT 为独立预后因子。另外，辅助 CRT 可以减少区域复发率及总的复发率。

关于食管鳞状细胞癌患者术后同步放化疗疗效的研究不多。Hsu 等探讨了食管鳞状细胞癌术后同步放化疗的疗效，为一回顾性研究，290 例患者分为两组，其中术后放化疗（CRT 组）104 例、单纯手术组（S 组）186 例。NO 患者，两组之间的总生存（OS）和无病生存（DFS）没有差别。N＋患者，CRT 组的中位 OS 及 3 年的 OS 率、中位 DFS 及 3 年的 DFS 率均显著高于 S 组，其中 OS 分别为 31 个月、16 个月（$P<0.001$）。两组相匹配的患者之间的差异亦很明显。结果显示，淋巴结阳性的食管鳞状细胞癌患者术后给予同步放化疗，患者可以明显生存获益。

【治疗方法的比较】

（一）术后辅助化疗对比辅助同步放化疗

多项研究对局部晚期食管癌患者术后辅助化疗与辅助同步放化疗的优劣进行了比较，2003 年 Tachibana 等进行了一项小型前瞻性的随机对照研究，将 45 例未行术前治疗的晚期食管癌患者 R_0 术后，随机分为术后辅助化疗组（A 组，23 例）或术后辅助同步放疗/化疗组（B 组，22 例）。化疗方案为 DDP 50mg/m² d1、d15；5-FU 300mg/m²，连续 5 周。放疗剂量为 50Gy。结果显示两组 1、3、5 年生存率无显著性差异。结果表明术后同步放化疗与术后单纯化疗相比，并不能改善患者的生存。

（二）新辅助放化疗与新辅助化疗

而相对新辅助化疗，新辅助放化疗的患者生存率得到了提高，但需注意容易引发较多术后并发症。一项回顾性研究发现，患者 5 年生存率接受新辅助放化疗的为 31%，而接受新辅助化疗的为 21%。新辅助放化疗组患者出现了较多术后并发症及较高的术后死亡率（7% 比 4%），但两者差异不显著。

近来，Sjoquist 等进行了一项 Meta 分析中，纳入 2 项新辅助放化疗联合手术对比新辅助化疗联合手术的研究，共 194 例患者，结果表明新辅助放化疗较新辅助化疗没有具有明显的优势。大量的Ⅲ期临床试验及 Meta 分析显示术前放化疗较新辅助化疗或单纯手术，可以提高食管癌患者的治疗效果。

Luc G 等比较新辅助放化疗（CRT 组）与围术期化疗（PCT 组）治疗 116 例局部晚期食管腺癌的疗效，其中 CRT 组 55 例、PCT 组 61 例。新辅助 CRT 方案为 5-FU＋顺铂＋45Gy 的同步放疗，而 PCT 为多西他赛＋顺铂＋5-FU。无论是 R_0，还是病理学完全缓解（pCR），CRT 组均优于 PCT 组，两组之间的 OS、DFS 均无差异。

（三）术前同步放化疗与术前序贯放化疗

Lv J 等进行了一项 Meta 分析，结果显示术前同步放化疗优于术前序贯放化疗。WangDB 等进行了一项 Meta 分析，探讨与单纯手术比较，新辅助放化疗治疗可切除食管癌患者疗效的影响，共纳入 12 项随机对照试验。新辅助放化疗可以提高患者的 1 年、2 年、3 年的生存时间，亚组分析显示生存改善见于同步放化疗组，而不是序贯放化疗组。新辅助放化疗可以改善食管鳞状细胞癌的3年、5年的生存,而不改善腺癌的3年、5年的生存。新辅助放化疗不增加术后并发症及死亡率。

除同步放化疗外,还有一些研究,改变治疗模式,希望能提高疗效,比如共化疗4个周期,前2个周期不伴随放疗,从第3个周期开始给予放疗。与同步放化疗比较,序贯放化疗作为新辅助治疗方法用于食管癌治疗的研究报道较少,在此不作详细介绍,但Urschel JD等进行的Meta分析显示,术前同步放化疗比术前序贯放化疗有更明显的获益。

由于食管癌术后无标准的治疗模式,对于局部晚期、淋巴结阳性者可能从辅助放化疗中获益,由于并不是所有的患者均能获益,寻找可能获益的人群是今后食管癌术后辅助治疗研究的方向之一。

七、晚期食管癌的化学治疗

食管癌在我国发病率和死亡率均很高,临床确诊时大多数病例已属中晚期,患者失去手术治疗的机会,化学治疗占有重要地位。晚期食管癌尚缺乏有效的药物治疗,化学药物治疗的目的在于改善患者的生活质量,适当延长生存时间。

早期,常将单药用于食管癌的化疗,有效率(RR)为15%~21%,常用的药物有博来霉素、丝裂霉素、5-氟尿嘧啶(5-FU)、多柔比星(ADM)、顺铂(DDP)等。后采用联合药物化疗,疗效得到适当的提高,其中顺铂与5-FU联合研究较多,有效率为25%~35%。到目前为止,晚期食管癌的化疗仍未能确定标准的治疗方案,DDP+5-FU是联合化疗的基石,在此基础上联合新药,如紫杉醇(PTX)、多西他赛(TXT)、伊立替康(CPT-11)、吉西他滨(GEM)等,显示出较好的有效率和生存期。另外,不含5-FU的联合化疗方案的研究逐渐增多,多西他赛、紫杉醇、吉西他滨、伊立替康、长春瑞滨、卡培他滨、S-1等均可与顺铂(或奈达铂)联合,这些联合方案的疗效并不低于或高于5-FU+DDP方案,有效率可达35%~50%。

局部晚期或转移性食管癌常用的一线化疗方案分为三种情况:

(1)单药方案:有多西他赛、紫杉醇、吉西他滨、伊立替康、长春瑞滨、卡培他滨、S-1等。

(2)两药联合方案:有5-FU(或卡培他滨)+顺铂(或奥沙利铂)、伊立替康+顺铂(或5-FU)、紫杉醇+顺铂或卡铂、紫杉醇(或多西他赛)+5-FU(或卡培他滨)、多西他赛+顺铂或伊立替康等

(3)三药联合方案:常用的有DCF方案,即多西他赛+顺铂+5-FU;DCF改良方案,即多西他赛+奥沙利铂+5-FU(或卡培他滨);ECF方案,即表柔比星+顺铂+5-FU;ECF改良方案,即表柔比星+奥沙利铂(或顺铂)+5-FU或卡培他滨等。

【单药化疗】

1.5-FU 5-FU单药的有效率在15%~38%。

2.紫杉醇(PTX) PTX是目前晚期食管癌化疗中最常用和最有效的药物之一,单药有效率为32%,中位生存为13.2个月。Kelsen D等采用紫杉醇(PTX)单药治疗晚期食管癌,PTX $250mg/m^2$ CIV 24h d1,每21天重复。结果显示PTX是治疗食管癌的一种有效的药物。

3.多西他赛(DOC) DOC的作用机制与PTX相同,稳定微管作用是PTX的两倍。早

期，Heath EI 等报道 DOC 治疗 22 例转移性或局部晚期不可手术的食管腺癌，具体为 DOC75mg/m² d1，每 3 周为 1 个周期，结果 RR 为 18%，均为初治患者，中位 OS 为 3.4 个月，1 年生存率为 21%。但中性粒细胞减少性发热为 32%。Muro K 等采用单用 DOC 70mg/m² d1，每 3 周为 1 个周期，治疗转移性食管癌 49 例，94%为鳞状食管癌，其中 36 例接受过铂类为基础的化疗，有效率 20%，88%患者出现 3/4 级中性粒细胞减少，3 级厌食及乏力分比为 18%、12%，中位 OS 为 8.1 个月，1 年生存率为 35%。DOC 单药治疗食管癌有效，但须当心中性粒细胞减少。

【联合化疗】

1.5-FU＋顺铂　5-FU 联合顺铂已成为晚期食管癌最常用的化疗方案之一，早期报道有效率为 15%～45%。Meta 分析显示 5-FU＋DDP 治疗食管鳞状细胞癌的有效率为 42%～62%，治疗食管腺癌的有效率为 27%～48%。

2.紫杉类

(1)紫杉醇＋卡铂：El-Rayes BF 等在一项Ⅱ期临床试验中采用紫杉醇(PTX)联合卡铂(CBP)治疗晚期食管癌患者 31 例，具体为 PTX 200mg/m² d1＋卡铂 AUC＝5 d1，每 3 周 1 个周期，结果显示：有效率为 43%，中位有效持续时间为 2.8 个月，中为生存时间为 9 个月，1 年生存率为 43%，主要的 3/4 级毒性为中性粒细胞减少(52%)，无治疗相关性死亡。该方案疗效尚可。

(2)紫杉醇＋顺铂：多项Ⅱ期临床研究证实，紫杉醇联合顺铂(DDP)进行化疗，有效率可达到 40%～50%。van der Gaast A 等在Ⅰ期临床试验证明紫杉醇(PTX)联合顺铂(DDP)双周方案的可行性，具体为 PTX 180mg/m²＋DDP 60mg/m²，每 2 周重复。Polee MB 等开展了一项Ⅱ期临床研究，入组 51 例患者，有效率 43%，其中 CR4%、PR39%，疾病稳定率为 43%，中位生存时间为 9 个月，患者耐受可。

(3)紫杉醇＋顺铂＋5-FU：Ilson DH 等探讨紫杉醇(PTX)＋顺铂(DDP)＋氟尿嘧啶(5-FU)联合方案治疗晚期食管癌共 61 例，具体为 PTX 175mg/m² d1＋DDP 20mg/m² d1～5＋5-FU 1000mg/m² d1～5，每 3 周为 1 个周期，结果显示：RR48%，中位 OS 为 10.8 个月，46%患者需要减量，48%需要住院来处理不良反应，其中最明显的是发热性粒细胞缺乏，虽然毒性明显，但可处理。

Tu L 等报告的回顾性分析 36 例上段食管癌患者，治疗方案为 TP 方案(紫杉醇＋顺铂)＋放疗，其中 PTX 135mg/m² d1＋DDP 75mg/m² d1，每 3 周为 1 个周期，放疗剂量平均 60Gy。结果显示 1、2 年生存率分别为 83.3%、42.8%，中位 PFS 及 OS 分比为 12.0 个月、18.0 个月；3 级中性粒细胞减少、放疗诱导的食管炎、放射性皮炎分别为 13.9%，8.3%、22.2%。研究表明该方案有效。

3.奈达铂　奈达铂(NDP)是第二代的铂类化合物，顺铂的衍生物，其抗肿瘤的作用类似于 DDP，但其肾毒性、胃肠道毒性均低于 DDP。

(1)奈达铂＋5-FU：Yoshioka T 等采用奈达铂＋5-FU 治疗晚期食管癌。化疗剂量：奈达铂 80 或 100mg/m²＋5-FU 350mg/m² 或 500mg/m² CIV 24h d1～5。治疗 17 例转移、复发或肿块大不能切除的食管癌，15 例患者可评价疗效及不良反应。结果：有效率为 52.9%，获得

PR 患者的中位有效时间为 7 个月，不良反应轻，患者易耐受。

（2）紫杉醇＋奈达铂：Cao 等采用 PTX $175mg/m^2$ d1＋NDP $80mg/m^2$ d1，每 3 周为 1 个周期，共治疗初治的晚期食管癌 48 例。结果：RR 为 41.7％，中位疾病进展时间为 6.1 个月，中位 OS 为 11.5 个月，估计 1 年 OS 率为 43.8％，2 年 OS 率为 10.4％。不良反应以血液学为主，其中 3/4 级贫血为 13.0％，3 级白细胞减少、中性粒细胞减少、血小板减少分别为 17.4％、17.4％、4.3％。Gong Y 等评价了奈达铂联合紫杉醇治疗转移性食管癌 39 例，方案：奈达铂 $80mg/m^2$ d1＋PTX $175mg/m^2$ d1，每 21 天为 1 个周期。有效率为 43.6％，其中 CR 为 2.6％、PR 为 41％，中位 PFS 为 6.1 个月，中位 OS 为 10.3 个月，不良反应为 3/4 级中性粒细胞减少 7.7％、3/4 级恶心/呕吐为 7.7％。该方案很有临床应用前景。

4.*多西他赛为主的联合方案*

（1）多西他赛联合顺铂：Schull 等报告了一项Ⅱ期临床研究的结果，采用 DOC $75mg/m^2$，联合 DDP $50mg/m^2$ d1、d15，28 天重复，共治疗 37 例晚期食管癌患者，获 RR46％，其中 CR4 例，中位生存时间为 11.5 个月，毒副作用耐受良好。

（2）DCF 方案：DCF 方案用于治疗晚期食管癌的研究报道较多，但样本量均偏小。Fem LE 等开展了一项多中心Ⅱ期临床研究，采用 DCF 方案治疗 11 例晚期食管腺癌患者，其中 DOC $75mg/m^2$ d1＋DDP $75mg/m^2$ d1＋5-FU $750mg/m^2$ CIV 24h d1～5，每 3 周为 1 个周期，共行 3 个周期。结果表明，围术期 DCF 对食管腺癌患者是高效、可耐受的治疗方案。Tamura S 等采用 DCF 方案治疗，方案为 DOC $60mg/m^2$ d1＋DDP $70mg/m^2$ d1＋5-FU $600mg/m^2$ CIV 24h d1～5，每 4 周 1 个周期，治疗转移性食管鳞状细胞癌（SCCE）22 例，3 例 CR、7 例 PR，总有效率为 45.4％；3～4 级血液学毒性分别为白细胞减少 52％、中性粒细胞减少 76％，发热性中性粒细胞减少 21％。

（3）多西他赛＋伊立替康：Burtness B 等采用 DOC 联合伊立替康方案治疗 26 例不能手术切除/转移性食管癌，具体方案：DOC $35mg/m^2$ d1、d8＋伊立替康 $50mg/m^2$ d1、d8；每 21 天重复，治疗 3 个周期。有效率为 30.7％，中位疾病进展时间为 4.0 个月，中位 OS 为 9.0 个月；主要毒性为腹泻、中性粒细胞减少、高血糖。研究认为 DOC 与伊立替康联合方案在治疗晚期食管癌上具有前景。

5.*以伊立替康为主的方案*　伊立替康（CPT-11）为半合成水溶性喜树碱衍生物，是 DNA 拓扑异构酶Ⅰ抑制剂。单药周剂量 CPT-11（$125mg/m^2$）治疗晚期食管癌的 ORR 为 15％。CPT-11 与 DDP 联合是最常用的联合化疗方案。

（1）伊立替康联合顺铂：Ilson DH 等用 CPT-11 $65mg/m^2$ 联合 DDP $30mg/m^2$，每周 1 次，连用 4 周，6 周重复，共治疗晚期食管癌 36 例。结果显示有效率（RR）为 57％，中位 OS 为 14.6 个月。在该研究中，由于 CPT-11、DDP 均为周剂量给药方式，故不良反应发生率低，患者的耐受性好。

（2）伊立替康＋S-1：Nakajima Y 等采用伊立替康＋S-1 治疗晚期食管腺癌与胃食管结合部癌共 10 例，方案为伊立替康 $80mg/m^2$ d1、d8＋S-1 $80mg/m^2$ d1～14。共给予 65 个周期化疗，中位 PFS 为 8.4 个月，中位 OS 为 19.1 个月；仅 20％的患者为中性粒细胞减少。伊立替康与 S-1 联合方案治疗食管腺癌有效，患者可耐受。

6.吉西他滨为主的方案

(1)吉西他滨联合顺铂方案:Millar J 等采用吉西他滨联合顺铂治疗不能手术或转移性食管癌,具体化疗方案为吉西他滨 $1250mg/m^2$ d1、d8＋顺铂 $75mg/m^2$ d1,每 21 天为 1 个周期。入组 19 例患者后,吉西他滨下调至 $1000mg/m^2$,共治疗 42 例患者。结果显示:有效率为 45%,中位生存时间为 11 个月,鳞状细胞癌的疗效优于腺癌。另外,37%出现 3/4 级中性粒细胞减少,非血液学毒性包括乏力、恶心/呕吐,均易处理。

(2)吉西他滨联合伊立替康方案:临床前资料显示吉西他滨与伊立替康具有剂量依赖性的协同作用,Williamson 等用吉西他滨 $1000mg/m^2$,第 1、8 天,CPT-11 $100mg/m^2$,第 1、8 天,每 21 天为 1 个周期。共治疗 57 例晚期食管癌及胃食管结合部癌患者,中位 PFS 和中位 OS 分别为 3.7 个月和 6.3 个月,6 个月无进展生存率估计为 25%。此方案毒副作用较大,限制了进一步的临床研究。

7.以雷替曲塞为主的方案　雷替曲塞(RTX)是一种喹唑啉叶酸盐类似物,为新型水溶性 TS 特异性选择性抑制剂。通过叶酸盐转运载体(RFC)转运至细胞内,被多聚谷氨酰合酶(FPGS)代谢为多聚谷氨酰化合物,选择性抑制 TS,从而产生抗肿瘤作用。由于 5-FU 需要静脉持续输注所带来的心脏毒性以及频繁出入院、使用静脉泵等,对于不适合或不能耐受 5-FU 的晚期肿瘤患者,RTX 作为优先选择的替代治疗药物。

最早,Eatock 等在晚期胃癌、胃食管结合部癌、食管癌患者中进行了Ⅰ期临床研究,选择 RTX $2mg/m^2$、$2.5mg/m^2$ 和 $3mg/m^2$ 三个剂量等级,三个剂量等级均与顺铂和表柔比星联合治疗,其中顺铂 $60mg/m^2$、表柔比星 $50mg/m^2$,每 3 周重复。结果:RR 为 38%,中位 OS 为 9.9 个月,研究者建议采用 RTX $2.5mg/m^2$ 作为后续的Ⅱ期临床研究的推荐剂量。

Mackay 等用 ECT 方案治疗 21 例不能手术切除的或转移性胃食管腺癌患者,具体化疗方案为表柔比星 $50mg/m^2$＋顺铂 $60mg/m^2$＋雷替曲塞 $2.5mg/m^2$,每 3 周重复,至少行 3 个周期化疗。结果:RR 为 29%,疾病稳定(SD)为 19%,中位疾病进展时间为 19 周,毒性较明显,但可耐受。

【晚期食管癌的二线治疗】

目前,晚期食管癌一线化疗进展后,缺乏有效的或推荐的二线化疗方案。由于我国的食管癌以鳞状细胞癌为主,一线化疗中多选择以顺铂为主的化疗方案,因此,在晚期食管癌的二线化疗中,一般很少再次选择顺铂。根据患者之前的治疗和身体状况,可供选择的二线治疗方案较多,其中单药有多西他赛(TXT)、紫杉醇、伊立替康、雷替曲塞等;联合方案有 TXT＋顺铂＋5-FU、TXT＋奈达铂、TXT＋合伊立替康、伊立替康＋顺铂、伊立替康＋5-FU,或卡培他滨、雷替曲塞的联合方案等。

(一)以多西他赛为主的方案

无论是多西他赛(TXT)单药,还是 TXT 与其他药物联合,在二线治疗食管癌上,均表现为有效的药物。

1.TXT 单药　Moriwaki T 等比较 TXT 单药与最佳支持治疗(BSC)二线治疗铂类耐药的晚期食管癌的疗效,其中 TXT 组 66 例、BSC 组 45 例。TXT 组的中位 PFS 为 5.4 个月,而 BSC 组为 3.3 个月,TXT 单药治疗为独立的预后因子,结果表明 TXT 单药可以延长铂类耐药的晚期食管癌患者的生存时间。

Ford HE 等在积极控制症状(ASC)的基础上,采用 TXT 单药二线治疗对铂类联合 5-FU 耐药的晚期食管腺癌、胃食管结合部癌及胃癌患者,评价疗效及健康相关的生活质量(HRQoL)。TXT 剂量为 75mg/m^2 d1,每 3 周重复,最多为 6 个周期。168 例患者,分为 TXT 组 84 例、积极控制症状(ASC)组 84 例。结果显示 TXT 组的中位 OS 为 5.2 个月,而 ASC 组为 3.6 个月;TXT 组的 3/4 级中性粒细胞减少、感染、发热性中性粒细胞减少均高于 ASC 组;TXT 组的疼痛、恶性/呕吐、便秘等发生率更低;两组的总体 HRQoL 无差别,而疾病特异性 HRQoL 显示 TXT 组可以明显地减少吞咽困难和腹痛。结果表明 TXT 可推荐用于二线治疗对铂类和 5-FU 耐药的食管与胃腺癌患者。

2.TXT+DDP+5-FU　Shim HJ 采用 TXT 联合 DDP 二线治疗对 5-FU 或顺铂耐药的晚期食管癌,化疗方案:TXT 75mg/m^2 d1+DDP 75mg/m^2 d1,每 3 周重复。治疗 38 例患者,1 例(2.6%)CR、12 例(31.6%)PR、12 例(31.6%)疾病稳定,有效率为 34.2%,中位 PFS 为 4.5 个月,中位 OS 为 7.4 个月。3/4 级血液学毒性:中性粒细胞减少 52.6%、白细胞减少 47.3%;3/4 级非血液学毒性:乏力 31.6%.恶心 18.4%、外周神经毒性 15.8%。该方案可以作为难治性食管癌的解救方案。

早在 2007 年,Tanaka 等联用 TXT、5-FU 和 DDP 治疗铂类耐药晚期食管癌患者 20 例。其中 TXT 60mg/m^2 d1+5-FU 500mg/d+DDP 10mg/d d1～5,每 3 周 1 个周期。其中 CR1 例,PR6 例,SD6 例,中位 TTP、OS 分别为 4 个月和 8 个月。不良反应可耐受,其中 3 级或 3 级以上中性粒细胞减少的发生率为 65%。

3.多西他赛+卡培他滨　Li X 等采用多西他赛 60mg/m^2 d1+卡培他滨 825mg/m^2 d1～14,每 3 周为 1 个周期,二线治疗晚期食管鳞状细胞癌,患者一线治疗方案为 5-FU 联合顺铂,共治疗 30 例患者。有效率为 23.3%,疾病稳定为 43.4%;中位疾病进展时间为 3.0 个月,中位 OS 为 8.3 个月;3/4 级不良反应为 33.3%中性粒细胞减少、16.7%贫血、10%血小板减少、13.3%手足综合征、10%乏力。

4.多西他赛+S-1　Nakamura T 等采用多西他赛联合 S-1 二线治疗转移性/复发食管癌,方案为多西他赛 30mg/m^2 d1、15+S-1 80mg/m^2 d1～14,每 4 周为 1 个周期,治疗 21 例患者,其中 14 例有治疗反应,分别为 3 例 PR、8 例 SD、3 例 PD;中位 OS 为 10 个月,1 年生存率为 38%。结果显示多西他赛联合 S-1 二线治疗转移性/复发食管癌为一个可行的方案。

5.多西他赛联合奈达铂　Akutsu Y 等采用多西他赛联合奈达铂二线治疗对 5-FU/DDP 方案耐药的手术不可切除的食管鳞状细胞癌,化疗方案为多西他赛 50mg/m^2 d1、8+奈达铂 50mg/m^2 d8,治疗 12 例患者。结果:无 CR 或 PR 患者,SD 为 33%,白细胞减少为 67%;1 年生存率为 26.7%.中位生存时间为 7.8 个月,中位疾病进展时间为 2.0 个月。同样,Irino T 等采用多西他赛联合奈达铂二线治疗晚期食管癌,化疗方案为多西他赛 30mg/m^2 d1+奈达铂 40mg/m^2 d1,每 2 周重复。治疗 15 例患者,无有效患者,疾病控制率为 6.7%(1 例),中位疾病进展时间为 2.1 个月,中位 OS 为 7.0 个月,3 级的中性粒细胞减少和血小板减少分别为 26.7%(4 例)、6.7%(1 例)。结果显示多西他赛联合奈达铂 2 周方案安全,但疗效一般。另外,Yoshioka T 等采用多西他赛联合奈达铂二线治疗放化疗后的晚期食管鳞状细胞癌,治疗 12 例患者，其中 3 例患者有效，化疗方案为多西他赛 30mg/m² d1、15＋奈达铂 30mg/m² d1、15，每 4 周重复。Matsumoto H 等也采用多西他赛联合奈达铂二线治疗放化疗后的晚期食管鳞状细胞癌，治疗 9 例患者，其中 2 例患者有效，化疗方案为多西他赛 30mg/m² d1、8、15＋奈达铂 30mg/m² d1、8、15，每 4 周重复，结果显示中位 OS 为 331 天，2 年生存率为 11.1%。

6.多西他赛联合伊立替康 Lordick F 等开展了一项Ⅱ期临床研究，采用伊立替康 160mg/m² d1＋多西他赛 65mg/m² d1，每 3 周为 1 个周期的方案来治疗顺铂耐药的食管癌患者。由于入组的 4 例患者出现严重的骨髓抑制，均出现中性粒细胞减少伴发热，调整剂量后入组 24 例患者，调整后为伊立替康 55mg/m² d1、8、15＋多西他赛 25mg/m² d1、8、15，每 4 周为 1 个周期。5 例患者出现严重不良反应，9 例患者出现 3/4 级非血液学毒性，中位生存时间为 26 周，有效率为 12.5%。

7.多西他赛单药对比多西他赛联合铂类 Song Z 等采用以多西他赛为基础的化疗方案二线治疗对 5-FU 为基础的一线化疗耐药的晚期食管鳞状细胞癌(ESCC)，治疗 85 例患者，44 例为多西他赛联合铂类，41 例为多西他赛单药，全组中位 PFS、OS 分别为 3.5 个月、5.5 个月。多西他赛联合铂类与多西他赛单药之间的 PFS 及 OS 均有差异，其中一线化疗有效的 ESCC 患者，其二线治疗的疗效较好。

(二)伊立替康为主的方案

1.伊立替康单药 Burkart C 等采用单药伊立替康二线治疗转移性食管癌，所有患者对以铂类为基础的化疗耐药，伊立替康为 100mg/m² d1、8、15，每 4 周为 1 个周期，治疗 14 例患者，其中 13 例可评价疗效，2 例 PR、3 例 SD，8 例 PD，中位疾病进展时间为 2 个月，中位生存时间为 5 个月；3 级不良反应为腹泻 3 例、发热 1 例、疼痛 1 例。单药伊立替康治疗顺铂耐药食管癌的疗效适度。

2.伊立替康联合 5-FU＋亚叶酸钙 伊立替康(CPT-11)联合 5-FU＋CF 方案用于晚期食管癌的二线治疗，小样本结果显示疗效确切，耐受良好。Assersohn L 等采用伊立替康＋5-FU＋亚叶酸钙治疗晚期或转移性食管胃癌，化疗方案为伊立替康 180mg/m² d1＋亚叶酸钙 125mg/m² d1＋5-FU 400mg/m² 静脉推注 d1＋5-FU 1200mg/m² CIV 48h，每 2 周重复。治疗 38 例患者，有效率为 29%，疾病稳定为 34%；肿瘤相关症状改善：吞咽困难 78.6%、反流 60.0%、疼痛 4.5%、厌食 64.3%、体重丢失 72.7%；3/4 级毒性分为贫血 13.2%、中性粒细胞减少 26.4%、发热性中性粒细胞减少 5.2%、恶性/呕吐 13.2%，腹泻 7.9%；中位无失败生存时间为 3.7 个月，中位 OS 为 6.4 个月。

(三)其他

1.紫杉醇＋卡培他滨 Yun T 等采用紫杉醇联合卡培他滨二线治疗晚期食管鳞状细胞癌(SCCE)，化疗方案：紫杉醇 80mg/m² d1、8＋卡培他滨 900mg/m² d1～14，每 3 周重复。治疗 20 例患者，有效率为 45%，中位 OS 为 8.4 个月。结果表明每周紫杉醇联合卡培他滨二线治疗 SCCE 疗效好、患者耐受性好。

2.S-1 单药 Akutsu Y 等采用 S-1 单药二线或三线治疗治疗食管鳞状细胞癌(ESCC)20 例，CR1 例、PR4 例、SD7 例、PD8 例，3 级不良反应：贫血 2 例、白细胞减少 1 例、乏力 3 例、腹泻 3 例，1 年 PFS 为 10.0%，中位 PFS 为 100 天，1 年 OS 为 30.5%，中位 OS 为 330 天。

3.MIC方案 Park BB等采用MIC方案二线治疗转移性或复发性食管鳞状细胞癌(ESCC)19例患者。MIC方案:丝裂霉素6mg/m^2 d1+异环磷酰胺3g/m^2 d1+50mg/m^2 d1,每3周重复。既往治疗方案为5-FU/顺铂、卡培他滨/顺铂。19例患者中有效率为15.8%,疾病控制率为42.1%,疗效一般。

4.TXT对比PTX Shirakawa T等比较TXT单药与PTX单药二线治疗食管鳞状细胞癌(ESCC)的疗效,所有患者为5-FU/DDP耐药,TXT剂量为70mg/m^2 d1,每3周重复;PTX为100mg/m^2,每周1次,连用6周,休1周,每7周重复。共163例患者,其中TXT组132例、PTX组31例;PTX组的中位PFS、OS分别为2.3个月、6.1个月,TXT组分别为2.3个月、5.3个月;TXT组的3/4级中性粒细胞减少为32.6%,而PTX组为16.1%,TXT组中有6.1%为发热性中性粒细胞减少。结果表明PTX和TXT二线治疗ESCC均有效,但毒性不同。

总之,对于晚期、复发、转移性食管癌,应予以姑息性治疗,其目的是提高生活质量、延长生存期。由于在随机临床试验中,部分研究显示对于晚期食管癌患者,化疗较最佳支持治疗没有显示出生存优势,所以不必过度强调化疗,一般4~6个周期。然而,化疗有效的患者,可以再维持治疗4~6个周期,但务必关注不良反应的发生。化疗无效者建议给予新的药物组成的方案,符合条件者可考虑进行包括靶向治疗在内的临床试验,或予最佳支持治疗。

八、食管癌的分子靶向治疗

随着分子生物学研究的不断深入,分子靶向治疗成为食管癌综合治疗的重点和热点。目前研究的靶点主要包括人类表皮生长因子.2受体(HER-2),表皮生长因子受体(EGFR),以及血管内皮生长因子受体(VEGFR)等。

【靶向HER-2治疗】

HER-2是由原癌基因(HER2/neu)编码的细胞膜表面受体。其在调控正常细胞的生长发育和分化中起重要作用。HER-2原癌基因的扩增导致HER-2受体在细胞表面过度表达。HER-2最早在乳腺癌中发现,其过表达预示肿瘤细胞的侵袭性增加,预后不佳。与乳腺癌相似,胃、食管腺癌亦存在HER2蛋白的过表达。阳性率约为7%~22%,食管腺癌与胃癌相比,HER-2阳性表达率无明显差异。曲妥珠单抗是一种靶向HER-2的单克隆抗体,最早被批准用于HER-2阳性的乳腺癌的治疗。Ⅲ期随机对照的ToGA研究首次证实曲妥珠单抗(首剂8mg/kg静滴,随之6mg/kg静滴,q3w)联合DDP+5-FU/Xeloda(DDP 80mg/m^2静滴d1;5-FU 800mg/(m^2·d)持续静滴d1~d5或Xeloda 1000mg/m^2口服,1天2次,q21d,与单纯的化疗相比可显著提高HER-2阳性的复发和(或)转移性胃食管结合部腺癌和胃腺癌患者的生存。中位OS从单纯化疗组的11.1个月延长到13.8个月(P=0.0048,HR 0.74,95% CI 0.60~0.91),客观有效率也从34.5%,显著增加至47.3%(P=0.0017)。在亚组分析显示,对于HER-2表达IHC2+/FISH+或IHC3+的患者,曲妥珠单抗可使中位OS进一步延长,与单纯化疗组相比分别为16.0个月和11.8个月(HR=0.65)。基于此项研究结果,曲妥珠单抗成为NCCN指南推荐用于晚期胃/胃食管交界处腺癌的第一个靶向药物,并且被美国FDA和欧盟委员会批准用于初治的HER-2阳性转移性胃癌/胃食管交界腺癌患者。

HER-2在食管鳞癌中的表达率显著低于食管腺癌。Schoppmann等分别测定了152例和189例食管鳞癌和腺癌患者HER-2基因的扩增及蛋白的表达。结果显示食管鳞癌HER-2蛋白阳性率仅为3.9%,显著低于食管腺癌的患者(15.3%)。提示对食管鳞癌患者尚需探索新的治疗靶点。

【靶向EGFR治疗】

EGFR是具有配体依赖性的酪氨酸激酶活性的跨膜糖蛋白家族,在多种肿瘤中都存在过表达。EGFR与相应配体如表皮生长因子(EGF)、转化生长因子(TGF)等结合后,连接很多参与信号转导的细胞内蛋白质,使不同的信号蛋白被激活,刺激细胞的分裂增殖,并可使正常细胞恶变,影响肿瘤的血管及间质的生长,促进肿瘤的转移和复发。研究显示EGFR过表达率在食管腺癌中约为27%～50%,食管鳞癌中约为40%～50%,与不良的预后相关。靶向EGFR的治疗目前已成为食管癌治疗的一个研究热点。目前以EGFR为靶点的药物主要包括单克隆抗体和小分子酪氨酸激酶抑制剂(TKI)。

西妥昔单抗是一人鼠嵌合的靶向EGFR的单克隆抗体。较多的小样本研究显示西妥昔单抗联合化疗一线治疗晚期食管癌有较好的安全性和较高的有效率。德国进行一项Ⅱ期随机对照研究入组了66例既往未治疗的转移性食管鳞癌患者,随机分配至单纯的PF方案化疗组,或PF方案联合西妥昔单抗治疗组。结果PF方案联合西妥昔单抗耐受性较好。在一定程度上增加了客观有效率(19% vs. 13%),PFS(5.7个月 vs. 3.6个月)和OS(9.5个月 vs. 5.5个月)也有延长的趋势。另一项多中心的SAKK75/06研究,评估西妥昔单抗联合放化疗治疗局部进展期的食管癌患者,在可评价的20例中有13例达到完全缓解。且耐受良好,显示了西妥昔单抗在食管癌的应用前景。

帕尼珠单抗是一全人源化的单克隆抗体。对晚期肠癌的研究显示帕尼单抗与西妥昔单抗疗效相似,但输液反应的发生率更低。最新的Ⅲ期随机对照的REAL3研究旨在评价抗体帕尼珠单抗联合化疗对晚期食管腺癌的疗效。该研究共入组了553例初治的局部晚期或转移性食管腺癌患者,随机分配至帕尼珠单抗联合EPI、Oxa和Xeloda(EOC)化疗组或单纯化疗组。该研究结果显示联合帕尼珠单抗与单纯化疗组有效率相似,但生存更差。两组客观有效率分别为42%和46%(OR 1.16,95% CI 0.81～1.57,P=0.467);中位OS分别为8.8个月和11.3个月(HR 1.37,95% CI 1.07～1.76,P=0.013)。中位PFS分别为6个月和7.4个月(HR 1.22,95% CI 0.98～1.52,P=0.068)。联合帕尼单抗组3/4度腹泻、皮疹及血栓性事件的发生率明显增多。后续探索性亚组分析结果显示帕尼单抗组发生皮疹者较未发生皮疹者的OS和PFS显著延长。对分子标志物分析结果显示K-Ras和PIK3 CA的突变率很低,与帕尼珠单抗疗效无关,但与不良预后相关,突变者较野生型者OS分别缩短40%和60%,以上的研究结果提示抗EGFR单克隆抗体联合化疗对于晚期食管癌的疗效尚不确定,除临床研究外,目前还不推荐用于晚期食管癌的治疗。

【小分子酪氨酸激酶抑制剂(TKI)】

小分子酪氨酸激酶抑制剂的作用机制同单克隆抗体不同,主要通过竞争性结合EGFR胞内段酪氨酸激酶的磷酸化位点,阻断其与ATP的相互作用,继而抑制EGFR信号通路。目前在食管癌中研究较多的主要为吉非替尼(易瑞沙)和厄洛替尼(特罗凯)。

1.吉非替尼　几项小样本的研究探索了吉非替尼对转移性食管癌/胃癌的疗效。一项Ⅱ期的研究采用吉非替尼(500mg 口服,每天 1 次)治疗 36 例晚期食管癌患者。结果显示患者总体耐受良好。在疗效方面有 1 例患者达到部分缓解,10 例(28%)患者稳定超过 8 周。同时该研究发现,疾病控制率在女性患者(55%)显著高于男性(20%),鳞癌患者(55%)高于腺癌患者(20%)。另外,该研究还观察到 9 例肿瘤组织高表达 EGFR 的患者中 6 例肿瘤得到很好的控制。EGFR 高表达组中位疾病至进展时间(TTP)显著长于低至中度表达组,分别为 153 天和 55 天。另一项研究同样采用吉非替尼(500mg 口服,每天 1 次)治疗 27 例不可手术的晚期食管腺癌患者,结果显示有 3 例患者达到部分缓解,7 例患者肿瘤稳定。药物相关毒性反应多数为轻度的,27 例患者中 3 例患者出现了 3 度腹泻反应,5 例患者出现 3 度皮疹反应。类似的结果在另一小样本的研究亦有报道。最新的在英国进行的(COG)试验纳入了英国 51 个中心的 450 例晚期食管或胃食管交界处癌患者,其中 80%为食管癌,腺癌占 75%,其余为鳞状细胞癌,少数是分化不佳的肿瘤。全部病患都是经过至少 2 次以上一线化疗后进展期的患者,被随机分派接受安慰剂或吉非替尼(500mg 口服,每天 1 次)。结果显示吉非替尼较安慰剂能改善患者的吞咽困难和吞咽痛。两组患者的中位 PFS 分别为 1.6 个月 vs. 1.17 个月(P=0.017)。但 OS 改善不明显,分别为 3.73 个月 vs. 3.60 个月(P=0.285)。

2.厄洛替尼　一项较早期的报道显示厄洛替尼对食管胃交界处腺癌有一定的疗效,而对远端胃腺癌无效。在 SWOG 研究,共入组了 70 例晚期食管/胃交界处或胃腺癌患者。一线接受厄洛替尼治疗。结果有 6 例(9%)客观缓解的患者均为食管/胃交界处腺癌患者。毒性反应主要为轻度的乏力和皮肤反应。该研究未能证实 EGFR 的表达或突变与疗效相关。

【靶向 VEGF】

肿瘤的生长和转移是一个依赖于血管的过程,当肿瘤体积超过 1～2mm^3 时,维持其生长靠新生血管的生成。因而以新生血管为靶点对肿瘤进行生物治疗成为近年来的研究热点。目前已发现 20 多种肿瘤血管生成因子和抗肿瘤血管生成因子,研究最多是血管内皮因子受体(VEGF)及其受体 VEGFR。已批准上市的药物主要包括抗 VEGF 单克隆抗体贝伐单抗和小分子的 TKI 抑制剂。

1.贝伐单抗　Ⅱ期临床研究显示贝伐单抗与 DDP、CPT-11 或 DOC 联合显示了较好的疗效和安全性。贝伐单抗联合 mDCF(DOC/DDP/5-FU)化疗方案治疗 39 例胃食管癌患者,6 个月无进展生存率为 79%,远远高于 DCF 方案历史对照研究的结果(43%)。OS 长达 18 个月,无严重不良作用。然而Ⅲ期 AVAGAST 研究却未能证实贝伐单抗对晚期食管癌的生存获益。在该试验中,774 例转移性或不可手术的局部晚期胃或胃食管交界处腺癌的患者被随机平均分成两组,XP 方案化疗组(Xeloda 1000mg/m^2,1 天 2 次,d1～d14;DDP 80mg/m^2 静滴 d1)加或不加服贝伐单抗(7.5mg/kg 静滴 d1)。化疗最多 6 个周期后给予 Xeloda 和贝伐单抗/安慰剂维持直至出现疾病进展。结果患者总体耐受较好,未观察到与贝伐单抗相关的新毒副反应。在疗效方面,尽管化疗+贝伐单抗组总有效率(46% vs. 37%,P=0.031)和中位 PFS 也显著优于化疗+安慰剂组(6.7 个月 vs.5.3 个月;HR,0.80,P=0.0037)。但 OS 的改善没有达到统计学意义,12.1 个月 vs. 10.1 个月(HR 0.87,P=0.10)。因此该研究的结果并不支持将贝伐单抗用于晚期食管胃腺癌的常规治疗。亚组分析的结果显示贝伐单抗的疗效有明显的地区差异。美国入组患者生存最差但从贝伐单抗获得的总生存益处最大(HR 0.63),其次为欧洲入组患者(HR 0.85),在亚洲入组患者尽管生存时间最长,但几乎未观察到贝伐单抗的获益(HR 0.97)。导致这种地域差异的原因可能与亚洲患者胃、食管交界处癌比率较低,肝转移的发生率低以及较多的接受二线治疗有关。另外一项由国内发起的多中心Ⅲ期 AVATAR 研究入组 202 例,局部进展或转移性胃或胃食管交界处癌,随机分配至 XP 方案化疗联合贝伐单抗或安慰剂组。结果在 2012 年 ASCO 会议上报告,显示同 AVATAR 研究结果相同,与单纯化疗相比 OS 无显著差异(11.4 个月 vs. 10.5 个月),贝伐单抗联合 XP 方案未能改善中国胃/胃食管交界处腺癌的生存。

2.舒尼替尼、索拉非尼　舒尼替尼和索拉非尼均为多靶点的小分子酪氨酸激酶抑制剂,主要的靶点之一是 VEGF。一些小样本的Ⅱ期临床研究探索了舒尼替尼和索拉非尼对晚期食管癌的疗效,结果显示了较弱的抗肿瘤效应。一项单臂的Ⅱ期研究纳入了 78 例既往治疗失败的晚期胃/胃食管交界处腺癌患者,予二线舒尼替尼治疗(37.5mg 口服,每天 1 次)。有效率仅为 2.6%,中位 PFS 和 OS 仅为 2.3 个月和 6.8 个月。另一项最新的研究探索了舒尼替尼(37.5mg 口服,每天 1 次)联合每周紫杉醇(90mg/m^2 静滴 d1,d8,d15,q28d)对晚期食管或胃食管交界处癌的疗效和安全性。结果显示 23 例患者中 3 例(11%)达到了客观缓解,包括 1 例完全缓解的患者。中位 OS 为 228 天。但 3～4 度的毒性反应的发生率较高,主要包括粒细胞下降(25%),贫血(18%),乏力(11%)。另外有 4 例患者发生了严重的毒性反应,包括 2 例患者出现消化道出血,1 例患者出现食管瘘,1 例患者出现了原因不明的死亡。一项Ⅱ期的临床研究探索了索拉非尼(400mg 口服,1 天 2 次)联合 DDP(75mg/m^2 静滴 d1)、DOC(75mg/m^2 静滴 d1)治疗 44 例既往未接受化疗的局部晚期/转移性胃/胃食管交界处腺癌的疗效和安全性。结果显示客观有效率为 41%,中位 OS 为 13.6 个月。主要的毒性反应是 3～4 度的中性粒细胞下降,达 64%。

综上所述,虽然分子靶向治疗已在食管癌治疗中取得一定的疗效,但如何选择合适的靶点及筛选获益人群仍是目前治疗的瓶颈,仍有待于大型的随机对照临床研究结果证实。

九、食管癌的介入治疗

介入治疗食管癌主要为解决患者的进食困难问题。进食困难可以由食管癌肿瘤生长导致食管狭窄所致,也可以由于治疗原因引起,如放疗导致的放射性食管炎。而通过介入治疗,如食管支架置入术或球囊扩张术,可以改善患者进食困难症状,进而可纠正患者的营养不良症状,以利于患者接受放化疗或改善晚期不能手术患者的生存质量。有荟萃分析认为,对于局灶性的晚期食管癌患者,支架置入能够明显改善进食困难症状并且使患者能够在新辅助放化疗治疗期间经口获得营养。

当然,对于完全性的食管梗阻,如导丝也不能通过则可以考虑采用经皮胃造瘘或空肠造瘘术作为姑息性的支持治疗。

【食管支架置入术】

(一)适应证

(1)不能手术切除的晚期食管癌患者。

(2)食管癌合并食管-气管瘘或食管-纵隔瘘。

(3)食管癌治疗后复发所致的食管狭窄。

(4)外科手术或行放化疗前需营养支持的患者。

(5)虽可手术切除,但拒绝外科治疗的患者。

(二)禁忌证

(1)不能纠正的凝血功能障碍。

(2)严重恶病质的重症患者。

(3)存在小肠梗阻(例如:腹膜种植转移)。

(4)肿瘤侵犯食管上端括约肌。

(三)术前准备

(1)签订手术同意书,获取患者知情同意权。

(2)行食管造影和/或内镜检查,了解病变的部位、长度和狭窄程度。

(3)术前禁食、禁饮 4h。

(4)血常规检查(了解血细胞容积、血小板计数)和凝血功能检查(了解 PT 和 APTT),必要时予以纠正。术前肌内注射地西泮 10mg 和 65～220mg。

(四)器械准备

(1)准备的基本材料包括牙托、猎人头导管、导丝、支架释放系统、吸痰器。

(2)必要时需准备球囊导管。

(五)操作方法

(1)采用 1%的利多卡因以雾化吸入方式进行咽部局麻。

(2)患者取右侧卧位,经口含入约 10ml 造影剂吞咽后确认狭窄的部位和长度,并透视下在患者体表进行定位。

(3)经口送入 0.035in(1in=2.54cm)的交换导丝通过狭窄部位至食管远端或胃腔内(可采用导管配合)。

(4)经导丝送入标记导管,经导管注入造影剂,测量狭窄段的长度;若不用标记导管,也可依据椎体高度进行长度判断。

(5)固定导丝,退出标记导管。

(6)先将支架释放系统头端涂抹液状石蜡以便于推送;再经导丝送入食管,并跨过狭窄段(如果支架释放系统无法通过狭窄,可先用球囊导管在狭窄处进行预扩张)。

(7)可经释放系统注入造影剂,明确支架和狭窄段的关系,支架长度需超出狭窄两端各1～2cm。

(8)在精确定位后,固定释放系统的内芯,后撤外鞘,释放支架。

(9)撤出支架释放系统和导丝,并即刻行食管造影,评估支架的位置和通畅性及有无并发症。

（六）术后处理

(1)患者术后观察4～6h，若无特殊情况可进食流质；食管气管瘘患者术后1天行随访食管造影复查后，方可决定是否进食。

(2)支架置入术后1～3天行食管造影复查，了解支架的扩张程度、位置和通畅性。

(3)若支架已完全扩张且位置良好，则可进食半流质、软食再过渡至普食。

(4)若支架远端跨过食管远端括约肌处，建议患者睡觉时头部抬高30°、睡前避免进食过多，以减少胃内容物的反流和误吸。可用制酸剂预防和改善症状。

(5)为避免食物堵住支架，建议进食时充分咀嚼食物和避免纤维素过多的食物，并在用餐时和用餐后建议饮用碳酸饮料。对于镍钛合金支架，则避免进食过冷的食物，以防支架移位。

(6)部分患者在支架置入后有胸骨后不适或疼痛，可自行消失，一般不需处理；必要时予以止痛药。

（七）疗效评价

据报道手术成功率可达96%～100%。

临床评价指标包括：

1.主观指标　采用五级评分法：0，正常进食；1，能进食半固体食物；2，能进食软食；3，只能进食流质；4，不能进食。

2.客观指标　食管造影显示支架通畅性和患者体重有无增加。

文献报道术后进食困难症状迅速改善者达到96%，且评分均改善1～2分。

有报道采用覆膜支架治疗食管，气管瘘患者，80%的瘘口被完全封堵住，但是有35%的患者瘘口再次出现。

（八）并发症及其处理

1.支架移位　文献报道不同的支架移位发生率在4%～36%。当支架释放跨过食管胃连接处时，支架发生移位的概率较高，可能是由于支架远端游离于胃腔而不能固定在胃壁。此外，由于放化疗导致肿瘤体积的缩小，也是支架发生移位的原因。总体而言，全覆膜支架的移位率要高于部分覆膜支架和裸支架。支架部分移位可考虑在同轴放置一枚新支架，若完全移位应考虑取出。但是若支架脱落至胃腔或肠道，是否取出存在一定争议，有学者建议可不急于取出支架，因为支架可从肛门排出，且位于胃腔的支架，在较长时间内也不引起症状。但是，也有学者建议通过内镜取出，有报道移位的支架可引起诸如小肠梗阻、溃疡或穿孔等并发症。

2.肿瘤或非肿瘤组织支架内生长或外生长　采用裸支架组织支架内生长和外生长的发生率在5%～31%：而采用部分覆膜支架其发生率在10%～14%。采用全覆膜支架能有效防止肿瘤支架内生长，也能降低外生长的发生率。解决方法为再次放置支架或采用内镜下激光等治疗。

3.食物嵌顿　由于支架的改进，现发生率较低，在5%～7%。一般为患者未咀嚼或咀嚼不全食物所致。可用球囊导管或内镜将食物推至胃腔。

4.胃内容物反流　当支架放置位置跨过食管胃连接处时，由于支架影响了食管下端括约肌的功能，部分患者可能会出现胃内容物反流的症状。鉴于防反流支架技术并不很成熟，目前最好的治疗方法为采用口服较大剂量的质子泵抑制剂；对部分效果不好的患者，可考虑采用防反流支架。

5.*气管压迫和食管穿孔*　少见(0～7%)。主要发生在支架放置在食管上1/3段时,可能与食管气管并列走行的解剖结构有关。出现气管压迫的患者,可予以置入气管支架或取出食管支架。对于出现食管穿孔者,可再次置入新的支架。

6.*其他并发症*　颈段食管狭窄患者置入支架后可引起喉部异物感。其他如出血、败血症等发生率极低。

(九)可回收覆膜支架的取出

食管癌患者行支架置入后需取出的适应证包括单纯的外科术前或放、化疗前需要予以食物营养支持的患者。

支架置入后发生并发症,如支架移位或变形、气管压迫或剧烈疼痛不能耐受。

操作方法:

(1)咽部雾化吸入局部麻醉后,经口将0.035in硬导丝通过支架送至食管远端或者胃腔内。

(2)沿导丝将带有扩张管的鞘管输送至支架的近端。

(3)将导丝和扩张器从鞘管内退出后,于鞘管内送入带钩导管,直至其头端金属部分位于支架腔内。

(4)后撤鞘管,拉动带钩导管使金属钩勾住可回收支架上端内缘的尼龙线。当导管至鞘的头端时,从鞘内后退带钩导管,使支架近端收缩。

(5)将鞘管、带钩导管及支架从食管内一并撤出。

(6)支架取出后立即行食管造影复查,注意有无食管穿孔等并发症。

支架取出术后2h,患者可进食流质,再逐步过渡至普食。

放置3～4周可回收覆膜支架联合放疗治疗恶性食管狭窄,与置入永久支架比较,在减少术后并发症和需要再次相关介入治疗方面更有效。

(十)支架的选择和研究进展

随着时代的发展,可供食管狭窄置入的支架种类很多。结合支架的发展史和既往的临床应用经验和教训,食管癌引起的狭窄不应用裸支架,应采用全覆膜支架或部分覆膜支架,因为尽管支架移位率有增加,但肿瘤或组织内生长和外生长明显减少,从而减少支架堵塞机会,同时也便于需要时支架取出。

目前食管癌主要的三大治疗方式为外科手术、放疗和化疗。介入治疗的作用主要为姑息性和支持治疗。由于单纯支架置入只能解决进食困难的问题,对肿瘤本身没有治疗作用。因此,有学者已经开始研究带放射性粒子支架和药物洗脱支架来针对肿瘤进行治疗。药物洗脱支架表面覆有5-氟尿嘧啶等药物通过缓慢释放来达到抑制肿瘤生长的目的。我国学者最近发表的Ⅲ期多中心随机临床试验证实采用载有^{125}I粒子支架能够较普通支架延长不能手术切除的食管癌患者生存期,而两组并发症发生率无明显差异。

【食管球囊扩张术】

因为肿瘤的生长会导致食管再狭窄,所以球囊扩张通常只能短期改善食管癌引起的食管狭窄,通常不作为治疗的首选。但对于食管胃连接处的食管癌,支架置入后的并发症如支架移位、反流性食管炎等较其他部位常见，且有时支架置入难度大，可考虑行食管球囊扩张术。

（一）适应证

（1）不能切除的食管胃连接处的食管癌且狭窄长度≤4cm，为放化疗做准备。

（2）不能切除的食管胃连接处的食管癌且狭窄长度≤4cm，放化疗后狭窄复发。

（3）外科手术前需营养支持的食管中度狭窄的食管癌患者。

（4）食管重度狭窄，支架置入术前行球囊预扩张。

（二）禁忌证

（1）不能纠正的凝血功能障碍。

（2）严重恶病质的重症患者。

（3）有食管-气管瘘或食管，纵隔瘘的患者。

（三）术前准备

（1）签订手术同意书，获取患者知情同意权。

（2）行食管造影和/或内镜检查，了解病变的部位、长度和狭窄程度。

（3）术前禁食、禁饮 4h。

（4）血常规检查（了解血细胞容积、血小板计数）和凝血功能检查（了解 PT 和 APTT），必要时予以纠正。

（5）术前肌内注射地西泮 10mg 和 654-Ⅱ 20mg。

（四）器械准备

（1）需准备的基本材料包括牙托、猎人头导管、导丝、球囊导管、吸痰器。

（2）必要时需准备覆膜支架。

（五）操作方法

（1）采用 1%的利多卡因以雾化吸入方式进行咽部局麻。

（2）患者取右侧卧位，经口含人约 10ml 造影剂吞咽后确认狭窄的部位和长度，并在透视下在患者体表进行定位。

（3）经口送入 0.035in 的交换导丝通过狭窄部位至食管远端或胃腔内（可采用导管配合）。

（4）经导丝送入球囊导管，并跨过狭窄段。

（5）经球囊导管缓慢注入稀释的造影剂，充盈球囊直至“球囊”腰征消失或充盈压力达到了 10atm（$1atm=1.01\times10^5Pa$）。若“腰征”的位置位于狭窄段的中间位置，则表明球囊位置良好。球囊完全充盈时间持续 30s 至 1min。

（6）用注射器抽吸出球囊内的造影剂至抽瘪球囊；可根据需要再次充盈球囊扩张 2～3 次。

（7）扩张满意后，抽瘪球囊，撤出球囊导管和导丝。并即刻行食管造影，评估食管狭窄的扩张改善程度和有无并发症如食管穿孔等。

（六）术后处理

（1）术后需观察患者 2～4h，需注意观察患者的脉搏、血压和体温。由于球囊扩张术后常规行食管造影，因此食管穿孔通常能够及时发现并处理。但有极少数为迟发性食管穿孔，可表现为疼痛、呼吸困难、发热或心动过速，应进行胸片检查和食管造影，必要时可行胸腹部 CT 检查。

(2)术后可以给予口服抗生素防治感染。

(3)术后 2h,患者可进食,先进食流质、半流质再逐渐过渡至普食。若进食顺畅,鼓励进食固体食物,因为进食也是食管扩张的过程。

(七)疗效和安全性评价

文献报道手术成功率 100%,临床评价指标包括:

1.主观指标　同食管支架置入术所采用的五级评分法。文献报道术后 1 个月内进食改善率达 87%。

2.客观指标　食管造影显示食管狭窄段内径改善程度和患者体重有无增加。

安全性评价:为便于更好地对食管穿孔进行临床处理,有学者对食管球囊扩张术后发生食管破裂的患者进行分型。包括:

1 型:食管壁内破裂,渗出的造影剂能自然流回食管腔内。

2 型:包裹性的透壁食管破裂,渗出的造影剂位于包裹内既不外渗至纵隔也不回流入食管腔内。

3 型:未包裹的透壁食管破裂,造影剂能渗出弥散至纵隔、胸膜或腹膜腔。

对照该分型食管发生明确穿孔属于 3 型。2 型食管破裂,若包裹破裂,可造成迟发性穿孔。

(八)并发症及其处理

食管球囊扩张主要的并发症为食管穿孔、肺部误吸和出血。

1.食管穿孔　有文献报道,恶性食管狭窄行扩张术后穿孔发生率为 6.4%,致死率为 2.3%;高于良性狭窄球囊扩张术后的穿孔发生率为 1.1%,致死率为 0.5%。当患者有疼痛、呼吸困难、发热或心动过速时,要考虑发生食管穿孔的可能性。一旦发生食管穿孔,需尽早采取治疗。对于小的穿孔且无明显纵隔感染,可考虑保守治疗包括禁食、肠外营养和使用广谱抗生素,必要时可行覆膜支架置入术;对于较大的穿孔和(或)有明显纵隔等感染,需要外科手术治疗。

2.出血　由于球囊扩张后,球囊表面可带有少许血丝,一般不需处理。少数患者可因手术应激反应出现胃黏膜出血,需用止血药和制酸剂。

3.肺部误吸　若发生感染,应采用抗生素治疗,并进行胸片复查。

(九)球囊扩张建议

由于食管癌球囊扩张发生食管穿孔概率要略高于良性食管狭窄,因此扩张时需谨慎,特别是当患者接受过放疗、化疗或激光治疗后,选用球囊的直径一般≤20mm。对于支架置入前需行球囊预扩的患者,只需适度用球囊扩张即可。

【其他介入治疗方法】

食管癌导致的食管狭窄基本可以通过支架置入术或球囊扩张术来解决。只有极其少数情况,当食管完全梗阻导丝都不能通过时,可以考虑经皮胃造瘘术或空肠造瘘术来实现营养支持。由于一般情况均采用胃造瘘,因此本节仅仅简单介绍经皮胃造瘘术。

1.适应证　食管癌导致的食管完全梗阻(透视或内镜下均不能完成球囊扩张或支架置入术)。

2.禁忌证

(1)无合适的穿刺路径(比如肝脾大、间位结肠)。

(2)不能纠正的凝血功能障碍。

(3)由于门静脉高压导致的胃或腹壁静脉曲张。

(4)大量腹水。为了减少管周渗漏,须术前穿刺放液,并且行胃固定术。

其中(3)、(4)为相对禁忌证。

3.术前准备

(1)签订手术同意书,获取患者知情同意权。

(2)血常规检查(了解血细胞容积、血小板计数)和凝血功能检查(了解 PT 和 APTT),必要时予以纠正。

(3)CT 或超声检查定位,避开肝左叶或横结肠。

(4)手术前晚禁食,并置入胃管,抽吸胃液,促进胃排空。

4.操作方法

(1)左侧肋下和上腹部区域进行无菌消毒。

(2)手术前通过胃管注入空气 300～500ml,使胃充胀贴近腹前壁,以便于穿刺。

(3)注气后对上腹部进行正侧位透视,了解穿刺经过胃前壁深度和横结肠的位置。

(4)穿刺点应选择远端胃体,位于胃小弯和大弯中间,以降低穿刺到动脉的风险。

(5)用 1%利多卡因做局部麻醉,达腹膜表面,做一 3～5mm 小切口。

(6)采用 22G 穿刺针穿刺成功后,置入 0.018in 微导丝至胃底部。

(7)交换入 6F 三件套管,退出内两件套管和 0.018in 导丝。经外套管用 0.038in 的导丝推送入两枚锚定器至胃腔。

(8)保留导丝,退出 6F 外套管,用手拉紧锚定器并固定住,采用 8F、10F、12F、14F 的扩张管经导丝不断扩张通道。

(9)经过导丝放置造瘘管,常用的是 14F 猪尾巴头胃造瘘管(Wills-Oglesby 经皮胃造瘘管)。

(10)经造瘘管注入造影剂,观察造瘘管位置是否合适,缝合固定锚定器于皮肤,并通过缝合或者蝴蝶夹将造瘘管固定于皮肤表面。

5.术后处理

(1)术后注意观察生命体征和注意腹部查体,及早发现患者胃内容物外渗所致腹膜炎的征象。常规腹部平片上易见气腹征,症状一般在 1～3 天后缓解。

(2)术后 24h 内夹闭胃造瘘管,如有需要,可外接引流袋或进行间歇吸引。如果夜间引流量不多,腹部检查阴性,第二天早上可尝试经造瘘管喂饲。

(3)长期护理:胃造瘘管一般不用经常更换。医生、患者和护理人员发现如果有问题,一般在 4～6 个月后进行更换。

第五节　胃癌

全国肿瘤登记中心的《2012 中国肿瘤登记年报》显示，我国近 20 年来癌症呈现年轻化及发病率和死亡率“三线”走高的趋势。全国每分钟有 6 人被诊断为恶性肿瘤。胃癌占我国恶性肿瘤发病率的第二位，恶性肿瘤死亡率的第三位。中国胃癌占全世界的 42%。近年在发达国家及中国大城市统计逐年有下降趋势，但广大农村仍持平或有增长，胃食管交界处癌(贲门癌)全世界均无下降。胃癌多见于男性，发病年龄以 40～60 岁为最常见，男女比例为 2.67∶1，30 岁以下少见。我国每年死于胃癌约 16 万人。胃癌已成为严重威胁国人健康的隐患和主要致死病因之一。

一、胃癌的诊断和分期

(一)胃癌的诊断方法

胃癌一般早期无或仅有轻微症状，表现为上腹部不适，食欲不振，体重减轻。随病情的发展症状可增多，但不典型，常出现类似胃炎或胃溃疡症状，大多数患者体征不明显，40.1%进展期胃癌可有贫血，24%可扪及腹部包块。由于胃癌的症状体征不典型，所以早期诊断极为不易，据统计，中国早期胃癌仅占 10%左右，极大影响了胃癌的生存率。目前胃癌的诊断主要根据临床表现、体格检查及特殊检查包括胃镜，影像学检查如 X 线钡餐、B 超、CT、MR、PET/CT，腹腔镜探查和分子诊断等。

1.无症状人群筛查　据统计，日本 1975 年早期胃癌占所有接受治疗胃癌病例的 20.9%，1990 年迅速升至 43.4%，2004 年以来在日本早期胃癌检诊协会所属医疗机构中，检出的胃癌中超过 70%为早期胃癌，如此高的早期胃癌检出率得益于对无症状的日本人群进行的胃癌筛查。日本癌症研究医院统计该院 44 年期间治疗的 3000 例早期胃癌中，47.6%的患者是在无任何症状的情况下检出的。显然，中国仅在症状性患者中提高门诊筛选早期胃癌的水平是远远不够的，大量的早期胃癌患者因无症状而未能及时就诊，因此必须全社会关心这项工作，努力开展无症状人群的早期胃癌筛查。胃癌的癌前状态包括癌前疾病和癌前病变两类，国内外大量事实证明，患有重度萎缩性胃炎、残胃、恶性贫血等癌前疾病和上皮内瘤变等癌前病变的患者发生胃癌的几率明显高于普通人群，因此必须定期随访复查，许多患者有望在早期胃癌阶段被检出。

2.定性诊断　普通电子内镜是目前诊断胃癌最常用、最有效的方法，目前，电子内镜已广泛应用于国内外临床，它可以直接观察胃内形态变化，了解病变的部位并可以取病变组织活检病理检查确诊胃癌。内镜诊断胃癌的准确率较高，Bustamante 等在研究中报道，内镜加活组织检查诊断胃癌的敏感性为 82%，特异性为 95%。但是，由于内镜检查前制酸剂的使用、患者就诊时间的延迟、早期胃癌的内镜表现缺乏特征性、内镜医师对早期胃癌在普通内镜下的表现缺乏认识等原因，仍有一小部分早期胃癌患者在初次内镜检查的时候被漏诊。

传统内镜仍然是最主要的检查方法，但是有一定的漏诊率。超声内镜以及超声内镜下细针抽吸活组织检查，是目前发展很快、技术很全面的检查方法，在早期胃癌诊断和术前分期中具有重要价值。色素内镜常常和放大内镜技术结合，从而明显提高早期胃癌诊断的敏感性和特异性，有广泛的临床应用前景，将来有可能在胃癌及其他胃黏膜病变的诊断中成为常规的检查方法。荧光内镜诊断早期胃癌有一定的优越性，但是技术尚不完善，特异性不高，临床应用有一定的局限性。红外电子内镜由于能够对胃黏膜下血管进行观察，在早期胃癌诊断以及肿瘤的浸润程度确定中有独特的作用。窄谱成像技术结合放大内镜能够观察消化道黏膜上皮结构和黏膜表面的微血管形态，有希望在内镜下得到早期胃癌的病理学诊断，但是目前还不能取代传统的病理活组织检查。共聚焦激光显微内镜能够显示消化道黏膜及黏膜下的组织结构，对胃癌及癌前病变做出在体的即时诊断，但是目前还在研究阶段，广泛应用于临床还需要进一步研究。

X线钡餐检查仍是目前诊断胃癌的主要方法之一，可以鉴别胃的良恶性病变、病变部位及范围，用以胃癌诊断及指导手术范围。气钡双重对比方法改进了传统上消化道造影法，明显提高了早期胃癌的诊断率。当我们在X线检查中疑为早期胃癌时也可和胃镜细胞学等方面的检查结合起来，以提高早期胃癌的诊断率。

（二）胃癌的分期

目前国际上比较通用的胃癌分期系统有两种，包括国际抗癌联盟（UICC）的TNM分期系统和日本胃癌协会（JGCA）的分期系统，这两者均是在不断地继承和革新中建立和完善起来的。2009年以前，两种分期系统的最新版本为2002年UICC第6版胃癌TNM分期（简称国际分期）和日本胃癌规约13版TNM分期（简称日本分期）。这两个分期系统有相似之处，都依赖于原发肿瘤生长情况（T）、淋巴结受累的范围（N）和是否存在远处转移（M）。但是，这两个系统存在一些根本的不同，最明显的区别在于对区域淋巴结扩散的分级。UICC/TNM分期系统以转移淋巴结的数目为基础，而日本分期法强调受累淋巴结的解剖位置。目前日本分期常用于术前分期及指导手术治疗，而国际分期常用于术后分期及预后评估。2009年，随着UICC第7版胃癌TNM分期和日本胃癌规约14版TNM分期更新后，两种分期系统首次达到了高度共识。详见表3-3。

表3-3　UICC第7版胃癌TNM分期及日本胃癌规约第14版TNM分期

分期	T	N	M
ⅠA	T_1	N_0	M_0
ⅠB	T_2	N_0	M_0
	T_1	N_1	M_0
ⅡA	T_3	N_0	M_0
	T_2	N_1	M_0
	T_1	N_2	M_0
ⅡB	T_{4a}	N_0	M_0

续表

分期	T	N	M
	T_3	N_1	M_0
	T_2	N_2	M_0
	T_1	N_3	M_0
ⅢA	T_{4a}	N_1	M_0
	T_3	N_2	M_0
	T_2	N_3	M_0
ⅢB	T_{4b}	N_0	M_0
	T_{4b}	N_1	M_0
	T_{4a}	N_2	M_0
	T_3	N_3	M_0
ⅢC	T_{4b}	N_2	M_0
	T_{4b}	N_3	M_0
	T_{4a}	N_3	M_0
Ⅳ	Any T	Any N	M_1

1.术前分期　准确的术前分期是治疗胃癌的关键。目前胃癌的术前分期主要依赖于影像学检查包括体表超声、CT 检查、MRI 检查、PET/CT 检查、超声内镜等，近年来又有腹腔镜探查，各有优缺点。

体表超声不但能显示肿瘤受累的程度，肿瘤向腔外生长，还能显示肿瘤侵犯周围和远处转移的情况。B 超对胃癌浸润深度判定失误的主要原因是由于癌旁组织的纤维化及炎症细胞的浸润。

多层螺旋 CT 的空间分辨率和密度分辨率高，图像清晰，大体解剖显示好，尤其是对胃壁厚度、胃周情况、远处转移尤其是肝转移等的判断具有相当的优势，且应用普遍，是目前使用最广泛的胃癌术前分期手段，对 T_4、N、M 分期均有相当的诊断优势。

MRI 对胃癌 T 分期的总体诊断准确率为 73%～88%，N 分期为 52%～65%，对胃癌肝转移具有很高的病灶检出率和敏感性，是较好的术前分期手段。

超声内镜既可以用内镜直接观察腔内情况，同时又可以进行实时超声扫描，显示出胃壁的各层解剖结构及胃周围淋巴结情况，是目前对胃癌 T 分期和 N 分期判断准确率最高的胃癌术前分期手段。

PET/CT 有敏感性高、特异性强等优点，在癌症领域得到越来越广泛的应用，目前最常用的是 ^{18}氟脱氧葡萄糖（FDG）PET/CT。有研究表明，未/低分化腺癌、黏液腺癌等癌细胞对 ^{18}F-DG 的摄取有限，在 ^{18}F-DG-PET/CT 检查上常表现为假阴性，而中国胃癌中上述病理类型不在少数，加之昂贵的价格，因此，^{18}F-DG-PET/CT 检查目前不应常规应用于胃癌，主要用于发现那些普通影像学检查不能发现的远处转移。

腹腔镜对腹腔的直视检查可鉴别其他影像学方法难以检出的较小的网膜及腹膜种植灶，缺点是淋巴结转移识别准确率低，需要麻醉和有一定创伤性等。腹腔镜超声检查综合了腹腔镜和超声内镜的优点，对肿瘤T分期的判断接近于超声内镜，并可检出直径仅为3mm的转移淋巴结，能对所有16组淋巴结做出较准确的评估，准确率达89%，同时，腹腔镜超声检查可检出腹腔镜检查漏诊的肝脏转移灶。

2.*术后分期* 对于胃癌的术后分期，目前国内外都是主要结合术前影像学检查、术中探查、术后手术标本病理学检查结果最后确定。近年来，国际上广泛应用的胃癌分期是AJCC/UICC第6版(2002)TNM分期系统，2010年1月，AJCC正式发布了更新的第7版胃癌分期，主要改变是T分期和N分期的细化以及Ⅳ期分组的变化。在T分期中，第7版分期将第6版中的4个亚组细分为5个亚组，强调了肿瘤浸润深度(T分期)在患者预后中可能存在的差异；在N分期中，第7版分期针对转移淋巴结数目做了新的修订，以期更好的提示预后；针对Ⅳ期患者，第7版分期仅保留 M_1 作为Ⅳ期，而将第6版中 T_4N+M_0 及 Tany N_3 M_0 降期为Ⅱ、Ⅲ期。

就预后预测而言，有关第6版TNM分期系统与预后关系的报道较多。国内福建医科大学张祥福等报道1972—2000年2613例胃癌手术切除患者，其中ⅠA、ⅠB、Ⅱ、ⅢA、ⅢB及Ⅳ期患者术后5年生存率分别为91.1%、86.7%、51.1%、34.5%、29.1%及5.9%。中山大学肿瘤防治中心詹友庆等总结1964—2004年1950例行胃癌切除手术患者的预后资料显示，Ⅰ、Ⅱ、Ⅲ及Ⅳ期患者术后5年生存率分别为86.8%、58.7%、28.4%及7.6%。两组资料在同一TNM分期内的5年生存率类似。国外IGCSG报道了191例ⅠA、ⅠB、Ⅱ、ⅢA、ⅢB及Ⅳ期胃癌患者 D_2 根治术后的5年生存率，按第6版分期分析，分别为92.5%、87.5%、60.0%、40.0%、20.0%及2.5%。荷兰一项比较 D_1、D_2 清扫术的多中心前瞻性临床研究的长期随访结果显示，380例行 D_1 清扫术的ⅠA、ⅠB、Ⅱ、ⅢA、ⅢB及Ⅳ期患者术后5年生存率分别为41%、36%、15%、3%、0%、0%，而331例行D2清扫术的ⅠA、ⅠB、Ⅱ、ⅢA、ⅢB及Ⅳ期患者术后5年生存率分别为53%、27%、33%、19%、10%、3%，两者生存虽有差异，然而尚未达到统计学意义。同时，该研究也表明，在同一分期内，不同的治疗方式是其预后不同的主要原因。

目前，有关对第7版分期系统在预后预测方面的报道较少，只有少数文献分析了新的胃癌分期系统与预后的关系。譬如，按第7版分期，美国SEER数据库1991—2000年10601例手术切除的胃癌患者的数据显示：ⅠA、ⅠB、ⅡA、ⅡB、ⅢA、ⅢB、ⅢC及Ⅳ期患者术后5年生存率分别为70.8%、57.4%、45.5%、32.8%、19.8%、14.0%、9.2%及4.0%。韩国Ahn等报道首尔国立大学医学院1986—2006年间行根治性切除的9998例胃癌患者预后资料，结果显示ⅠA、ⅠB、ⅡA、ⅡB、ⅢA、ⅢB及ⅢC期患者术后5年生存率分别为95.1%、88.4%、84.0%、71.7%、58.4%、41.3%及26.1%，进一步分析表明，与第6版分期相比，新分期系统能更好的预测胃癌患者的术后生存情况，更好的体现分期与预后的一致性，从而为临床医师针对不同分期采取个体化治疗和提高胃癌疗效提供临床参考依据。中山大学肿瘤防治中心周志伟等学者通过统计1994—2006年1503例胃癌患者资料，分析了分期与预后的关系。按照第7版分期，ⅠA、ⅠB、ⅡA、ⅡB、ⅢA、ⅢB、ⅢC及Ⅳ期患者术后5年生存率分别为96.0%、82,4%、79.0%、76.8%、54.2%、39.2%、26.6%及5.6%。其中T分期各亚组5年生存率分别为 T_1 96.6%、T_2

74.9%、T_3 62.6%、T_{4a} 39.6%、T_{4b} 23.4%，N 分期各亚组 5 年生存率分别为 N_0 75.3%、N_1 53.6%、N_2 39.9%、N_3 26.1%，M 分期各亚组 5 年生存率分别为 M_0 55.9%、M_1 5.6%。

通过对新旧分期进行对比，可以发现，在预测胃癌患者术后生存方面第 7 版分期较第 6 版更有意义，表现在：①第 7 版分期将第 6 版分期 6 个亚组（ⅠA、ⅠB、Ⅱ、ⅢA、ⅢB、Ⅳ期）细分为 8 个亚组（ⅠA、ⅠB、ⅡA、ⅡB、ⅢA、ⅢB、ⅢC、Ⅳ期）后，不同分期患者术后生存的差异性更为明显。②第 6 版分期中部分Ⅳ期（T_4N+M_0 及 Tany N_3 M_0）患者比 M_1 患者预后更好，因此，第 7 版分期将该部分患者降期为ⅡB、ⅢA、ⅢB 及ⅢC 期，更能体现分期的均衡性。

由于 TNM 分期系统中 T 分期源于解剖学概念，M 分期亦具有明确的定义，故文献报道对 T 及 M 分期对于预后的影响意义分歧较少。在第 6 版 UICC T 分期中，T_2 分为 T_{2a}（肿瘤侵犯固有肌层）及 T_{2b}（肿瘤侵犯浆膜下层），然而在综合分期中，T_{2a} 及 T_{2b} 均按照 T_2 进行分组，如 T_{2a} N_1 及 T_{2b} N_1 均属于Ⅱ期。Wang 等学者分析了 2322 例行胃癌根治性切除病例资料，其中 T_2 期肿瘤 325 例，结果发现肿瘤浸润至 T_{2a} 者的预后优于浸润至 T_{2b} 者（P＝0.001）。时至今年，第 7 版 UICC TNM 分期已应用于临床，其中对于 T 分期的定义就做了新的调整，将第 6 版中的，T_2 细分为 T_2 及 T_3，从而更好的预测患者预后。

近几年来，TNM 分期系统对于胃癌患者预后预测意义方面的研究焦点主要集中在 N 分期上。由于全球对于胃癌手术方式及淋巴结清扫方式尚不统一，如 D_1 清扫术、D_2 清扫术、D_2＋清扫术等，同时由于手术医师或病理医师对于淋巴结检出数目的差异等原因，其结果直接影响术后淋巴结检出数目及转移淋巴结的数目，从而导致“分期偏倚”现象。因此，近几年来关于淋巴结检出数目、转移淋巴结的数目、以及淋巴结转移率（转移淋巴结数目/淋巴结检出数目）对胃癌患者预后影响意义文献报道较多。

通过对 456 例根治性切除的胃癌患者的预后资料进行分析探讨淋巴结检出数目和转移淋巴结数目对胃癌患者预后影响，结果显示阴性淋巴结数目在 0～9 枚组、10～14 枚组及≥15 枚组术后 5 年生存率分别为 4.1%、30.7%及 74.8%，预后具有显著差异，提示阴性淋巴结数目在提高预测胃癌患者术后生存准确性方面具有重要意义。比较该组患者按第 5/6 版、第 7 版 UICC N 分期及第 13 版日本胃癌委员会（JGCA）N 分期后的预后情况，结果显示按第 5/6 版 UICC N 分期，$N_{0、1、2、3}$期患者术后 5 年生存率分别为87.3%、58.6%、4.7%及 4.9%，按第 7 版 UICC N 分期，$N_{0、1、2、3}$期患者术后 5 年生存率分别为 87.3%、71.1%、44.1%及 4.7%，按 JGCA N 分期，$N_{0、1、2、3}$期患者术后 5 年生存率分别为87.3%、39.7%、9.7%及 21.7%，多因素分析显示，三者中仅第 7 版 UICCN 分期为独立预后因素。此外，作者还将第 7 版 UICC N 分期中阳性淋巴结个数细分为 5 组，分别为 0 枚、1～2 枚、3～6 枚、7～8 枚及≥9 枚，各组患者术后 5 年生存率分别为 87.3%、71.1%、44.1%、10.0%及 3.9%，并认为该分类方法能更好地体现患者的预后情况。

关于淋巴结转移率，目前已有较多文献报道其与第 6 版 UICC N 分期对于患者预后准确性的比较。多数学者认为，相比第 6 版 UICC N 分期，淋巴结转移率更好地反映患者的预后及减少分期的偏倚。譬如，中山大学肿瘤防治中心詹友庆等总结了 906 例行胃癌 D_2 根治术的患者预后资料，并按照患者预后情况将淋巴结转移率分为 rN_0 0、rN_1 1%～9%、rN_2 10%～25%及 rN_3＞25%四组，并比较该组患者按第 6 版 UICC N 分期及淋巴结转移率（rN）分期后的预后情况，结果发现对于检出淋巴结数目>15及≤15枚的患者，多因素分析显示rN分期（而非第6版UICC N分期）可作为独立预后因素，同时，当将淋巴结检出数目≤15枚的患者按照淋巴结检出数目再细分为1～3枚、4～7枚、8～11枚及12～15枚四组并按照rN分期统计患者术后5年生存率时，发现该四组患者术后5年生存率无明显统计学差异，从而显示rN分期能从一定程度上降低分期偏倚，尤其对于那些淋巴结检出数目≤15枚的患者。同样，Sun等分析了2159例行胃癌D_2根治术的患者预后资料，按照患者预后情况将淋巴结转移率分为rN_0 0、rN_1 1%～20%、rN_2 21%～50%及rN_3>50%四组，并比较该组患者按第6版UICC N分期、JGCA N分期及淋巴结转移率（rN）分期后的预后情况，结果发现：对于检出淋巴结数目>15及≤15枚的患者，按照第6版UICC N分期及JGCA N分期后的预后差异具有显著统计学意义，而在rN分期中两者差异无统计学意义，因此作者认为rN分期在淋巴结清扫数目或级别不充分的情况下能够起到降低分期偏倚的作用。同样，在主要行胃癌D_1根治术的国家如美国及部分西方国家，亦有报道认为淋巴结转移率分期能够降低胃癌D_1根治术后的分期偏倚现象，如Maduekwe等报道了257例行D_1根治术胃癌患者的预后资料，并比较了rN及第6版UICC N分期用于预测预后的准确性，结果同样发现对于检出淋巴结数目>15及≤15枚的患者，两组术后5年生存率在rN分期系统中无明显统计学差异，而在第6版UICC N分期系统中差异显著，同时多因素分析亦显示rN分期（而非第6版UICC N分期）可作为独立预后因素，从而表明淋巴结转移率分期同样能够降低胃癌D_1根治术后的分期偏倚现象。不过，目前关于比较rN分期及第7版UICC N分期用于预测胃癌患者预后的文献尚比较少见，中山大学肿瘤防治中心周志伟等总结分析了1343例行胃癌D_2根治术的患者资料，按照患者预后情况将淋巴结转移率（LNR）分别定为0、1%～30%、31%～60%及>60%四组，并比较该组患者按第7版UICC N分期及LNR分期后的预后情况，结果发现LNR分期能更好地提示胃癌患者根治性切除术后生存情况；同时，基于浸润深度、淋巴结转移率及转移情况设计了一种肿瘤-比率-转移（TRM）分期系统，以此与第7版UICC TNM分期进行比较，结果发现相比第7版AJCC/UICC TNM分期，TRM分期在各亚组组内同质性、各亚组组间差异性及各亚组斜度单调性方面更具优势。

当然，现行的UICC TNM分期系统仍有较多不足之处，如不能从生物学角度上反映肿瘤的特性。虽然TNM系统的基础理论已相当成熟，但相对于大多数肿瘤生物学特性来说过于简单。若将TNM分期的基本要素以及影响预后的重要因素相结合，将成为影响癌症患者的整体生存期的关键。众所周知，预后因素的定义是作为一个变量，可以解释与一种疾病预期的过程和结果相关的异质性。这一预后因素在预测特定癌症病人的未来中将起到重要作用。因此目前TNM分期面临的重要挑战是如何将目前正在使用或研究的非解剖性预后因素纳入其中，如病理类型、肿瘤大小、肿瘤部位、脉管癌栓、根治程度、梗阻、穿孔、结外浸润程度等，甚至可以考虑将肿瘤某些生物学特征如CEA等肿瘤标志物、微卫星不稳定、杂合性缺失、P53、DNA拷贝数、VEGF表达情况等等纳入分期系统中。

分期策略涉及原发肿瘤、患者、甚至环境因素等，涉及患者早期治疗和后续治疗的机会，因此，目前更新、更特殊的与分子诊断研究相关的预后因素正被引入到分期策略中。将来，传统的解剖分期将与分子标记物密切相关。T、N和M连同其他预后因素将成为各种各样肿瘤列线图的初始数据，这些数据将被上传至互联网，帮助医生为患者提供正确的治疗方法。所有这些数据整合起来组成预后蓝本，与传统的解剖概念或多或少会有差别。该分期方法的前途取决于引入病理评估的新的诊断方法，尤其是术前临床和影像学方法。传统的cTNM和pTNM二分法必须融合成一个统一体，并且两者应该相辅相成，而所有这一切都将取决于能够改善医疗信息数据收集的科学方法。

人工智能的引进、概念结构内列线图的统一无疑将有助于改进人类对癌症的认识，并将给医生、患者和其他医疗工作者提供更准确的信息。肿瘤的生物学特性目前仍然是相对不确定的和难以捉摸的。我们还需通过研究肿瘤生物学特性来获得最终的预后信息。

二、胃癌的综合治疗原则

胃癌早期治疗以手术为主，这些年尽管外科手术仍然是胃癌治疗的主要手段，但总体的治疗模式已经发生了明显的改变：已经从一般的胃大部切除术进入以清除淋巴结为目的的根治术；从解剖学为基础的手术走向以解剖学、肿瘤生物学及免疫学为基础的手术；从只重视手术的安全性到根治性、安全性及功能性统一；从只重视切除肿瘤到以切除原发肿瘤及受侵器官，彻底清除区域淋巴结及杀灭腹腔脱落癌细胞的外科治疗；从单一的手术进入以围术期治疗加规范化手术的新的治疗模式。近年来，胃癌治疗最大的进展即是通过围术期治疗和辅助放化疗的综合治疗模式明显改善患者的生存。目前与胃癌分期变化相对应的治疗策略的制定更为细致、谨慎，然而由于缺乏足够的个体化治疗的相关数据，治疗策略调整值得进一步探讨。

（一）早期胃癌合理治疗的选择

日本胃肠内镜协会于1962年首先提出了早期胃癌(EGC)的概念，目的是为了早期发现并提高胃癌术后的5年生存率。早期胃癌系指癌组织局限于胃黏膜和黏膜下层，不论其面积大小，也不考虑其有无淋巴结转移。我国早期胃癌约占胃癌的10%左右，韩国为30%左右，日本则高达50%～70%，这主要得益于早期诊断水平的提高及对高危人群普查的结果。一般认为胃癌早期亦可发生淋巴结转移，因此D_2根治术一直被作为早期胃癌的标准手术方式在国内外都取得非常良好的效果。随着早期胃癌分子生物学及临床病理学的深入研究，对早期胃癌淋巴结转移规律及生物学行为有了一定的认识。尤其是国际上很多中心报道早期胃癌术后患者5年生存期接近90%，早期胃癌的治疗发生了很大的变化，即提出缩小胃切除和淋巴结清扫范围的手术，包括经内镜下黏膜切除术(EMR)、镜下黏膜下层切除(ESD)、腹腔镜下楔型切除术(LWR)和腹腔镜下胃内黏膜切除术(IGMR)、腹腔镜下胃癌根治术等。2010年版的NCCN指南指出对于原位癌或局限于黏膜层(T_{1a})的T_1期胃癌可以考虑内镜下黏膜切除术，但要在有经验的治疗中心进行。

（二）进展期胃癌的综合治疗

在我国，早期胃癌患者比例仅占10%，多数病人在确诊时就已属进展期。2010年，NCCN指南对可手术胃癌的治疗原则作出明确规定：对身体状况良好，有切除可能的胃癌患者，首选多学科评估，根据其临床分期，来决定是否需要行新辅助化疗或新辅助放化疗或直接手术治疗。因此，进展期胃癌的多学科综合治疗(MDT)是一种必然趋势。

MDT是以病人为中心的多学科治疗模式，它是由包括外科、化疗科、放疗科、影像科室、病理科、介入科、内镜科室等多个相关科室相互协作，通过集体讨论的形式来制定最佳治疗方案。

胃癌的多学科综合治疗中，目前最突出的问题亦即重点问题是新辅助治疗。对于新辅助治疗方案的选择，一般遵循以下3个原则：①尽可能选择有效率高的方案；②药物毒性小，减少对手术的干扰；③术前化疗时间不能太长，一般为2～4个疗程。新辅助化疗后如果多学科综合会诊后认为适合手术的患者：先由外科医生进行手术治疗，再根据病理学结果确定术后分期，进而决定后续的综合治疗方案；不宜手术的患者，先进行化疗，定期复查并评估疗效。如果肿瘤缩小再进行多学科会诊，若判断可行手术则转手术治疗，若化疗2～3个疗程后仍然不能手术，则继续接受化疗。

1.手术　进展期胃癌患者5年生存率不到30%。对于进展期胃癌较为统一的认识是根治性切除术要求切除2/3以上胃及D_2淋巴结清扫术。淋巴结清扫范围要求至少检查15个或更多淋巴结。

2.围术期治疗

(1)围术期化疗：进展期胃癌即便是行根治性手术，其局部复发率也可达50%以上。化疗是进展期胃癌综合治疗的重要手段之一。包括新辅助化疗和术后辅助化疗。

1)新辅助化疗：新辅助化疗的作用：①缩小肿瘤达到降期以提高手术切除率。②消除潜在的微小转移灶，降低术后转移复发的可能。③剔除不宜手术治疗的患者，比如部分生物学行为差的胃癌，肿瘤进展迅速，辅助治疗期间即可出现局部广泛浸润和远处转移，这类患者即便行手术切除也很快复发。④体内药敏试验，判断肿瘤对化疗药物的敏感程度，作为术后化疗方案选择的依据。目前认为的胃癌新辅助化疗应用原则为：对于可能根治性切除的局部进展期癌，目的在于控制复发风险较高人群的微小转移灶。具体的适应条件为临床分期Ⅱ～ⅢC期($cT_{3\sim4}$，$cN_{1\sim2}$)，推荐方案包括ECF(Epirubicin+CDDP+5FU)及ECF的改良方案。

2)辅助化疗：辅助化疗是指根治性切除术后为防止微小残留癌灶造成的复发或转移而进行的辅助化疗。美国的INT0116试验与英国的MAGIC研究分别证明了术后5FU/LV联合放疗以及ECF方案用于术前/术后辅助化疗的有效性，但二者的疗效均低于日本报告的总体疗效。2007年日本报道的胃癌TS-1辅助化疗试验(ACTS-GC)证实胃癌患者D_2术后接受Sl辅助化疗可降低死亡风险。2011 ASCO年会上报道了CLASSIC研究的结果，显示与术后观察组相比，Ⅱ、Ⅲa或Ⅲb期胃癌患者术后接受XELOX方案(卡培他滨+奥沙利铂)化疗，3年无病生存期(DFS)提高14%，提示XELOX方案可以作为胃癌D_2术后辅助化疗的标准方案。

(2)围术期放疗：胃癌是一种对放射线并不敏感的肿瘤，而胃的邻近器官肝、胰、肾等对放射线较敏感，因而限制了放射治疗在胃癌中的应用。作为综合治疗的手段之一，放疗可配合手术提高根治率，有助于消灭术野中的亚临床转移灶，以及残留或复发胃癌的姑息治疗。术前诱导化疗继以化放疗可以产生明显的病理缓解，使患者的生存时间延长。INT0116试验观察了556例胃癌患者分别进行单纯手术对比术后联合放化疗(5-FU/LV+45Gy放疗)的疗效，结果显示术后放化疗可延长患者生存，此后，术后放化疗方案在美国一直成为标准治疗。但从INT0116研究的10年随访结果来看，除低分化腺癌患者以外的其他亚组疗效有限。韩国

Kim 等人将 INT-0116 的试验在韩国进行了重复，并进行了分层分析，证明对于术后病理分期为 $T_{1\sim2}N_0$ 者行辅助放化疗无意义，仅对 $T_{3\sim4}N_0$ 或者 $T_{1\sim4}N$ 阳性者方可延长生存和减少局部复发。亚洲国家 D_2 根治术的比例远远高于欧美国家，这可能是术后放疗在我国没有得到普及的原因。

"手术＋围术期治疗"这一新的治疗模式已经登上胃癌治疗的大舞台。是进展期胃癌的主要治疗方式。随着医疗技术的发展，新的技术逐渐应用于临床，只有积极运用循证医学的方法，结合各种治疗方法的长处对胃癌病例进行综合治疗，才能最终达到改善患者预后及提高生活质量的目的。

（三）复发或转移性胃癌患者的姑息治疗

最近的几项 meta 分析比较了化疗和最佳支持治疗对晚期胃癌患者的疗效，结果显示化疗可以提高 1 年生存率，并改善生存质量。AIO 的一项Ⅲ期随机临床研究，对伊立替康和最佳支持治疗用于晚期胃癌二线治疗进行比较，结果显示伊立替康较最佳支持治疗显著延长总生存期，123 天 vs.72.5 天。姑息治疗包括化疗、临床试验或最佳支持治疗。如果患者 KPS 评分＜60，或 ECOG 评分＞3 分，可只给予最佳支持治疗。如果体力状况较好（KPS≥60 分或 ECOG 评分＜2 分），则可选择最佳支持治疗联合化疗或参加临床试验。

V325 试验证实了以多西他赛为基础的三药联合方案用于转移性胃癌中的疗效，但三药联合的毒副作用较大，一系列改良方案的研究包括两药联合方案，周剂量给药方法以及以紫杉醇为基础的联合方案，均显示了更好的安全性和类似的疗效。ML17032、REAL2 等试验证实了卡培他滨联合顺铂、ECF 及其改良方案的疗效和安全性。其他临床试验对奥沙利铂联合氟尿嘧啶类药物、伊立替康联合顺铂以及氟尿嘧啶类口服单药的方案也进行了评价，在晚期胃癌中均有一定疗效，均可用于治疗转移性或局部晚期或复发性胃癌。总体上来说，ECF 或其改良方案以及 DCF 方案为Ⅰ类推荐方案，对于经标准方法确定为 HER-2 阳性的晚期胃或胃食管结合部腺癌患者，顺铂加卡培他滨或 5-氟尿嘧啶进一步联合曲妥珠单抗为 2A 类推荐。DCF 改良方案及其他方案为 2B 类推荐。

（四）随诊制度

胃癌患者治疗结束后应接受系统的随访，第 1～3 年每隔 3～6 个月复查 1 次，第 3～5 年每半年复查一次，以后每年复查一次。随访内容包括全面的病史询问和体格检查。同时根据临床情况进行血常规、生化常规、肿瘤指标、影像学或内镜检查。对于接受全胃切除的患者应常规服用叶酸和维生素 B_{12}。

所有胃癌根治术后患者或 T_{1a}/Tis 期患者行 EMR 或 ESD 治疗后，均应常规检测幽门螺杆菌（HP）感染情况。如检测结果为阳性，无论患者有无相关症状，均应接受清除 HP 的治疗。

（五）总结

目前唯一有可能治愈胃癌的方法是胃癌根治性切除术，但大部分患者发现时已经是进展期，对于进展期胃癌和有淋巴结转移的早期胃癌单靠外科手术不能获得最好的疗效。因此，胃癌总的治疗原则应采取以手术为主的综合治疗模式。对于能手术的早期胃癌患者，若无淋巴结转移者，根治术后不做辅助治疗，有淋巴结转移者，需辅以化疗；对于进展期胃癌患者，评价若可切除者可直接手术，或为提高RO切除率可以考虑术前化疗，进展期胃癌术后均应做辅助化疗或(和)放疗；对于不能接受手术或肿瘤未能切除的局部晚期或远处转移或术后复发者，视患者全身状况选用联合化疗，辅以对症支持治疗，治疗后肿瘤缩小，患者一般状况好转，经多学科会诊若能手术还能考虑手术。

三、胃癌的辅助和新辅助治疗

(一)胃癌辅助治疗

手术是目前胃癌唯一可能治愈的手段。但Ⅱ期或Ⅲ期患者即使接受根治术后仍有60%的机会复发。Ⅰ期胃癌的5年生存率约为58%～78%，Ⅱ期大约34%，全部胃癌患者的5年生存率大约20%～30%。因此，在过去的半个世纪里，人们进行了大量的临床试验，试图通过术后辅助治疗来提高胃癌的远期生存。

1.丝裂霉素(MMC)的研究　在20世纪60年代，日本学者即开始了对胃癌术后辅助化疗的研究。Imanaga等在1977年率先报告了MMC对528例胃癌的研究结果。单纯手术观察组283例，术后接受MMC单药化疗组242例。辅助化疗组的5年与8年生存率分别为67.8%和63.6%，均明显高于单纯手术组的54.3%和53.9%。从此直至20世纪末，MMC一直作为胃癌术后辅助化疗的主要药物之一，对单药MMC或含MMC的联合方案进行了大量的研究。

1991年Estape等报告了西班牙采用单药MMC作为胃癌术后辅助化疗的10年随访结果，辅助化疗组33例，术后给予MMC 20mg/m^2，每6周1次，共4次，对照组37例，结果显示两组的5年生存率分别为76%和30%($P<0.001$)。

Ochiai等采用MMC/FU/Ara-C＋tegafur联合化疗与单纯手术治疗进行比较，5年生存率分别为36%和31%($P=0.05$)。Maehara等采用MMC/FU/PSK(蛋白多糖，一种免疫增强药物)作为术后辅助化疗，5年生存率为56.9%，显著高于单纯手术组的45.7%($P=0.03$)，提示将MMC与氟尿嘧啶类药物联合应用较单药MMC具有一定的优势。

Coombes等1990年报告了国际协作癌症组(ICCG)的研究成果。共315例患者入组，对其中281例进行了分析。患者术后6周随机给予FAM方案(5-氟尿嘧啶＋多柔比星＋丝裂霉素)化疗或观察。中位随访68个月，复发率分别为56%和61%，5年生存率分别为45.7%和35.4%，未显示出统计学差异。亚组分析发现，对T_3、T_4患者，辅助化疗显示出一定的生存受益($P=0.04$)。随后欧洲癌症研究和治疗机构(EORTC)和西南肿瘤组(SWOG)的研究结果也显示胃癌根治术后给予FAM方案辅助化疗未能获得明显的生存优势。

2002年韩国学者Chang等对416例ⅠB～ⅢB的胃癌根治术后患者随机给以FAM方案、5-FU/MMC方案和单药5-FU，术后5周开始化疗，结果5年生存率和无复发生存率在3个治疗组中类似，提示与单药5-FU相比，5-FU联合MMC或(和)ADM并无显著意义。

尽管若干研究的结果存在一定的争议性，但MMC＋氟尿嘧啶类药物还是受到人们的关注。日本癌症研究会在1994年对10个既往辅助化疗的随机研究进行了meta分析，显示以MMC联合氟尿嘧啶类药物可显著提高胃癌患者术后的生存期(OR 0.63，95% CI 0.51～0.79，

$P<0.01$)，因此，在此后的10多年间，该方案成为许多亚洲国家的术后标准辅助化疗方案。

2.5-FU±DDP的研究　在一项非随机对照的研究中，给以DDP20mg/m^2，连续5天，同时给以5-FU 800mg/m^2 连续5天，VP-16 100mg/m^2 第1、3、5天，21天为1个周期，共3个周期。50例Ⅱ～ⅢB期的胃癌患者，中位无复发生存期为48个月，中位生存期为62个月，5年生存率54%，主要毒性为轻度的白细胞下降、恶性、呕吐和脱发，研究结果提示该方案具有一定的应用前景。

一项Ⅲ期随机临床研究纳入205例患者，其中单纯手术组为104例，101例给以术后FUP方案(5-FU/DDP/LV)，两组患者的5年生存率均为39%，但在这个研究中，54%的患者因为不良反应未能完成预期的9个化疗周期。因此，尚不能得出肯定结论。

Macdonald等于2001年报告了一项多中心、随机Ⅲ期临床研究(INT0116研究)。该研究的入组对象为T_3、T_4和(或)淋巴结阳性的胃或胃食管结合部腺癌患者，在接受了切缘阴性的手术切除后，603例患者随机分为观察组和联合化放疗组，化放疗组治疗方案：首先给以5-FU 425mg/m^2，d1～d5；LV 20mg/m^2，d1～d5，然后局部放疗5周，共4500cGY，放射野包括肿瘤原发部位、区域淋巴结和距切缘2cm的范围，放疗结束后继续化疗2个周期。结果显示以局部复发为首次复发的比例在联合化放疗组明显降低(19% vs. 29%)，中位生存期明显延长(36个月 vs. 27个月)，3年无复发生存率(48% vs. 31%)和总生存率(50% vs. 41%，$P=0.005$)显著提高。中位随访时间超过10年时，接受术后同步放化疗的ⅠB～Ⅳ期(MO)胃癌患者仍然存在生存获益，且没有观察到远期毒性的增加。尽管该研究获得了重要成果，但仍有许多方面受到人们的质疑，主要包括：①手术方式，缺乏对手术质量的严格控制。在本研究中，54%的病例接受D_0手术，36%为D_1手术，只有10%患者接受D_2切除，提示手术的非彻底性严重影响了术后的生存状态，也对术后辅助治疗效果的判定产生负面的影响。D_2根治术与D_0/D_1术后复发和转移模式不同，美国报道常规施行D_0/D_1胃癌根治术后残胃及手术野淋巴结复发率高达72%之多；荷兰报道D_1根治术后术野局部复发导致的病死率高达36%，而D_2根治术则降至27%。日本、韩国和中国的临床随访资料中D_2根治术后残胃或区域性淋巴结复发仅占25%左右，而且以腹膜播散及淋巴结转移为主，这些临床观察结果说明，D_2根治术后局部复发并非主要的远期生存影响因素，术后放化疗是否会改善D_2根治术后患者的远期生存仍有待探索。但对于D_0/D_1术后患者，仍应采用术后放化疗。②5-FU的用药方式。目前持续性静脉滴注5-FU无论在疗效提高还是不良反应的下降方面均具有明显的优势性，已经获得共识，但该方案则是采用静脉推注方式，不符合5-FU的主流用药方式。③辅助治疗方案的可行性。只有66%的患者完成了预定治疗计划，提示该方案的依从性尚需进一步完善。④放疗技术和放射野的设定。在INT0116研究中，较少采用CT规划进行更准确的放射靶区定位，而且采用了传统的平行对穿模拟照射方式，与目前的新技术有很大的差异性。因此，尽管美国关于胃癌术后辅助治疗的决策主要根据INT0116的研究结果确定，并将该方案作为美国标准的胃癌术后治疗方案，但其他国家的学者仍持谨慎的态度。

2005年Bouche等报告了法国一个多中心Ⅲ期随机临床研究，比较了FP方案对278例Ⅱ～Ⅳ期(无远处转移Ⅳ期)胃癌患者术后辅助化疗的价值。术后辅助化疗分为2个阶段：第1阶段在术后14天开始，每天给予5-FU 800mg/m^2，持续滴注5天；如果未发生4度不良反应则进入第2阶段，给以4个周期的FP方案，包括每天5-FU1000 mg/m²，持续5天输注，DDP 100mg/m²(>1小时)，第2天。单纯手术组133例，化疗组127例，化疗组中ⅢA～Ⅳ期患者的比例明显高于单纯手术组(P=0.01)。中位随访97.8个月，结果显示化疗组和单纯手术组的MST、DSF以及五年生存率分别为44.8个月 vs. 42.1个月，46.6% vs. 41.9%，36.4个月 vs. 28.5个月，均有提高的趋势，但未能产生统计学意义，可能原因是化疗组患者的临床分期明显比手术组晚，因此术后辅助化疗的价值或许并未充分显示出来。根据多因素Cox分析，与手术组相比辅助化疗可使总生存和无病生存期的风险分别下降26%和30%，进一步分层分析显示，受侵淋巴结与切除淋巴结数量之比与患者的预后以及术后辅助化疗的受益密切相关，比值≤0.3者，预后明显优于>0.3的患者，而比值>0.3的患者，辅助化疗受益最大。

Ⅲ期临床研究(ARTIST)对胃癌D_2术后分别进行辅助放化疗(卡培他滨、顺铂联合放疗)和辅助化疗(卡培他滨联合顺铂)，研究终点为3年无病生存率，结果显示在卡倍他滨-顺铂基础上联合放疗，未进一步改善患者的无疾病生存期。

3.5-FU+DDP+蒽环类药物的研究　在20世纪90年代，5-FU持续滴注(CIV)的用药方式引入晚期胃癌的治疗，其中ECF方案的问世受到人们极大的重视。ECF方案的组成为：EPI 50mg/m²，DDP 60mg/m²均每3周1次静脉注射，同时给予5-FU 200mg/(m²·d)CIV连续3周应用。对晚期胃癌的Ⅱ期研究获得了令人鼓舞的疗效，成为目前英国和一些欧洲国家晚期胃癌的标准化疗方案。

对于ECF方案在胃癌辅助治疗中的价值也引起学者的极大关注。2003年Allum等报告了ECF方案作为胃癌术后辅助化疗研究(MAGIC研究)的中期结果，503例胃癌患者随机分为两组，一组进行围术期化疗和手术(治疗组，250例)，先给以3周期ECF化疗然后手术，术后再行3周期ECF化疗，另一组单用手术治疗(观察组，253例)。每组患者中，74%为胃癌，14%为低位食管癌，11%为胃食管结合部癌。88%的患者完成了术前化疗，56%进入术后化疗，40%完成了预计的全部6周期化疗。围术期化疗组T_1和T_2期患者比例较高，为51.7%，而单纯手术组为36.8%。围术期化疗组患者的5年生存率为36%，单纯手术组为23%。DFS的HR为0.70(95% CI=0.56～0.88，P=0.002)，OS的HR为0.08(95% CI=0.63～1.01，P=0.06)。化疗组手术根治率79%，观察组为69%(P=0.02)。术后并发症均为46%，术后30天内死亡率分别为6%和7%。提示以ECF方案为围术期化疗可以显著改善可切除胃癌和低位食管癌患者的无进展生存和总生存。2005年对该研究的追踪报告显示，治疗组和观察组的MST分别为24和20个月(HR=0.75，95% CI=0.60～0.93，P=0.009)，PFS也显著延长(HR=0.66，95% CI=0.53～0.81，P=0.0001)。基于以上研究，NCCN指南推荐对于术前进行了ECF方案(或其改良方案)新辅助化疗的患者，术后推荐按照MAGIC研究流程进行3个周期ECF(或其改良方案)辅助化疗。但对于术前未接受ECF或其改良方案新辅助化疗的患者，术后是否应该接受辅助化疗，则长期存在争议。

2007年De Vita等报告了应用ELFE方案(EPI/LV/5-FU/VP-16)在胃癌辅助治疗中的状况。南意大利6个中心共入组228例，手术组113例，化疗组112例。术后给以EPI 60mg/m²，第1天；5-FU 375mg/m²，第1～5天；LV 100mg/m²，第1～5天；VP-16 80mg/m²，第1～3天。3周重复，共6周期。中位随访60个月，手术组5年生存率43.5%，化疗组48%，

DFS分别为39%和44%，均无显著差异。分层分析显示，淋巴结阳性者辅助化疗可能会获得较大受益，5年生存率化疗组为41%，对照组为34%，相对风险下降16%，但未能达到统计学意义(HR 0.84,95% CI:0.69～1.01,P=0.068)，5年DFS分别为39%和31%，相对风险下降14%，具有较弱的统计学意义(HR 0.88,95% CI:0.78～0.91,P=0.051)。

2007年Cascinu等报告了采用PELFw方案(DDP/EPI/5-FU/LV)在胃癌辅助治疗中的一个多中心、前瞻性随机对照研究的Ⅲ期结果。共人组397例，对照组196例，术后给以5-FU 375mg/m^2，IV，第1～5天；LV 20mg/m^2，IV，第1～5天，每28天重复，共6周期。治疗组201例，给以DDP 40mg/m^2(30分钟)，5-FU 500mg/m^2(15分钟)，LV 20mg/m^2，EPI 35mg/m^2，均每周1次静脉注射，共8周。对照组有77%完成预期计划，治疗组为72%。中位随访54个月，结果无论生存率还是DFS，两组均无显著差异，而且两组复发、转移类型也类似。

4.口服氟尿嘧啶类药物的尝试　在20世纪80年代末期，日本临床肿瘤组(JCOG)开始对口服氟尿嘧啶类药物在胃癌辅助化疗中的价值进行研究，目的是探索常规静脉化疗后给予口服氟尿嘧啶类药物是否会提高胃癌患者术后的生存。其中2项重要的研究分别为JCOG8801和JCOG9206研究。

在JCOG8801研究中，目的是观察对原发病灶为T_1、T_2，浆膜阴性患者术后辅助化疗的意义。对照组288例，化疗组285例。化疗方案为MMC1.4mg/m^2+5-FU 166.7mg/m^2，每周2次静脉注射，连续应用3周；然后口服UFT 300mg/天，连续18个月。平均随访72个月，化疗组与对照组相比，总的5年生存率分别为85.8%和82.9%(P=0.17)，对Tl和rI2患者进行分层分析也没有发现生存获益。因此作者认为对胃癌术后T_1、T_2患者，辅助化疗无意义，同时建议在今后的研究中不宜再纳入T_1患者。

JCOG9206研究包括252例患者，入组条件与JCOG8801类似，化疗方案为MMC与5-FU，用法和剂量与JCOG8801基本相同，但加入Ara-C13.3mg/m^2，每周2次静脉注射，连续使用3周；然后口服5-FU 134mg/d，连续18个月。研究证实，长期口服5-FU对复发率和生存率均无显著影响。

S-1是替加氟(5-FU的前体药物)、5-氟-2,4-二羟基吡啶(CDHP)和氧嗪酸的复合物，是一种新型口服氟尿嘧啶类药物。日本一项大型随机Ⅲ期临床试验(ACTS-GC)评价了扩大淋巴结清扫(D_2切除)的胃癌切除(R_0切除)术后用S-1进行辅助化疗治疗Ⅱ期(剔除T_1期)或Ⅲ期胃癌的效果。1059例患者随机接受手术及术后S-1辅助化疗或单纯手术治疗。S-1治疗组的3年总生存率为80.1%，单纯手术组委70.1%。S-1组的死亡风险比为0.68。S-1组的不良反应较轻，仅为恶心、呕吐、食欲减退和轻度血液学毒性。这是首次在临床研究中显示术后辅助化疗对D_2切除术后的日本患者存在优势，而在日本临床肿瘤组(JCOG8801)早期进行的一项随机研究(579例患者)中，D_2切除术后UFT(尿嘧啶和替加氟的复方制剂)辅助化疗并没有显著的生存优势。

2011 ASCO年会上报道了CLASSIC研究的结果，这是迄今为止规模最大的专门针对亚洲人群的胃癌辅助治疗研究。该研究入组患者为可切除的Ⅱ、Ⅲa或Ⅲb期胃癌患者，先前未接受过放化疗，手术后随机分为2组，一组接受xelox方案(卡培他滨+奥沙利铂)化疗，另一组观察。主要研究终点是3年DFS。结果显示，化疗组3年DFS为74%，较观察组的60%提高了14%。该项研究还证实,XELOX方案打破了传统辅助化疗在年龄及肿瘤分期上的局限,对可手术的胃癌患者具有良好的有效性和安全性,可以作为胃癌术后辅助化疗的标准方案。

5.胃癌术后辅助化疗的Meta分析　近年来,有几项大的Meta分析试图解决术后辅助化疗的问题,但这些Meta分析在采用的方法、选择的化疗方案方面存在许多的差异。

1993年Hermans等首次对1980年到1991年的11个随机研究进行了meta分析,将胃癌术后辅助化疗与单纯手术进行比较,发现仅有较小的生存获益(OR=0.88,95% CI=0.78～1.08)。

第二个meta分析是由Earle和Maroun于1999年报告。该研究完全选择来自非亚洲国家的13个随机研究进行综合分析,结果显示术后辅助化疗能够产生接近于统计学意义的、较小的生存获益(OR=0.80,95% CI=0.66～0.97),而且进一步提示对术后淋巴结阳性的患者辅助化疗的意义明显提高。

Mari于2000年对全球20个随机研究进行了meta分析,共包括3658例。结果表明,辅助化疗可使死亡风险下降18%(OR=0.82,95% CI=0.75～0.89,P=0.001),并且发现根据病期的不同,绝对收益率为2%～4%。

Janunger于2002年报告了汇总了全球21个随机研究,共3962例的meta分析结果。总体而言,辅助化疗可产生较小的生存获益(OR=0.84,95% CI=0.74～0.96)。然而如果将亚洲和西方的研究分别进行归纳分析则可发现,仅仅是在亚洲试验组获得较大的受益(OR=0.58,95% CI=0.44～0.76),而西方的研究未能获得受益的证明(OR=0.96,95% CI=0.83～1.12)。

2008年公布了两项meta分析,纳入的临床随机试验以及病例数分别为15项、3212例和23项、4919例。结果显示,与单独手术相比,术后进行辅助化疗的3年生存率、无进展生存期和复发率均有改善趋势。2009年最新公布的一项纳入12项随机临床研究的关于胃癌D_1以上根治术后辅助化疗的meta分析结果显示,术后辅助化疗较单独手术可降低22%的死亡风险,由于该分析中仅4项为日本研究,其余8项为欧洲研究,纳入标准严格,除外仅含T_1期患者和进行D_0手术的研究,与目前临床实践相符,结果较为可信,更具有指导意义。因此,对于术前未接受ECF或其改良方案新辅助化疗的Ⅱ期/Ⅲ期患者,中国专家组认为术后仍应接受辅助化疗。

尽管几项Meta分析均显示出较小的边际获益,但目前大多数胃癌辅助化疗的个体研究是阴性结果。可能的原因包括:①与其他实体瘤如大肠癌、乳腺癌术后辅助化疗的研究相比,许多临床试验入组例数较少,会影响到胃癌术后辅助化疗价值的判定。②各个体的研究在入组病例的特点、入组的标准方面有较大的差异。尤其是目前标准手术方式仍缺乏共识,包括对淋巴结的清扫范围,这必然会影响到术后辅助治疗的结果。因此,在今后的研究中有必要进行严格的入组标准控制和严格的分层分析。③辅助化疗方案的选择也是一个重要的因素。由于对晚期胃癌的化疗方案一直处于不断地探索研究中,因此在胃癌术后辅助化疗方案的选择方面也呈现多样性,影响到术后辅助化疗意义的判定。目前的研究报告大多采用较老的化疗方案,随着在晚期胃癌中新化疗方案的问世,辅助化疗的结果会得到一定的改善。

总之,胃癌的发病率在全球范围内仍属前列,由于术后复发、转移率较高,预后较差,术后辅助治疗仍然是一个重要的研究课题。从术后辅助化疗的角度而言，尽管已经历了数十年的研究，一些随机研究和meta分析也显示出一定的优势性，但目前仍处于探索阶段。通常辅助化疗的发展总是落后于晚期肿瘤的姑息化疗。目前晚期胃癌的化疗有了明显的进步，一些新的化疗药物包括紫杉类、喜树碱类、草酸铂等对晚期胃癌显示出令人关注的疗效，新联合化疗方案如DCF方案(多西紫杉醇＋DDP＋5-FU)、EOX方案(EPI＋草酸铂＋卡培他滨)以及靶向药物赫赛汀等在许多Ⅱ、Ⅲ期临床试验中表现出比既往方案更为优越的疗效。随着这些新方案在晚期胃癌应用的日益成熟，将会逐渐进入辅助研究计划，或许会在一定程度上有助于改善目前术后辅助化疗的状态。另外，作为肿瘤治疗学中的一个重要领域，分子靶向治疗将会在胃癌的治疗中发挥越来越重要的作用，因而对分子学预后预测因素、分子学疗效预测因素的准确分析判定，将会成为胃癌治疗研究中的一个重要方面，将会对胃癌的个体化治疗无论是晚期还是辅助都会产生巨大的影响。

(二)新辅助化疗

胃癌新辅助化疗，又称术前化疗，主要目的在于缩小肿瘤，提高手术切除率，改善治疗效果。新辅助化疗的方案主要来自晚期胃癌化疗的经验，早期多以5-FU及DDP为主，如FAM、EAP、ECF、ELF、FAMTX等，上述化疗方案新推出时疗效虽然较好，但结果常常不能重复。近年来在胃癌化疗领域有较多发展，如5-FU的持续灌注、化疗增敏剂的使用、新型药物的出现、与放疗的结合等，为胃癌新辅助化疗提供了新的希望。

1.*胃癌新辅助化疗原则*　胃癌新辅助化疗是在术前进行的化疗，期望通过化疗使肿瘤缩小，利于外科完整切除。所用化疗药物必然要选择对胃癌有较好疗效的药物，中晚期胃癌患者治疗的经验是必不可少的。而借鉴晚期胃癌治疗经验的同时，还要掌握几个原则：①不要一味追求化疗的有效而延误手术切除的时机，新辅助化疗的目的是为手术创造条件。②胃癌化疗药物是个动态选择的过程，目前没有金标准，多选择晚期化疗有效的药物。③胃癌新辅助化疗的适应证仍然以局部进展期的胃癌患者较为合适，出现远处脏器转移和腹腔广泛转移的患者即便肿瘤缩小也很难进行根治性手术，而病变较早的患者则容易因为化疗无效而失去最好的手术机会，因此需要个体化判断。一般的胃癌新辅助化疗的临床试验多纳入经病理证实的进展期(Ⅱ、ⅢA、ⅢB、ⅣM_0，TNM分期，UICC，1997)胃癌患者，有客观可测量的病灶便于评价效果，患者的其他脏器功能可以耐受化疗，并且要获得患者的充分知情同意。

2.*胃癌术前分期*　胃癌新辅助化疗效果的评价是和胃癌治疗前后分期的准确判断密不可分的。目前国际通用的胃癌分期UICC/AJCC的TNM分期系统是以病理结果为基础的，在胃癌新辅助化疗中使用受到很大限制。无论超声、CT还是EUS都无法准确地检测出淋巴结的数目，更无法确定有无转移，所以目前的分期主要是通过肿瘤侵犯深度的改变、肿大淋巴结缩小的程度来判断治疗有无效果，随着EUS、CT、PET-CT、磁共振(MRI)及腹腔镜等诊断性检查手段使临床分期有了很大的改进。

体表超声能较清晰的显示胃壁的五个层次，表现为三条强回声线和两条弱回声线相间排列。因此根据肿瘤占据胃壁回声的范围和深度可以确定肿瘤浸润的深度。EUS可用于评估肿瘤浸润深度，其对肿瘤T分期和N分期判断的准确度分别达到65%～92%和50%～95%。Bentrem等报告225例胃癌患者内镜超声检查T分期和N分期的准确性分别为57%和

50%。经腹超声对于胃癌浸润深度的判断不如超声内镜，但在对胃癌淋巴结转移的判断方面经腹超声显然要比内镜超声有优势，EUS 探测深度较浅，传感器的可视度有限，因此 EUS 用于评估远处淋巴结转移的准确度并不满意。而经腹超声的探测范围较广泛，定位相对准确。超声判断淋巴结是否转移的依据主要是淋巴结的大小、形状和回声特点。将超声内镜和经腹超声有机地结合起来，可以有效地提高胃癌患者的治疗前分期。

CT 判断胃周淋巴结的转移与否主要依据其大小、密度等。周围脂肪较多和血管走行容易判断的淋巴结容易显示。一般来讲，随淋巴结直径增加，转移率明显升高。当增大淋巴结为蚕食状、囊状、周边高密度中心低密度、相对高密度及花斑状或呈串珠状排列、对血管产生压迫和肿块状增大者需考虑为转移。CT 扫描对肿瘤 T 分期的准确度已达到 43%～82%。弥漫型和黏液性病变在胃癌中常见，但由于其对示踪剂的浓聚水平较低，导致 PET-CT 的检出率较低。在区域淋巴结受累的检测中，尽管 PET-CT 的敏感性显著低于 CT(分别为 56%和78%)。在术前分期方面，PET-CT(68%)的精确度高于 CT(53%)或 PET(47%)。最近的报告显示用 PET 对于胃癌的检测和术前分期并不能提供充分的诊断信息，但德国学者报告 FDG-PET 的改变可早期识别化疗不敏感患者，其阴性预测值为 88%～95%，65 例局部进展期的胃癌患者在化疗前以及化疗后 14 天分别接受 FDG-PET 检查，原发肿瘤代谢活性减低35%以上者定义为化疗敏感者，化疗敏感者病理组织学有效率高达 44%，3 年生存率可达到35%，多因素分析发现 FDG-PET 可预测 R_0 切除后的胃癌复发，但由于目前报告病例数目尚少，尚需要积累资料才能得出结论。

有关胃癌腹膜种植的术前诊断一直较为困难。随着微创外科的逐渐发展，腹腔镜应用逐渐增多，使腹腔镜探查结合腹腔游离肿瘤细胞的检测成为一种可行的手段。腹腔镜能够发现其他影像学检查无法发现的转移灶。Sloan-Kettering 癌症中心的一项临床研究对 657 例可切除的胃腺癌患者进行了为期 10 年的腹腔镜探查随访，发现有 31%的患者出现远处转移。日本学者通过 100 例胃癌患者的资料，发现其中 44%原分期偏早，而 3%分期偏晚。21 例术中发现腹腔积液，27 例无腹腔积液的患者发现游离癌细胞。在德国的一项研究中也报告腹腔镜探查可发现 50%的患者分期偏早。腹腔镜探查的局限性在于仅能进行二维评估，对肝转移及胃周淋巴结转移的评估作用有限，而且是有创性诊断手段。NCCN 指南不同机构对使用腹腔镜分期的适应证仍存在差异，在某些 NCCN 指南机构中，腹腔镜分期用于身体状况良好并且肿瘤潜在可切除的患者，尤其是考虑使用同期放化疗或手术时。对于身体状况较差的患者，在考虑放化疗联合时也可考虑使用腹腔镜分期。

3.新辅助化疗的疗效　一般认为，新辅助化疗的有效率为 31%～70%，切除率相差较大(40%～100%)，中位生存期 15～52 个月。事实上，对于胃癌的新辅助化疗，由于随机前瞻性的临床对照试验相对较少，限制了对此问题的准确评价。

2003 年 Allum 等报告 ECF 方案作为胃癌术前新辅助化疗的中期研究结果(MAGIC 研究)。503 例胃癌患者随机分为两组，一组进行围术期化疗和手术(治疗组，250 例)，先给以 3 周期 ECF 方案化疗然后手术，术后再行 3 周期 ECF 化疗，另一组单用手术治疗(观察组，253 例)。每组患者中，74%为胃癌，14%为低位食管癌，11%为胃食管结合部癌。88%的患者完成了术前化疗，56%进入术后化疗，40%完成了预计的全部 6 周期化疗。围术期化疗组 T_1 和 T_2

期患者比例较高，为 51.7%，而单纯手术组为 36.8%。围术期化疗组患者的 5 年生存率为 36%，单纯手术组为 23%。DFS 的 HR 为 0.70(95% CI=0.56～0.88，P=0.002)，OS 的 HR 为 0.08(95% CI=0.63～1.01，P=0.06)。化疗组手术根治率 79%，观察组为 69%(P=0.02)。术后并发症均为 46%，术后 30 天内死亡率分别为 6%和 7%。结果表明以 ECF 方案为围术期化疗可以显著改善可切除胃癌和低位食管癌患者的无进展生存和总生存。2005 年对该研究的追踪报告显示治疗组和观察组的中位生存分别为 24 个月和 20 个月(HR=0.75，95% CI=0.60～0.93，P=0.009)，PFS 也显著延长(HR=0.66，95% CI=0.53～0.81，P=0.0001)。该研究后来也受到不少批评，包括胃癌手术不够规范、术前分期不够准确、化疗毒性反应较重等，还有认为 MAGIC 研究中的化疗方案 ECF(表柔比星、顺铂、5-FU)是 20 世纪 80 年代开始流行的胃癌化疗方案，目前已有新的替代药物，如奥沙利铂替代顺铂、卡培他滨替代 5-FU，新一代药物已显示出更好的疗效。季加孚等报告一项采用 FOLFOX 方案作为胃癌新辅助化疗方案的多中心对照研究结果，截至 2006 年，共纳入 99 例胃癌患者，其中新辅助化疗组 38 例，临床有效率 58%，根治性切除率高于对照组(63% vs. 52%)。

除此之外，常用于胃癌新辅助化疗的药物还有紫杉醇、多西紫杉醇、伊立替康和 S-1，均显示了良好的抗肿瘤活性。紫杉醇治疗胃癌单药有效率在 20%以上，联合使用氟尿嘧啶、亚叶酸钙、顺铂等药物可进一步提高疗效，最高可达 70%，且毒性反应可耐受，常规应用抗过敏药物后，最为常见的毒性反应是骨髓抑制和脱发等。奥沙利铂联合用药治疗晚期胃癌的有效率为 42.5%～64%，主要毒性反应是周围神经损害。使用多西紫杉醇治疗胃癌的报告比紫杉醇还早，其有效率在 17.5%～24%左右，剂量由 60～100mg/m^2 不等，不同用药间隔和剂量有效率相差不多，但其严重的骨髓毒性大大限制了其临床应用，主要是 3/4 度的中性粒细胞减少，出现粒细胞减少性发热的患者较多。伊立替康治疗晚期胃癌单药有效率为 14%～23%，联合用药的有效率为 42.5%～64%。其主要的毒性反应为延迟性腹泻，其次为骨髓抑制。近年来 S-1 为主的化疗方案报告较多。S-1 是替加氟(5-FU 的前体药物)、5-氟-2，4-二羟基吡啶(CDHP)和氧嗪酸的复合物，是一种新型口服氟尿嘧啶类药物。一项 1059 名日本胃癌患者参加的多中心临床研究结果显示，在根治性胃癌手术后 S-1 辅助治疗组 3 年生存率为 80.5%，而对照组仅为 70.1%，且不良反应较轻，仅为恶心、呕吐、食欲减退和轻度血液学毒性。Satoh S 报告使用 S-1 联合顺铂治疗 45 例进展期胃癌患者的结果，根治性切除率 80%，其中临床分期Ⅳ期的 27 例患者中有 10 例达到了 R_0 切除，R_0 切除与未达到 R_0 切除的患者中位生存期分别为 22.3 和 12.6 个月，临床Ⅲ期的患者 R_0 切除后 2 年生存率高达 90.9%。

意大利学者报告 30 例胃癌患者新辅助化疗的 3 年随访结果，其中 13 例达到降期，80%获得根治性切除，切除组 3 年生存率达到 70.8%，全组为 56.7%，但文中未提及具体化疗方案。美国 Ajani 等 2006 年报告了 RTOG9904 的结果，该研究方案为氟尿嘧啶、亚叶酸钙和顺铂两周期化疗后同步放化疗(氟尿嘧啶持续灌注并紫杉醇每周输注)。结果发现，49 例患者(43 例可评价)中，病理完全缓解和 R_0 切除率分别为 26%和 77%，获得病理缓解的患者 1 年生存率较高(82% vs. 69%)，但不良反应较多，4 度者占 21%。该研究主要问题是 D_2 淋巴结清扫者仅占 50%。美国 Sloan-Kettering 医院采用氟尿嘧啶联合顺铂并术后腹腔灌注化疗，共 38 例患者人组，术前静脉氟尿嘧啶联合顺铂两个周期后接受胃癌根治术(D_2 淋巴结清扫)，术后腹腔灌注化疗氟尿嘧啶脱氧核苷并亚叶酸钙。该方案耐受良好；R_0 切除率为 84%。中位随访 43 个月，15 例患者仍然存活，病理反应良好者预后较好（P=0.053）。美国纽约大学 Newman 等报告同上述报告同样治疗模式的研究结果，术前化疗方案为伊立替康联合顺铂，32 例可评价胃癌患者中，中位随访 28 个月，14 例存活，25 例 R_0 切除患者无局部复发。综上所述，可以看出，胃癌新辅助化疗研究近年来比较活跃，且能达到提高 R_0 切除率，有改善患者生存率的可能，但是鉴于目前研究病例数目少，多为临床Ⅰ/Ⅱ期研究，真正的随机前瞻性对照研究较少，故而对其评价尚需动态观察。

4.胃癌化疗敏感性的预测　胃癌新辅助治疗实施过程中，除了术前分期，还有一个重要的问题就是疗效评价和化疗敏感性的预测。随着胃癌新辅助化疗的发展，如何预测胃癌化疗敏感性的问题显得益为重要。目前联合化疗方案的有效率多在 50%左右，约一半患者对初次化疗方案并不敏感（原发耐药），也有一部分会出现继发耐药。胃癌的解剖结构决定了胃癌疗效评价较为困难。在实际操作过程中，不同部位肿瘤对化疗药物的反应是不同的，也提示化疗药物对不同部位肿瘤的作用存在差异。

近几年通过分子生物学研究结果来早期预测化疗敏感性和患者生存情况得到广泛的关注，包括氟尿嘧啶代谢相关基因 TS、DPD、TP 和顺铂相关基因 ERCC1、ERCC4、KU80 GADD45A 的表达情况和 CEA mRNA 的表达情况，这也是今后的研究方向之一。

总之，胃癌新辅助化疗是一个相对较新的理念，目前在临床上应用逐渐增多。经病理证实的进展期（Ⅱ、ⅢA、ⅢB、ⅣM_0，TNM 分期，UICC，1997）胃癌患者，有客观可测量的病灶便于评价效果，PS 状态可以耐受化疗，并且要获得患者的充分知情同意后可考虑给予新辅助化疗。化疗前的分期以及化疗过程中的疗效评估非常重要，新型化疗药物为提高胃癌新辅助化疗的疗效提供了有力的手段。现在证据比较确凿的可用于新辅助化疗的方案是 ECF 方案，一些晚期有效的方案也可尝试用于新辅助化疗。新辅助化疗过程中要定期复查评估疗效，一旦获得手术机会应及时手术。我国在此领域尚处于起步阶段，充分利用病例资源优势，开展规范的临床研究，借鉴基础研究的成果，积极探索术前分期手段和分子水平预测，是改善胃癌疗效的前提和保证。

第六节　大肠癌

大肠癌包括结肠癌和直肠癌，在世界范围内以经济发达国家的发病率高，可高达 30～50/10 万。美国 1988 年统计资料指出，大肠癌占该国恶性肿瘤死亡的第 2 位。在亚洲，日本胃癌高发，但其大肠癌的发病率亦在逐年升高，有接近胃癌的趋势。大肠癌在我国的发病率和死亡率亦处于逐年上升的趋势。据 1993 年我国恶性肿瘤死亡调查结果，大肠癌死亡率在城市为 8.61/10 万，在农村为 5.34/10 万，均比 1973 年全国死亡回顾调查城市加农村的 2.37/10 万为高。

流行病学研究还发现，大肠癌的发病有高发区，在我国以东南沿海地区为主，所以与环境因素有关；与生活习惯、饮食方式的关系很密切，如饮食中脂肪含量高，纤维素含量较低；其他如血吸虫病、大肠腺瘤、大肠炎症、吸烟、某些微量元素如钼的缺乏等，与大肠癌的发生有一定关系。

在我国以直肠癌为多见，约占大肠癌的3/5，向上则逐段减少，到盲肠又稍多。

【诊断要点】

大肠癌早期无特殊症状，稍晚，如出现如下症状则应想到大肠癌，应及时检查，以免延误。①大便规律改变，如便频、便秘、便血或粘液血便等。②腹胀、腹痛或触及腹块。③有肠梗阻的表现。④贫血、恶液质。

结肠癌的检查以钡剂或气钡双重灌肠造影及纤维结肠镜检查为主，直肠癌则以肛门指诊最为简单实用，或用直肠镜、乙状结肠镜检查。CT、MRI等检查，对了解肿瘤外侵、发现转移灶很有帮助。血清癌胚抗原（CEA）测定为非特异性，但对大肠癌的阳性表达可高达70%，故更宜于用于术后监测有否复发及转移。

【病理分类】

1.早期大肠癌的大体分型　①息肉隆起型。②扁平隆起型。③扁平隆起伴溃疡型。

2.进展期大肠癌的大体分型　①隆起型。②溃疡型。③浸润型。④胶样型。

3.大肠癌的组织学分型　以管状腺癌及乳头状腺癌多见，其他如未分化癌、鳞腺癌等均罕见。

【临床分期】

根据美国癌症联合会（AJCC，1988）与国际抗癌联盟（UICC，1987），即AJCC/UICC大肠癌TNM分期

T—原发肿瘤

T_x　原发肿瘤不能确定

T_0　在切除标本中未发现原发肿瘤

T_{is}　原位癌

T_1　癌灶侵犯至粘膜下层

T_2　癌灶侵犯肌层

T_3　穿透肌层进入浆膜下，进入浆膜但未穿透浆膜肿瘤进入结肠周围脂肪组织，但在肠系膜范围之内

T_4　穿透浆膜进入腹腔或进入邻近器官

在无浆膜结直肠处；如远端2/3直肠，左或右结肠的后面。T_3：穿透肌层；T_4：侵犯其他器官（阴道、前列腺、输尿管、肾）

N—区域淋巴结

N_x　区域淋巴结转移不能确定（例如仅行肿瘤局部切除）

N_0　无区域性淋巴结转移

N_1　有1～3个淋巴结转移

N_2　4个或4个以上淋巴结转移

N_3　沿脏器主干淋巴道走行的任何淋巴结有转移

M—远处转移

M_x　远处转移不能确定

M_0　无远处转移

M_1　有远处转移

大肠癌的临床分期

0期	T_{is}	N_0	M_0
Ⅰ期	T_1	N_0	M_0
	T_2	N_0	M_0
Ⅱ期	T_3	N_0	M_0
Ⅱ期	T4	N_0	M_0
Ⅲ期	任何 T	N_1	M_0
Ⅲ期	任何 T	N_2，N_3	M_0
Ⅳ期	任何 T	任何 N	M_1

Dukes'分期主要包括：

Dukes'A期　癌灶未穿出肌层，无淋巴结转移。

Dukes'B期　癌灶已穿出深肌层并侵入浆膜层、浆膜外或直肠周围组织，但无淋巴结转移。

Dukes'C期　癌灶伴有淋巴结转移。又分为：

C_1 期　癌灶邻近淋巴结转移(肠旁及系膜淋巴结)；

C_2 期　癌灶伴有肠系膜动脉结扎处淋巴结转移。

Dukes'D期　癌灶伴有远处器官转移，或因局部广泛浸润或淋巴结广泛转移而切除术后无法治愈或无法切除者。

Dukes'分期与TNM分期的对应关系：

Dukes'A＝$T_1N_0M_0$，$T_2N_0M_0$

Dukes'B＝$T_3N_0M_0$，$T_4N_0M_0$

Dukes'C＝任何 TN_1M_0，任何 TN_2M_0

Dukes'C_2＝任何 TN_3M_0

Dukes'D＝任何 T，任何 NM_1

修改后的Astler-coller(MAC)分期与TNM分期的对应关系：

MACA＝$T_1N_0M_0$

$MACB_1$＝$T_2N_0M_0$

$MACB_2$＝$T_3N_0M_0$，$T_4N_0M_0$

$MACB_3$＝$T_4N_0M_0$

$MACC_1$＝$T_2N_1M_0$，$T_2N_2M_0$

$MACC_2$＝$T_3N_1M_0$，$T_3N_2M_0$，$T_4N_1M_0$，$T_4N_2M_0$

$MACC_3$＝$T_4N_1M_0$，$T_4N_2M_0$

【治疗原则】

对大肠癌的治疗仍然是尽可能手术切除，术后总的5年生存率均在50%左右，如病变限于粘膜下层，根治术后5年生存率可达90%，反之如有淋巴结转移，则在30%以下。所以除争取早期诊断外，改进手术方法或加用化疗、放疗和免疫治疗等综合治疗，目的为了增加切除率，延长生存期。但由于该肿瘤对放、化疗等表现抗拒，治疗后延长生存期的可能甚少，而又有众多的术后复发转移及晚期不能切除的病例亟须治疗，尽管近10年来大肠癌的治疗尤其是综合治疗，疗效已有所提高，但寻找高效、低毒的药物或其他治疗手段，仍是目前大肠癌治疗中迫切需要解决的问题。

1.结肠癌尽量手术切除：①病变局限于粘膜、粘膜下层，淋巴结未发现转移，术后定期观察。②病变侵及肌层以外，或淋巴结转移者，术后需要辅助化疗。

2.直肠癌选择行术前放疗，或术后凡病变侵及深肌层或淋巴结转移者，则术后放疗，放疗后定期化疗。结肠癌术后辅助化疗，一般于术后2～4周开始，直肠癌于放疗后开始，一般静注6周期后改为口服左旋咪唑及卡莫氟，至术后2年。

3.对晚期不能切除的大肠癌病人，或切除术后有复发转移的病人，则选择应用化疗、中医中药、生物反应调节剂、介入治疗、局部放疗等手段综合治疗。

【单药化疗】

大肠癌对化疗药的敏感程度较差，很多化疗药治疗大肠癌无效或疗效偏低；首选药为5-FU，治疗大肠癌的近期有效率约20%，余如MeCCNU、CCNU等，均有些疗效。20世纪80年代以来，日本文献报道5-FU之衍生物优福定(简称UFT)，治疗大肠癌优于5-FU，其CR+PR率达25%～66.7%。我国临床试用国产UFT治疗大肠癌，48例中24例有效，有效率为50%。另一5-FU衍生物卡莫氟(HCFU)，在临床试用中发现对大肠癌的疗效为43%，国内试用在大肠癌的CR+PR率为35%，亦优于5-FU(表3-5)。对一般情况差或骨髓脆弱的晚期大肠癌病人，口服FT-207或UFT、或HCFU，可能获得短期缓解症状。

【联合化疗】

大肠癌联合化疗较之单药化疗之有效率有所提高(表3-4)，如Folkson等(1975)报道用BCNU、5-FU、VCR、DTIC联用，CR+PR率为43%，一时成为治疗大肠癌最有效的化疗方案，但重复使用结果不理想。

表3-4　大肠癌单药化疗的疗效

药物	例数	CR+PR%
5-FU	339	17
5-FUDR	147	22
MMC	274	18
CTX	96	18
CCNU	243	9
BCNU	197	12

续表

药物	例数	CR+PR%
Me-CCNU	168	11
Tomudex	176	26
CPT-11	178	18
L-OHP	37	27

表 3-5　大肠癌联合化疗的疗效

方案	例数	CR+PR%
5-FU+CF	971	28
5-FU+DDP	316	26
5-FU+MTX	423	24
5-FU+MMC	186	22
5-FU+Me-CCNU	436	19
5-FU+Me-CCNU+VCR	397	18
5-FU+6-TG+Me-CCNU	39	17
5-FU+MMC+Me-CCNU	24	29
5-FU+DTIC+BCNU+VCR	112(初治)	38
L-OHP+5-FU+CF	60(初治)	34.3
L-OHP+5-FU+CF	370(复治)	14.6

亚叶酸(CF)能调节 5-FU 代谢,增强 5-FU 的生物活性,加强并延长 5-FU 对胸苷酸合成酶的竞争性抑制,所以 CF 与 5-FU 联用可增加 5-FU 的抗肿瘤作用。早在 1975 年,Bruckner 等观察到小剂量 CF 能增加 5-FU 对小鼠白血病细胞株的抑制;1978 年,Waxmans 等首先报告醛氢叶酸(CF)加强 5-FU 抑制脱氧尿苷参入 Friend 白血病细胞的作用;1981 年,Bruckner 等在临床上证实 CF 能增强 5-FU 活性;1982 年 Machover 等首先报道大剂量 CF(200mg/m^2)合并 5-FU 370～400mg/m^2 治疗胃肠道癌,胃癌 5 例中 3 例有效,结肠癌 30 例中,既往未用过 5-FU 的 16 例,56%有效,既往用过 5-FU 的 14 例,有效率为 21%,如此结果是传统化疗所未有的。以后在临床上 CF+5-FU 以不同剂量、不同给药次序等广泛深入试用,总的说来,多数文献报道,对以往未用过 5-FU 的结肠癌,疗效约在 30%～50%,以往用过 5-FU 的,也取得 10%～20% 的近期疗效,较单用 5-FU 的疗效提高一倍。试用也表明,CF 剂量增大(500mg/m^2),对疗效的提高不优于 200mg/m^2;另外在 CF 与 5-FU 使用的先后次序上,似乎先用 CF,继用 5-FU 的效果好一些。

Cohen 等(1993)综合七篇文献,随机观察晚期大肠癌 1500 余例,用 CF 合用 5-FU 与单一 5-FU 对照,结果前者在有效率和生存期优于对照组的占 6 篇,表明 CF 合用 5-FU 疗法为治疗晚期大肠癌有效方法,也可用于术后辅助治疗,但仍需继续探索药物的合理剂量。

国内首先试用 CF+5-FU 治疗胃肠道癌为广州中山医科大学附属肿瘤医院,报道用 CF

200mg＋5-FU 365～500mg/m²，每日1次静滴，5日，每月重复，共治疗20例晚期胃肠道癌，其中13例曾用过5-FU或FT-207无效，可评价疗效的16例中胃癌5例治疗后PR1例，1例微效，3例稳定，结肠癌14例，治疗后PR3例、微效5例、4例稳定，2例恶化，表明16例经治疗后大多数肿瘤缩小或暂停止生长。

国内、外试用CF＋5-FU的毒副作用大致相似，如恶心、呕吐、腹泻、白细胞下降、口腔粘膜溃疡、脱发等，一般认为比单一用5-FU的毒性略重，因之提出注意CF＋5-FU疗法在提高疗效的同时，也要注意其毒副作用的增加。

CF＋5-FU常用方法：CF200～300mg，加5％葡萄糖液500ml，首先静滴，然后5-FU 300～500mg/m² 加5％葡萄糖液1000ml，静滴(6～8小时)，每日1次，连用5日，3周重复。

DDP为一抗瘤谱广的抗肿瘤药，亦有报道与5-FU联用治疗晚期结肠癌，结果并不优于单用5-FU。

有用5-FU合用干扰素(INF)治疗晚期大肠癌，其CR＋PR率在26％～63％，有报道1年生存率为59％，也有报道中位生存期16、18个月的，因均为非随机观察，尚需进一步探索。

近年来，第三代铂类草酸铂(L-OHP)的推出，使大肠癌治疗疗效又有新提高，经Ⅰ、Ⅱ期临床试用，推荐剂量为130mg/m² 溶入5％葡萄糖500ml中，静滴2小时，单药治疗大肠癌有效率为18％；L-OHP与CF/5-FU有协同作用，故多与之联合应用，近期有效率达50％，复治者为26％；其主要毒性为神经毒性，故用药期间忌接触和服用凉冷物品。另L-OHP起效较迟，不能按常规用药2周期评价疗效，而应用至4～6周期评价为佳。

Armand等于1999年报道一项国际多中心随机对照Ⅲ期临床比较LV5-FU2(DeGrament方案)及LV5-FU2＋L-OHP治疗晚期大肠癌病人的疗效。两组各210例，对照组LV5-FU2方案中FA(CF)200mg/m² 静滴2小时，接5-FU 400mg/m² 静注，然后600mg/m² 连续22小时(第1,2日)，每2周重复；治疗组除FA/FU同上外，加LOHP 85mg/m²，静滴2小时(第1日)，后接LV5-FU2方案，至1999年5月，中位随访28个月，缓解率在治疗组为50％，对照组为22.3％，P＝0.001，无瘤生存期各为8.7个月，6.1个月，P值有差异，此结果有可重复性。由于两组内有不少病例是二线或三线病例，因之总生存期两组相比无统计学差异，但说明L-OHP与FA/FU联用，确能取得较好疗效。

中国医学科学院肿瘤医院内科(1997)曾组织多所医院进行L-OHPⅡ期临床试用，在可评价的100例中，单药有效率13.9％，与CF/5-FU联用有效率34.4％，其疗效和毒副反应与文献报道类似。

Cvitkovic E等(1999)报道两组用草酸铂(OXA)＋5-FU＋CF联合化疗治疗转移性结直肠癌一线治疗的疗效，一组用OXA 100mg/m²＋5-FU 3500mg/m²＋CF 150mg/m²，3周1周期，治疗46例，有效率为59％，中位无进展生存期为11个月，中位总生存期为15个月；另一组报道①用时间调整静脉给药的方法，OXA 100mg/m²＋5-FU 3000mg/m²＋CF 150mg/m²，3周1周期，治疗45例，有效率为53％，中位无进展生存期为11个月，中位总生存期为19个月；②连续静脉滴注方法，药物和剂量同①法，治疗47例，有效率为32％，中位无进展生存期为8个月，中位总生存期为14.9个月，说明时间调整静脉给药法效果较好。Goldwasser F等(1999)采用OXA 85mg/m²＋CPT-11 100～200mg/m²，2周重复，治疗对5-FU耐药的晚期结直肠癌 11 例，结果有效率为 54%，中位无进展生存期为 7+个月。

喜树碱类抗癌药：羟基喜树碱（CPT-10，HCPT）：因对消化道癌尤其大肠癌有效且毒性较低而广泛使用于临床，常用剂量为 10～12mg/m²，静滴，连用 5 日或每周 2 次，连用 2 周休 1 周，每 21 日为 1 周期。《中国肿瘤临床 2000 年增刊》中，刊登了 HCPT 的基础与临床研究共 125 篇，表明该药在治疗消化道肿瘤有效、低毒等优点。如胥彬等报道 74 例消化道癌中，随机分治疗组 HMF（HCPT＋MMC＋5-FU）和对照组 MF（MMC＋5-FU），每组 37 例，包括原发性肝癌 17 例，胃癌 11 例，大肠癌 9 例。对照组 MF 中 MMC 10mg 静注（第 1 天），5-FU 500mg 静滴（第 1～5 日），28 日为 1 周期×2；治疗组 HMF 中 HCPT 8mg/d，静滴，1/日×10日，MF 的剂量用法同对照组，28 日为 1 周期×2；结果，74 例总有效率为 18.92%，其中在治疗组中原发性肝癌有效率 47.06%，胃癌为 27.37%，大肠癌为 33.33%。所以 HMF 方案明显优于 MF 方案，P＜0.05，表明 HCPT 确是治疗消化道肿瘤的有效药。

伊立替康（CPT-11），为喜树碱半合成衍生物，临床试用对大肠癌有效，尤其对 5-FU 耐药的大肠癌，疗效为 18%～24%，其主要毒性为骨髓抑制，为此用 100mg/m² 静滴 90 分钟，每周 1 次，连用 3 周，休 1 周，28 天重复的方法为佳。

CPT-11＋MMC 方案：Comella 等（2001）报道用 CPT-11＋MMC 联合化疗对初治或复治的晚期大肠癌病人，其中 40 例用 CPT-11 175mg/m² 静滴，第 1，8 日，MMC 10mg/m² 静冲，第 1 天，28 日为 1 周期，结果 CR1 例，PR4 例，MR3 例，有效率 12%，中位无复发时间为 6 个月，中位生存期为 14.5 个月；主要毒性为中性粒细胞减少和腹泻，分别为 62%和 58%，其中Ⅲ、Ⅳ度分别为 26%和 23%。因之认为 CPT-11 175mg/m² 第 1，8 日加 MMC 10mg/m² 第 1 天，4 周重复的方案，治疗复发的晚期大肠癌较安全也有一定疗效。

拓扑替康（TPT）为另一喜树碱水溶性半合成衍生物，其作用靶点与 CPT-11 同，临床用于大肠癌，肺癌，卵巢癌等，方法为 1.2mg/m²，每日一次×5 日，3 周重复，与 DDP 联用可增加疗效。其主要毒性为骨髓抑制较严重，治疗大肠癌的疗效并不明显，不如治疗小细胞肺癌及卵巢癌。

【综合治疗】

多年来，很多学者探索结肠癌的术后辅助化疗，如用 MF（MeCCNU、5-FU）、MOF（MF，VCR）等，可使术后 5 年生存率提高 10%左右。1981—1988 年美国 6 个研究组织报导用 MF＋O加或不加免疫制剂 BCG，共 4000 余例结肠癌病人，进行临床随机对比观察，只有一个研究组，术后 5 年生存率为 67%，对照组 58%，P＝0.05，余均无差异。1989 年，Laurie 等报道用左旋咪唑（LMS）50mg，每日 3 次口服，共 3 日，每隔周重复，疗程 1 年及用 LMS 合用 5-FU（450mg/m² 静注，1/日×5 日，28 日后改为 1/周×52 周），共治疗大肠癌病人 401 例，试用结果为 LMS 合用 5-FU 组，在 Dukes B 及 C 期比单一手术为优，无病生存率为 60%：50%，但总生存期无差异。Moertel 等（1992）报道 929 例 DukesC 期结肠癌患者之术后辅助化疗，分为三组观察：①LMS 合用 5-FU，剂量及方法同上。②单用 LMS，剂量方法同上。③未给任何药物。结果无病生存率与总生存率在第一组为 63%和 71%，第二组为 54%和 65%，第三组为 47%和 55%，表明 LMS 合用 5-FU 为 Dukes C 期结肠癌有效的术后辅助治疗方法。

因直肠癌手术时约 30%有隐匿性转移，又因直肠位于盆腔内，因之选择性采用术前放疗、和(或)术后放、化疗等综合治疗，可在一定程度上减少复发、转移而提高生存率。

大肠癌术后常发生肝转移，可高达50%，如果仅为孤立转移灶，其他部位未发现复发转移的，可选择手术切除，术后5年生存率可达42%。如果不适于手术，可行肝动脉灌注化疗。Cohon等(1993)搜集文献，用FUDR或5-FU肝动脉给药，近期疗效48%～62%，大大高于静脉给药的10%～20%，但生存期前者为12～17个月，比后者10～16.7个月略高，而无明显差异。

中国医学科学院肿瘤医院总结资料(1991)，1960—1987年对结肠癌术后化疗资料完整的115例中，术后辅助化疗的56例，术后复发转移而行化疗的59例。115例中单一用药的41例，其中以5-FU单药为主的占33例，联合用药74例中以MMC、5-FU为主的占43例。56例术后辅助化疗的1年生存率为78.6%(44/56)、3年为50.9%(28/55)、5年为46%(23/50)、10年为31.6%(12/38)、15年为27.8%(5/18)、20年为33.3%(3/9)。与同期有淋巴结转移的5年生存率41%，10年生存率33.3%类似。59例有复发转移的患者中，单一用药的4例PR，联合用药中2例CR，7例PR，总的近期有效率为22%，治疗后1年生存率为34%、2年为11.7%、3年为1.7%；值得提出的是，2例CR者存活时间均较长，说明尽量达到CR对生存期的延长有重要意义。

大肠癌常用的联合化疗方案：

(1)FL方案：左旋咪唑50mg，每日3次口服，共3日，每15日重复，即每隔12日服3日，共1年，优福啶3～4片，每日3次口服，用药2个月，休息2个月，再重复，共1年。以上用于辅助性治疗。

(2)CF+5-FU：CF 200～300mg静滴(先用)，5-FU 500mg/m^2静滴6～8小时。每日1次，连续5日，3周重复。

此方案用于治疗，如果用于辅助性化疗，则用6个月，6个月后至2年用左旋咪唑及优福啶或卡莫氟口服。

(3)OFL方案：

L-OHP 130mg/m^2静滴2小时，第1日(不用生理盐水，用5%葡萄糖液500ml溶解)

CF 200mg/次静滴(先)，第2～5或6日；

5-FU 500mg/m^2静滴4～6小时(后)，第2～5或6日，

21天为1周期。

(4)HFL方案：

HCPT 10mg/m^2静滴，第6～10日；或每次12mg/m^2静滴，2/周(第3,6,9,12日)；

CF 200mg/次静滴(先)，第1～5日；

5-FU 600mg/m^2静滴4小时(后)，第1～5日，

21日为1周期。

(5)IFL方案：

CPT-11 100mg/m^2静滴90分钟，第1,8,15日；

CF 200mg/次静滴(先)，第2～6日；

5-FU 500mg/m^2静滴(后)，第2～6日，

28日为1周期。

一般情况或骨髓功能较差者,可用FT-207,每次200～300mg,每日3次口服,或UFT_2～4片,每日3次口服,或HCFU每次200mg,每日3次口服,代替FT-207。

肝转移用肝动脉插管(栓塞)灌注化疗药:DDP 80mg/m^2,5-FU 600mg/m^2,肝动脉灌注(必要时加栓塞剂),每月重复。

第七节　肝癌

一、概述

原发性肝癌(以下简称肝癌)历来被称为“癌中之王”,主要是由于肝癌与其他癌症相比,有几个“最”:最难发现,最难诊断,最难治疗,发展最快,预后最差。经过几代人半个多世纪的不懈努力,肝癌已由“无法早期发现”变为“较易早期发现”;肝癌的诊断已由“较难”变为“较易”;肝癌的预后也由“不治”变为“部分可治”。促使这些转化的是半个多世纪以来科学技术上一些重要发现与发展。如20世纪50年代解剖学的进步,搞清了肝内各种管道的解剖,实现了大肝癌的规则性切除。60年代乙型肝炎病毒和黄曲霉毒素的发现,更新了肝癌的病因学研究内容;移植免疫学的进步导致1963年肝移植的问世。70年代甲胎蛋白(AFP)检测手段用于普查,开辟了肝癌临床研究的一个新领域——小肝癌的研究,使肝癌的疗效有了较大幅度的提高。80年代,由于电子计算机与各种新技术的结合,促使医学影像学的飞跃发展,使1cm直径的小肝癌已不难检出;以放射介入与超声介入为代表的局部治疗以及综合治疗的兴起,使不能切除的肝癌的疗效进一步提高,并出现“不能切除肝癌的缩小后再切除”这一崭新途径。90年代,分子生物学的进步、导向治疗的深入、复发与转移研究等的兴起,为肝癌的诊断与治疗提供了有潜在重要意义的前景。21世纪初,索拉非尼的问世,给晚期肝癌患者带来了希望,同时改变了人们对肝癌治疗疗效判定指标的认识。

(一)病因学

就全球而言,不同地区肝癌的致病因素不尽相同,而在我国,不同地区肝癌的危险因素也不完全相同,如北方部分地区肝癌的危险因素应该增加饮酒一项。总体而言,我国肝癌的主要致病因素有病毒性肝炎(主要是乙型和丙型)、食物黄曲霉毒素污染以及农村饮水污染。另外,近年来发现肥胖、糖尿病在肝癌的病因学研究中占有一席之地。其他还包括吸烟、饮酒、遗传等因素。

1.肝炎病毒　据文献报道,在已知的肝炎病毒中,除甲型、戊型肝炎病毒外,均与肝癌有关,但研究较多且意见较一致的是乙型肝炎病毒(HBV)及丙型肝炎病毒(HCV)。HBV感染多见于我国、东南亚及非洲地区,而HCV感染多见于发达国家,如美国、日本、意大利、西班牙和法国等。

(1)HBV感染:HBV感染与肝癌发生的密切关系已被许多研究证实。国际癌症研究总局已经将 HBV 归类于人类致癌物。慢性 HBV 感染与人类(尤其是 HBV 流行地区)80%的肝癌有关,同时也是引起肝硬化的一大原因。肝癌的发生与 HBV 在染色体上的整合及整合后的染色体重排有关。HBV 在染色体上的整合是随机的,整合于染色体上的 HBV DNA 不完整,病毒基因组多有一定程度的缺失,可能导致癌细胞核内 HBV DNA 杂交信号减弱。病毒基因的整合多发生在癌变前期,在慢性肝病漫长的病程中不断有病毒基因的整合发生,其中 HBV DNA 的 4 个开放编码阅读框中的 HBx 片断是诱发肝癌的重要因子。HBx 片断通过抑制受损 DNA 的修复、反式激活多种癌基因和原癌基因、抑制细胞的凋亡等多种机制,促进肝癌的发生。同时,它对 p53 的转录激活有重要影响,能抑制 p53 与特异 DNA 序列的结合及其转录活性。此外,慢性乙型肝炎可引起肝纤维化,引起肝细胞生长的失控;且在炎性肝组织中存在的单核细胞可在局部产生活性氧,这种活性氧可以促进肝癌的发生。标志 HBV 持续活跃感染的 HBsAg,HBcAb,HBeAg 持续阳性的肝炎患者,发生肝癌的概率更高,尤其是有肝炎家族史的患肝癌的概率是无肝炎家族史的 4 倍,提示肝癌发生有一定的肝炎家族聚集性。普遍接种乙型肝炎疫苗后肝癌发病率下降的事实从反面表明乙型肝炎病毒感染是重要的肝癌致病因素之一。

(2)HCV 感染:HCV 属于黄病毒科,是一单链 RNA 病毒,可引起急、慢性病毒性肝炎,可发展成肝纤维化、肝硬化,甚至是肝癌。在发达国家肝癌患者血清中 HCV 流行率多数超过 50%。我国进行的全国 HCV 血清流行病学调查显示,普通人群抗-HCV 阳性率为 3.2%,全国约有 4000 万人感染 HCV。静脉注射和血液制品的应用是 HCV 主要传播途径,血液透析也是 HCV 的传播途径。对于高病毒血症或合并人免疫缺陷病毒(HIV)感染的妇女,母婴垂直传播的比例增大。虽然 HCV 致癌的机制模式目前仍不十分清楚,但肝硬化是发生肝癌的最主要危险因素。在 HCV RNA 阳性的肝癌的癌组织中检测到 HCV RNA 的表达。经过对 HCV RNA 的基因型分析,认为工 b 型可引起相对严重的肝病,是慢性丙型肝炎患者发展为肝癌的高危因素。这可能有两方面因素:Ⅰb 型 HCV 可能具有特殊的致肝细胞病变因素,其次是Ⅰb 型比非Ⅰb 型病毒在体内存在时间长,因长期感染而导致肝硬化和肝癌。另有研究表明,HCV 致癌机制可能与 HCV 直接细胞毒作用和宿主介导的免疫损伤有关,反复再生的肝细胞则可能不断积累细胞基因的突变,最终发生恶性转化。HCV 的 C 蛋白、NS3 结构区通过调控相关基因的表达和参与信号传导调控,破坏细胞增殖的动态平衡,导致细胞癌变;NS5B 蛋白质可通过破坏抑制肿瘤发展控制细胞增殖的细胞蛋白质(视网膜母细胞瘤),促进肝细胞增殖,最终可导致癌症。有效的抗丙型肝炎病毒治疗能够降低肝细胞癌的发生率,一项系统综述表明,对于以利巴韦林为基础治疗的丙型肝炎患者,持续血清病毒学反应的患者肝细胞癌的发生风险下降(风险比为 0.25)。对于 HBV 与 HCV 合并感染者,发生肝癌的危险性进一步增加,因为二者在发生过程中具有协同作用,患者将更易发展为慢性肝炎及肝硬化。做好乙型肝炎及丙型肝炎的防治工作,对控制肝癌的发生有重要意义。

2.黄曲霉毒素　黄曲霉毒素有 10 多种,与肝癌有关的黄曲霉毒素 B1(AFB1)是最常见的一种。AFB1 是导致人类食品污染的最常见原因。AFB1 是剧毒物质,其致癌强度比二甲基亚硝胺高 75 倍,可诱发所有动物发生肝癌。大量流行病学调查及实验室研究均证明,肝癌发病与摄入黄曲霉毒素量呈等级相关,HBV 与黄曲霉毒素具有协同致癌作用。目前黄曲霉毒素被认为与抑癌基因 p53 的突变密切相关。在黄曲霉毒素高暴露区的肝癌病人体内均能检测到 p53 基因突变,并主要发生在 249～254 位密码子上。cDNA 微阵列技术研究 AFB1 诱发鼠肝癌形成过程中的基因变化,进一步证实了 AFB1 的致癌性涉及到基因水平的变化。另外研究表明,黄曲霉毒素在体内第一阶段的代谢酶产物与其致癌作用密切相关。这些亲电子的代谢产物可以与 DNA,RNA 及蛋白质结合并造成其损害。第一阶段的代谢产物在经过第二阶段代谢酶,特别是谷胱甘肽转移酶(GSTs)的解毒代谢后,形成不同的终末代谢产物排出体外。一组资料显示,实验对象所有 4 个 GSTs 基因都表现为野生型时,其体内 GSTs 代谢酶的活性较高,可降低实验对象的黄曲霉毒素暴露水平。而当实验对象的 GSTs 基因型为杂合子或突变纯合子时,GSTs 代谢酶活性相对较低,从而导致该实验对象的黄曲霉毒素暴露较高水平。

3.饮用水污染　近年来,由于生活及工业性污染日趋严重,水体富营养化的程度加重,水体的生态结构与功能发生变化,导致藻类的异常繁殖,特别是沟塘水中富含蓝绿藻。苏德隆教授用高效液相色谱法和液相色谱-质谱法证实了蓝绿藻中微囊藻毒素的存在,并证明微囊藻毒素是一种强烈的促肝癌物质。微囊藻毒素具体促癌机制:①抑制蛋白磷酸酯酶,调节与细胞凋亡相关的癌基因和抑癌基因表达,使细胞失控性增长,DNA 复制错误及诱发或自发的突变频率增加;②增强致癌物的遗传损伤效应,可使细胞发生永久性、不可逆性改变,形成恶性转化细胞;③诱使相关细胞因子生成和活性氧类水平升高,致 DNA 氧化损伤、突变。

4.饮酒和吸烟　饮酒在肝癌的发生中主要起辅助作用。饮酒通过以下 3 种途径诱发肝癌:①乙醇引起肝硬化,然后引起肝癌;②乙醇本身作为一种促癌因素与其他因素一起共同引起肝癌;③酒精性肝病的进展与其他肝癌危险因素有关,如 HBV 及 HCV 等。

吸烟导致肝癌的风险随吸烟量的增加而增加。烟草中除含有多环芳烃外,还含有亚硝胺、尼古丁和可卡因等致癌物质,它们均可由 CYP2E1 代谢而活化。

乙醇能够诱导 CYP2E1,从而增强烟草的致癌作用。因而在肝癌的发生与发展中,吸烟与饮酒可能具有协同作用。

5.性激素　性激素与肝癌的关系极为密切。一方面,肝是性激素的主要代谢器官;另一方面,性激素能影响或改变肝许多功能。自从 1960 年口服避孕药推广应用以来,肝良性肿瘤发生率有明显上升的趋势。随后,Edward 等发现雌激素和孕激素类口服避孕药能引起肝肿瘤。人类长期服用含雄激素的口服避孕药可诱发肝肿瘤,长期使用雄激素制剂作替代疗法的患者发生肝癌的危险性增加,雄激素在治疗性功能紊乱、血液系统疾病时可诱发肝良、恶性肿瘤。提示雌激素及雄激素与肝肿瘤的发生、发展有某种内在联系。在大鼠肝肿瘤模型中,切除睾丸可抑制肿瘤生长,补充睾酮则促进肿瘤生长。性激素对靶细胞的作用必须通过受体介导。对正常肝组织及肝良、恶性肿瘤雌激素受体(ER)及雄激素受体(AR)的研究表明,哺乳动物肝内存在 ER 和 AR,其含量比性激素靶器官(如乳腺、前列腺)低,而且受垂体、性腺和年龄的影响。各研究机构报道的人类肝癌 AR 水平存在一定差异,但 AR 在肝癌的分布与动物诱癌过程中 AR 的变化趋势相一致,即通常慢性肝病时肝细胞 AR 含量升高,肝癌的 AR 表达较周围肝硬化、非肝硬化组织及正常肝组织明显增高。而且,体外研究表明,肝癌对雄激素的摄入量与 AR 浓度呈正相关,提示 AR 浓度高的肝癌对雄激素的敏感性增加。此外,雌激素受体 α 基因多态性与肝癌有关,X 等位基因、TA13 等位基因可能是其危险因素,而 P 等位基因、TA15 等位基因可能是其保护因素。

6.遗传因素 国内多项恶性肿瘤发病和死亡登记资料及临床流行病学调查结果表明，包括肝癌在内，多种恶性肿瘤都表现有癌家族聚集现象，表现在一个家族中有多个成员患一种或几种解剖部位类似的癌；且家属关系愈密切，患病率愈高，其本质就是遗传因素与肝癌之间存在密切的相关性。目前研究的遗传易感指标有：①GST 基因多态性，可影响机体代谢环境致癌物的功能。②细胞色素 P4501A 基因多态性，它可造成致癌物在体内大量聚积，使得致癌物结合到 p53 基因上的机会大大增加，从而造成 p53 基因的突变。③乙醛脱氢酶 2 基因多态性，它可影响乙醇的代谢，体内乙醛浓度升高可导致肝细胞癌变危险性的增加。④单核苷酸多态性(SNP)，作为第 3 代遗传标记，充分反映了个体间的遗传差异。但是原癌基因、抑癌基因、毒物代谢酶基因、DNA 修复基因和其他肝癌相关基因等各类基因之间存在协同效应，并且肝癌的发生是几种基因同时改变的结果，某种基因型频率的改变只能代表该单倍型个体的肝癌易感程度，同时遗传因素在肝细胞癌发生中作用会受到慢性肝炎病毒感染的家族聚集性的影响。

7.寄生虫、幽门螺杆菌感染 1956 年，有学者报道香港 7 年间 200 例肝癌病理资料中发现 46 例有肝吸虫感染。人感染肝吸虫主要是通过吞食带囊蚴的鱼虾所致。一方面，肝吸虫对肝内胆管的刺激及其分泌物的毒性作用，导致肝内胆管上皮细胞增生，而长期慢性炎症的刺激会导致上皮发生癌变；另一方面，肝内虫卵形成的肉芽肿导致纤维化，如未经有效治疗可最终发展为肝硬化，继而发展为肝癌。另外，蒋国雄等对江苏昆山 1984—1986 年 15 周岁以上有或无日本血吸虫病史人群中肝癌死亡病例的资料进行了回顾性定群研究，结果发现，无论男女，有日本血吸虫病史人群的肝癌死亡率显著高于无日本血吸虫病史人群，有晚期日本血吸虫病史人群的肝癌死亡率更高，提示日本血吸虫病可能也是肝癌发生的危险因素之一。幽门螺杆菌是寄生于胃内致胃癌的重要病因之一，在原发性肝癌的组织标本中也检测到其 16SRNA 的存在，Xu 等研究表明，幽门螺杆菌在肝硬化及肝癌的血清 IgG 中逐渐升高，且血清 AFP 阳性的患者比阴性患者检出率高，Xuan 等的研究亦表明，幽门螺杆菌感染对原发性肝癌的发生有明显的促进作用。但是幽门螺杆菌致感染与肝癌的发病机制目前还未明确。

8.非酒精性脂肪变性肝炎(NASH) 近年的研究表明，肥胖、2 型糖尿病和非酒精性脂肪变性肝炎与肝癌的发生发展有关。由于肥胖、2 型糖尿病会导致肝脏脂肪浸润，进而导致 NASH，人们已经开始深入研究 NASH 的致癌潜能。美国学者报道，NASH 肝硬化患者的肝细胞癌发生危险较高，多因素回归分析显示，年龄大和酒精饮用量是 NASH 相关肝硬化患者发生肝细胞癌的独立影响因素，与非饮酒者相比，规律饮酒者的肝细胞癌发生危险更高(风险比为 3.6)。

总之，单一因素导致肝细胞癌发生的可能性不大，肝细胞癌的发生可能是多个致病因素参与、多阶段、多步骤的过程，而且各因素之间可能存在复杂的相互作用。遗传因素可能不是主要的病因，而环境因素和肝细胞癌的发生更为密切，尤其是慢性肝炎病毒的感染。

(二)病理学

原发性肝癌的科学基础主要是基于病理学的研究。肝癌的病理学研究已有百余年历史，发展令人瞩目。

1.大体分型 1901 年，Eggel 将肝癌分为巨块型、结节型和弥漫型的分类沿用至今。巨块型指单个肿瘤几乎占据整个肝叶；结节型指单个结节的肿瘤或多个大小不一的结节性肿瘤；弥漫型指弥漫分布于全肝的无数小的癌结节。

20 世纪 70 年代，由于 AFP 用于普查，发现了亚临床肝癌或小肝癌。对此，1982 年我国肝癌病理协作组在 Eggel 分类的基础上分为：块状型——肿瘤直径＞5cm，其中＞10cm 者为巨块型；结节型——癌结节通常＜5cm，又可分为单结节型、融合结节型和多结节型 3 个亚型；小癌型——单个癌结节≤3cm，或相邻两个癌结节直径之和≤3cm；弥漫型——癌结节小，呈弥漫性分布，与肝硬化结节易混淆。

最新肝癌诊治专家共识，肝癌的大体分型：①弥漫型，小癌结节弥漫分布全肝；②巨块型，瘤体直径＞10cm；③块状型，瘤体直径在 5～10cm，根据肿块数量和形态，又分为单块型、融合块状型、多块状型；④结节型，瘤体直径在 3～5cm，根据结节数量和形态，又可分为单结节型、融合结节型、多结节型；⑤小癌型：瘤体直径＜3cm。

日本 Okuda(1984)则按肝癌生长方式与癌周肝病背景分为：①膨胀型——肿瘤边界清楚，有纤维包膜，常伴有肝硬化，并再分为单结节与多结节型；②浸润型——肿瘤边界不清，多不伴有肝硬化；③混合型——再分为单结节型与多结节型；④弥漫型；⑤特殊型——如带蒂外生型，仅见门静脉癌栓而未见癌块者等。

2.组织学分型　通常原发性肝癌主要包括肝细胞性肝癌(HCC)、肝内胆管细胞性肝癌(ICC)以及混合细胞性肝癌。肝细胞癌的定义是："由类似肝细胞样细胞组成的一种恶性肿瘤，常发生于肝硬化基础上，可有局部血管及淋巴道转移"。肝内胆管细胞癌的定义是："由胆管上皮样细胞组成的肝内恶性肿瘤"。混合细胞性癌的定义是："具有肝细胞性肝癌及胆管细胞性肝癌共同特征的肿瘤"。在肝细胞性癌中，包括小梁板样型(窦状)、假腺体型(腺泡或腺样)、致密型、硬癌型，还有一特殊的亚型——纤维板层型肝癌，其病理特征为癌细胞较大呈多角形，有强嗜酸性颗粒状的癌细胞质，癌细胞巢间有大量平行排列的板层状纤维基质。在我国原发性肝癌 90％以上为肝细胞性肝癌，而肝内胆管细胞性肝癌及混合细胞性肝癌约各占不到 5％。通常所说的肝癌主要是指肝细胞性肝癌。

病理诊断报告的内容应包括肿瘤的部位、大小、数目、细胞和组织学类型、分化程度、血管和包膜侵犯、卫星灶和转移灶，以及癌旁肝组织病变情况等。报告还可附有与肝癌药物靶向分子、生物学行为以及判断预后相关的免疫组化和分子标志物的检测结果，以供临床参考。

3.肝癌细胞组织学分级　1954 年 Edmondson 和 Steiner 根据分化程度将肝细胞癌分为Ⅰ～Ⅳ级。分级的主要依据是癌细胞胞质酸性着色程度、胞核大小及其深染程度、胞核/胞质比例以及细胞黏合性状等。在一个肝癌结节内可以看到不同分级的细胞并存。Ⅰ级：癌细胞呈高分化状态，核/质比接近正常；Ⅱ级：癌细胞中度分化，但核/质比增加，核染色更深；Ⅲ级：癌细胞分化较差，核/质比更高，核异质明显，核分裂多见；Ⅳ级：癌细胞分化最差，胞质少，核染色质浓染，细胞形状极不规则，排列松散。该分级系统存在两端难识别的不足，即Ⅰ级难以与肝细胞腺瘤区分，Ⅳ级则很难与转移癌鉴别，这使得精确分级成为难题。近年来，WHO 分级系统采用了一套与 Edmondson-Steiner 分类系统相类似的分级方法，分为高、中、低与未分化型。

4.肝病背景　我国肝细胞性肝癌病人绝大多数有病毒性肝炎背景，合并肝硬化者占 85％～90％，其中绝大多数为病毒性肝炎(乙型和丙型)后肝硬化。肝硬化通常分为大结节性、小结节性和混合性肝硬化。小结节性肝硬化：硬化结节直径＜3mm，结节均匀，极少含汇管区和中央静脉，纤维间隔细而均匀，肝大小形态正常或略小。大结节性肝硬化：硬化结节＞3mm，肝硬化结节大小不一，其中部分含有异常的汇管区和中央静脉，纤维间隔宽窄不一，肝常缩小。混合型：上述两者之混合，大小结节数量相似。肝癌合并肝硬化者，约1/3为小结节性肝硬化，2/3为大结节性肝硬化。

5.肝癌的分子分型　传统的肝癌病理诊断、分类、分型方法（TNM分期、Edmondson分级等）主要是依据肿瘤大小、数目、分布、血管侵犯、淋巴结和远处转移情况以及显微镜下肿瘤组织细胞类型、分化程度等组织细胞学特征而得出的，并以此为依据来推断肿瘤的生物学行为如肿瘤的进展情况、转移潜能、预后等。在过去的几十年里，这种病理诊断分类方法确实对制定相应临床治疗方案起了较大的指导作用。但临床上我们经常发现同一病理类型、同一分期、采用同一治疗方案的肝癌患者却有完全不同的疾病过程和预后，这就说明肝癌中存在不同的分子亚型，其分子特征在影响肝癌生物学行为过程中起了非常重要的作用，仅从组织细胞水平无法解决肝癌的异质性（特殊性）问题，应该从分子水平研究肝癌的本质特征。

随着人类基因组计划（HGP）的实施，基因芯片和蛋白质芯片等高通量检测技术的应用，使从分子水平对肿瘤进行更精确地分类分型成为可能。复旦大学肝癌研究所与美国国家癌症研究所（NCI）合作进行的研究表明，肝癌转移灶与原发瘤之间基因表达总是惊人的相似，它们之间有差异的基因数目非常少且没有显著性；而伴有转移的肝癌与不伴有转移的肝癌之间基因表达谱却有非常明显的差异，在9180个基因中发现153个基因表达差异有统计学意义；而且这些差异与肿瘤大小、有无包膜、肝硬化程度等临床病理因素无关，仅与是否伴有转移有关，其结果高度提示促进肝癌转移的基因改变可能在原发肿瘤阶段就已经发生。Iizuka等也用基因芯片回顾性分析了33例根治性切除肝癌组织标本的基因表达谱，建立了一个由12个差异基因组成的预测系统，此预测系统准确预测了27例待测肝癌组织标本中的25例，预测准确率达93%，可能用于预测肝癌术后早期复发转移倾向。但是，Kurokawa等通过60例肝癌患者的分析，从92个候选基因中筛出20个基因组成的预测早期复发的分子模型，对40例待测肝癌的预测准确率却仅有73%，而且与前述研究之间也不存在相同的基因。

Katoh等利用比较基因组杂交芯片分析了87例肝癌患者，发现染色体1q，6p，8q的扩增以及8p的缺失的患者预后明显不佳。Laurent-Puig等利用系统生物学技术，联合分析了335个微卫星标志物等位基因的缺失与p53及Axin 1和β-catenin的基因突变，发现高等位基因失衡指数与p53及Axin 1突变与HBV的感染、肿瘤分化不良及预后不佳密切相关。用蛋白质技术比较不同手术标本，发现热休克蛋白27也是人肝癌转移的重要蛋白，CK19表达者，门静脉癌栓发生率高。最近复旦大学肝癌研究所与美国（NCI）合作在癌周肝组织中发现17个免疫相关的基因也能预测肝癌的转移。基于基因芯片/蛋白质芯片技术建立的肝癌分子分型具有更高的准确性，并能预测肿瘤对治疗的反应、预后、转移复发倾向等，具有非常广泛的应用前景。

二、肝癌的诊断

（一）临床表现

1.症状　肝癌在生长早期往往呈现隐匿性，在进展期由于某些原因才会出现症状，而在侵犯邻近器官或组织前，肿瘤通常已经长到一定体积。肝的储备功能使得肝实质能够在被大量癌细胞代替前不出现肝功能失代偿的表现，从而掩盖了某些与肝功能异常相关的症状。并且出现的临床症状通常也不具有肝癌的特异性。特别是亚临床期肝癌，由于无任何肝癌的症状，有些病人会怀疑肝癌的诊断，从而错失了根治性治疗的机会。肝癌的临床症状可由肝癌与合并的肝炎、肝硬化所引起。常见的症状如下。

（1）肝区疼痛：表现为间歇性或持续性钝痛或刺痛、呼吸时加重的肝痛和急腹痛。多数位于剑突下或右季肋部。如肿瘤位于右肝上部，由于刺激横膈，也可以出现右肩部或右肩背部疼痛。如突发上腹部剧烈疼痛，有发生肝癌破裂出血的可能。

（2）消化道症状：包括食欲缺乏、纳差、腹胀、腹泻、恶心等。

（3）出血倾向：表现为牙龈出血或鼻出血，也可因严重的肝硬化并发门脉高压性上消化道出血等。

（4）发热：不明原因的间隙性发热（伴白细胞增多）也是肝癌的一个临床表现，6%～54%的患者出现过这种症状。虽然认为肿瘤坏死是引起发热的一种可能解释，但引起发热的真正原因目前尚不清楚。

（5）其他：乏力、消瘦；病人主诉上腹部肿块；黄疸；远处转移时的相关症状，如骨转移时疼痛、麻木感，肌力下降等；肺转移偶可出现咳嗽或咯血等；此外部分患者可表现为不同类型的副癌综合征，如自发性低血糖等。

2.体征　亚临床肝癌应无特征性体征。临床肝癌的体征同样可由肝癌与合并的肝炎、肝硬化所引起。常见体征如肝大、伴或不伴结节，上腹部肿块、黄疸、腹水、脾大、下肢水肿、右侧胸腔积液等；如肝硬化明显，可有肝掌、蜘蛛痣或前胸、腹部的血管痣，腹壁静脉曲张等。

（1）肝大：进行性肝大为最常见的特征性体征之一。肝质地坚硬，表面及边缘不规则，常呈结节状，少数肿瘤深埋于肝实质内者则肝表面光滑，伴或不伴明显压痛。肝右叶膈面癌肿可使右侧膈肌明显抬高。

（2）脾大：多见于合并肝硬化与门静脉高压病例。门静脉或脾静脉内癌栓或肝癌压迫门静脉或脾静脉也能引起充血性脾大。

（3）腹水：草黄色或血性，多因合并肝硬化、门静脉高压、门静脉或肝静脉癌栓所致。向肝表面浸润的癌肿局部破溃糜烂或肝凝血功能障碍可致血性腹水。

（4）黄疸：癌肿广泛浸润可引起肝细胞性黄疸；当侵犯肝内胆管或肝门淋巴结肿大压迫胆道时，可出现阻塞黄疸。有时肿瘤坏死组织和血块脱落入胆道引起胆道阻塞可出现梗阻性黄疸。

（5）肝区血管杂音：由于肿瘤压迫肝内大血管或肿瘤本身血管丰富所产生。

（6）肝区摩擦音：于肝区表面偶可闻及，提示肝包膜为肿瘤所侵犯。

(7)转移灶相应体征:可有锁骨上淋巴结肿大,可出现胸腔积液或血胸。骨转移可见骨骼表面向外突出,有时可出现病理性骨折。脊髓转移压迫脊髓神经可表现截瘫,颅内转移可出现偏瘫等神经病理性体征。

(二)实验室及医学影像学检查

1.实验室检查　为了获得正确的临床诊断,除依据临床表现外,实验室检查是重要一环。肝癌的标记物在实验室检查中占有最重要地位。甲胎蛋白(AFP)作为肝癌特异性标记物,至今仍未发现诊断价值超过其的新肿瘤标记物,但是 AFP 的阳性率仅为 60%～70%。随着肝癌高危人群的定期筛查工作的开展,部分病人 AFP 的绝对值处于轻度升高阶段,动态观察其变化显得尤为重要。另外,具有鉴别诊断价值的癌胚抗原(CEA)与糖类抗原 19-9(CA19-9)也是实验室检查中的必须检查的项目。CEA 阳性多有可能是胃肠道癌肿肝转移,而 CA19-9 阳性往往与肝内胆管细胞癌、胆囊癌、胰腺癌有关。另据报道 AFP 的亚型 AFP-L3 是肝癌患者血清中的主要类型,α-L-岩藻糖苷酶(AFU)以及脱-γ-羧基凝血酶原(异常凝血酶原,DCP)可以作为 AFP 的很有价值的补充指标。由于我国肝癌绝大多数合并肝硬化,无论从诊断还是治疗的角度,肝功能检查都不可缺少。常规的肝功能检查包括血清总胆红素/直接胆红素、白/球蛋白、丙氨酸转氨酶(ALT),天冬氨酸转氨酶(AST),碱性磷酸酶(ALP)、谷氨酰转移酶(γ-GT)及前白蛋白、凝血酶原时间等。吲哚氰绿(ICGis)排泄试验可以在一定程度上反映肝的储备功能。肝炎病毒感染是我国肝癌最主要的致病因素,因此 HBV 与 HCV 相关标记的检查有助于肝癌的诊断。对 HBV 而言,应全面检测 HBsAg,HBsAb,HBeAg,HBeAb,HBcAb 与 HBV-DNA。其他脏器与疾病的检查也不容忽视,血糖水平、血细胞计数、肾功能及心、肺功能的检查都应在常规检查之列。

2.医学影像学检查

(1)超声显像(US):US 具有敏感性高、非侵入性、易于重复及相对低廉价格的优点,是目前最常用的肝癌筛查的手段,也是最常用的定位诊断方法。

1)彩色多普勒超声:肝癌典型的彩色多普勒超声的影像为在肝实质光点增粗、增强、分布不均的背景下,可见圆形或类圆形高回声、低回声或等回声团块,周围往往可见 2～5mm 的晕圈。肿瘤内部探及线条状、分支状或簇状彩色血流,平均流速呈现高速型,阻力指数多在 0.6 以上。另外,还可检出卫星灶、门静脉、肝静脉、下腔静脉及胆管内癌栓。

2)超声造影:一项研究表明,超声造影在肝恶性肿瘤的鉴别诊断中,敏感性为 90%,特异性为 99%,准确度为 89%。经静脉注射声诺维后,95%肝细胞癌动脉期增强成强回声,85%门脉期或实质期退出,11%延迟期退出。

(2)动态增强 CT

1)CT 的优势:CT 增强扫描可清楚地显示肝癌的大小、数目、形态、部位、边界、肿瘤血供丰富程度以及与肝内管道的关系;对门静脉、肝静脉和下腔静脉是否有癌栓,肝门和腹腔淋巴结是否有转移,肝癌是否侵犯邻近组织器官都有重要的诊断价值;还可通过显示肝的外形、脾的大小以及有无腹水来判断肝硬化的轻重,因此 CT 已经成为肝癌诊断的重要常规手段。特别是 CT 动态增强扫描可以显著提高小肝癌的检出率;肝动脉碘油栓塞 3～4 周后进行 CT 扫描也能有效发现小肝癌病灶。

2)动态增强 CT 的典型表现:平扫多为圆形或椭圆形低密度灶,也有等密度和高密度病灶；增强扫描动脉期肝癌病灶绝大多数可见到明显强化；增强扫描门静脉期大多数病灶呈低密度，也有呈等密度，个别可表现为高密度；增强扫描平衡期大多数病灶仍呈低密度。肝癌典型的CT强化方式为"早出早归"或"快进快出"型。此外，门静脉期对肝内血管结构显示较佳，对于血管侵犯和癌栓形成的判断最佳。

3)门静脉癌栓的CT表现：门脉血管内充盈缺损，可为结节状、条状、分支状或呈现Y形或新月形；受累静脉因滋养血管扩张，可见管壁强化；主干及大的分支血管旁形成侧支血管；胆囊周围侧支血管建立；门静脉血管扩张，癌栓部分分支血管直径大于主干或主干和分支粗细不成比例；门静脉癌栓形成时，可加重原有门静脉高压程度，故常伴有腹水，且难以控制。

(3)磁共振成像(MRI)：MRI具有很高的组织分辨率和多参数、多方位成像等特点，而且无辐射影响，因此MRI是继CT之后的又一高效而无创伤性的肝癌检查诊断方法。MRI扫描一般包括TIWI，T_2WI，弥散加权(DWI)、动态增强扫描。T_1WI扫描多为低信号；T_2WI上肝癌多为高信号；DWI扫描为高信号。"镶嵌征"为肝细胞癌的特征性表现；包膜征、肿瘤侵犯血管也是肝细胞癌的重要特征之一。

动态增强扫描表现：

1)动脉期：肝癌病灶明显强化，大的病灶，因中心坏死液化多见，因而病灶强化不均匀，往往表现为周边强化。

2)门静脉期：大部分病灶呈低信号。

3)延迟期：病灶多为低信号或等信号。此期对病灶的检出意义不大，一般用于同血管瘤和局灶性结节性增生等进行鉴别诊断。

肿瘤包膜强化见于各个时期，相对而言，以门静脉期和延迟期包膜强化较清晰。应用肝特异性MRI造影剂能够提高小肝癌检出率，对肝癌与肝局灶性增生结节、肝腺瘤等的鉴别亦有较大帮助；另外，对于肝癌患者肝动脉化疗栓塞(TACE)疗效的跟踪观察，MRI较CT有更高的临床价值，对肝内小病灶的检出、血管的情况以及肿瘤内结构及其坏死状况等的显示有独到之处，可以作为CT检查的重要补充。

(4)正电子发射计算机断层扫描(PET-CT)：PET的产生是核医学发展的一个新的里程碑，是一种无创性探测生命元素的生理、生化代谢的显像方法。^{18}氟-脱氧葡萄糖(^{18}F-FDG) PET除用于诊断肝癌外，亦用来估计肝癌病人的肿瘤存活情况和寻找肝外转移灶。FDG是一种类似糖类的物质，可浓聚于代谢旺盛的肝肿瘤组织内。存活的肿瘤组织可主动摄取这一标记的参与代谢物质，而坏死组织则不能。PET-CT是将PET与CT融为一体而成的功能分子影像成像系统，既可由PET功能显像反映肝占位的生化代谢信息，又可通过CT形态显像进行病灶的精确解剖定位，并且同时全身扫描可以了解整体状况和评估转移情况，达到早期发现病灶的目的，同时可了解肿瘤治疗前后的大小和代谢变化。FDG-PET在检查肝癌的敏感性为30%～40%，而利用^{11}C-醋酸盐作为示踪剂的PET-CT检测肝细胞癌的敏感性超过80%，将^{11}C-醋酸盐与FDG结合已经展现出将肝癌探测的敏感性增加到100%。

(5)数字减影血管造影(DSA)：由于其属于侵入性操作，DSA不作为首选的诊断手段。

1)DSA的指征：临床怀疑肝癌或AFP阳性，而其他影像学检查阴性者；多种显像方法结果不一；疑有卫星灶需做CTA者；需做经导管肝动脉化疗栓塞(TACE)者；肝癌手术切除后疑有残癌者。

2)肝癌 DSA 检查的特征:肿瘤血管(肝癌最富特征的表现,常见肿瘤血管的增粗、扩张、移位和扭曲);肿瘤染色(肿瘤密度较周围肝实质浓密,常勾画出肿瘤的大小和形态);肝内动脉移位、扭曲、拉直或扩张;肿瘤包绕动脉;动-静脉瘘;肝内血管癌栓。DSA 对多血管型肝癌可检出 1cm 左右的小肝癌。小肝癌通常以肿瘤血管和肿瘤染色为主要表现。

(三)诊断及鉴别诊断

1.临床诊断标准

(1)病理诊断:肝内或肝外病理学检查证实为原发性肝癌。

(2)临床诊断

1)AFP>400μg/L,能排除活动性肝病、妊娠、生殖系统胚胎源性肿瘤及转移性肝病,并能触及有坚硬肿块的肝或影像学检查有明确肝癌特征的占位性病变者。

2)AFP≤400μg/L,能排除活动性肝病、妊娠、生殖系统胚胎源性肿瘤及转移性肝病,并有两种影像学检查具有肝癌特征性占位性病变或有两种肝癌标志物(AFP 异质体、异常凝血酶原、γ-谷氨酰转肽酶Ⅱ、α-L-岩藻糖苷酶等)阳性及一种影像学检查具有肝癌特征性占位性病变者。

3)有肝癌的临床表现并有肯定的肝外转移灶(包括肉眼可见的血性腹水或在其中发现癌细胞),并能排除转移性肝癌者。

2.亚临床肝癌的诊断标准　可采用的影像学检查方法:超声造影、动态增强 CT 及动态增强 MRI。

1)局灶性病灶≤2cm,合并肝硬化,两项影像学检查均表现为动脉期富血供和静脉期清除。

2)局灶性病变>2cm,合并肝硬化,一项影像学检查表现为动脉期富血供和静脉期清除。

3.鉴别诊断

(1)AFP 阳性鉴别诊断:甲胎蛋白(AFP)是胎儿肝细胞产生的一种特殊蛋白——糖蛋白,它是胎儿血清的正常成分,主要由人的肝和卵黄囊(胎儿具有的)产生的一种胚胎性蛋白,只有胎儿才有,当胎儿出生后不久血中就检查不出或者含量很低。AFP>400μg/L 除原发性肝癌外,尚可见于妊娠、新生儿、生殖腺胚胎性肿瘤、急慢性肝炎、肝硬化、肝内胆管结石、胃癌及胰腺癌肝转移、前列腺癌等,因此,在鉴别诊断中应该注意性别、年龄、地区、病史、体征及相应检查资料综合分析。

1)妊娠:妊娠期可以有 AFP 增高,但一般不超过 400μg/L,妊娠 16 周以后浓度逐渐降低,分娩后 1 个月即恢复正常。如分娩后 AFP 仍持续保持高水平,应结合酶学、影像学等进一步检查确定。

2)生殖腺胚胎瘤:因其为胚胎源性肿瘤,多含卵黄囊成分,故 AFP 增高,结合妇科或男科体检和影像学检查,基本上可以肯定或排除来源于睾丸或卵巢的肿瘤。

3)胃癌、胰腺癌伴肝转移:有肝转移的胃癌常见 AFP 升高,个别可>400μg/L,如肝内未发现占位性病变,应注意胃肠道检查。如肝内存在大小相似多个占位性病变则提示转移性肝癌,可以通过检测 AFP 异质体、CEA 及影像学检查加以判别,内镜结合病理学诊断,可以确定肿瘤的原发灶来源。另外，肝病背景资料也是辅助诊断的重要参考依据。

4)良性肝病：慢性活动性肝炎、肝硬化伴活动性肝炎常见AFP升高，多在400μg/L以下。鉴别多不困难，即有明显肝功能障碍而无肝内占位病灶。对鉴别有困难者可结合超声与CT等影像学检查以进一步确诊。如动态观察AFP与ALT，曲线相随者为肝病，分离者为肝癌。AFP异质体有助鉴别。有些病人需要长达数月甚或更长才能弄清，需要耐心随访。

5)前列腺癌：多见于老年男性，常无肝病病史，体检和影像学检查可以发现前列腺肿大，酸性磷酸酶和CEA水平常增高，前列腺液及前列腺穿刺细胞学检查可以确诊。

(2)AFP阴性鉴别诊断：AFP阴性肝癌占总数的30%～40%。近年随着影像诊断的发展，该比例有增高的趋势。需与AFP阴性肝癌鉴别的疾病甚多，现选择主要的概述。

1)继发性肝癌：①常可以发现原发病灶。常有原发癌史，常见原发癌为结直肠癌、胃癌，胰腺癌亦多见，再次为肺癌和乳腺癌，鼻咽癌、甲状腺癌等也可见肝转移。②多数无肝硬化背景，癌结节多较硬而肝较软。③多数HBV标记物为阴性。多无肝病背景，如HBV及HCV均阴性，应多考虑继发性肝癌。④部分来源于消化系统的肿瘤CEA及CA19-9等肿瘤学指标可升高。⑤影像学各种显像常示肝内有大小相仿、散在的多发占位。且多无肝硬化表现。彩超示肿瘤动脉血供常不如原发性肝癌多。动态增强CT典型表现为“牛眼征”即病灶中心为低密度，边缘强化，最外层密度又低于肝实质，而延迟扫描病灶一般都是低密度。⑥^{99m}Tc-PMT扫描为阴性。PET-CT检查对肝转移肿瘤有很高的诊断价值，多表现为高摄取值，尤其是大肠癌肝转移瘤阳性发现率更高。肝表面的转移灶大体上表现为“有脐凹的结节”，组织学表现取决于原发肿瘤。

2)肝脓肿：多有发热，肝区叩痛。如超声显像为液平，不难鉴别；尚未液化者颇难鉴别，HBV或HCV多阴性，超声显像示边界不清，无声晕；必要时可行穿刺。①近期有感染病史；②无慢性肝病史；③有畏寒高热、肝区疼痛或叩击痛临床表现；④影像学检查可见病灶内液平，典型CT平扫呈低密度占位，周围出现不同密度的环形带，增强后液化区CT值不变周围环均有不同程度的强化，环征比平扫更清晰，多房脓肿显示房内单个或多个分隔，常有强化；⑤肝动脉造影无肿瘤血管及染色。

3)肝囊肿：一般无症状及肝病背景。超声检查呈液性暗区，已能诊断，必要时可加做CT增强扫描，造影剂始终不进入病灶是其特点。①病程长，病情进展缓慢；②常无肝病背景；③一般情况良好；④超声检查可见囊性结构和液平。

4)肝血管瘤：肝海绵状血管瘤是最常见需与AFP阴性肝癌鉴别的疾病。肝海绵状血管瘤一般无症状，肝脏质软，无肝病背景。直径＜2cm的血管瘤在超声检查时呈高回声，而小肝癌多呈低回声。直径＞2cm的血管瘤应做CT增强扫描。如见造影剂从病灶周边向中心填充并滞留者，可诊断为血管瘤。MRI对血管瘤灵敏度很高，有其特征性表现。在T_1加权图像中表现为低或等信号，T_2加权则为均匀的高亮信号，即所谓的“亮灯征”。病理特征：肉眼可见紫红色结节，多可压缩，切面呈海绵状，富含血液。稍大者中央可见纤维瘢痕。镜下可见大小不等的血管腔，腔内有血栓。血管缺乏结缔组织支持。极少伴有肝硬化。肝血管瘤表现特点：①病程长，进展缓慢；②常无慢性肝病史；③一般情况良好；④女性较多见；⑤^{99m}Tc-RBC核素扫描呈“热”区；⑥影像学检查无包膜，注入造影剂后自周边开始增强；⑦肝功能及酶谱学检查正常。

5)局灶结节性增生(FNH):为增生的肝实质构成的良性病变,其中纤维瘢痕含血管和放射状间隔。多无肝病背景,但彩超常可见动脉血流,螺旋CT增强后动脉相可见明显填充,延迟期病灶中心区不规则强化,甚至呈放射状。MRI检查病灶呈等或略高信号。中心瘢痕高信号是其特征,多无类圆形包膜征象。FNH颇难与小肝癌鉴别,如无法确诊,仍宜手术。

6)肝腺瘤:女性多,常无肝病背景,有口服避孕药史。各种定位诊断方法均难与肝癌区别,但如^{99m}Tc-PMT延迟扫描呈强阳性显像,则有较特异的诊断价值。因肝腺瘤细胞较接近正常肝细胞,能摄取PMT,但无正常排出道,故延迟相时呈强阳性显像,其程度大于分化好的肝癌。肝腺瘤属于良性肝肿瘤,但可反复发生,肿瘤由2～3个细胞厚度的肝小梁组成,与正常肝细胞大小形态一致,但瘤细胞内糖原明显增加,有丝分裂少。

7)肝肉瘤:多无肝病背景。各种显像多呈较均匀的实质占位,但仍颇难与肝癌鉴别。

8)肝脂肪瘤:少见,多无肝病背景。超声显像酷似囊肿,但后方无增强。

9)肝硬化结节:大的肝硬化结节与小肝癌鉴别最困难。整个肝质地对判断有一定帮助。MRI检查能显示肝癌的假包膜及纤维间隔,对鉴别有较大价值。腹腔镜检查能判断位于肝表面的良恶性结节。近年来注意到在肝硬化的腺瘤样增生结节中常已隐匿有小肝癌结节,故最好争取做病理检查以资鉴别。

10)炎性假瘤:为类似肿瘤的单发或多发的炎性病变,多无肝病背景,多无症状与体征。超声显像有时呈分叶状、无声晕,彩超多无动脉血流。增强扫描动脉期无强化,部分病灶在静脉期及延迟期可见边缘轻度强化及附壁小结节样强化。由于临床难以确诊,故仍主张手术。炎性假瘤的病灶内含有纤维组织和大量的炎性细胞,主要是浆细胞和散在的巨噬细胞,常见血管炎,不伴有肝硬化。

11)肝棘球蚴病:又称肝包虫病,属自然疫源性疾病,人作为中间宿主而受害。流行于牧区,发病与密切接触犬类有关。一般无症状及肝病背景。触诊时包块硬韧,叩有震颤即"包虫囊震颤"是特征性表现。超声检查呈现多囊性液性暗区,仔细观察可见有子囊孕于母囊中的现象。CT检查囊肿壁可见钙化,呈壳状或环状,厚薄可以不规则。棘球蚴抗原(Casoni试验)皮试阳性。

(四)临床分期

1.我国1977年的分期标准

Ⅰ期(亚临床期):无明确肝癌的症状和体征。

Ⅱ期(临床期):超过Ⅰ期标准而无Ⅲ期证据。

Ⅲ期(晚期):有明确恶病质、黄疸、腹水或远处转移之一者。

2.我国2001年分期标准

Ⅰa:单个肿瘤最大直径≤3cm,无癌栓、腹腔淋巴结及远处转移;肝功能分级Child A。

Ⅰb:单个或两个肿瘤最大直径之和≤5cm,在半肝,无癌栓、腹腔淋巴结及远处转移;肝功能分级Child A。

Ⅱa:单个或两个肿瘤最大直径之和≤10cm,在半肝或两个肿瘤最大直径之和≤5cm,在左、右两半肝,无癌栓、腹腔淋巴结及远处转移;肝功能分级Child A。

Ⅱb:单个或两个肿瘤最大直径之和>10cm,在半肝或两个肿瘤最大直径之和>5cm,在左、右两半肝，或多个肿瘤无癌栓、腹腔淋巴结及远处转移；肝功能分级 Child A。肿瘤情况不论，有门静脉分支、肝静脉或胆管癌栓和(或)肝功能分级 Child B。

Ⅲa：肿瘤情况不论，有门静脉主干或下腔静脉癌栓、腹腔淋巴结或远处转移之一；肝功能分级 Child A 或 Child B。

Ⅲb：肿瘤情况不论，癌栓、转移情况不论；肝功能分级 Child C。

3.Okuda(1985)肝癌分期　Okuda 曾于 1985 年提出一个分期方案，即根据①肿瘤大小占肝：＞50％为阳性，＜50％为阴性；②腹水：有为阳性，无为阴性；③白蛋白：＜30g/L 为阳性，＞30g/L 为阴性；④胆红素：＞51.3μmol/L(3mg/dl)为阳性，＜51.3μmol/L(3mg/dl)为阴性。

Ⅰ期：均阴性。

Ⅱ期：1 或 2 项阳性。

Ⅲ期：3 或 4 项阳性。

4.肝癌 TNM 分期(AJCC 第 6 版)

T_1：孤立病灶，无血管侵犯。

T_2：孤立病灶伴血管侵犯；或多个病灶直径＜5cm。

T_3：多个病灶直径＞5cm 或肿瘤侵犯或肿瘤侵犯门静脉或肝静脉的主要分支。

T_4：单个或多个病灶，伴胆囊外邻近器官直接侵犯或穿破脏层腹膜。

N_0：无区域淋巴结转移。

N_1：有局部淋巴结转移。

M_0：无远处转移。

M_1：远处转移。

并进一步分为Ⅰ～Ⅳ期。

Ⅰ期：T_1 N_0 M_0。

Ⅱ期：T_2 N_0 M_0。

Ⅲa 期：T_3 N_0 M_0。

Ⅲb 期：T_4 N_0 M_0。

Ⅲc 期：任何 T N_1 M_0。

Ⅳ期：任何 T 任何 N M_1。

组织学分级(G)：

Gx：组织学分级无法评估。

G_1：分化良好。

G_2：分化中等。

G_3：分化差。

G_4：未分化。

纤维化分级(F)：Ishak 定义的纤维化分级被推荐应用，与生存率预后相关。分级系统共分为 6 级。

F_0：纤维化得分 0～4 分(没有-中度纤维化)。

F_1：纤维化得分 5～6 分(严重纤维化或肝硬化)。

5.巴塞罗那(BCLC)的肝癌分期

极早期(0 期):Child A;PST0;单发肿瘤,<2.0cm。

早期(A 期):Okuda 1～2;Child A-B;PST 0;单发或多发肿瘤,<3.0cm;数量≤3 个。

中期(B 期):Okuda 1～2;Child A-B;PST 0;多发肿瘤。

晚期(C 期):Okuda 1～2;Child A-B;PST 1～2;门静脉浸润,N_1,M_1。

终末期(D 期):Okuda 3;Child C;PST>2。

6.意大利(CLIP)的肝癌分期 CLIP 评分

0:Child A;单发肿瘤,占肝体积≤50%;AFP<400μg/L;无门静脉侵犯。

1:Child B;多发肿瘤,占肝体积≤50%;AFP≥400μg/L;伴有门静脉侵犯。

2:Child C;肿瘤占肝体积>50%。

7.各分期系统的评价 TNM 分期系统是为行肝切除或肝移植患者进行的病理学分类,即使是第 6 版也存在忽略肿瘤特性和肝功能的不足。Okuda 临床分期虽被应用多年,但也存在诸多不足,尤其是缺少对该系统的前瞻性研究。CLIP 分期兼顾了肿瘤特性及肝功能,适用于所有肝癌患者,易于应用,并且有前瞻性研究证据,但在合并慢性乙型肝炎的肝癌患者中对预后的判断较差。BCLC 分期系统具有很多优点,它考虑到肿瘤的特性(包括血管侵犯、肿瘤的数目与直径),潜在的肝疾病(Child-Pugh 评分和门脉高压)以及患者的总体状况,最终为治疗提供指南。不足之处在于该分期系统对门脉高压的界定欠准确,总体评分难以实施。另外有作者认为,BCLC 模式为疗效判断模式,而非预后模式。运用随机对照研究方法建立一个适用于所有肝癌患者的单一分期系统几乎是不可能的,因此到目前为止还没有理想的预后模式出现,基于分子生物学、遗传学的分期系统值得期待。

三、常规治疗方法

(一)外科治疗

1.手术切除

(1)基本原则

1)彻底性:完整切除肿瘤、切缘无残留肿瘤。

2)安全性:最大限度保留正常肝组织,降低手术死亡率及手术并发症。

(2)必备条件:一般情况良好,无明显心、肺、肾等重要脏器器质性病变;肝功能正常或仅有轻度损害(Child-PughA 级);或肝功能分级属 B 级,经短期护肝治疗后恢复到 A 级;肝储备功能如 ICG_{15} 基本在正常范围以内;无不可切除的肝外转移性肿瘤。

(3)剖腹探查的指征

1)肝癌诊断明确者:诊断明确的肝癌可以考虑手术切除。其中包括小肝癌与大肝癌、周缘型肝癌及肝门区肝癌、表浅性肝癌与深在性肝癌、伴肝硬化之肝癌以及肝癌破裂者。

2)肝癌诊断不能排除者:肝实质占位性病变确实存在,但 AFP 阴性,经影像学检查肝癌特征不典型但又不能排除者均可考虑开腹探查。在目前的治疗条件下,肝切除风险远小于肝癌延误治疗带来的危害。

(4)禁忌证

1)全身情况:包括年龄过大、体质过度虚弱、严重心肺功能障碍或有代谢性疾病无法耐受手术者。

2)肝情况:严重肝硬化、肝萎缩,肝功能失代偿(Child C级)。

3)肿瘤情况:肿瘤多发或肿瘤巨大、边界不清,伴有门静脉主干癌栓或胆管癌栓者为肝癌切除的相对禁忌证。单个或局限性肺转移,有时可以一并切除,而并非肝切除的绝对禁忌证。

(5)根治性切除标准:①肿瘤数目不超过3个;②无门静脉主干及一级分支、肝总管及一级分支、肝静脉主干及下腔静脉癌栓;③无肝外转移,完整切除肉眼所见肿瘤,切缘及余肝无残癌;④术后影像学检查未见肿瘤残存,术前AFP阳性者术后随访2个月内血清AFP降至正常。

(6)姑息性肝切除标准:局部病变须符合下列条件:①3~5个多发性肿瘤,超越半肝范围者,行多处局限性切除;②肿瘤局限于相邻2~3个肝段或半肝内,无瘤肝组织明显代偿性增大达全肝的50%以上;③肝中央区(中叶或Ⅳ、Ⅴ、Ⅷ段)肝癌,无瘤肝组织明显代偿性增大达全肝的50%以上;④肝门部淋巴结转移者,肿瘤切除同时行淋巴结清扫或术后治疗;⑤周围脏器受侵犯者一并同时切除。

姑息性肝切除还涉及以下几种情况:原发性肝癌合并门静脉癌栓和(或)下腔静脉癌栓、肝癌合并胆管癌栓、原发性肝癌合并肝硬化门静脉高压、难切性肝癌的切除。此外,对于不适宜姑息性切除的肝癌,应考虑姑息性非切除外科治疗,如术中肝动脉结扎和(或)肝动脉、门静脉插管等。

(7)手术操作要点

1)麻醉:目前,连续硬膜外阻滞复合全身麻醉已成为肝肿瘤手术的主要麻醉方法。其优点有:①硬膜外阻滞主要起镇痛作用,不需要高浓度的局部麻醉药使运动神经阻滞达到肌肉松弛,这就避免或减少了由硬膜外阻滞所造成的血压下降对肝血流的影响;②全身麻醉所需要提供的只是肌肉松弛和镇静,全身麻醉药的用量可大为减少,同时避免了大剂量阿片类镇痛药的使用,从而减少对肝功能的不利影响。

2)体位:左叶肿瘤取平卧位,右前叶肿瘤右侧垫高45°,右后叶肿瘤60°~90°向左侧卧位。

3)切口:采用右肋缘下斜切口,避免开胸,必要时向右后及左肋缘下延长,可显著降低术后并发症发生。

4)探查

腹腔脏器:胃、十二指肠、结肠应常规检查,以排除溃疡性疾病及肿瘤,如胃、肠存在恶性肿瘤可同时行胃、肠肿瘤的切除手术。

肝:了解肝的大小及肝硬化的程度,判断余肝的体积,估计余肝术后肝功能的代偿情况。

肿瘤:了解肿瘤的位置、大小、数目、边界,必要时行术中B超检查以协助定位。

肝门淋巴结及门静脉癌栓:一般讲,原发性肝细胞癌较少发生肝门淋巴结转移,而肝内胆管细胞性癌更易发生淋巴结转移。门静脉失去弹性,无空虚感,多提示门静脉癌栓的存在。

5)手术方式:基本由术者习惯而定,一般遵循"左规右不规"的原则,即右叶肿瘤多施行肝局部或部分切除术;左叶的肿瘤则多采用规则性切除如左半肝切除术或左外叶切除术。对于局限于Ⅱ及Ⅲ段肿瘤，行规则性肝左外叶切除术；肝左内、外叶交界，位置较深或＞5cm 的肿瘤，行规则性左半肝切除术；局限于Ⅳa 及Ⅳb 段且≤3cm 的肿瘤行Ⅳa 及Ⅳb 段切除术；局限于左内叶且＞3cm 的肿瘤行Ⅳ段切除术；肝右叶浅表的肿瘤，且≤3cm，行肝局部切除术；局限于Ⅴ，Ⅵ，Ⅶ，Ⅷ各段且≤3cm 的肿瘤，行所在肝段切除术；侵犯肝右叶相邻肝段，行联合肝段切除术；肿瘤＞5cm 且累及肝右叶各段时行右半肝切除术；局限于尾状叶的肿瘤，行全尾叶切除术；若尾状叶肿瘤同时侵犯肝左、右叶，行联合肝切除术等。

6)手术切缘：有人认为，切缘距离肿瘤越远，手术越彻底，但实际操作时，还需要视肿瘤部位、大小及肝硬化程度而定。肿瘤切除范围增加了，手术彻底性一定程度上可以得到提高，但安全性则相对下降，有时甚至由于盲目扩大手术范围而损伤一些不应伤及的重要管道，这是不足取的。目前国际上尚无切缘距肝肿瘤多少厘米为根治性切除界限的明确说法。通常肿瘤距切缘应＞1cm 或 2cm。随着术中 B 超的广泛应用，切除范围是否足够可通过术中 B 超进行检查，从而避免因疏忽而切破肿瘤。

7)切肝的方法：切肝有不同的方法，刀柄法、手指离断法(Kelly 钳技术)、血管钳法、超声刀(CUSA)、吻合器、水刀、TissueLink，LigaSure，超声谐波刀以及射频能量切肝法(Habib4X)等，也可联合应用这几种方法。笔者倾向血管钳法，既可以较迅速地切割，又保证了主要管道的钳夹，减少了术中的失血。

8)控制出血的方法：肝手术的关键是控制手术中的出血。典型的肝叶切除时，多先解剖肝门结扎有关的脉管，然后再进行肝叶的切除。目前多在常温下采取间歇性入肝血流阻断 Pringle 法。每次阻断时间一般不超过 15min，间隔 3～5min 可再行阻断，直至将病肝切除，无肝硬化者阻断时间可适当延长。第一肝门阻断控制术中出血的方法较为常用，术后一般无不良后果。但应用于肝硬化程度较重的患者时应慎重，时间不宜过长，否则有可能导致肝缺血坏死和术后肝性脑病。为避免对保留侧肝缺血性损伤，减轻内脏淤血，对部分肿瘤局限的患者也可考虑行选择性半肝血流阻断，即预先解剖患侧肝动脉、门静脉分支，切肝时用止血带或无损伤止血钳阻断，既减少了出血，又尽可能保护了健侧的肝功能。在肝切除过程中，肝静脉的血液反流是失血的重要原因，控制性降低中心静脉压力以及术中 B 超定位下指尖压迫肝右静脉均可减少肝静脉性出血。对于肿瘤邻近肝中、肝右静脉，或者Ⅸ段，尾状叶较大的肿瘤，需对肝内重要管道的解剖有充分的认识，动作轻柔、仔细操作、精细解剖，必要时可利用常温下全肝血流阻断的方法控制出血，但因其本身操作复杂，风险大，应慎重选择使用。

9)肝断面的处理：肿瘤切除以后，应进一步处理肝断面。首先是止血，对于肝断面的渗血点，可通过缝扎的方法止血；对大血管损伤的处理，绝大多数为侧壁受侵，直视下以 prolene 缝线缝合或钳夹后修补甚为安全。其次是检查肝断面是否存在胆漏，如有胆漏，应予以缝扎关闭。再次是肝断面最后处理，依手术者的习惯及肿瘤的位置、余肝的体积、病人的情况而不同。有学者主张在不影响余肝静脉回流以及压迫较大的胆管的前提下，对拢缝合肝断面，可以最大限度地减少术后断面出血、胆漏及膈下感染的机会。如果肝断面处有重要的管道存在，对拢缝合将严重影响肝的血供或回流；余肝体积较小，对拢缝合导致的肝组织损伤会明显增加术后肝衰竭的风险；肝炎症、水肿或严重肝硬化的肝对合困难；肝断面甚大等，在确保肝断面无活动性出血及胆漏的情况下，可开放肝断面，表面喷涂生物蛋白胶，再敷以止血纱布。我们坚决反对为闭合创面而闭合创面的做法，操作过程中的灵活性是确保对拢闭合成功的关键与精髓。

10）放置引流管：目的是观察术后出血、胆漏、了解腹水的情况以及减少手术区或膈下的积液等。

（8）术后观察与处理：术后应密切注意病人的神态、生命体征、尿量与腹腔引流管引流量；检查病人的皮肤弹性和色泽、巩膜有无黄染、舌头是否干燥、腹部体征及腹壁切口愈合情况；定时复查血常规、肝、肾功能、凝血功能、血糖等生化指标以及肿瘤学指标的变化；复查彩超以明确腹腔积液及胸腔积液情况。

在肝切除术后，承担多种功能的肝的功能会发生一定程度的损害，需要应用一些药物以促进或改善肝功能，包括应用谷胱甘肽、肌苷、门冬氨酸钾镁、维生素 C 等。为减少术后出血，可静脉滴注维生素 K_1，也可联合应用酚磺乙胺（止血敏）、氨甲苯酸（止血芳酸）、凝血酶原复合物等，特殊情况下应用巴曲酶（立止血），但要注意高凝状态引起血栓形成的不良反应。为减少术后低蛋白血症及胸、腹水的发生，每天应用 10～20g 白蛋白，静脉滴注，再联合应用利尿药，预防效果更好。肝癌患者多合并肝硬化，为减少门脉高压性胃病和应激性溃疡所致的上消化道出血，可常规应用抑制胃酸分泌的西咪替丁（甲氰咪胍）类或质子泵抑制药。

（9）肝癌切除术并发症的处理：肝叶广泛切除后可能发生若干严重的并发症，有时可导致患者死亡。这些并发症的防治，除手术时需操作细致，麻醉恰当外，尚需加强术前准备和术后处理。

1）腹腔内出血：有原发性出血和继发性出血两种可能，尤以原发性出血较为多见。出血部位可来自肝断面、裸区、三角韧带、肾上腺及胆囊窝等。术后出血的原因多由术中止血不彻底、结扎线脱落以及凝血功能障碍等引起。减少此并发症的关键是手术野严密止血，门静脉、肝静脉、肝短静脉、肾上腺静脉以及肝动脉等重要管道残端必须缝扎，必要时结扎加缝扎。肝断面出血点必须严密、仔细缝扎，确保无活动性出血、渗血。术后 1 周左右因肝切面组织坏死或感染而致继发出血者比较少见。对严重肝硬化凝血功能障碍者术前需纠正凝血功能，术中尽量缩小手术范围，尽量补充全血及新鲜血浆，必要时适当输注凝血酶原复合物、纤维蛋白原、血小板等凝血物质。一旦发生出血，处理原则主要为止血、输血等内科治疗。出血量过大，内科治疗无效，应剖腹探查，寻找出血点并予以相应处理。有时处理极为困难，因此预防最重要。重点是肝断面处理，可用肝缝线加 1～2 针褥式缝合，保证断面的相互对合，不留无效腔。止血应彻底，断面缝合要严密。

2）低血容量性休克：术前一般健康状况不佳，术中出血过多，手术时间过长，特别是应用降压麻醉不当，均可能造成术中及术后的休克，严重者可导致患者死亡。所以术后继续输血、给氧，并每日注射维生素 K_1 是必要的。此种情况一旦发生，应立即补液、输血等处理，同时保护心肺肾功能，必要时用中心静脉压监测。为减少其发生，对于手术复杂、术中生命体征不稳定以及年老、体弱的患者尤其予以特别的重视。

3）腹膜炎：主要是由于术后肝切面的组织发生坏死，或切面的小胆管未经妥善结扎而有胆汁渗出所致。除术前术后应加强抗生素的使用外，术时对切断面仔细处理，以及术后通畅而充分的引流，均有一定的预防作用。在解剖肝门时对患侧肝管不予结扎，仅在断面上仔细结扎各支小胆管，使胆汁仍能自胆管向肠道引流，这在一定程度上也可以减少胆汁漏之发生，从而防止严重的继发感染。

4)肝衰竭:目前肝癌切除术最严重的并发症,常导致患者死亡。肝衰竭的发生与以下因素有关:①严重肝硬化、肝萎缩、肝储备功能差;②肝切除量过大;③出血多、输血多;④肝门阻断时间长、麻醉时间长。加强术前的保肝疗法,给予高蛋白、高糖类饮食,术时及术后给予氧气吸入,注意止血并适当输血以防止缺氧和休克,避免在切断肝组织时长期钳住第一肝门血管,尽可能减少吸入性麻醉药之用量(必要时可酌给肌肉松弛药)以减少其对肝的损害,适量予以高渗葡萄糖液输给,是有益的预防措施。肝衰竭主要表现为4方面:肝性脑病、黄疸、腹水及凝血功能障碍。一般肝性脑病发生率低。黄疸的处理主要是应用护肝药物。部分学者主张用激素以提高机体应激能力并减少肝细胞破坏,有时可缓解病情并渡过危险期。腹水较常见,大多可缓解。腹水的处理,主要是血浆及白蛋白的补充,适当应用利尿药。凝血功能障碍较常见,通过补充凝血酶原复合物、冷沉淀、纤维蛋白原,酌情应用抗纤溶的氨甲苯酸等促凝、止血药物,大多可以改善,一旦出现弥散性血管内凝血(DIC)表现,则提示预后不良。肝衰竭一旦发生,预后多不良,关键在预防。术前肝储备功能的正确评估、严格掌握手术指征是预防术后肝衰竭的最好方法;减少余肝的损伤。切肝时在保证切除范围的情况下,尽可能保留正常的肝组织。熟悉肝的解剖,保证余肝的血供(肝动脉和门静脉)和流出道(肝静脉)的通畅。术后各类型的感染与上消化道出血是肝衰竭的重要诱因,术后必须合理使用广谱的抗生素预防感染、积极预防上消化道出血(降低门脉压力、保护胃黏液、制酸等)。

5)上消化道出血:常在术后5~14d发生,多为门静脉高压、胃底食管静脉曲张破裂,胃、十二指肠应激性溃疡所致。由于剩余的肝组织体积小,术后肝必然充血:且因肝血流受阻也可能引起继发的门静脉高压而致胃肠道充血。有时血液也可以从肝创面经胆管流入肠道。通常应用胃黏液保护药、制酸、止血药物等处理可逐渐康复。当出血量较大时,可行胃镜检查并在直视下止血。术后应用生长抑素,如奥曲肽、生长抑素(施他宁)等对于减少门静脉高压引起的出血有一定作用。

6)伤口感染或崩裂:肝切除后血浆蛋白往往显著降低,再加手术野有潜在的感染存在,手术创口极易发生感染,甚至形成崩裂。预防的方法是手术前后必须加强营养及给予大量维生素;手术时止血应彻底,伤口宜采用间断缝合,必要时须用张力缝线;对于贫血的患者,术后还需多次少量输血,并应避免腹内压增高。

7)腹水漏:肝癌切除术后,患者肝功能尚未完全恢复,产生腹水后经切口或引流管口渗漏,如不及时处理,轻则导致水、电解质紊乱,重则可致全身功能衰竭、甚至死亡。处理此种情况,应及时用大三角针、粗丝线在渗漏处加密缝合,同时加强营养支持及利尿,保持水、电解质平衡。术中按腹壁层次严密缝合切口,一定程度上可减少腹水漏的发生率。

8)胸腔积液:肝切除术后最常见,但并不严重的并发症之一,尤其是右叶手术后胸腔积液更为常见。机制尚不明了。可能与膈肌刺激、胸腔静脉和淋巴回流受阻以及术后低蛋白血症、胶体渗透压降低有关。术中尽量减少对膈肌的刺激和损伤,术后引流通畅、防止膈下积液,大量白蛋白和血浆支持,提高胶体渗透压等措施有助于减少胸腔积液形成。胸腔积液可用B超证实和定位,量少、患者无不适可不必处理。量多者则应行胸腔穿刺抽液。抽胸腔积液后应予以白蛋白或血浆补充,否则胸腔积液不仅不能控制,反而加重,甚至全身衰竭。抽胸腔积液后,应严密观察,如有气胸发生及时处理。

9)胆漏:是肝切除常见的并发症。文献报道肝切除术后胆漏的发生率为7.2%。发生的原因:肿瘤邻近大的胆管,切除过程中损伤胆管难以避免;肝断面处理时未发现潜在的胆漏处或断面开放时,胆管结扎线脱落等。如有可能,对拢缝合肝断面将在最大限度上减少术后胆漏的发生。术中胆道内注射亚甲蓝试验、胆管造影以及纤维蛋白胶的应用可降低胆漏的发生。而且随着肝切除技术的改进,此种并发症会逐渐减少。胆漏发生后,多数无须再次开腹,保持通畅的引流是治疗的关键。必要时可经皮穿刺胆道引流以及早期经内镜放置胆管内支架也是处理肝切除术后胆漏的有效手段。

10)急性肾衰竭:较罕见,但因其治疗难,预后差,需高度重视。肾衰竭常见于肝切除量过多,失血量较大而未及时补充所致。另外如果肿瘤巨大,在行肝总动脉结扎,肝固有动脉插管后,可能肿瘤广泛坏死产生大量毒素引起急性肾小管坏死,导致急性肾衰竭。部分术前严重梗阻性黄疸患者也可因血清胆红素过高造成,伴有肾衰竭或肾疾病更易诱发。预防措施:严格掌握手术指征,对有肾基础疾病的患者尽可能避免行大的肝切除手术;及时补充血容量,防止低血容量性休克;对术后尿量明显减少甚至无尿而排除血容量不足等原因者应及早使用利尿药及扩张肾血管药如多巴胺等;避免使用肾毒性药物。血液透析几乎是唯一有效的治疗措施。

11)膈下感染与积液:肝右叶切除术后,体温升高不退,使用多种抗生素无效,应想到膈下积液或感染的可能。发生的原因:因肿瘤切除的需要,右侧韧带及裸区游离范围较大且止血不够彻底;引流管位置不当;某些原因导致引流不畅;右肝大手术后,恢复异常"顺利",引流液甚少,医务人员盲目乐观过早拔除引流管。术后1周左右常规B超检查是早期发现膈下感染及积液的重要手段。B超引导下穿刺抽液,必要时置管引流是有效的治疗方法。

2.肝移植 在我国,肝癌是居第二位的恶性肿瘤,全世界每年新发肝癌1/2以上在我国。理论上肝移植是治疗肝癌合并严重肝硬化的最佳选择,因为肝癌生长具有多中心的特点,同时患者合并有门静脉高压和严重的肝硬化,使肝切除范围受到明显限制。肝癌肝移植在理论上彻底清除了肿瘤和肝内转移灶、最大限度地达到根治的要求,消除了肝癌产生的肝病背景(肝硬化或肝炎)。随着手术技术的成熟,免疫抑制药物的发展,肝移植已成为肝癌治疗的一个重要手段,并逐渐得到临床医师的认可和接受。

(1)肝癌肝移植适应证:国际上广泛采用Milan标准和UCSF标准,国内尚无统一的标准。

1)Milan标准:1996年,Mazzaferro等首先提出小肝癌肝移植指征(即Milan标准)。Mazzaferro等选取的肝移植受体都是肝功能失代偿、不能耐受手术切除或是因为肿瘤位置特殊无法切除的患者。所谓Milan标准,即肿瘤无血管侵犯、单个肿瘤直径≤5cm或多发肿瘤数目≤3个且最大直径≤3cm。符合这个标准的肝癌肝移植病人术后4年总体生存率和无瘤生存率分别为85%及92%。此后其他肝移植中心应用Milan标准得到了满意疗效。由于越来越多的证据表明,符合Milan标准的肝癌肝移植术后无瘤生存率明显高于肝切除,可获得与良性肝病肝移植同样满意的术后生存率和生活质量,且Milan标准的各项指标较容易通过影像学检查技术获得,因而1998年美国移植器官共享网络(UNOS)开始采用Milan标准作为筛选肝癌受体的主要依据。

2)肝癌肝移植器官分配评分系统:2003年4月,UNOS综合美国肝肿瘤研究组"改良

TNM 分期”和终末期肝病模型(MELD)制定了“肝癌肝移植器官分配评分系统”“改良 TNM 分期”Ⅰ及Ⅱ期等同于 Milan 标准。“肝癌肝移植器官分配评分系统”规定对肝癌肝移植患者给予额外的 MELD 加分，Ⅰ期、Ⅱ期或符合 Milan 标准的肝癌可以提高 24 分(在以后等待移植期间每 90 天加 1 分，代表患者可能增加 10%的病死率)。“肝癌肝移植器官分配评分系统”综合考虑了患者的肝功能、全身情况和肿瘤进展，基本保证符合 Milan 标准的肝癌患者与良性肝病有平等机会获得供肝，该标准开始实施的第 1 年中肝癌肝移植数量较以前增加了将近 3 倍，肝癌患者平均等待时间从 2.28 年下降至 0.69 年。后来，UNOS 又进行了调整，T_1 期肝癌患者不再给予额外的加分，T_2 期患者由原来的 24 分再降至 22 分。目前对调整后的效果尚待进一步的观察，但“肝癌肝移植器官分配评分系统”仍然受以下因素影响：供肝的数量、移植前诊断和分期的准确性和术后辅助治疗的进展。

3)Pittsburgh 改良 TNM 标准：Milan 标准也有自身的不足，它对肝癌肝移植患者移植指征限制过于严格，使 27%～49%的患者丧失移植根治的机会，同时原有 TNM 标准不能准确地评估肝癌肝移植患者预后。2000 年 Pittsburgh 大学 Marsh 等提出了改良 TNM 标准，主要根据肿瘤大小、血管侵犯、有无两叶受累、淋巴结是否阳性及有无远处转移情况将肝癌分为Ⅰ，Ⅱ，Ⅲa，Ⅲb，Ⅳa，Ⅳb6 期，Ⅰ～Ⅲb 期符合肝移植标准，而Ⅳa 及Ⅳb 期则排除在肝移植之外。Marsh 等对肝癌肝移植的回顾性分析显示，有 27%超出 Milan 标准但符合 Pittsburgh 标准的病例获得了长期生存(平均随访时间 3.3 年)，其中 49%的病例没有复发。Pittsburgh 改良 TNM 标准主要将侵犯大血管、淋巴结受累、远处转移作为肝移植禁忌证，显著扩大了肝癌肝移植的适应证范围，使原来一些被 Milan 标准排除在外的肝癌病人获得肝移植机会，但其作为肝癌肝移植筛选标准的缺陷是：①在术前很难对微血管或肝段分支血管侵犯情况作出准确评估，并且很多有肝炎背景的肝癌病人，其肝门处的淋巴结肿大可能是炎性的，需要行术中冷冻才能确诊；②由于移植前根据影像学分期可能致 20%～30%患者被低估肿瘤情况，如果指征稍微扩大，将会导致许多进展期肝癌患者进入肝移植等待名单，并且随着肝癌发病率的增加，这种趋势将会更加明显。有鉴于此，Pittsburgh 改良 TNM 标准至今未被 UNOS 所接受。

4)加州大学旧金山分校(UCSF)标准：Yao 等于 2001 年提出了 UCSF 标准，即单个肿瘤直径≤6.5cm，或多发肿瘤数目≤3 个且每个肿瘤直径均≤4.5cm、所有肿瘤直径总和≤8cm。符合 UCSF 标准的 70 例肝癌肝移植病例术后 1 年及 5 年生存率分别为 90%及 75%，与符合 Milan 标准的肝癌肝移植无显著性差异；超出 Milan 标准但符合 UCSF 标准的肝癌肝移植病例其 2 年生存率为 86%。与 Milan 标准相比，UCSF 标准显著减少了由于等待供肝时间延长而逐渐增加的受体丢失率，扩大了肝癌肝移植的适应证范围，同时术后复发率又无明显增加，显示出较 Milan 标准更好的参考价值，已经被较多的肝移植中心所接受。

5)up-to-seven 标准：2009 年初 Mazzaferro 等通过回顾分析欧美 1556 例肝移植患者病理结果，提出了新的预后模型—“7 限理论(up-to-seven)”，即对最大肿瘤直径(cm)与瘤灶数目之和不大于“7”的无血管侵犯的肝癌患者 5 年生存率可达 71%。这一良好的结果可看做扩展 Milan 标准的又一次尝试。

6)上海复旦标准：通过对复旦大学肝癌研究所肝细胞癌肝移植资料的研究整理，在 UCSF 标准基础上适当放宽对肿瘤大小的限制，提出一个肝癌肝移植适应证新标准(“上海复旦标准”),即单发肿瘤直径≤9cm,或多发肿瘤≤3个且最大肿瘤直径≤5cm,全部肿瘤直径总和≤9cm,无大血管侵犯、淋巴结转移及肝外转移。按照这一标准筛选肝癌肝移植病例,其术后3年生存率及无瘤生存率分别达到80%及88%,与最严格的Milan标准相比(77%及86%)无明显差异;“上海复旦标准”3年复发率11%,复发病死率为6%,Milan标准复发率10%,复发病死率5%,两者均无显著差异,但“上海复旦标准”较Milan标准入组病例多出23%,较UCSF标准多8%,统计资料显示,被Milan标准剔除但符合“上海复旦标准”的病例与符合Milan标准病例有同样满意的术后生存率及无瘤生存率。“上海复旦标准”在不降低术后生存率及无瘤生存率的情况下,显著扩大了肝癌肝移植的适应证范围,能使更多的肝癌患者从肝移植中受益,可能更符合目前中国的国情。

7)杭州标准:浙江大学肝移植中心根据肝癌肝移植15年的基础与临床研究,提出了肝癌肝移植入选标准——“杭州标准”。该标准认为,肝癌肝移植受者应符合以下条件:肿瘤直径≤8cm,或肿瘤直径>8cm且术前血清甲胎蛋白(AFP)水平≤400μg/L及肿瘤组织学分级为高、中分化。该肝移植中心科研人员对符合国际上应用广泛的“米兰标准”和“杭州标准”的患者进行了对比研究。结果表明,符合“米兰标准”者72例,术后5年生存率为78.3%。符合“杭州标准”者99例,术后5年生存率为73.3%。两组患者移植后预后没有明显差异。在不符合“米兰标准”的123例患者中,符合“杭州标准”的有26例,其预后也优于其他97例超过“杭州标准”者。

8)华西医科大学施行的标准:①UICCⅠ期伴有失代偿肝硬化;②UICCⅡ期肝癌,特别当肿瘤累及肝左、右叶,并发肝硬化时;③特殊位置的肝癌(如紧贴血管等重要结构)难以切除或根治性切除;④对中晚期肝癌病例,只要条件许可,辅助以手术前后的化疗或放疗,也可施行肝移植;⑤对于活体肝移植,由于供肝来源的特殊性和较好的报道效果,只要术前没有发现肝外转移和血管浸润,均可纳入肝移植。其中112例肝细胞癌肝移植术后1年、3年、5年生存率分别为75.34%,62.34%及49.87%。超过Milan标准的大肝癌肝移植后仍可获得较好的生存率,其中单个肿瘤直径>10cm或多个肿瘤仍局限于半肝者,3年生存率可达77%,肿瘤已弥漫全肝但无肝外转移者2年生存率可达73.8%,但门静脉主干有癌栓者1年生存率仅20%,表明除门静脉主干有癌栓外,即使肿瘤已弥漫全肝,行肝移植仍可取得较好的生存率及生活质量,提示不能切除的大肝癌施行肝移植是可以接受的。

(2)活体供肝移植(LDLT)指征:由于尸体供肝的短缺,活体供肝移植数目正逐年上升。相对于尸肝移植,活体供肝通常来源于年轻健康的供体、冷缺血时间短、供肝质量优于尸肝,更重要的是活体供肝缩短了受体等待肝源的时间,使肿瘤血管侵犯、肝外播散情况大大减少。由于现有的Milan标准、UCSF标准均来源于尸肝移植的脏器分配原则,对于LDLT可能不完全适合,国际上许多学者认为应该扩大LDLT移植指征。但也有学者反对任意扩大LDLT的指征,因为LDLT虽然缩短了等待供肝的时间,降低肿瘤进展的风险,但很遗憾这种“快速”的移植随之带来了较高的复发率,以往尸肝移植患者在较长的等待过程中使肿瘤的生物学特性充分显现出来,通过“自然选择”可以挑选更合适的受体,血管侵犯、肿瘤直径>5cm、肿瘤数目多于3个依旧是影响复发的重要因素,预示Milan标准在LDLT仍旧有一定的指导意义。

(3)肝癌肝移植术后肝癌及肝炎的复发

1)肝癌复发转移:20世纪60年代肝移植的出现为肝癌治疗带来了新的思路,但术后复发转移一直是影响肝移植治疗肝癌疗效的主要因素。而且一旦复发转移,病情则迅速进展,复旦大学附属中山医院肝癌研究所报道复发后患者1年生存率仅18%。

肝癌肝移植术后复发转移的特点如下。

复发率:6%~27.6%不等。

复发时间:中位时间12个月,75%复发间隔时间在2年内。

复发部位:常见的复发转移部位是肝、肺、骨,亦有脑、肾上腺、结肠及乳腺转移的报道。

复发肿瘤来源:①术前已经存在的微转移灶;②病肝切除过程中因挤压、搬动肝或肿瘤的破裂造成肿瘤细胞的转移。

复发的危险因素:①血管侵犯,为最危险因素;②肿瘤体积,直径>5cm是危险因素;③肿瘤组织学分级,Ⅲ~Ⅳ级预后不良;④AFP水平,300μg/L为临界值预测更准确;⑤肿瘤病理分期;⑥淋巴结转移;⑦微转移灶或微卫星灶;③免疫抑制药,主要为类固醇激素。

由于术后抗排异治疗(免疫抑制)与抗肿瘤治疗(免疫增强)间的矛盾,以及肝癌本身较高的恶性程度,直至目前仍缺少行之有效的预防术后复发转移的手段。一般说来,预防肝癌肝移植术后肿瘤复发转移的策略包括术前、术中及术后3个方面。

2)乙型肝炎复发:我国绝大多数原发性肝癌同时合并乙型肝炎后肝硬化,而合并严重肝硬化的原发性肝癌是我国肝移植的主要适应证之一,据不完全统计,原发性肝癌占国内肝移植的比例30%~70%不等。尽管病肝的切除去除了体内最大的病毒源泉,但寄生于其他体细胞内的乙型肝炎病毒是乙型肝炎复发的基础,另外部分患者因免疫功能的下降存在再感染乙型肝炎病毒的可能。随着肝移植术后长期存活患者的不断增多,肝移植术后乙型肝炎再感染、复发的问题日益突出。国内外长期观察的资料表明,乙型肝炎受体如果术后不进行任何预防措施100%患者术后复发;如果长期单纯使用拉米夫定约有60%患者出现耐药的YMDD变异株;如果术后单纯使用抗乙型肝炎免疫球蛋白(HBIG)乙型肝炎复发率为30%左右;目前国外最为肯定的治疗方案为拉米夫定结合大剂量HBIG,可使乙肝复发率降至5%。至于小剂量HBIG联合拉米夫定是否具有同样的预防作用目前尚未有确切定论。另外国内外对不用HBIG的方案如拉米夫定与阿德福韦的联合、应用其他核苷类似物如恩替卡韦、替诺福韦以及应用主动免疫方法如接种乙型肝炎疫苗等不同方案预防肝移植术后乙型肝炎复发的作用进行了有益的探索。

3.肝动脉结扎插管化疗 近年来发现对肝的恶性肿瘤,无论为原发性或转移性,肝动脉结扎都是一种比较有效的疗法。因为通过实验研究和临床观察,发现肝内恶性肿瘤的血液供给主要来自肝动脉,仅有少量血供是来自门静脉;肝动脉结扎后肿瘤的血供可减少90%~95%,而正常肝组织仅减少35%~40%,所以肝动脉结扎后肝内癌肿会发生选择性坏死,因而可延长患者的生存期。不过肝肿瘤的这种缺血坏死仅是暂时的,在结扎后大约1个月通过侧支循环的逐渐建立,残余的癌细胞将重新开始生长,但临床缓解或好转的时期一般可达18~20周,患者食欲改善,疼痛消失,肿块缩小,体重增加。

(1)适应证:①剖腹探查时发现腹内已有广泛的癌转移,不适宜做部分或全肝叶切除者;②主要症状由于肝内肿瘤所致,但术前已知有肝外肿瘤存在者;③为减小肝肿瘤的体积和减少毒性物质的产生,先做肝动脉结扎,为下一步的肝切除做准备;④通过股动脉插管造影或其他方法,已证明肝外和肝内的门静脉确实通畅者。

(2)禁忌证:①术前有严重肝功能障碍,或有较明显的黄疸和腹水者;②术中发现肝有严重硬化,或者有门静脉阻塞现象,门静脉压在 53.3kPa(400mmHg)以上者;③肿瘤体积已超过全肝的 3/4,或病变之间已无正常肝组织残留者;④肿瘤过大影响肝门的暴露,致结扎术有技术上之困难者。

(3)手术要点:剖腹探查后如果决定做肝动脉结扎术,结扎点原则上应尽可能靠近肝。由于解剖的变异和广泛的肿瘤所造成的局部情况,手术时须根据动脉结扎后肝组织和肝内肿瘤的不同颜色变化,或通过经肝动脉导管注射亚甲蓝溶液,观察肝组织蓝染的范围来判断肝动脉是否已达到完全结扎或适当结扎的目的,有时须结扎两个或更多的动脉支。结扎后的颜色变化并不恒定。有时因局部组织缺血,胆囊也须切除。临床上常用的插管途径是经胃网膜右动脉插管。可在术中由十二指肠上部上方解剖肝十二指肠韧带,解剖显露肝总动脉、肝固有动脉和胃十二指肠动脉;距幽门 5cm 处解剖出胃网膜动脉 2cm 左右,远端血管结扎,导管由胃网膜右动脉近端插入,直视下从胃十二指肠动脉插管至肝固有动脉或患侧肝动脉支,探查明确后注射亚甲蓝观察肝染色范围以核实。插管前以套线方式暂时阻断肝总动脉,有助于导管顺利插入预定位置。术中应注意有无变异的肝固有动脉、肝右动脉或肝左动脉,有时需在肝门处直接插入异位的动脉支。如果患肝硬化严重,有时可不结扎肝总动脉,以防术后产生肝衰竭。

抗癌药物的肝内灌注可使抗癌药高浓度地首先集中于肝,局部作用大而全身反应小。虽然肝内的局部灌注疗法有可能引起一时性的药物性肝炎,因此,肝功能不佳或有严重黄疸者一般是属禁忌,但实际上除了情况特别严重者以外,通常仍可适应局部灌注;并有肝硬化或门静脉高压者也不是灌注疗法的禁忌证。

4.门静脉插管化疗　适应证:①剖腹探查时发现腹内已有广泛的癌转移,不适于做部分或全肝叶切除者;②门静脉主干及一级分支癌栓,经手术取栓术后预防癌栓再形成以及减少肝内复发转移;③联合肝动脉结扎插管,为巨大肝癌二步肝切除做准备。

(二)射频消融

射频消融治疗(RFA)是肿瘤局部透热治疗的一种,以影像引导或直接将电极针导入肿瘤组织,通过射频在电极针周围产生极性分子震荡导致发热,使治疗区域温度达 50℃以上,中央区域可达 100℃以上,使局部细胞坏死。目前的射频消融治疗系统,一次凝固坏死区的直径可达 3～5cm。肝癌的射频消融治疗可通过开腹术中、腹腔镜和经皮穿刺 3 种途径,目前应用最多的是经皮穿刺局部射频消融治疗(RFA)。

1.RFA 的适应证　①单个肿瘤病灶大小<5cm,尤其是<3cm;肝内病灶少于 3 个,每个病灶不超过 3cm,无手术指征或有手术指征但因肿瘤部位手术切除困难;②复发性小肝癌手术困难的;③合并肝硬化,肝功能为 Child A 或 B 级,且无大量腹水;④无手术指征的大肝癌或多发肝癌 TACE 后。

2.RFA 的禁忌证　①黄疸较重,腹水较多,一般情况较差者;②已有远处转移或门静脉癌栓已形成者;③严重心、肺、肾功能损害者;④糖尿病、高血压控制不佳者;⑤肝内或膈下有急性炎症或脓肿者

3.RFA的基本要求　消融范围应力求包括0.5cm的癌旁组织，以获得“安全边缘”。对边界不清，形状不规则浸润型癌，在邻近组织及结构许可的条件下建议扩大瘤周安全范围达1cm或以上。评估疗效的方法是消融术后1个月左右，采用对比增强CT及MRI或超声造影判定肿瘤是否被完全消融。若经3次消融仍不能获得完全消融，应放弃消融疗法，改用其他治疗。

4.RFA的主要并发症　有皮肤灼伤、迷走神经反射、气胸、胸腔积液、肝胆管损伤、肝脓肿、内出血等。

(1)出血：主要原因是肝穿刺、肝硬化本身及肿瘤消融不完全。术中B超探查可最大限度避免穿刺引起的血管损伤，拔针前行针道消融可减少针道出血。术前尽可能改善患者的凝血功能，术后给予止血药物，将减少肝硬化本身所致的出血。腹带加压包扎将减少肝表面穿刺点的出血。

(2)邻近组织脏器损伤：主要包括邻近的消化道、肾及血管、胆管系统及胸膜等，最常见的为胃肠穿孔。预防方法：严格选择RFA的患者，必要时进行开腹的RFA将最大限度的减少邻近组织脏器的损伤。

(3)电极板皮肤烫伤：因射频治疗输出能量较高，治疗时间较长，或使用电极板面积较小，发生皮肤烫伤的可能性较高，尤其是开腹全麻的情况下更不易发现。严格、规范的放置和使用电极板将减少电极板皮肤烫伤的发生率。

(4)感染：主要包括肝脓肿和腹膜炎，胸腔感染较少见。常见的致病菌为大肠埃希菌、粪链球菌及肠球菌等。可行腹部影像学检查结合穿刺液培养明确诊断。治疗上可经皮穿刺置管引流和静脉使用抗生素，在药敏结果出来前可经验应用，如三代头孢菌素等。

(5)迷走神经反射：射频产生的高温对肝包膜及肝内迷走神经刺激所产生的迷走神经反射，可引起心率减慢、心律失常、血压下降，严重者可导致死亡。术前可给予阿托品或山莨菪碱预防迷走神经反射。对于术前已有窦性心动过缓且阿托品试验阴性者，可给予安装临时起搏器，以防发生心搏骤停。

(6)针道种植性转移：其发生率为0.2%～2.8%，多因术中未进行针道消融或消融不彻底所致，另外与肿瘤病理分级、术中活检及肿瘤位置有一定关系。通过对针道的充分毁损可降低针道种植的发生。

(7)术后发热、疼痛：发热的主要原因为术后肿瘤凝固性坏死炎症吸收，一般低于38.5℃。有报道指出，体温与消融时间呈正相关，消融时间在25min以内患者体温可维持在正常范围，消融时间控制在60min以内，体温不会超过38℃。疼痛多因肿瘤邻近肝包膜，术中、术后肝包膜张力增加引起。对于发热及肝区疼痛持续时间较长和温度较高的应警惕感染的发生。对于疼痛剧烈的应严密监测生命体征，排除腹腔内出血及邻近脏器组织的损伤。

(8)肾功能损害：射频消融术治疗因高温使癌细胞坏死，大量蛋白分解，其产物血红蛋白被吸收入血液可产生血红蛋白尿。术后嘱患者多饮水，静脉输液治疗，密切观察尿量、颜色及性质。

(9)凝血功能障碍：肝癌患者肝功能已有一定程度的损害，加上射频消融术导致肝功能进一步损害，加重凝血功能障碍。应加强病情的观察，了解患者有无鼻出血、牙龈出血及皮肤、黏膜出现散在的瘀点、瘀斑。行创伤性治疗时是否有出血不止的现象，监测出凝血时间的变化。

RFA已成为肝癌综合治疗的一个重要方法，尤其对无手术指征或肿瘤生长部位不利于手术切除的小肝癌的临床疗效显著。

（三）局部药物注射

1.适应证　B超引导下经皮无水乙醇注射治疗（PEI）已广泛应用于治疗肿瘤≤5cm，肿瘤个数≤3个，尤其以单个肿瘤≤3cm因严重肝硬化不能切除肝癌的治疗。

2.禁忌证　有严重出血倾向、重度黄疸、中等量以上腹水、肿瘤巨大、肿瘤边界不清以及全身情况不能耐受治疗者属禁忌。

3.作用机制　可能有：①高渗脱水作用；②对肿瘤细胞直接毒性作用，导致蛋白质的变性坏死；③肿瘤血管坏死闭塞；④局部的无菌性炎症；⑤局部纤维组织增生，分割和限制肿瘤生长，同时机化坏死组织，起到化学切除肿瘤的效应。

4.操作方法　无水乙醇对肿瘤局部的凝固坏死作用能使直径3cm以下肿瘤的坏死程度达90%以上。无水乙醇注射除了少数病人发热，局部疼痛外，对肝功能和全身影响不大，且可短期内反复多次注射。无水乙醇注射量：肿瘤直径3cm以下每次2～5ml，肿瘤直径3cm以上每次10～20ml，每周1次，体质好能耐受的可每周2次，4～6次1个疗程。有报道对单个直径3cm以下肿瘤，无水乙醇注射疗效甚至优于手术切除。局部药物注射目前还有碘油、醋酸、化疗药物、高温盐水、p53基因、放射性核素（^{90}钇玻璃微球和胶体^{32}磷）等。

5.并发症　常见的有：①腹痛：乙醇沿针道外溢至腹腔，多为一过性，无需特殊处理；乙醇沿门静脉反流也可引起腹痛，停止注射后即可缓解；②发热：为乙醇性发热及肿瘤坏死性发热，常在38℃左右，一般无需特殊处理，体温超过39℃少见，可对症处理。③颈部灼热及酒醉：无需特殊处理；④一过性谷丙转氨酶升高。严重的并发症发生率为4%左右，有出血、肝功能损害、肾衰竭、肿瘤种植性转移等。

（四）微波固化治疗

微波的交变电场的作用使肿瘤组织在短时间内产生大量热量，局部温度骤然升到55℃以上，从而引起肿瘤组织的凝固性坏死而周围组织无坏死。另外，微波固化（MCT）可引起机体局部组织理化性质的变化，可提高机体免疫功能。

1.适应证　主要有：①不愿接受手术的小肝癌；②肝癌合并肝硬化（Child分级一般为A或B级），肿瘤体积小、病灶局限；③不能手术切除的原发性肝癌，肿瘤直径≤5.0～6.0cm的单发结节，或是多发结节≤3枚；④手术未能切除或术后残留、复发性肝癌；⑤术中与手术并用可提高手术切除率。

2.禁忌证　①弥漫性肝癌、巨块性肝癌；②严重黄疸、腹水、肝功能不全；③严重器质性疾病，心肾功能不全；④微波不能到达全部肿瘤位置者。

微波固化治疗也可通过开腹术中、腹腔镜和经皮穿刺（PMCT）3种途径，PMCT是MCT发展的热点，操作简单、安全、微创、疗效可靠、适应证广。研究认为，PMCT对直径＜3cm以下肝癌结节效果满意；比较超声引导下微波和射频两种消融技术的临床应用价值，认为微波和射频（RFA）都是目前比较理想的介入超声治疗肝癌的手段，但是PMCT费用相对低廉，易被接受，符合我国国情。

（五）冷冻疗法

冷冻治疗肝癌是一种安全可行的局部治疗方法。一般认为，快速冷冻、缓慢复融以及反复冻-融，能使冷冻区产生最大限度的凝固性坏死。冷冻治疗的特点为可产生一个境界清楚、范围可预测的冷冻坏死区，不仅能消灭瘤体，且能最大限度地保存正常肝组织。冷冻治疗小肝癌，可望根治；对较大肝癌冷冻可作为综合治疗的一种手段。

冷冻疗法的适应证：①合并严重肝硬化，无法耐受手术切除者；②病变须做广泛切除，估计切除后肝功能不能代偿者；③主瘤虽经切除，但余肝尚有残留结节者；④癌肿虽不大，但位置紧靠肝门或下腔静脉，致手术不能切除者。

目前应用的冷冻方法主要是液氮冷冻。一般用直径 3～5cm 的冷头做接触冷冻，或用直径 3～5mm 的冷头做插入冷冻，也可以用液氮做直接喷射冷冻，能产生极度低温而导致肝癌细胞不可逆性的凝固坏死，但由于受冷冻深度和广度的限制，对范围较大的癌肿还不能使之彻底治愈。术中应注意避免冷冻损伤较大的胆管。目前已有 B 超引导下经皮穿刺和经腹腔镜进行冷冻治疗，在获得相应治疗效果的同时，减少了因操作引起的损伤，有利于患者更快恢复和缩短住院时间。氩氦刀是一种只在刀尖冷冻，刀柄保持常温，唯一可用氦气解冻的微创靶向冷冻仪器。该系统有 4～8 个能单独控制的热绝缘超导刀，超导刀中空，可输出高压常温氩气（冷媒）或高压常温氦气（热媒）。温差电耦直接安装在刀尖，可监测刀尖的温度。氩气在刀尖急速膨胀，60s 内使靶组织内温度降至－160～－140℃，使肿瘤组织形成冰球；氦气在刀尖急速膨胀，可使温度急速升至 20～45℃，从而使冰球解冻，一般进行反复冷冻一解冻 2～3 次循环，这种冷热逆转疗法对肿瘤摧毁更为彻底，并可调控肿瘤抗原，激活机体抗肿瘤免疫反应。氩氦刀冷冻治疗肝癌的适应证同微波和射频，术中冷冻对直径＞5cm 者也有效。

冷冻治疗的主要并发症包括皮肤冻伤、腹腔内出血、肝内低温、心律失常、肿瘤破裂、发热、胸腔积液、膈下或肝脓肿形成以及胆汁瘤或胆瘘等。

第八节　胆管癌

胆管癌指发生于肝外胆管（包括左右肝管、肝总管、胆总管和胆囊管）的癌，起源于肝内胆管上皮的胆管细胞癌与肝细胞癌一起归入原发性肝癌，而胆管进入十二指肠壁以后发生的癌归入壶腹周围癌。肝门部胆管癌指发生于胆囊管开口近端的肝外胆管癌，其范围包括左右肝管、左右肝管汇合部、肝总管并涉及尾状叶胆管开口，由于 Klatskin 最早对左右肝管汇合部胆管癌的临床病理特征作过详细的描述，肝门区胆管癌又称 Klatskin 瘤；发生在胆囊管开口以远至十二指肠壁之前的胆管癌称为中远端胆管癌，实际上为胆总管癌，胆管中远端区分一般以胰腺上缘为界，由于中段和远端胆管癌的临床表现和治疗方法基本相同，而且当病变范围较广或处于病程晚期时，中远端胆管癌往往同时受累，此时很难区分中段还是远端胆管癌，故纳入一并讨论；但中远端胆管癌与近端胆管癌在临床表现、治疗方法和预后方面均存在明显差异，须分开讨论；临床统计表明：肝门区胆管癌最为多见，约占 58%，中段胆管癌约占 13%，远端胆管癌约占 18%，胆囊管癌约占 4%，弥漫发生的弥漫型占 7%左右。

一、病因学

胆管癌的病因目前尚不清楚，普遍认为与下列因素有关：

（一）胆管结石

约1/3的胆管癌病人合并胆管结石，而胆管结石病人仅5%～10%会发生胆管癌，结石对胆管粘膜的慢性刺激，导致损伤，迁延不愈，加之感染，是胆管癌的重要发病因素。

（二）肝吸虫病

在我国四川、广东等南方省份以及东南亚地区，肝内胆管癌病人常见有华支睾吸虫感染，多见于喜食生鱼人群，华支睾吸虫是一种胆道寄生虫，虫体的吸吮、虫体和虫卵分泌毒性和代谢产物及虫尸腐败产生的有毒物质，造成物理和化学刺激，引起胆管分泌增加、细胞增生、腺瘤样增生，最终导致癌变，如果上述地区有吃富含亚硝酸食物的习惯，更增加了胆管癌的风险。

（三）胆总管囊肿（又称胆总管囊性扩张症）

胆总管囊肿的恶变率为2.5%～28%，胆总管囊肿并发胆管癌的年龄多在40岁左右，较不伴有胆总管囊肿的胆管癌平均年轻20～30岁；胆总管囊肿内结石形成、合并感染，特别是合并胰胆管汇合部发育异常所导致的胰液返流的刺激，是导致癌变发生的主要原因之一。正常人胰管和胆总管在距Vater壶腹5mm处汇合，形成同一管道，共同开口于十二指肠，而胆总管囊肿病人多先天性发育异常，胆总管与胰管在距Vater壶腹2.0～3.5cm处汇合，两者多呈直角，共同通道长，被称为胰胆管连接异常（APBDJ），因胰液的分泌压高于肝脏的分泌压，因此胰液可以逆流于胆管内，长期激活胆汁中一些致突变物质，长期刺激胆道导致恶变。

（四）先天性肝内胆管多发节段性囊性扩张病（称Carolic病）

主要特点：肝内胆管呈节段性多发性囊性扩张，而大的胆管并不扩张，扩张的肝内胆管多伴结石，且常伴有胆管炎反复发作和肝脓肿，Carolic病的恶变原因不明，恶变率为7%左右，较正常人群高100多倍。

（五）溃疡性结肠炎、原发性硬化性胆管炎

欧美国家溃疡性结肠炎病人胆管癌的发病率为0.4%～1.4%，高于自然人群许多倍，溃疡性结肠炎亦可并存原发性硬化性胆管炎，溃疡性结肠炎病人门静脉系统的慢性菌血症可能是诱发胆管癌和原发性硬化性胆管炎的原因；胆管癌合并溃疡性结肠炎病人多在50岁左右获得诊断，较无溃疡性结肠炎病人大约年轻20岁，尤其全结肠受累、病程长的溃疡性结肠炎更易发展为胆管癌，外科手术并不能影响溃疡性结肠炎病人胆管癌的发生与发展，有不少病人在全结肠切除术后数年仍发展为胆管癌，原因有待于进一步探索；原发性硬化性胆管炎是一种病因不明的慢性进行性炎症和纤维化引起的慢性胆汁瘀滞为主要临床表现的少见胆道疾病，ERCP检查胆管呈硬索状感，呈枯枝样改变，管壁增厚、变硬、狭窄，但狭窄以上部位肝内胆管不扩张，一般认为psc是胆管癌的癌前病变，癌变率为10%～20%，以psc死亡的病例作尸检，能证实约40%为胆管癌，临床上硬化性胆管癌与psc不易鉴别，目前尚无可靠的生化指标与影像学检查能证实有无psc癌变，甚至有时术中的病理诊断也需有丰富经验的医师多次、多部位反复取

材才能确诊，但即使活检阴性，亦不能排除恶变，因此临床上 psc 病人症状迅速恶化，黄疸快速加深，部分病人 CA_{199} 可升高，应高度怀疑恶变存在，psc 如合并胆管癌则预后极差，平均生存期不到 1 年，肝移植可能是 PSC 唯一可能获得治愈的方法，吸烟可能是 psc 癌变的危险因素。

（六）其他

致癌物，如钍、化学物品（石棉、亚硝胺等）、药物（异烟肼、甲基多巴肼、避孕药等）都可能是胆管癌的诱发因素；已证实胆管腺瘤与胆管乳头状瘤均有恶变倾向；另外，EB 病毒感染、慢性伤寒带菌者以及直肠癌术后、胆管错构瘤等均与胆管癌的发生可能有一定的关系。

（七）近年来分子生物学研究

胆管癌 K-ras 基因 12 密码子突变率高达 77.4％，表明 K-ras 基因突变在胆管癌的发生中可能起比较重要的作用。

二、病理分型和胆管癌的转移

（一）大体形态分型

1.硬化型　肿瘤沿胆管壁浸润性生长，受侵胆管灰白色，环状增厚，呈硬索状，生物学行为早期可向管外组织浸润，常侵犯邻近血管，是肝门部胆管癌最常见的类型，往往在肝门区形成纤维性硬块，占胆管癌的 60％～70％。

2.结节型　呈结节状向管腔内突出，多位于管腔的一侧，基底部宽，瘤体一般较小，表面不规则，多发于中段胆管，可沿胆管粘膜浸润，向胆管外周围组织和血管浸润的程度较硬化型轻，手术切除率相对高，预后相对较好。

3.乳头状癌　肿瘤向管腔表面突出生长形成大小不等的乳头状结构，可在多部位形成多发病灶，主要沿胆管粘膜向上浸润，一般不向胆管周围组织浸润，好发于下段胆管，预后良好。

4.弥漫型癌　较少见，仅占胆管癌的 7％左右，早期肿瘤可沿胆管壁广泛浸润性生长，管壁增厚，管腔狭窄，很难与 psc 鉴别，中晚期可向管腔壁外浸润形成浸润肿块，一般无法手术切除，预后极差。

（二）组织学分型

95％以上胆管癌为腺癌，分为管状腺癌、乳头状腺癌、粘液癌、单纯癌等；按分化程度可分为高分化、中分化、低分化和未分化癌，高中分化与低、未分化癌各占 50％左右，高分化者预后相对较好，低分化、未分化癌预后差；罕见类型：鳞状上皮癌、腺鳞癌、透明细胞癌、平滑肌肉瘤等。

（三）胆管癌的转移

胆管癌常见周围组织器官侵犯和区域淋巴结转移，很少发生远处转移；门静脉紧贴胆管后方，被肝十二指肠韧带及 Glisson 鞘包裹，为最常受累的血管；常侵犯的脏器：肝、胰、十二指肠、胃、结肠等，有资料报道胆管癌向肝实质浸润深度可达 5cm；区域淋巴结转移较为常见，胆管癌手术时近 48％病人已出现淋巴结转移；此外，肿瘤可沿神经和神经鞘转移，造成术中很难确定胆管受累的范围和边界。

三、临床分期、分型

（一）临床分期

由国际抗癌协会（UICC）根据 TNM 的标准制定，该分期只适用于经手术探查和切除的病例。

1.肝外胆管癌 TNM 分期标准

T—原发肿瘤：

Tis：原位癌；

T_1：肿瘤侵及胆管粘膜下层和肌层；

T_2：肿瘤侵及浆膜层和周围结缔组织；

T_3：肿瘤侵及邻近器官如肝、胰、十二指肠、胃、结肠等。

N—区域淋巴结：

N_0：无淋巴结转移；

N_1：肝十二指肠韧带淋巴结转移；

N_2：其他区域淋巴结转移。

M—远处转移：

M_0：无远处转移；

M_1：有远处转移。

2.UICC 分期

0 期：$TisN_0M_0$；

Ⅰ期：$T_1N_0M_0$；

Ⅱ期：$T_2N_0M_0$；

Ⅲ期：$T_{1\sim2}N_{1\sim2}M_0$；

$Ⅳ_A$ 期：T_3，任何 N，M_0；

$Ⅵ_B$ 期：任何 T，任何 N，M_1。

（二）肝门区胆管癌的分型

肝门区胆管癌占肝外胆管癌的 58%左右，根据病变的部位，Bismuth-Corlette 在 1975 年将肝门区胆管癌分为五型，目前已被临床广泛使用。

Ⅰ型：肿瘤位于肝总管，未侵犯汇合部；

Ⅱ型：肿瘤位于左右肝管的汇合部，但未侵犯左右肝管；

Ⅲ型：肿瘤位于右肝管$Ⅲ_A$，或位于左肝管$Ⅲ_B$，包括合并部分或全部左右肝管汇合部而导致不全和完全性梗阻；

Ⅳ型：肿瘤累及肝总管、左右肝管、左右肝管汇合部。

该分型对手术方式的选择和预后的判断具有重要价值，Ⅰ型因较早出现梗阻性黄疸得以早期诊断，手术切除率高，预后好；Ⅳ型由于侵犯范围广，大多数病人不可切除，预后差；Ⅲ型首先引起一侧肝管阻塞，早期可不出现梗阻性黄疸，如肿瘤发展，逐渐阻塞对侧肝管或左右肝管汇合部、肝总管时方出现黄疸，一旦出现黄疸已非病理早期，手术切除率低。

四、胆管癌的临床特点

（一）临床表现

1.黄疸、腹痛、腹块 随着病情的进展，90%～98%的病人可出现黄疸，往往95%以上病人以梗阻性黄疸就诊，为逐渐加深的持续性梗阻性黄疸，伴有瘙痒及抓痕，小便色深和大便色淡，黄疸较深时，小便呈茶色而大便呈陶土色，但必须指出黄疸虽然是胆管癌常见的症状，但不是早期症状；病人往往在黄疸出现前一段时间内可有上腹隐痛、胀痛及厌油、纳差、乏力、低热、消瘦等症状，这些症状称为黄疸前期症状，随着黄疸的出现，这些症状更加明显，腹痛发生率45%左右，由胆管腔不同程度阻塞或狭窄，引起胆道内压增高所致；在未行胆道检查之前，一般无胆道感染的症状，仅有10%～20%病人可有上腹部疼痛、畏寒、发热、黄疸等胆管炎的表现，易被误诊为胆管结石并感染，感染最常见的细菌为大肠杆菌、粪链球菌、厌氧菌，内镜和介入放射检查可诱发和加重胆道感染，严重者可导致胆道感染性休克；约10%的病人可触及腹部肿块。

2.胆囊肿大 中、下段胆管癌患者可触及肿大之胆囊，往往Murphy's征可能阴性；而肝门区胆管癌往往尽管皮肤深度黄染，但胆囊不可触及。

3.肝大 剑突下、肋缘下可触及增大的肝脏，黄疸时间较长的病人因肝功能严重损害可出现肝功能失代偿表现，如腹水及双下肢浮肿等；肿瘤压迫或侵犯门静脉，可造成门静脉高压，可出现上消化道出血等门静脉高压症状；晚期病人可并发肝肾综合征表现，如少尿或无尿，稀释性低钠血症，氮质血症。

（二）实验室检查

1.肝功能指标 绝大多数患者血中总胆红素（TBIL）、直接胆红素（DBIL）明显升高，升高的程度与梗阻的程度相平行，其中以结合胆红素升高为主，占总胆红素的60%以上；反映肝脏胆汁排泄功能的指标如γ-GT、ALP可显著升高，而反映肝细胞膜完整性的相应指标ALT、AST等一般仅轻度升高，仅极少数病人伴ALT显著升高，易误诊为黄疸性肝炎；由于长时间梗阻性黄疸，脂溶性维生素Vit K的吸收障碍，加之肝脏自身合成凝血因子功能下降，可出现PT时间延长；早期病例血清ALB的水平及A/G比多在正常范围内，长时间梗阻后血清ALB可明显降低，而球蛋白升高，A/G低平或倒置，反映出肝脏合成ALB能力下降。

2.血、尿常规检查 血常规检查部分病人可有白细胞总数及中性粒细胞比例上升，提示有潜在性胆道感染存在；尿常规检查：尿胆红素阳性而尿胆原阴性。

3.肿瘤标记物检查 在胆管癌的诊断中，尚未发现一种像A-FP一样能诊断PHC的特异性肿瘤标记物。目前发现较有意义的标记物是糖链抗原CA_{199}，在胆管癌的阳性率为60%～80%，但良性胆道梗阻、胆道感染时CA_{199}可升高，但升高的程度较低，当显著升高超过正常值6倍以上时，对胆管癌有诊断价值；癌胚抗原（CEA）、CA_{50}、CA_{242}等也是有用的诊断指标，但敏感性和特异性不如CA_{199}；近年来从胆管癌组织中提纯得到一种胆管癌相关抗原（CCRA），并建立了血清CCRA的ELISA的检测方法，对胆管癌诊断的敏感性和特异性均在70%以上，值得进一步研究；有关胆管癌标记物在基因方面的研究也取得一定的进展，利用分子生物学技术对胆汁和活检组织进行K-ras、CerbB-2、C-myc、P53、端粒体酶等肿瘤基因标记物检查，对胆管癌的早期诊断具有潜在的实用价值。

（三）影像学检查

1.超声诊断　这是最为简便、快捷、准确、经济和可重复进行的无创性检查方法，已被临床证实为可信赖的诊断技术。超声显像一般较难直接检出肿瘤，仅仅20％左右的病例可发现中等或低回声软组织肿块影，但可以根据肝内、外胆管的扩张情况来推断肿瘤的部位，如果超声显像显示肝内胆管扩张至肝门部中断，而肝外胆管正常，胆囊不大、空虚，说明梗阻部位在肝门区，提示肝门部胆管癌可能；若肝内、外胆管扩张伴胆囊增大，说明梗阻部位在胆管的中、下段，提示中、下段胆管癌可能；如仅显示一侧肝内胆管扩张，应考虑Ⅲ型肝门部胆管癌可能，病人可无黄疸。超声对判断梗阻性黄疸和定位的符合率均接近100％。

彩色多普勒超声可提供门静脉、肝动脉有无侵犯的信息，有助于对肿瘤的可切除性和切除范围作出初步评估。

内镜腔内超声可避免肠气的干扰，所采用的超声探头具有细径、高频的显著特点，可对敏感区反复扫描，因而可以更清晰、更准确地显示肝外胆管肿瘤，往往可以显示直径0.5mm以上的病变，对肿瘤浸润深度的判断准确率为82％～85％，对胆管内表浅占位病变的鉴别诊断较有价值，且对判断区域淋巴结转移情况有一定帮助。但必须指出内镜腔内超声探及范围有限。门静脉血管腔内超声（IPEUS）开展并不广泛，对确定门静脉是否受侵的准确率高达96.7％左右，对胆管癌的诊断、可切除性的判断以及切除范围有帮助。

在超声显像的基础上，超声引导下穿刺胆道作胆道造影检查可提高诊断率，也可穿刺胆道抽出胆汁作肿瘤标记物CA_{199}等检查或者作胆汁肿瘤脱落细胞学检查，有经验的医师可直接穿刺病变组织作组织学检查。研究表明：胆管癌患者近50％胆汁CEA值在40mg/ml以上，CA_{199}与CEA检查结果一致；胆汁脱落细胞学检查阳性率58％左右；直接穿刺组织学检查的阳性率75％左右，均有一定的诊断价值。对于肝门部胆管癌超声引导下经皮肝穿刺门静脉造影（PTP）可以术前精确评估门静脉分叉部受侵程度和范围。经皮肝穿胆道镜（PTCS）活检率高。

超声诊断也存在一定的局限性，例如诊断易受操作技术的影响，与操作者的经验和工作的细致程度密切相关，存在着漏诊、误诊现象；体形肥胖或胃肠道积气时，使胆道显示困难，中下段胆管癌漏、误诊现象较多，采用饮水充盈胃肠道以扩大声窗或脂餐法、利胆法等方法可以进一步提高诊断率。

2.经皮肝穿胆道造影（PTC）和内镜逆行性胰胆管造影（ERCP）　PTC和ERCP两者均为经典和传统诊断胆管癌的重要方法。两者均有较高的空间分辨率，对胆管癌的诊断也存在共性，主要以胆管扩张、狭窄或闭塞、充盈缺损等表现为主，能准确显示胆管内腔细微结构如粘膜的改变，对狭窄性质的鉴别诊断价值大。两者术中均可行胆汁细菌培养和脱落细胞学检查，同时也可行胆道钳夹病理活检，作出病理诊断。

PTC曾经是诊断恶性梗阻性黄疸（OJ）的金标准，可清晰地显示肝内外胆管树的形态、分布和阻塞部位；对近端高位的肝门部胆管癌，由于左右肝管交通通常受阻，PTC仅能得到穿刺一侧梗阻以上胆管的图像，为得到完整的胆管树影像，可作双侧胆管穿刺造影；对胆管完全性梗阻，PTC只能显示梗阻以上的胆管，不能显示梗阻病变的长度和肿瘤远端的边界，对肝门区胆管癌诊断的确诊率达90%以上。顺行性胆管造影可自然显示壶腹部形态，若PTC时胰管显影，可进一步明确是否伴有胰胆管合流异常，胰胆管合流异常与胆管癌的发病关系密切，值得重视。PTC操作简单，易于掌握，技术成功率接近100%。

PTC的主要并发症为术后出血、胆汁从穿刺部位漏出、胆道感染等。建议：严格遵守无菌操作技术，避免多次、多部位穿刺，应提高单次穿刺的成功率；在造影结束后尽可能尽早抽出胆管内的胆汁和造影剂及需置管引流(PTCD)，并且PTC对可手术胆管癌患者一般安排在手术切除前1天进行。

ERCP对壶腹癌、胰头癌和下段胆管癌的检诊率高于PTC，但完全性梗阻病例不能显示梗阻以上的部位，对判断手术切除价值不大；如为不全梗阻，逆行造影可将肠道细菌送入梗阻以上胆管，诱发胆道感染；对于较高位的胆管癌，常需ERCP结合PTC联合检查，这样就加大了感染并发症的几率，严重者可导致化脓性胆管炎，往往抗生素难以奏效；但ERCP结合PTC可以相互补充，可以完整地显示胆系，有助于明确病变性质、部位，提高诊断率，因此尽管增加了并发症风险，也不失为一种有效的检查方法；正因为ERCP为侵入性检查，可引起急性胰腺炎、胆管炎、出血、穿孔等严重并发症，限制了其临床应用；近年来已不再将ERCP作为胆管癌基础的常规方法，甚至有少数专家将ERCP列入上段胆管癌的相对禁忌证，为减少并发症，建议ERCP后应常规作鼻胆管引流(ENBD)。

PTC和ERCP能准确显示胆管内细微结构如粘膜的改变，且空间分辨率高，对早期胆管癌的诊断价值高，但无法观察管壁、管外结构，对判断能否手术价值不大，加之其有创性，目前很少用于胆管癌的单纯诊断，多用于胆道的胆汁引流和胆道肿瘤的介入治疗。但必须强调：尽管影像学近年来进展迅速，CT、MRI、超声、PET-CT等对胆管癌的诊断已取得了实质性的进展，但各种检查均存在各自的不足，至今还没有一种影像学检查可以完全替代PTC和ERCP，废弃PTC、ERCP的时机尚不成熟。

3.*核素显像* 正电子发射断层成像(PET)因其可评价胆管上皮的代谢状况，反映病变在细胞代谢、受体、酶和基因等方面的变化，已广泛应用于肿瘤的功能成像。PET借助^{18}F-2脱氧-D葡萄糖在胆管细胞癌和肝癌细胞内被磷酸化的程度不同，通过该葡萄糖类似物在癌细胞内累积而形成热区及信号背景比率的增强等特征进行诊断，能确诊直径1cm大小的胆管癌灶，对胆管良恶性狭窄的鉴别诊断价值较大。

但PET因存在空间分辨率低、对解剖结构显示不清、费用昂贵、检查时间长等缺陷，临床普及率不高，临床应用较少。临床上PET多与CT联合用于肿瘤的诊断及疗效分析。

4.*血管造影(DSA)* 胆管癌一般为乏血供肿瘤，血管造影多无明显的肿瘤染色，肿瘤血管可显示增粗、迂曲、扩张。单纯DSA对胆管癌的诊断意义不大，临床上血管造影的主要目的：了解门静脉、肝动脉与肿瘤的关系及受侵犯情况，多用于术前对肿瘤的可切除性作出正确评估。

肝门区胆管癌具有壁外浸润的特点，常侵犯肝动脉、门静脉，选择性肝动脉造影可显示肝动脉是否被肿瘤包裹，门静脉相可观察门静脉与肿瘤的关系。经皮肝穿门静脉造影可更清晰地显示门静脉是否被肿瘤侵犯以及被侵犯的部位和范围,为手术中血管的修补和重建提供准确的信息。

由于血管造影(DSA)的有创性、费用高,诊断性血管造影仅作为辅助性检查手段,逐渐被无创的检查如螺旋 CT 血管成像等所代替。

5.CT 诊断　CT 对肝门部胆管癌肿瘤的检出率为 40%以上,稍高于超声成像,肝门部肿块与扩张的左右肝管构成蝴蝶状图像为 CT 的典型图案。CT 平扫、增强和三维重建技术可显示胆管原发病灶和周围脏器的改变,反映胆管的扩张程度、肝叶体积的变化、肿瘤的血供等情况,对临床诊断、分期与预后的评估有重要意义。

螺旋 CT 血管成像能代替血管造影显示肝动脉、门静脉和受累情况,为可切除性提供准确信息。

近年来随着多排 CT 的应用.出现了无创性螺旋 CT 胆道造影(SCTC),采用三维技术多角度显示胆道解剖结构,确诊率高,优于常规 CT 和 US,不少专家甚至认为优于 ERCP、PTC。但也有专家认为 SCTC 空间分辨率和对胆管腔内细微结构如粘膜改变的观察不及 ERCP、PTC,尚不能完全替代之。多层螺旋 CT 曲面重组阴性法胆管成像为无创性胆管成像技术,对肝外胆管癌与扩张胆管的关系更直观。

CT 在显示肝外胆管管壁受侵情况优势明显,但难以精确显示肝门部结构和肝内肿瘤侵犯的范围。

6.磁共振成像(MRI)和磁共振胰胆管成像(MRCP)　MRI 和 MRCP 为胰胆管病变无创性诊断的重要方法,对胆管癌的诊断价值已得到肯定。MRI 可进行多序列、多方位扫描,对胆汁信号敏感,组织分辨率高,尤其冠状位成像更能反映肝门部结构,对胆管癌肝门、肝内侵犯范围的判断优于 CT,对评价肿瘤的可切除性及预后意义大,但在显示肝外胆管管壁时不及 CT。胆管癌的 MRI 表现以胆管软藤样扩张的间接征象为主,常缺乏明确的软组织块影。直接征象:管壁局限性或弥漫性增厚,轴位呈“圆圈征”,也可不规则,管壁厚度>5mm,应高度重视,应疑诊胆管癌;软组织肿块:T_1W_1 加权为低或等信号,T_2W_2 加权为稍高信号,增强扫描时肿块强化信号不均,延迟强化明显。

MRCP 因成像序列的改进及相控阵线圈的应用,较多专家认为可获得比 ERCP 更有价值的图像。重 T_2 加权胆、胰呈明显的高信号,高信号是因为有胆汁和胰液的缘故,MRCP 具有独特的优点:不受梗阻部位的限制,梗阻的近、远端胆管均可显示,可清晰显示胆管梗阻端的形态,如截断状、锥状、鸟嘴状和鼠尾状等,截断处多不规则,梗阻以下胆管不扩张,胆管壁不规则增厚 5mm 时即可在 MRCP 上得以显示;可准确判断肿块梗阻胆管的长度和范围,对手术方法的设计提供更多的信息;无需注射造影剂,对胆管内压力无影响,安全无创性,无并发症,无技术操作的依赖性。MRCP 对梗阻部位定位准确率接近 100%,但空间分辨率差,不能显示胆管腔内细微结构如粘膜的改变,不及 PTC 和 ERCP,对显示肝外胆管壁时不及 CT。

由于缺乏特异性临床表现,胆管癌的早期诊断较为困难,一般病人在出现梗阻性黄疸后再作相关检查,已非早期。

临床上经典的肝门部胆管癌的诊断模式:黄疸+肝内胆管扩张+肝外胆管、胆囊空虚+肝门部肿块。肝门部胆管局限性梗阻,在排除胆管结石后,80%~90%为肝门部胆管癌,因此较多专家提出肝门部胆管癌的诊断标准:①病人有进行性加重的梗阻性黄疸或中上腹隐痛、胀痛等不适;②影像学检查中有二项以上提示肝门部局限性梗阻性病变;③排除胆管结石及以往胆道手术可能导致的胆道狭窄。肝门部胆管癌定性诊断方面尚缺乏特异性强、阳性率高的方法,通过 ERCP 或 PTC 作肿瘤脱落细胞学检查或钳取组织活检阳性率均低,采取细针直接穿刺肝门区肿块的并发症多、细胞含量少、阳性率不高,因此术前组织学检查在肝门部胆管癌诊断中的应用并不多。

中远端胆管癌根据进行性加重性梗阻性黄疸和中远端胆管梗阻的影像学特点,一般可以作出诊断,但需与相关疾病相鉴别:①胰头癌:常压迫或侵犯中远端胆管并造成梗阻,胆道造影类似中远端胆管癌,但胰头癌 CT 扫描可见胰头肿块,MRCP 或 ERCP 可见胰管近端梗阻而远端胰管扩张;②十二指肠乳头癌:可表现为远端胆管梗阻,胆道造影类似远端胆管癌,但 ERCP 检查时,内镜可见肿大的乳头,胰管多扩张。中远端胆管癌定性诊断也较为困难,术前 ERCP 取胆汁作脱落细胞学检查或者刷取细胞学检查以及钳取细胞学活检,阳性率均较低,阴性不能排除胆管癌的诊断;术中如仅局限于胆管腔内癌灶,不易取材,除非术中检查时发现肿瘤已侵犯胆管周围组织或已有淋巴结转移,使术中病理学诊断成为可能。

在目前严峻性医疗氛围中,无病理学诊断,仅靠临床诊断施行胰十二指肠切除,不少医务人员心存顾忌,但鉴于获得术前病理诊断困难,加之中远端胆管癌误诊、漏诊的后果更为严重,且因病理诊断常需反复检查,可能延误治疗胆管癌的最佳时机,目前大多数学者已达成共识:影像学检查资料和术中探查结果无法排除中远端胆管癌者,虽无病理诊断,仍有施行胰十二指肠切除的指征。

肿瘤标记 CA_{199} 升高,尤其是显著升高,特别是胆道引流减压后无明显下降,对胆管癌具有一定的诊断价值,CEA、CA_{50}、CA_{242}、CCRA 以及基因肿瘤标记物 K-ras、CerbB-2、C-myc、P53、端粒体酶等对定性诊断有一定的帮助。

由于胆管癌存在着术前较难获得组织学诊断的具体实际,在已临床诊断而无组织学诊断的情况下,是否施行手术,笔者认为仍需全国专家组达成共识并制定诊疗规范,便于基层工作者参照,旨在既不延误病人的治疗,又能减少医疗纠纷。

六、胆管癌的治疗

胆管癌的治疗方法常包括手术治疗(含根治性切除、姑息性切除、内外引流手术等)、非手术胆管内外引流治疗、放射治疗、化学治疗、光动力治疗等。胆管癌治愈的唯一选择只有根治性切除,但鉴于胆管癌的生物学行为,大多数患者就诊时或因局部侵犯严重或远处转移已失去根治性切除的机会。最近英国肝脏研究协会(BASLD)对不可手术切除晚期胆管癌制定了治疗的指导方针,强调改善患者的生活质量应该是首要目的,而延长生存期是第二目的,并强调生活质量得到保证和改善者,生存期相对地同样会延长,因此单纯胆道引流也应理解为积极的治疗措施。其他的治疗模式比如放射治疗、化学治疗和光动力治疗等正在进一步研究中,有无确切的疗效需进一步论证。

手术治疗

手术治疗包括根治性切除、姑息性切除、内外引流手术等，随着影像学诊断水平的提高，手术技能、经验的积累，手术切除范围的扩大化，术后并发症的防治措施应用得当等，胆管癌的切除率呈逐渐升高的趋势，肝门部胆管癌的手术切除率已从20世纪80年代的10%提高到35%～70%，甚至有报道更高的。文献报道：中远端胆管癌由于黄疸出现早，较多的病人能相对早中期诊断，加之解剖关系较肝门部胆管癌简单，近90%以上病人可获得手术切除；尽管切除率呈上升的趋势，但仍有不少落后地区仍处在起步阶段，与先进发达地区相比差距较大.全国范围内、全省范围内都存在着极不均衡的现象。

1.*手术切除* 手术治疗是胆管癌的首选治疗手段，根治性手术指切缘与区域淋巴结清扫后无癌残留，只要有癌残留，均为姑息性手术，临床上根据癌残留状态将手术切除分为R_0切除：镜下无癌残留；R_1切除：肉眼无癌残留，但镜下见癌细胞残留；R_2切除：肉眼即可判断有癌组织残留。

(1)肝门部胆管癌的规范化切除基本术式：

1)肝外胆管脉络化切除＋肝管空肠吻合：适宜Bismuth Ⅰ型病人；距肿瘤边缘0.5～1cm处切断胆管，将肿瘤及胆管断端远端肝外胆管至胰腺上缘水平胆总管、胆囊和肝十二指肠韧带内淋巴结、脂肪结缔组织整块切除，需肝十二指肠韧带脉络化解剖；将无瘤的近端左右肝管成型或分别与空肠做Roux-en-Y吻合。具体技法：

①肝十二指肠韧带脉络化廓清式切除：

A.剪开小网膜，清扫No.8a、No.8p、No.9组淋巴结。

B.悬吊门静脉(一般从左侧)，经Kocher切口，自胰头后方清扫No.13组淋巴结，再向胰腺内追踪分离出1cm左右之胆管后切断结扎(切断端送病检)，然后清扫No.16组淋巴结及右侧腹腔神经节。

C.廓清肝十二指肠韧带：先自肝动脉前缘纵行剪开，仔细剥离动脉后将淋巴结和结缔组织附着在胆管周围以便整块切除，结扎切断胃右动脉，显露肝左动脉、肝右动脉并悬吊，自胆管下后方分离出门静脉直至左右干，切断尾叶分支。

D.廓清No.12组淋巴结，将门静脉周围淋巴结及结缔组织予以剥离，再与胆管肿瘤一并整块切除，胆管上残端切缘送病检。

②肝十二指肠韧带的廓清指的是保留肝动脉和门静脉，整块切除包含淋巴结的结缔组织和肝外胆管。其中有几点需要注意的是：动脉骨骼化是要沿着动脉外膜层面游离而不损伤动脉；肝脏侧及胰腺上、后方均不得残留脂肪组织，这就必须清楚廓清界限，肝侧必须将肝动脉、门静脉以外的淋巴组织与结缔组织彻底地从肝包膜上剥离，而胰腺侧则必须分离出胰腺上缘及头部背侧、胃窦与十二指肠、肝总动脉。

2)肝外胆管脉络化切除＋肝尾状叶切除＋左内叶肝管与左外叶肝管、右前叶与右后叶肝管成型后分别与空肠做Roux-en-Y吻合，适宜BismuthⅡ型病人；切除尾状叶的依据：尾状叶胆管开口于左右肝管，肝门部胆管癌为获得根治性效果必须切除尾状叶；肝十二指肠韧带脉络化解剖同前。具体技法(切除顺序与胆道重建)：

①肝外胆道脉络化切除同“上”所述。

②尾状叶切除：游离肝门至左右门脉干后方，离断进入尾状叶分支及肝动脉之相伴分支；再游离左肝周韧带，将左外叶向右上翻起，切开肝后下腔静脉韧带，逐支分离左侧尾状叶后肝短静脉，后切断 Arantius 管并予以结扎；还原左外叶后，游离右肝周韧带，将右肝向左上抬起，游离并切断、结扎右侧尾状叶后肝短静脉，从而将尾状叶完全与下腔静脉剥离；后自Ⅳb、Ⅴ段后下方将尾状叶完整掏出，自左右肝带上后方予以切除移除。

③左、右肝管空肠吻合术：自肝内仔细分离显露肝胆管肝切缘处之分支，距肝断面 0.3～0.5cm 处予以断离胆管，无张力状态下将左内、左外及右前、右后支胆管分别塑形后用 4-0、5-0 可吸收缝合线（或 PDS）行胆管空肠连续缝合，针距 3mm，边距 2～3mm，并与各支胆管内放置细“T”形管，分别经肠壁戳孔引出体外。

手术注意要点：主要在于肝门部胆管的处理，所切断之胆管残端应予以快速病检证实无癌残留，因胆管肿瘤可沿胆管壁的分支延伸，若有残留则应根据残留部位相应做扩大根治性手术。

3）肝外胆管脉络化切除＋尾状叶、左半肝切除＋右前叶、右后叶肝管成型后与空肠做 Roux-en-Y 吻合，适宜 BismuthⅢB 型肝门部胆管癌；该类型病人肿瘤已侵犯左内叶、左外叶肝管开口，必须切除左半肝并肝十二指肠韧带脉络化解剖；如肿瘤已侵犯右前叶肝管，则须做左三叶切除，因肝切除量大，并发症多、死亡率高，需权衡利弊，慎重选择。具体技法（切除顺序与胆道重建）：

①处理肝十二指肠韧带：

A.肝十二指肠韧带脉络化处理：结扎切断胃右动脉，剪开小网膜，游离肝总动脉，清扫 No.5、No.7、No.8、No.9 组及肝总动脉周围神经丛，之后经 kocher 切口游离胰头后方，清扫 No.13 淋巴结，游离胆管至胰腺内 2cm 切断包埋处理，再自下向上行骨骼化处理肝十二指肠韧带，并清扫 No.12 组淋巴结。

B.结扎离断左肝动脉：于分叉处结扎、切断左肝动脉，有往尾状叶的分支经鉴别后结扎离断。

C.结扎离断门静脉左支：仔细游离并结扎切断门静脉左、右支及分叉处后方所发出之尾状叶分支，结扎切断门静脉左支，保留侧可用 5-0 Proline 线缝合关闭。

②游离左半肝及尾状叶：游离第二肝门，尽可能暴露中肝静脉、左肝静脉根部，并向左游离切断左侧冠状韧带及左三角韧带，将左外叶向右翻起，游离并切断尾状叶后方所有肝短静脉及 Arantius 管，自下向上逐一离断至下腔静脉右侧壁。大多病例存在肝右后下静脉，应注意鉴别并予以保留，并将沿下腔静脉右侧缘前之肝脏标线作为肝后切除线。

③切除左半肝及尾状叶：在肝脏的膈面沿着缺血线前入路切肝，术中超声可清楚标注中肝静脉，便于切除术中予以保留并避免损伤。自第一肝门离断左肝 Glisson 系统后，向下腔静脉右侧缘方向切肝，逐一离断结扎肝内管道，注意左肝静脉在根部予以离断，其中枢侧可用 4-0 Proline 线连续缝合关闭，向后方直至下腔静脉右侧缘前方之标记线。

需要注意的是：第一，以肝短静脉及 IVC 右侧缘为标志，确定左肝以及尾状叶的切除线；第二，在切断右前、右后叶胆管之前需分离出其间所夹的门静脉，目的有二：其一，避免损伤；其二，有利于所切断之右侧胆管重建操作；第三，右侧胆管在术中有时需切断至三级分支（Ⅴ、Ⅷ

段分支及Ⅵ、Ⅶ段分支)，应分别予以重建；第四，由于右侧尾状叶与肝右叶之间无明确解剖学标志，关键的步骤是必须完全切除尾状叶及其 Glisson 根部周围之组织，这样方可达到根治的效果；第五，本术式切肝量约 40%，极少术后出现肝衰，若 ICG15 值在 0.14 以内，均可安全实施本手术。

4)肝外胆管脉络化切除+尾状叶、右半肝切除+左肝管空肠 Roux-en-Y 吻合，适宜于ⅢA型肝门部胆管癌；肝十二指肠韧带需脉络化解剖；如肿瘤已侵犯左内叶肝管，则须做右三叶切除，更需权衡利弊，慎重选择。近年来对评估要做右半肝，特别是右三叶切除的病人术前先做门静脉右支栓塞，3～4 周后有望肝右叶萎缩，而左叶代偿性增大，减少了右半肝、右三叶切除肝功能失代偿的风险。

具体术前肝功能状态与安全切肝评估：

由于右半肝+尾状叶切除占全肝体积的 65%～70%，不行预处理，术后出现肝衰的可能性较大，所以可行门静脉栓塞术前预处理。在肝功能正常的病人中，如 ICG15 小于 10%，当将来残存肝体积小于 40%时应进行 PVE。对于患有黄疸或 ICG15 大于 10%的患者，当将来残存肝体积小于 50%时进行 PVE。Tadatoshi Takayama 提出以下几项来作为需接受肝切除的病人行 PVE 的标准：肝功能正常需行 60%以上肝切除的患者；ICG15 值偏离正常值 10%到 20%，或有梗阻性黄疸史的需行 40%～60%的肝切除术的患者；需同时行胰头切除术的患者。

门脉分支栓塞术(PVE)：指在影像学指引下穿刺门静脉分支，予以栓塞目标门静脉分支(栓塞材料：明胶粉、纤维蛋白胶、氰基丙烯酸乙酯、无水乙醇、钢圈)，以期使未予栓塞侧肝脏出现肝再生的目的。门脉分支栓塞术提高了扩大肝切除的安全性，这一点动物实验已有明确的模型证实，在日本已大量应用于临床扩大肝切除的肝门部胆管癌患者中。

具体技法(切除顺序与胆道重建)：

①对于这类患者，若术前已行 PTCD 术引流，可于开腹后，切断 PTCD 引流管，断端拉进腹腔，并固定于肝脏表面，接上尿袋以避免术中污染手术野。

②肝十二指肠韧带脉络化及肝门部的处理：于胰腺上缘游离出肝总动脉并予以悬吊，并清扫 No.5、7、8、9 组淋巴结及肝总动脉周围之神经丛，经 Kocher 切口游离出胰头十二指肠后侧并清扫 No13 组淋巴结，再沿胆总管向胰腺后段游离，尽可能靠下段切断胆管，切缘术中送病检。然后自下向上脉络化清扫肝十二指肠韧带，于根部结扎切断右肝动脉、门静脉右支，再向左游离出左肝动脉至门静脉矢状部的入肝处，完全清扫其周围神经丛，并将门静脉后方进入尾状叶的分支一一结扎离断。如果发现门静脉分叉或左支水平部受肿瘤侵犯则需在充分评估后行门静脉切除重建。如果重建困难则放弃切除，仅重建胆道，关腹；如果能够重建，可在肝切除后重建，但为了获得根治性，建议在此步骤重建门静脉。

③右半肝的游离：自右三角韧带起始部开始，将肝周韧带予以游离，在肝脏右侧裸区与膈肌之间有一疏松间隙，找好此间隙入路游离并无困难，在其下后方近第三肝门处有右侧肾上腺与之粘连，仔细分离可以找到其中的间隙，因肾上腺上静脉在其深部进入下腔静脉，而且非常薄，注意避免损伤导致出血。并将此处肝肾韧带游开后，切口向下延伸至前面 kocher 切口交汇，再向上后方游离，切断并结扎右侧肝短静脉直至上方显露肝右静脉根部，小血管钳仔细钳夹后离断，下腔静脉入口处予以 4-0 proline 线连续缝合闭锁，再将肝脏上抬，于第二肝门处分

离至中肝静脉根部为止。需注意的是，在将右半肝尽量上抬时可能会导致肝门的扭曲并致左半肝血供障碍，时间太长则可能会影响术后肝功能的恢复。

④切断静脉韧带（即 Arantius 管）：自第二肝门处向左侧用电刀切断左侧冠状韧带及左三角韧带，将左外叶上翻，显露左侧尾状叶。静脉韧带上端附着在下腔静脉左侧壁或者左肝静脉入肝处的稍下方，于根部挑起后结扎切断，其下端附着于门静脉 UP 囊，不切断此韧带，左侧尾状叶则不可能完全游离。离断静脉韧带后，将左侧尾状叶上翻，逐一离断并结扎其后方的肝短静脉，至此游离工作全部结束。

⑤断肝：在肝脏的膈面，沿着肝脏缺血线断肝，至肝门处时于肝门板上方约 1cm 处切开 4b 段肝实质延长线至左下方静脉韧带下端离断处，不必完全切除 4b 段，向后方至下腔静脉左侧缘，将连同整个尾状叶及右半肝标本切除，此时仅左侧胆管与标本相连。将右半肝及尾状叶向右牵引，充分显露左侧肝管并予以切断后移出标本。

⑥腹主动脉旁淋巴结的廓清目前存在一定的争议。有的研究者认为从肠系膜下动脉根部至腹腔干上方腹主动脉周围的淋巴结连同右侧腹腔神经节需整块切除，现在有的专家认为只需在开腹后取此处之淋巴结行术中病检，若未见转移则不必予以廓清。另外，现在腹腔干和肠系膜上动脉右侧之神经丛也不主张廓清。

⑦胆道重建：将左侧胆管与空肠行 Roux-en-Y 吻合。

5）肝外胆管脉络化切除＋尾状叶、中肝叶切除＋右后叶、左外叶肝管空肠吻合术，适用于Ⅳ型肝门区胆管癌，肝十二指肠韧带脉络化解剖同前，按该术式达不到 R0 切除者，可考虑肝移植手术。

具体切除顺序与胆道重建：

①肝外胆管脉络化切除（肝十二指肠韧带廓清术，见相关内容所述）。

②肝Ⅳb、Ⅴ段切除＋尾状叶切除：可先行游离肝门或廓清肝十二指肠韧带后通过预阻断的方式，把Ⅳ、Ⅴ、Ⅷ段外侧缘边界予以标定，进而确定Ⅳb、Ⅴ段拟切除边界后切肝，建议用 CUSA 刀解剖式游离第一肝门区。

需要注意的是：第一，切肝时必须熟悉解剖，注意保护Ⅷ段肝动脉、门静脉分支，避免切除后缺血致胆管萎缩狭窄及肝缺血功能受损；第二，胆管重建在无张力下进行；第三，胆管内放置“T”形管支撑引流，达到减压及降低瘘后腹腔感染几率；第四，游离切断肝短静脉、尤其是将右侧肝脏向左侧抬起或翻转时，一定不得拧转门静脉左支和左肝动脉，避免意想不到的肝缺血；第五，分离结扎肝短静脉时，严禁粗暴操作。对 3mm 以下的肝短静脉，IVC 侧用 4-0 丝线结扎或 5-0 Proline 线缝扎，对直径 5mm 左右的肝短静脉应使用 4-0 丝线或 5-0 Proline 线缝扎，对更粗的肝短静脉则应予以 5-0 Proline 修补 IVC 上切口，以达绝对安全要求；第六，术中胆汁外流的管理：助手不时检查胆汁排出量，若在二级胆管分支处，可放入引流管先将胆汁引流出术野，尽可能防止胆汁污染术野；第七，如果肝动脉分支受肿瘤侵犯，则应予以重建，防止胆管缺血狭窄。

6）为达到根治性效果，应考虑附加手术：肝门部胆管癌若有胰头前、后淋巴结转移时，单纯淋巴结清扫难以达到根治性的目的，可同时作胰十二指肠切除；为达到根治性效果，甚至有人主张肝移植＋胰十二指肠切除，两者均属超扩大根治的范畴，创伤极大，并发症高，死亡率高，应综合判断，谨慎选择；肝门部胆管癌常侵犯肝动脉、门静脉，只要条件许可，应予以受侵血管切除，肝动脉受侵多被肿瘤所包裹，若为一侧肝动脉分支侵犯可予以切除，若肝固有动脉侵犯，如不需行肝切除术或行小范围切除（如尾状叶切除或肝方叶切除）时，可切除肝固有动脉，但施行2个肝段以上的大块肝切除的同时若切除受侵的肝固有动脉段，则需做肝固有动脉血管重建；门静脉干受侵常为右前侧壁，可切除血管壁的一部分，缺损处做连续缝合修补，或用自体血管瓣移植修补，若切除长度小于2cm，可做对端吻合，若切除长度大于2cm，一般需做自体静脉或人造血管移植，门静脉切除和重建应于30分钟内完成，超过30分钟应做肠系膜上静脉与股静脉或腋静脉之间转流，若门静脉分支受侵，多在做同侧半肝切除时予以切除，若门静脉左右支同时受侵，除非做肝移植，一般只能做姑息性手术。

（2）中远端胆管癌在手术方式上，除极少数比较局限的中段胆管癌能在确保近、远端胆管切缘阴性的前提下可做肝外胆管局部切除，近、远端端端吻合外，大多数中远端胆管癌需行胰十二指肠切除＋肝外胆管脉络化切除，同时清除肝十二指肠韧带、胰十二指肠前后、胃大小弯区淋巴结。

胰十二指肠切除术自1935年由Whipple发明后，一直是治疗中远端胆管癌、壶腹癌、胰头癌等的经典手术，手术死亡率已低于5%，已成为较为成熟的术式；由于中远端胆管癌恶性程度往往较肝门部胆管癌为低，为提高术后病人的生存质量，减少不必要的创伤，近年来一部分学者针对中远端胆管癌采用保留幽门的胰十二指肠切除，此手术保留了全部胃、幽门及十二指肠1.5～2cm，UCLA的经验：距幽门2～3cm处清扫其周围组织后用切割闭合器横断十二指肠，横断面通常在胃十二指肠动脉通过十二指肠后方水平，重建时只需做十二指肠-空肠吻合，对经典的Whipple手术进行改进，该手术的优点：保留了胃的储存和消化功能，有预防倾倒综合征和改善病人营养状态的作用。该手术的缺点：部分术后胃排空延迟综合征比例可能升高；从肿瘤的角度出发，施行此手术的前提是肿瘤的恶性程度不高，第5、6组淋巴结无转移；该手术是否符合根治术的原则，各家尚有不同的看法，有人主张此术式仅适用于壶腹癌、乳头部癌及壶腹周围的良性病变的切除，而对胆管中远端癌及胰头癌应慎用。

（3）术前减黄治疗的争议

1）阻塞性黄疸是胆管癌的主要症状，梗阻性黄疸的主要危害：

①梗阻性黄疸引起胆道内压力增高（正常胆总管内压100～150mmH_2O，平均11.8kPa、120mmH_2O），胆汁分泌逐渐减少，当胆道完全性梗阻，胆道压力升高达28.4kPa以上时，肝脏停止向胆管内分泌胆汁，但肝细胞分泌活动仍然存在，因而胆汁淤积肝内，出现胆汁淤积症，表现为肝细胞胆汁分泌器功能衰竭，肝细胞胆汁分泌器包括肝内毛细胆管、毛细胆管周围组织细胞胞浆中与胆汁分泌、排泄有关的细胞器如内质网、高尔基体、线粒体、溶酶体等。

②胆汁淤积肝内，肝细胞受压，可造成肝实质损害，严重者可出现肝细胞坏死，肝功能受损，多表现为：第一，肝细胞合成功能下降，血清ALB水平降低，往往阻塞时间越长，黄疸越深，低蛋白血症越严重，且伴有凝血因子合成障碍，凝血酶原时间延长等。第二，肝脏代偿能力与储备能力下降。第三，糖异生作用被抑制，易继发低血糖症。第四，梗阻性黄疸，肝脏网状内皮细胞功能下降，Kupffer细胞吞噬和清除内毒素能力下降，加之肠道胆盐减少，肝肠循环紊乱，肠道内毒素的吸收增多，因而梗阻性黄疸病人术后50%～75%发生内毒素血症（ETM）等。

③急性肾功能衰竭为梗阻性黄疸病人术后常见的并发症，一旦发生肾衰，死亡率可高达32%～100%，急性肾功能衰竭与梗阻性黄疸病人的外周血管阻力下降，左心功能受损和继发性胆红素的利尿作用所致的低血容量、低血压有关外，与内毒素血症密切相关，具体机制：第一，内毒素可促使肾血管阻力增加，肾血流量减少。第二，内毒素可引起肾交感神经兴奋增加，激发肾素、血管紧张素系统，引起肾血管收缩。第三，内毒素可使肾小球、肾小管周围毛细血管血栓形成，使肾脏缺血、缺氧，发生肾实质和肾小管坏死，三者均是导致不可逆肾功能衰竭的直接因素。

④梗阻性黄疸易合并应激性溃疡，主要原因：胆道梗阻，胆压增高，消化道内毛细胆管破裂加之胆汁返流，胆汁尤其胆盐可直接破坏胃粘液屏障和胃粘膜细胞屏障，应激状态下加重溃疡形成。

⑤免疫功能低下：第一，T 细胞免疫功能受到损害与梗阻性黄疸病人血浆中产生细胞免疫抑制因子有关。第二，肝内 Kupffer 细胞活性和肝外吞噬细胞功能低下(外周血中性粒细胞和巨噬细胞)，导致非特异性免疫功能下降，原因可能与血浆中胆红素升高和调理素降低有关。

⑥血中胆汁酸升高，对中枢神经系统有直接毒性作用，增强迷走神经兴奋，导致肌力下降，心动过缓等，同时抑制心血管系统对血管活性物质的反应，使术中、术后易出现低血压等。

⑦肠道胆盐减少，导致脂溶性维生素 A、D、K、E、B_{12} 缺乏，表现为夜盲症、皮肤粗糙、钙离子吸收障碍、肌无力、出血倾向等，因脂肪吸收障碍，表现为大便次数增多，严重时可出现脂肪泻。

⑧梗阻性黄疸，胆汁不能进入肠道，病人消化功能进一步降低，进食减少，消瘦等。

2)手术切除前减黄目前最常用的方法是 PTCD(经皮肝穿胆道外引流)。当胆道梗阻严重而无法疏通时，经 PTC 可放置外引流管以减轻淤胆，近期疗效满意。PTCD 明显的缺点包括：引流管不易固定，容易脱落；可造成胆瘘；PTCD 管堵塞、诱发胆管炎、胆道出血，这种感染有时不易为抗菌药物所控制，可尝试以抗生素盐水冲管或引流管置换，但只要引流通畅，一般不主张冲管，以免增加外源性感染的机会；肿瘤可能沿导管播散、种植；有时一根 PTCD 引流管难以达到充分引流的目的，往往出现仅仅引流了需要切除的一侧肝脏，而保留侧肝脏未得到引流的现象，多因部分病人左右肝管不能交通，该类患者往往需要多部位 PTCD，尤其是肝门部胆管癌，文献有 1 次放置 7 根 PTCD 引流管的报道，这样可能增加或加重了并发症；术前引流时间短，往往达不到减黄的目的，时间长则可能延误了病情，肿瘤进展，且长期外引流还可导致电解质和消化液丢失、胃肠功能紊乱、肠内菌群移位和引起内毒素血症。

3)对术前是否施行减黄治疗，多年来一直存在争议：部分学者认为胆管癌切除病例中术前减黄组与不引流减黄组的手术死亡率、手术并发症，1、3、5 年生存率均无显著差异，因此得出胆管癌术前减黄意义不大的结论；但大多数学者则认为术前是否减黄，须结合病例作个体化综合考虑，尤其是 PTCD，只要操作规范、置管后管理得当、辅以合理的抗感染治疗等，PTCD 并发症发生率已很低，国内大宗病例报道并发症发生率小于 1%，PTCD 的应用已较为安全、有效和普及。

4)术前是否做减黄应根据手术是否切肝和切肝的范围、黄疸的深浅和时间的长短、肝功能的状况而定。目前部分学者认为：①仅准备行肝外胆管切除，术前一般不需减黄，但胆红素大于 256μmol/L，时间长(大于 4 周)，肝肾功能有损害者应考虑术前减黄；②拟行尾状叶或尾状叶+左半肝切除者，如胆红素小于256μmol/L，而ALB大于35g/L者术前不减黄，但胆红素大于256μmol/L者，术前应减黄；③拟行右半肝、左三叶、右三叶切除或估计要做肝动脉切除、门静脉重建者，即使胆红素小于256μmol/L、ALB大于35g/L，也需术前充分减黄。以上标准并非绝对标准，目前尚无统一标准，术者应充分权衡利弊，结合病人的经济承受能力、病人的身体机能、手术的难易程度、术者的手术水平等综合考虑，且术前必须充分交代清楚减黄引流的优缺点和可能出现的并发症，在目前的医疗氛围中，病人的意愿也是必须考虑的重要因素。

2.手术胆道引流

(1)肝门部胆管癌：在手术探查中判定肿瘤不可切除时，应尽可能术中做胆道引流，常见的引流方法：

1)肝内胆管空肠吻合：常见的术式：①左外叶肝管空肠吻合术：切除部分肝左外叶，显露左外叶胆管，整形后与空肠做Roux-en-Y吻合；②左外叶下段肝管空肠吻合术：经肝圆韧带左缘分离肝实质，显露左外叶下段(Ⅲ段)肝管，与空肠做Roux-en-Y吻合；③右前叶下段肝管-胆囊-空肠吻合术：向胆囊床深部分离肝组织1～2cm，可显露右前叶下段(Ⅴ段)肝管，以胆囊为中介，其后壁与Ⅴ段肝管吻合，前壁与空肠做Roux-en-Y吻合；④右后叶下段(Ⅵ段)肝管空肠吻合术：切除部分肝右后叶下段肝组织，显露Ⅵ段肝管，成型后空肠做Roux-en-Y吻合。上述四种术式以左外叶下段肝管空肠吻合术和肝右前叶下段肝管-胆囊-空肠吻合术最为常用，肝内胆管空肠吻合口必须置U形管支撑，由于病情需要，少数病人有时需同时做两个甚至两个以上的吻合，才能达到有效胆道引流的效果，不得忽视。

2)术中置管引流：对不适行肝内胆管空肠吻合的病例，可术中置管引流，常见的置管方式：①U形管引流术：切缘距肿瘤下界约3cm，切开肿瘤远端胆管(胆总管)，以胆道小号探条或软头导丝通过狭窄部，再用3～5mm扩张器扩开管腔后，引入带多个侧孔的引流管，通过肿瘤所在狭窄胆管后经肝表面穿出，另一端经胆总管切口拉出，引流管侧孔正好位于肿瘤的近端和远端，将引流管的两侧远端分别经前腹壁戳孔引出固定于腹壁外，整个引流管呈“U”形，称U形管引流；U形管可起内、外引流的双重作用；需要时可随时更换，硅胶管一般3～6个月更换一次，因多数硅胶U形管一般3个月左右变硬，老化；但U形管侧孔不得滑入肝外和胆总管外，否则可导致腹膜炎，应用过程中应密切观察；U形管也可作为肝内胆管空肠吻合口的支撑。②梗阻近端扩张胆管置管外引流：术中切开肝表面扩张的肝管，置管固定外引流。

(2)中远端胆管癌：多采取梗阻近端胆管空肠端侧或做侧侧Roux-en-Y吻合，一般选择左右肝汇合部。由于胆囊管与肝总管汇合部的部位低，容易受胆管癌侵犯而再次阻塞，一般不宜行胆囊空肠Roux-en-Y吻合，不能吻合的病人，可置T形管引流。

第九节　胰腺癌

一、概述

胰腺癌是较为常见的一种消化道恶性肿瘤，由Mondiare及Battersdy最早叙述，而Bard

和 Pis 在 1888 年进行了文献临床报道。1898 年，Codivilla 报道了首例一期完成的胰十二指肠切除术，但术后 3 周患者死亡。1909 年，德国外科医生 Kausch 实施了第一例成功的胰十二指肠切除术。1935 年，美国著名外科学家 Whipple 发表了一篇里程碑式的文章，报道 80 例壶腹部肿瘤的手术，包括 2 例胰十二指肠切除术。为表彰其贡献，1941 年 Hunt 把胰十二指肠切除术命名为"Whipple 手术"。1943 年，Rockey 首先实行了全胰切除术。余文光于 1954 年报道国内首例胰头十二指肠切除。

胰腺癌的发病率仍呈逐年上升的趋势。2009 年美国有 42470 例胰腺癌新增患者，另有 35240 例患者死于胰腺癌，病死率与发病率相当接近。从 1920—1990 年的 70 年间，美国的胰腺癌标化病死率从 2.9/10 万上升至 10.3/10 万，约增加了 2.5 倍。目前胰腺癌列常见癌症死因的第 4 位，消化道癌症死因的第 2 位，仅次于大肠癌。据统计，国内胰腺癌的年发病率也逐年升高，特别是在经济发达地区，胰腺癌的发病率已与西方国家持平。2004 年我国胰腺癌的标化发病率为 3.24/10 万，已接近全世界的标化发病率 4.37/10 万。目前上海市胰腺癌的年发病率及病死率分别为 10/10 万和 9.4/10 万，分别位列恶性肿瘤发病率及病死率的第八位和第六位。

胰腺部位深在，与胃、十二指肠、空肠、肝、肾、脾和腹腔 9 大血管密切相邻。胰腺癌起病隐匿，早期缺乏典型的临床表现，待诊断明确后往往已属晚期，80%的病例确诊时已经失去根治手术切除的机会。胰腺癌自然病程中位生存期仅 4～6 个月，晚期胰腺癌的 5 年整体生存率是 0。而根治手术后的 5 年生存率也始终徘徊在 10%左右。现已被公认为是预后最差的恶性肿瘤之一。第十三届全国胰腺外科学术研讨会上总结胰腺癌的现状为：发病例逐年升高、死亡率居高不下、早诊率徘徊不前、确诊时多数晚期、手术时无法切除、治疗费节节攀升。

随着内镜技术和影像学诊断技术的飞速发展，使得胰腺癌的早期诊断成为可能，同时也可在术前对胰腺癌作出准确的可切除性评估，提高了根治手术切除率，也避免不必要的探查手术。近年来分子生物学的进步、早期诊断、复发与转移研究的兴起，将为胰腺癌的诊断与治疗提供潜在有重要意义的前景。21 世纪初厄洛替尼等分子靶向治疗药物的问世，给不可切除胰腺癌患者带来了希望。

(一)胰腺的外科解剖及病理生理

胰腺横卧于腹膜后位，体表投影相当于第 12 胸椎至第 1 腰椎或第 1 腰椎至第 2 腰椎水平。胰腺是除肝之外人体最大的腺体，位于十二指肠与脾之间。胰腺可分为头、颈、体、尾四部分。周围有很多重要血管，如胰腺钩突包绕着肠系膜上动脉(SMA)、肠系膜上静脉(SMV)；胰头部深面为下腔静脉和右肾静脉；胰颈部深面有肠系膜上动静脉、门静脉、脾静脉，有时可见肠系膜下静脉汇入；胰体尾部上缘有脾动脉，其背侧有脾静脉通过，而其深面则为腹主动脉。由于这些血管和胰腺组织关系密切，极易受到来自胰腺肿瘤的侵犯，是导致胰腺癌切除率低下的一个重要原因。

胰腺血供主要来自于胰十二指肠上动脉、胰十二指肠下动脉和脾动脉。胰腺的各动脉分支在胰腺内形成血管弓，使得胰腺部分切除后，不会出现残胰的供血不足。异常的肝总动脉或右肝动脉可能来自肠系膜上动脉，因此，在行胰十二指肠切除时，需警惕这类解剖变异，以免误伤。静脉回流常伴随相应的动脉，胰头部静脉血回流是经胰十二指肠静脉、而体尾部静脉血回流则经脾静脉汇入门静脉。肠系膜上静脉和门静脉前方一般没有来自胰腺的静脉汇入。因此，在行胰十二指肠切除时，可用血管钳钝性分离胰腺和肠系膜上静脉。必须注意的是若存在肿瘤侵犯或炎症粘连，此时常难以分离，并易引起大出血。而肠系膜上静脉右侧则有数支来自胰头和钩突的小静脉汇入，手术时应注意避免撕裂导致大出血。

胰腺内部毛细淋巴管非常丰富，胰腺周围分布复杂的淋巴管网及大量淋巴结。胰腺癌在早期即可向周围扩散并发生淋巴结转移，这是导致胰腺癌难以根治的一个重要原因。胰腺钩突的淋巴结直接汇入腹主动脉与下腔静脉间的淋巴结。胰头淋巴结分为前后两组：前组为胰十二指肠前淋巴结，主要沿胃十二指肠动脉回流至肝总动脉周围及肝十二指肠韧带内淋巴结；后组为胰十二指肠后组淋巴结，大多直接汇入腹腔干及肠系膜上动脉周围淋巴结。胰体尾淋巴回流可分为3组方向：①沿脾动静脉汇入腹腔干周围淋巴结；②与脾门淋巴结相连；③沿胰下动脉汇入肠系膜上动脉周围淋巴结。

胰腺癌具有嗜神经生长特性，侵犯胰外神经是胰腺癌术后局部复发的重要原因。胰腺的神经支配可分为胰内、胰外神经及胰腺周围的腹腔神经丛。根据1986年日本胰腺学会发表的《胰腺癌临床及病理处理的一般原则》，胰周神经丛分为：①胰头神经丛，包括两部分，第一部分从右腹腔神经节到胰腺钩突的上内侧，第二部分从肠系膜上动脉到胰腺钩突的上内侧；②腹腔神经丛；③肠系膜上动脉周围神经丛；④肝十二指肠韧带神经丛；⑤脾丛。为提高预后，手术清扫腹腔神经丛较为关键。

胰腺兼具外分泌和内分泌两大功能。胰腺的主胰管由胰尾部直到胰头，大约有85%的人群的主胰管和胆总管汇合形成壶腹部，并共同开口于十二指肠降部。这也是胆、胰疾病之间容易发生相互影响的解剖学基础。如胰头癌阻塞或压迫胆总管，可导致梗阻性黄疸。

胰腺的外分泌为胰液，是一种无色透明等渗的液体，pH在7.0～8.7，主要成分是水、无机盐和各种消化酶(胰酶)。这些胰酶在食物消化过程中具有十分重要的作用。胰腺的内分泌功能主要由胰岛细胞承担。胰岛是大小不同的细胞集团，散布在腺泡之间，胰体尾部分布较多。胰岛中不同的细胞分泌的激素也不尽相同，如A细胞分泌胰高血糖素，B细胞分泌胰岛素，D细胞分泌生长抑素，D_2细胞分泌血管活性肠肽(VIP)等。不同来源的胰腺内分泌肿瘤，往往存在有相应激素分泌增多的临床表现。

(二)病因学

病因尚不明确，流行病学调查资料显示，发病与遗传因素和环境因素有关。吸烟、饮酒、高脂肪和高蛋白饮食、慢性胰腺炎和糖尿病均可增加胰腺癌发病的危险性。在发病年龄方面，以老年胰腺癌患者较为多见，平均每增加10岁，胰腺癌发病率即有较大幅度的上升，60～80岁者占发病人数的80%，<40岁者占发病人数的20%以下。胰腺癌以男性多见，男女之比为(1.5～2.1)∶1。这可能与男性较多暴露于化学环境和不良生活习惯，如吸烟、酗酒等有关。在种族和地区分布方面，新西兰、美国、北欧和东亚的日本为胰腺癌高发地区，印度、北非、西非和太平洋一些地区等为低发地区，随着纬度的增高胰腺癌的发病率有增高的趋势。在职业方面，接触油类、杀虫剂、放射剂、石棉和合成树脂者的发病率较高。英国和日本有证据显示，社会经济状况较好与胰腺癌发病率增加有关，城市居民发生胰腺癌的危险性要大于乡村居民，其相对危险性一般在(1.1～1.3)∶1，可能与城市地区健康保健体系较好、诊断技术先进、胰腺癌

诊断率较高有关。

1.发病机制　胰腺癌的发生是多基因病变、多步骤、多阶段的演变过程。相关的癌基因异常一般分为三大类别，即原癌基因的激活或过度表达、抑癌基因的失活和 DNA 错配修复(MMR)基因异常。除此之外，一些生长因子及其受体以及组织金属蛋白酶等的异常对胰腺癌的发病也起促进作用。

(1)抑癌基因

1)p53 基因：p53 不仅是人体众多组织细胞而且也是胰腺癌细胞的“分子警察”，它能使得基因组 DNA 发生突变的细胞静止在细胞周期(G_1 期)进而诱导细胞发生凋亡。p53 基因失活是胰腺癌中的常见事件。58%～100%胰腺癌细胞株、75%的胰腺癌异种移植瘤和近 70%的胰腺癌中存在 p53 基因突变，而这种突变与吸烟也有密切关系。因 p53 基因突变存在于多种肿瘤中，且其在胰腺癌中的突变率远低于 K-ras 基因，而某些良性胰腺疾病中也可出现 p53 阳性，故 p53 基因在胰腺癌诊断中的应用尚有待深入研究。

2)p16 基因：p16 抑癌基因位于染色体 9p21 上，所编码的 p16 蛋白可通过抑制细胞周期蛋白依赖性激酶(CDK)4，对细胞增殖起调控作用。约 80%的胰腺癌中存在 p16 基因失活，其他肿瘤中也存在 p16 基因丢失、失活，但发生率一般较低。

3)DPC4 基因：DPC4 基因是近年发现的新的抑癌基因，约 50%的胰腺癌有 DPC4 基因丢失或失活，而其他肿瘤中的 DPC4 基因失活率通常<10%，可见 DPC4 基因丢失或失活在胰腺癌的发生中具有特异性，可作为一种新的胰腺癌标志物。

(2)原癌基因

1)K-ras：ras 原癌基因家族由 H-ras，K-ras 和 N-ras3 个成员组成。人类多种肿瘤中存在 K-ras 基因突变，但突变率最高的是胰腺癌，且以 K-ras 基因第 12 位密码子突变最为多见。K-ras 基因突变可能是胰腺癌发生的早期事件。有报道称从细针抽吸(FNA)提取物甚至是胰液、十二指肠液中均可检测到 K-ras 基因突变，这有助于胰腺癌的早期诊断。但是，慢性胰腺炎患者黏液细胞增生灶中也较常见 K-ras 基因突变。因此，还不能够仅凭单独的胰液 K-ras 基因突变诊断胰腺癌，其特异性还不十分令人满意。

2)C-mic 和 C-fos：C-mic 是由细胞核表达的调节细胞生长和分化的因子。胰腺癌中关于 C-mic 的研究结果差异很大。有研究显示胰腺癌中 C-mic 高表达，而有的研究则认为 C-mic 在胰腺癌和正常组织中的表达无显著差异。至于 C-fos，4/5 的胰腺癌患者中可以检测到其 mRNA 的过度表达。

(3)DNAMMR 基因：DNAMMR 基因作为与胰腺癌相关的第三大类肿瘤基因，引起了人们的重视。其突变主要表现为微卫星不稳定性，可导致整个基因组的多突变或错误复制的堆积，由此造成单一重复系列的广泛改变。已发现大肠癌、胃癌存在微卫星不稳定性，而胰腺癌微卫星不稳定性的研究结果目前尚有争议。有些学者认为，有相当比例的胰腺癌存在微卫星不稳定性，但西方学者认为这可能是一个罕见的现象，可能与地域或种族有关。

(4)多肽生长因子及其受体：生长因子及其受体的过表达也对恶性肿瘤的生长起重要作用。表皮生长因子受体(EGFR)可被一系列多肽家族激活，正常胰腺组织中 EGFR 表达水平很低，而胰腺癌细胞株出现EGFR高表达的概率为95%，这可能是基因转录增加所致。纤维母细胞生长因子(FGFs)及其受体(FGFRs)对各种体细胞和上皮细胞的有丝分裂均具有促进作用，同时又能促进血管形成。这一作用在神经组织中表现得尤为明显，可能是胰腺癌易侵犯周围神经的分子基础。

(5)端粒酶：正常体细胞端粒酶活性均为阴性，而90%左右的恶性肿瘤细胞端粒酶呈活化状态。研究表明，端粒酶在正常胰腺和良性胰腺疾病时处于抑制状态，而在胰腺癌患者体内则被重新持续激活，表明端粒酶活化在胰腺癌的发生中起重要作用，并可以作为一个有价值的诊断指标。

(三)病理学

胰腺外分泌原发上皮性恶性肿瘤称为胰腺癌。其大多数来自导管上皮，少数来自腺泡上皮，故导管腺癌及其特殊类型是胰腺癌的主要类型。近年来，WHO已制订了新的胰腺外分泌肿瘤的组织学分类，胰腺癌的病理研究有了长足的进展。

1.导管腺癌　胰腺导管腺癌由类似正常胰腺导管结构的黏液腺体组成，占胰腺癌的80%～90%。大多数患者为50岁以上的男性，低于40岁者罕见，男女之比约为1.6∶1。2/3的病例肿瘤位于胰头部，1/3位于胰体、胰尾或两者交界处。胰腺导管腺癌的瘤体常为实性，边界不清，质硬，呈灰白或灰黄色。胰头部肿瘤的最大直径2～5cm，出血坏死和囊性变较罕见。胰体、胰尾部肿瘤的体积则相对较大，最大直径常>7cm，弥漫浸润胰腺实质，受累的导管或小导管常扩张，其内充满肿瘤坏死组织，可出现囊性变。

胰腺导管腺癌以高、中分化癌为多见。高分化胰腺导管腺癌的细胞为柱状，单层排列呈腺管、腺样结构或乳头状突起，细胞异型性小，核分裂象≤5个/10HPF，可见黏液分泌。低分化胰腺导管腺癌的细胞异型性明显，核分裂象≥10个/10HPF，细胞排列呈条索状或巢状，仅可见少量腺样结构，黏液分泌基本消失。中分化胰腺导管腺癌的细胞和组织异型性界于上述两者之间。癌组织周围的导管或小导管上皮可出现乳头状增生、鳞状细胞和幽门腺化生以及异型增生。异型增生现被认为是胰腺癌的癌前病变。WHO建议使用胰腺上皮内肿瘤(PanIN)这一术语，并将PanIN分为ⅠA，ⅠB，Ⅱ，Ⅲ3级4个类型。Ⅰ级、Ⅱ级相当于原先的导管上皮轻、中度异型增生，Ⅲ级则包括重度异型增生和原位癌。免疫组化标记：胰腺导管腺癌细胞角蛋白CK7，CK8，CK18，CK19及上皮膜抗原(EMA)和癌胚抗原(CEA)阳性，波形蛋白阴性，胰酶和内分泌标记阴性。超微结构可见癌细胞与胰腺导管上皮细胞相似，细胞质内含有黏蛋白颗粒，无酶原颗粒。

胰腺导管腺癌预后极差，90%的病例于3年内死亡，术后5年生存率仅为1%～5%。影响预后的主要因素有肿瘤发生部位和体积、分期和分级以及肿瘤细胞的增殖活性。肿瘤位于胰腺体尾部、最大径<3cm及肿瘤细胞分化好、增殖活性低、表浅浸润、无淋巴结转移者预后相对较好，反之预后较差。

导管腺癌的特殊类型有以下几种。

(1)腺鳞癌：由腺癌和鳞癌成分混合而成，其中鳞癌成分至少占30%。细胞分化程度不一，可出现梭形细胞或间变型细胞。腺鳞癌的相对发生率占胰腺癌的3.4%。单纯的胰腺鳞癌极为罕见。

(2)未分化(间变性)癌：未分化癌由多形性大细胞、梭形细胞和巨细胞组成，形态学上类似肉瘤，但有腺样结构分化。免疫组化标记中，CK及vimentin均可为阳性。常可见肿瘤组织大片坏死，有时可伴有破骨样巨细胞，这时应诊断为未分化癌伴有破骨样巨细胞。目前认为这种巨细胞是非肿瘤性的，其vimentin及白细胞共同抗原(LCA)和CD68为阳性，CK为阴性。该肿瘤的相对发生率为2%～7%。

(3)黏液性非囊性腺癌：也称胶样癌，瘤体呈实性，含有黏液的肿瘤细胞占50%以上，该肿瘤的相对发生率为1%～3%。

(4)印戒细胞癌：印戒细胞癌几乎由单一的印戒样细胞组成，肿瘤组织弥漫浸润。诊断时必须排除转移性胃肠道印戒细胞癌。该肿瘤的相对发生率<1%。

(5)混合性导管-内分泌癌：由类癌、腺癌、黏液腺癌或外分泌和内分泌成分组成，内分泌成分至少占30%，并有神经内分泌标记证实。肿瘤的生物学行为是由导管成分所决定的，该肿瘤的相对发生率<1%。

(6)其他罕见的变异型导管腺癌：包括透明细胞癌、纤毛细胞癌和嗜酸性细胞癌等。所谓的微腺体腺癌并不是一种独立的组织学类型。该肿瘤由微小腺体组成，呈浸润性生长，这种组织学表现可在导管腺癌、腺泡细胞癌和内分泌癌中出现。

2.囊腺癌　绝大多数胰腺囊腺癌患者为女性。肿瘤常位于胰腺体尾部，切面呈囊性，被覆柱状或立方上皮，常见瘤细胞呈乳头状增生突入囊腔内、腔内含有黏液或浆液。囊腺癌相当部分是由囊腺瘤恶变而来，病理切片中可见两者移行的形态。该肿瘤预后好于实性导管腺癌。

3.导管内乳头状黏液腺癌　胰腺导管内乳头状黏液性腺癌肿瘤细胞有异型性，呈浸润性生长，则诊断为导管内乳头状黏液腺癌。该肿瘤罕见，预后相对较好。

4.腺泡细胞癌　该肿瘤多见于老年人，可发生于胰腺的任何部位，多见于胰头部。肿瘤细胞由纤维组织分割呈大结节，排列呈小腺体或小梁状。免疫组化标记显示胰酶阳性，超微结构可见酶原颗粒。与导管腺癌相比，腺泡细胞癌K-ras基因点突变、p53免疫标记阳性比较罕见。该肿瘤患者预后较差，5年生存率<10%。

5.胰母细胞瘤　胰母细胞瘤是罕见的胰腺恶性肿瘤，多发生于婴幼儿的胰头或胰体部，肿瘤由上皮和间叶成分混合而成，可见呈巢分布的腺泡和管状结构，其间夹有软骨等间叶成分。肿瘤完整切除后，患儿可长期生存，预后比一般的胰腺癌要好。

6.实性假乳头状癌　胰腺实性假乳头状肿瘤出现神经、血管和深部浸润则诊断为实性假乳头状癌。该肿瘤罕见，多见于青年女性、预后相对较好。

7.神经内分泌癌　胰腺神经内分泌癌非常罕见，在所有胰腺肿瘤中的比例不足5%，通常生长缓慢，转移率低于10%，预后较其他胰腺恶性肿瘤好。胰腺神经内分泌癌与机体其他部位的神经内分泌癌具有相类似的特征，大多缺乏特征性临床表现，确诊依赖病理学检查(表3-6)。

表 3-6 胰腺神经内分泌癌细胞学特征

特征	神经内分泌癌	高分化腺癌
细胞分布	细胞形态单一，细胞簇松散分布，可见玫瑰结样结构，毛细血管稀少	细胞呈三维分布，部分细胞呈单个散在分布
胞质	胞质中等，灰白色，呈齿状、颗粒状	多少不一，可以呈空泡状
细胞核	圆形或卵圆形，单一，形状规则，染色质分细碎分布	形状不规则，核深染
核仁	细小，不明显	核仁明显

此外，临床上还习惯根据肿瘤位置的不同将胰腺癌分为胰头癌和胰体尾癌两种。

(1)胰头癌：占胰腺癌的60%～70%，肿瘤的平均大小为4.2～5.0cm。

(2)胰体胰尾癌：由于胰体部、尾部之间的界线不清而发生在这两部分的肿瘤统称为胰体胰尾癌，约占胰腺癌的30%。

(3)全胰腺癌：可由胰头、胰体尾癌进一步发展而来，也可发病初期即为弥漫性，又称胰广泛癌，约占胰腺癌的10%。

二、胰腺癌的诊断

为了规范胰腺癌的诊治，中华医学会外科学分会胰腺外科学组2007年制定了胰腺癌诊治流程。一般临床上结合症状、体征，进行B超、CT及肿瘤标志物检查，便可诊断本病，同时鉴别简而言之，对临床上怀疑胰腺癌的病人和胰腺癌的高危人群，若出现包括消化不良、恶心、体重减轻、黄疸、脂肪泻、疼痛和抑郁等临床表现，应首选无创性检查手段进行筛查，如B超、螺旋CT及MRI，进而可采用血清学肿瘤标志物等。肿瘤标志物的联合检测并与影像学检查结果相结合，可提高阳性率，有助于胰腺癌的诊断和鉴别诊断。

(一)临床表现

1.高危人群　胰腺癌的高危人群如下。

(1)年龄>40岁，有上腹部非特异性不适。

(2)有胰腺癌家族史。

(3)突发糖尿病患者，特别是不典型糖尿病，年龄在60岁以上，缺乏家族史，无肥胖，很快形成胰岛素抵抗者。40%的胰腺癌患者在确诊时伴有糖尿病。

(4)慢性胰腺炎患者，目前认为慢性胰腺炎在小部分病人中是一个重要的癌前病变，特别是慢性家族性胰腺炎和慢性钙化性胰腺炎。

(5)导管内乳头状黏液瘤亦属癌前病变。

(6)患有家族性腺瘤息肉病者。

(7)良性病变行远端胃大部切除者，特别是术后20年以上的人群。

(8)胰腺癌的高危因素有长期吸烟、大量饮酒，以及长期接触有害化学物质等。

2.症状及体征

(1)症状：早期胰腺癌多无明显临床表现。随着肿瘤的发展，可有不同的临床表现，与肿瘤的部位、大小及分期关系密切。

1)腹胀：肿瘤可以导致胰管或胆管的梗阻而使胰管或胆管内压力增高，这种情况通常在餐后胆汁、胰液分泌高峰时出现，表现为上腹部餐后腹胀不适。

2)黄疸：梗阻性是胰头癌的突出表现。无痛性黄疸往往是胰头癌的首发症状，但并不是胰头癌的早期症状。肿瘤越接近壶腹部，黄疸出现就越早。随着肿瘤的生长，黄疸一般呈进行性加重。尿色逐渐加深，呈浓茶或酱油色，而大便颜色变浅、甚至呈陶土色。

3)腹痛：肿瘤侵犯胰包膜，可导致上腹部疼痛，多为持续性钝痛，可向背部放射，进食后较明显。当肿瘤侵犯腹腔神经丛，可以出现持续剧烈的腰背部疼痛，病人可因疼痛出现卷曲坐位以缓解疼痛，且这样的疼痛以夜间明显。同时，肿瘤引起或伴随的周围胰腺组织慢性炎症，也可引起疼痛。

4)消化道症状：由于肿瘤可导致胰液、胆汁的排泄受阻，因此可引起一系列消化道症状。如食欲缺乏、消化不良、腹泻、便秘、恶心、呕吐等。消化道症状导致摄食减少，加之肿瘤的消耗，患者可出现明显的消瘦。肿瘤也可侵犯十二指肠引起消化道梗阻、出血。

由于肿瘤部位不同，胰腺癌的临床表现也有所不同。多数胰头癌患者有进行性黄疸，体重下降，上腹痛或腹胀等症状。疼痛多位于上腹部或偏右，可向肩部放射。而胰体尾癌的疼痛可位于左上腹。由于肿瘤可破坏胰岛组织而产生糖尿病，并且常可伴有周围静脉血栓形成而引起脾大、区域性门静脉高压等症。胰体尾癌扩散转移发生早，多累及局部淋巴结、肝、腹膜和肺。

胰腺癌由于出现症状常较晚，确诊时大多已经失去了手术机会，其晚期症状可出现明显的恶病质表现。此外若有骨转移时可出现明显的局部疼痛。

(2)体征：早期胰腺癌多无特征性体征。当胰头癌侵犯胆管，导致胆管的梗阻时，可出现皮肤巩膜有黄染，有瘙痒，皮肤可见抓痕。梗阻严重时，可以在右侧肋下扪及肿大的胆囊，偶尔可以并发急性胆管炎或急性胰腺炎，出现发热。晚期胰腺癌可出现明显恶病质表现，甚至可扪及上腹部肿块、腹水征阳性、锁骨上淋巴结肿大、直肠指检可扪及盆腔转移病灶等。

(二)实验室及医学影像学检查

1.实验室检查　为了获得正确的临床诊断，除临床表现外，实验室检查是重要一环。很多肿瘤标志物与胰腺癌相关，如CEA，CA19-9，CA125等。其中CA19-9相对敏感度和特异度较高。但是CA19-9在某些良性疾病中也会出现升高，因此不能作为确诊的依据。此外也有部分胰腺癌不表达CA19-9，因此CA19-9也不宜作为一个筛查的指标，但它可作为一个治疗后随访指标。一些研究也表明，术后或化疗后CA19-9的水平同胰腺癌的预后相关。术后CA19-9的降低至正常，往往提示预后较好；手术后或化疗后，CA19-9若再度升高往往提示疾病的复发或进展。另有一些研究发现，一些癌基因或抑癌基因的表达或突变，同胰腺癌的发生和发展有密切的关系，如胰腺癌组织可以有较高水平的K-ras基因第12位密码子突变。这方面的研究可能会给胰腺癌的早期诊断带来希望。

患者可因肿瘤消耗导致贫血。胰头癌若阻塞胆道出现梗阻性黄疸可有血清胆红素的升高，尤其是以结合胆红素的升高为主。但梗阻严重时，黄疸可导致严重的肝损害，以致出现肝细胞性黄疸，血清非结合胆红素也会有明显的升高。在血清胆红素升高的同时，可以伴有尿胆元的升高，以及血清碱性磷酸酶、丙氨酸转氨酶、天门冬氨酸转氨酶的升高。少数早期胰腺癌的患者，也可能因胰管梗阻而出现一过性的血、尿淀粉酶的升高，部分患者可有血糖、糖耐量检查的异常。

2.超声显像(US) 超声检查具有无创伤、简便易行、迅速、可重复检查且相对价格低廉的优点，是胰腺癌首选的无创影像学检查。但胰腺属于腹膜后脏器，前方有胃肠道气体的干扰，后方有脊柱的影响，使早期胰腺癌不易被发现，尤其对于<2.0cm的癌肿检出率均较低，仅21.0%～64.5%。一般要求患者空腹8h以上取平卧位，于剑突下从头侧向足侧做横切，接着向左或向右做纵切扫查，然后结合斜切扫查。胰腺显示不清时取半卧位和腹卧位，饮水500～800ml，使胃内充满液体作透声窗，可提高胰腺的显示。超声检查发现有肝内外胆管扩张，胆囊肿大而没有发现明显的胆石症者，应高度警惕是否存在胰头癌的可能。

B超检查可见患者胰腺多呈局限性肿大，失去正常形态，也可表现弥漫性增大。可探及低回声肿块，其肿块边界轮廓不整或不清，瘤体向组织周围呈花瓣状或蟹足样浸润。埋没在胰腺组织内的小肿瘤，边缘可无明显改变，仅表现胰腺轮廓向前突出。肿瘤内部回声多样性。大部分呈局部低回声，少部分可呈散在光点、粗大的光斑、光团及混合性回声，另有少部分可呈边界较清晰的高回声改变。当癌肿有坏死、出血、胰管阻塞时，可呈无回声改变。肿瘤后方回声减弱或消失，但较小的癌肿则不出现此征象。瘤体压迫周围脏器时，可出现超声间接挤压征象，如胰头癌可使十二指肠曲扩大，肝受压移位，胰尾癌可使胃、左肾及脾受压移位。瘤体亦可挤压血管、胆管或胰管引起梗阻，如压迫胆总管引起胆总管远端包括肝总管、左右肝管、胆囊扩张，同时也可导致胰管扩张；胰颈癌可使门静脉、肠系膜上静脉受压移位；胰体、尾部癌可使脾静脉、肠系膜上动脉移位。

(1)彩色多普勒超声：彩色多普勒可于肿瘤内部探及线条状、分支状或簇状彩色血流，平均流速呈现高速型，阻力指数多在0.6以上。

(2)超声造影：采用超声造影剂(UCA)进行强回声多普勒超声检查使得诊断敏感性和特异性分别增加到87%和94%。UCA是在超声成像中用来增强图像对比度的物质。声诺维(BR-1)是第二代造影剂，为包裹高密度惰性气体(不易溶于水或血液)为主的外膜薄而柔软的气泡，直径一般在2～5μm，稳定时间长，振动及回波特性好。通过静脉注射进入血液循环系统，以增强超声波的反射强度，从而达到超声造影成像的目的。超声造影剂注入血管后，可以改变组织的超声特性(如背向散射系数、衰减系数、声速及非线性效应)产生造影效果，增强效果取决于超声造影剂的浓度、尺寸以及超声发射频率。它的最基本性质就是能增强组织的回波能力，可在B型成像中提高图像的清晰度和对比度。其非线性效应产生一定能量的谐波分量，利用谐波成像和谐波Doppler技术可测量体内微小血管血流与组织灌流，能抑制不含超声造影剂的组织运动在基频上产生的杂波信号，大大提高信噪比。脉冲反相谐波超声成像是另一种新技术，它应用超声造影剂实现了真正的肿瘤内微小血管血流的实时成像，可以检测出直径<2cm的胰腺癌，敏感度达95%。这种技术目前还没有广泛应用，但在将来作为胰腺癌的补充诊断方法，可能具有重要作用。

(3)内镜超声(EUS)：目前，采用EUS可以提高对胰腺癌的检出率。由于EUS探头体积较小、分辨率高，经过胃肠道以最近距离扫描胰腺，从而克服了影响影像学检查的不利因素，如肠气的干扰等,能清楚地显示胰腺占位及其与周围组织的关系和局部淋巴结的情况。EUS引导下穿刺活检已常规应用于胰腺占位病灶的组织学诊断,与CT和B超导向下细针穿刺活检诊断早期胰腺癌相比,其诊断准确率明显增高,>85%。EUS下细针穿刺由于路径短,分辨率高,所以活检准确度高,能准确穿刺<1.0cm的胰腺占位。抽吸术通过细胞学或K-ras基因突变检查,其诊断胰腺癌的敏感性、特异性和准确性分别为83%,90%和85%,尤其对<2.0cm的胰腺癌诊断率更高,阳性率为73.7%~100%,对肿大淋巴结的诊断敏感性和特异性分别达92%和93%。

3.CT检查

(1)CT的优势:CT是常用的胰腺癌影像学诊断手段。随着CT技术的不断提高以及3~5mm层厚的薄层扫描,目前已经有可能发现直径<1cm的胰腺肿瘤。螺旋CT(SCT)双期增强扫描(动脉期、门脉期或者胰腺期、肝期或门脉期)使得胰腺癌的检出率及可切除性判断准确性较前明显提高。多层螺旋CT(MSCT)的出现,使CT机的扫描速度得到进一步提高。扫描同样范围,如胰腺范围约120mm(自胰腺上方第一肝门处至胰腺钩突下水平),MSCT(如层厚5mm,螺距0.857,扫描速度0.5s/r)约需7.7s,而单层螺旋CT(如层厚5mm,螺距1.2,扫描速度1s/r)需20s。因此,MSCT技术使得胰腺行动脉期、胰腺期和肝期三期增强扫描成为可能,并且由于各期扫描所需时间短,自最高层面至最低层面均可达相似增强效果,从而可以最佳显示胰腺癌病灶,胰周动、静脉侵犯及肝转移灶。三期胰腺实质密度较平扫提高程度,以胰腺期最高。CT诊断胰腺癌的病理解剖基础是依靠胰腺的形态改变和病灶与正常胰腺密度的对比,而后者更为重要。胰腺的血供丰富,主要由腹腔干的分支以及肠系膜上动脉供血,胰腺癌相对于正常胰腺为乏血供病变。因此,胰腺实质强化越明显,胰腺肿瘤密度差越大,故胰腺期较动脉期或肝期更利于显示胰腺癌病灶。

(2)CT的典型表现:胰腺实质性肿块及局部增大是胰腺癌CT平扫主要和直接表现。肿块的形态为类圆形、分叶状或不规则形,肿块的边缘多不光整,与正常胰腺组织分界不清,此为恶性肿瘤不规则生长向四周浸润的结果。直径≤2cm的小胰腺癌CT平扫时多数呈等密度改变,伴胰腺轮廓局限性改变或没有改变,仅少数表现为低密度或高密度。对于中晚期胰腺癌,因其内常有坏死、液化、囊变表现为边界模糊之低密度影。胆道及胰管的改变是常见的胰腺癌CT间接表现。尤其对于早期胰头癌,其密度及胰腺外形改变可以不显著,但胰胆管扩张可以早于其外形及轮廓改变。表现为肝内外胆管扩张,肝内胆管呈软藤样改变,胆总管下端呈截断或不规则狭窄,胰管同时扩张,呈“双管征”,多合并有胰腺体尾部萎缩。原因多为肿瘤直接压迫或胰周淋巴结肿大压迫所致。胰腺癌可伴有淋巴结及其他脏器转移表现。淋巴结转移多见于胰周、腹主动脉、腔静脉旁和腹腔动脉旁。其他脏器的转移多见于肝。此时多表明肿瘤已属晚期,预后不良。

(3)螺旋CT血管造影:螺旋CT血管造影(SCTA)是指MSCT快速连续容积数据采集,包括平扫及三期增强扫描(动脉期的延迟时间为20s,胰腺期的延迟时间为45s,肝期的延迟时间为80s),然后将动脉期与胰腺期扫描的原始数据经内插重建后传递到Maxiview工作站进行胰周大血管三维重建,包括容积成像(VR),最大密度投影(MIP)及多平面重建(MPR)和曲面重建法(CPR)。SCTA技术综合了螺旋CT和血管造影的优点,提高了在术前精确识别肿瘤侵犯胰周血管的能力，对于判断肿瘤的可切除性具有重要的价值。尤其沿血管走向的曲面重建和三维重建，可进行多方位、多角度观察，对外科医生的术中探查和切除也有实际指导意义。胰腺癌可以直接侵犯或包埋邻近血管表现为血管被肿瘤包绕，管壁浸润，管腔狭窄，管腔形态改变呈泪滴形，增强扫描后可以显示腔内的低密度瘤栓。胰腺周围血管受侵及胰周脂肪层的消失是胰腺癌的重要间接征象。胰腺癌是否侵及胰周主要血管，是决定其能否切除的主要因素之一。主要动脉（如腹主动脉、肠系膜上动脉、肝动脉、脾动脉等）受侵，则手术不能切除，而孤立的小分支（如胃、十二指肠动脉）受侵，则不妨碍手术切除。

4.磁共振成像（MRI）

（1）MRI的优势：随着MRI检查设备的进展，如高性能线圈和快速成像序列的开发，尤其是磁共振胰胆管造影（MRCP）在临床上的广泛应用，MRI对胰腺癌的诊断价值日益提高。但胰腺的MRI检查技术要比人体其他部位更为复杂，成像序列多，各自有其不同的组织对比机制和显示重点，相互补充。这些技术包括T_1WI，T_2WI，T_1WI＋FS，T_1WI＋FS动态增强扫描和MRCP等。MRCP能显示胆道、胰管梗阻的部位、扩张的程度，对诊断有一定的价值。

（2）MRI胰腺扫描方法：一般先行常规横断位自旋回波（SE）序列T_1WI和快速自旋回波（FSE）T_2WI扫描，层厚7mm，间隔3mm，覆盖整个上腹部。发现病变后，对胰腺所在层面行横断位SE T_1WI及脂肪抑制（FS）序列扫描，层厚5mm，间隔1mm。然后行整个上腹部屏气的动态增强扫描，采用快速多平面扰相梯度回复回波序列（DCEFMP-SPGR）T_1WI，层厚7mm，间隔3mm。先行平扫的FMPSPGR，然后行增强扫描。具体方法为：快速手推注射磁对比剂，注后立即启动扫描，第一回合扫描结束后，间隔5～6s，其间让患者呼吸，然后行第二回合扫描，如此反复，每例患者均行3～4个回合扫描，每回合持续18s左右，这样来回多个回合扫描基本覆盖胰腺的动脉期、实质期和门脉期，有利于病变的检出及术前分期。在脂肪抑制T_1WI图像上，正常胰腺组织因腺泡细胞内含有大量水溶性蛋白质、丰富的内质网和高浓度的顺磁性锰离子而呈高信号，而胰腺癌组织在常规T_1WI和脂肪抑制T_1WI图像上均呈低信号。因此正常胰腺组织与肿瘤组织和周围结构之间的信号对比明显。研究显示，动态增强脂肪抑制T_1WI早期扫描是诊断少血供胰腺癌的有效手段，其敏感性等于或优于螺旋CT检查。在T_2WI图像上，胰腺癌组织可呈低等或稍高信号，肿瘤组织与正常胰腺组织间的信号对比度不及T_1WI图像清晰。但脂肪抑制T_2WI在胰腺癌肝转移病灶的检出方面具有重要价值。

（3）MRCP：该技术以重度T_2WI脉冲序列为成像基础，用于显示体内含有静态或缓慢流动液体的管腔结构，具有信号强度高、对比度大的特点，为胰胆系疾病的影像学诊断开辟了一条新的途径。MRCP为一无创伤性检查，方法安全简便，其利用胆汁和胰液作为自然对比剂，而不需引入其他对比剂。重建图像类似于直接的胰胆管造影，并具有多方位成像、多角度观察等优点。在多数情况下可替代诊断性内镜逆行胰胆管造影（ERCP）或经皮肝穿刺胆道造影（PTC）检查，比后两者能更恒定地显示生理状态下的胰胆管全貌，评价胰胆管梗阻和解剖变异。胰胆管梗阻定位诊断的准确性为85％～100％，对良恶性胰胆系疾病鉴别诊断的敏感性、特异性和准确性分别达81％，92％和87％，对胰胆管恶性梗阻诊断的敏感性、特异性和准确性分别达86％，98％和97％。胰腺癌常可引起胰管和胆总管远端的截断性狭窄，梗阻端平直或不规则，“双管征”是其典型表现。结合MRI断面图像，MRCP可以提高胰腺癌的诊断可信度，并能了解肿瘤侵犯范围，提供全面的胰胆管解剖图像，判断胰胆管梗阻程度，进行肿瘤术前分期和评价。此外 MRCP 显示的主胰管节段性狭窄和串珠状改变、分支胰管囊状扩张、胰腺假性囊肿形成等表现，有助于胰腺癌与慢性胰腺炎、自身免疫性胰腺炎的鉴别诊断。

(4)磁共振血管造影：胰腺癌 MRI 动态增强扫描时可同时完成磁共振血管造影(MRA)检查，MRA 断面能分别显示肝动脉和门静脉系统，结合 MRI 断面图像可以更好地显示肿瘤病灶与动静脉血管的关系，有利于肿瘤的术前分期和可切除性评价。其检查效果与螺旋 CT 加 CTA 相当。

5.正电子发射体层成像(PET)　脱氧葡萄糖(FDG)是一种类似糖类的物质，可浓聚于代谢旺盛的胰腺肿瘤组织内。存活的肿瘤组织可主动摄取这一标记的参与代谢物质，而正常组织、坏死组织则不能。^{18}F-FDG PET 显像是通过观察组织内 FDG 摄取量而确定其性质，恶性肿瘤 FDG 摄取量明显高于正常组织和良性病变。检查时患者空腹血糖控制在 6.7mmol/L 以下。对于血糖增高者，给予胰岛素调整至正常水平。静脉注射^{18}F-FDG 5.55MBq/kg，40min 后行全身或腹部显像。经计算机滤波反投影图像重建，获得冠状面、横断面和矢状面断层影像。在横断层影像上，于胰腺病变部位勾画感兴趣区(ROI)，经计算获得标准化摄取值(SUV)。^{18}F-FDGPET 作为无创性功能代谢显像，有助于鉴别胰腺病变性质和术前肿瘤分期。PET 对胰腺良恶性鉴别诊断的敏感度为 83%～98%，特异度为 82%～90%。胰腺癌 PET 影像表现为局部代谢增高，SUV＞2.0。胰腺良性病变表现为局部代谢轻度增高或不增高，SUV＜2.0。通过^{18}F-FDGPET 全身显像，可选择性显示有活性的肿瘤病灶，有利于发现 CT 或 MRI 不易识别的腹腔、盆腔淋巴结转移灶，同时可发现腹部以外包括肺、脑、骨髓等远处转移灶，有利于术前胰腺癌分期。PET-CT 是将 PET 与 CT 融为一体而成的功能分子影像成像系统，既可由 PET 功能显像反映胰腺肿瘤位的生化代谢信息，又可通过 CT 形态显像进行病灶的精确解剖定位，并且同时全身扫描可以了解整体状况和评估转移情况，达到早期发现病灶的目的，同时可了解肿瘤治疗前后的大小和代谢变化。

6.内镜检查　十二指肠镜可直接观察胃、十二指肠及乳头等，结合镜下活检，对波及乳头的胰腺癌定性诊断具有决定性意义，确诊率可达 100%。晚期胰腺癌尤其是胰体尾癌，可致脾静脉受压、扭曲、浸润，影响脾静脉血回流，致脾门静脉压增高，形成区域性门静脉高压。通过十二指肠镜直视检查可发现弧立性的胃底静脉曲张，对诊断也有一定参考价值。

(1)内镜逆行胰胆管造影(ERCP)：可见主胰管狭窄、中断、不规则弯曲，分支胰管阻塞、扩张；主胰管和胆总管呈“双管征”。早期胰腺癌 ERCP 主要表现为主胰管扩张、狭窄或胰管内充盈缺损，特别是主胰管扩张可能是早期胰腺癌的唯一影像学表现。由于 90%以上的胰腺癌起源于胰腺导管，因此 ERCP 可以在早期发现胰腺癌胰管异常。有报道认为，ERCP 诊断早期胰腺癌的敏感性达 100%，但是 ERCP 是一种侵袭性的检查手段，因此，主要用于 B 超或 CT 高度怀疑胰腺癌而又不能明确诊断时。一般不采用 ERCP 对那些无特征性症状或体征的病人进行筛查，同时 ERCP 对不侵及胰管的肿瘤和胰尾部较小的肿瘤也无诊断价值。

(2)胰液细胞学检查：胰管镜下获取纯胰液行细胞学检查具有较高的诊断准确率，特别是对小胰癌。肿瘤越小，其细胞学诊断正确率越高。原因是大的肿瘤在肿瘤边缘产生纤维化，或引起胰管闭塞，使胰腺功能减退，癌细胞很难从乳头流出。相反，早期胰腺癌，特别是局限于胰管上皮的胰腺癌，癌细胞向胰管内露出，而且仍有胰腺分泌功能，癌细胞很容易出现在胰液中。胰管细胞刷检能准确到达病变部位，刷取的细胞学标本新鲜，获取的细胞数量较多，阳性率高于胰液脱落细胞学检查，对发生于主胰管的胰腺癌意义较大，对发生于分支胰管的胰腺癌的诊断无价值。

(3)胰液肿瘤标志物和基因检测检测：纯胰液CA19-9及CEA水平，较血清学检查结果，对胰腺癌尤其是早期胰腺癌的诊断和鉴别诊断有更大的价值。分别以CA19-9 10000U/ml，CEA 50ng/ml为界值，诊断胰腺癌的敏感性分别为72％，67％，特异性分别为97％，85％，对早期胰腺癌的敏感性分别为42.6％，71.4％，特异性分别为46.7％，71.4％。胰液端粒酶活性、K-ras基因突变、CD44的检测，与细胞学结合起来有助于胰腺癌的诊断。胰管刷检标本中同样可以检测K-ras基因点突变，诊断胰腺癌的敏感性为72％，特异性为89％，正确率79.5％，阳性预测值90％，阴性预测值70.8％。由于胰管刷检细胞标本更易获得，因此，检测刷检细胞中K-ras基因突变更适于临床应用。胰管刷检标本p53蛋白免疫细胞学检查也有助于胰腺良恶性疾病的鉴别诊断。如果肿瘤位于分支胰管，则细胞刷很难到达，影响诊断结果。

7.经皮肝穿刺胆管造影(PTC)及引流(PTCD)　PTC可显露梗阻部位近端的胆管，对梗阻性黄疸的定位有重要意义。PTC结合ERCP可完整地显示胆管内充盈缺损及病变两端的胆管。PTC适用于伴有梗阻性黄疸的胰头癌的检查。但PTC属于侵入性操作，目前已基本被无创伤的MRCP所取代。而PTCD可以减轻黄疸、改善肝功能情况，是合并有重度梗阻性黄疸的胰头癌患者重要的术前准备措施之一。

8.腹腔镜检查　在胰腺癌诊断和分期中，腹腔镜检查是一种有效的手段。它可以发现CT遗漏的腹膜种植转移与肝转移情况。对于勉强可切除的病变或预后因素较差者(CA19-9显著升高、原发病灶大及胰体尾部癌等)，有条件的医院可以进行腹腔镜检查并附加分期。

9.其他　选择性动脉造影对胰腺癌的诊断有一定的参考价值，但是随着CT技术的提高，其地位已经下降。常规的胃肠钡餐造影对胰腺癌的诊断价值有限，往往只能发现晚期病例，在胰头癌晚期可有十二指肠套扩大，或十二指肠呈反“3”形改变。

(三)诊断及鉴别诊断

1.诊断

(1)病理诊断：病理学检查证实为胰腺癌，包括术前进行的经胰管镜胰管细胞刷片或活检；超声内镜或CT引导下经皮细针穿刺活检；术中切割针穿刺活检。不强求施行手术切除前必须获得恶性活检证据。但是新辅助化疗前应有组织学诊断。

(2)临床诊断：早期胰腺癌多无明显症状和体征，消化道症状大多是非特异性的，因此，胰腺癌的临床诊断主要依赖于影像学检查和CA19-9的联合检测。影像学检查具有胰腺癌典型占位性病变或CA19-9升高者。CA19-9水平＞100U/ml诊断胰腺癌的准确性＞90％。

2.鉴别诊断

(1)壶腹周围癌：壶腹周围癌指位于胆总管末端、肝胰壶腹部和十二指肠乳头部的癌，由于这些来源不同的肿瘤所在的特殊解剖部位，常有着相同的临床表现，手术时也难以将其截然分开，故常作为一个类型，统称为壶腹周围癌。此外，壶腹部周围癌还可来源于多种不同的组织，如胰腺导管上皮、腺细胞本身、胆管上皮、壶腹和十二指肠乳头的腺上皮组织。

本病发病年龄多在40～70岁，男性居多，半数病人在有症状出现后3个月内就诊，仅10%的患者在就诊时间在1年以上。上腹闷胀不适，黄疸，肝、胆囊肿大为其主要症状，可并发胆道感染，与胰头癌的临床表现极为相似，容易混淆。一般临床上可进行B超、PTC及ERCP等检查，结合症状、体征便可诊断本病，同时鉴别其他易误诊的有关疾病。晚期肿瘤病人，若病灶巨大，侵犯胰头，单凭影像学检查可能难以与胰头癌鉴别，明确诊断需要手术后病理检查。

(2)转移性胰腺癌：转移性胰腺癌的原发灶可来源于胃癌、肺癌、肝癌、食管癌、结肠癌和肾癌。其CT表现多种多样，大致分为3种情况，即单发不规则肿块，多发肿块和胰腺弥漫性肿大。其中以单发肿块最多见，而单发肿块多位于胰头部。转移灶的大小依检查时间早晚不同各异。其形态大多呈不规则状，部分可见分叶，密度上表现为低密度及等密度，但以低密度为主。形态与密度改变没有明显特异性，但从局部表现很难与原发胰腺癌鉴别，必须密切结合临床及其他一些间接征象加以辨别。而原发灶明确或者既往肿瘤病史是诊断的前提。

转移性单发肿块罕有胆道及胰导管的扩张。转移性胰腺癌是原发癌细胞脱落后通过血行或淋巴道转移至胰腺，其癌细胞并非起源于腺管上皮，所以一般不造成胰腺管扩张，也不浸润胆总管壁，除非肿物较大，外压胆总管，可引起梗阻性扩张。而胰腺癌是起源于胰腺导管上皮细胞，因此，很容易造成胰腺导管的梗阻、扩张，胰头癌常直接浸润胆总管下端各壁，而发生梗阻性胆管扩张，引起黄疸。

胰腺多发肿块比较容易考虑转移性胰腺癌的可能，如果原发灶确定，可以诊断，但是转移性多发肿块与转移性胰腺弥漫性肿大应与急性胰腺炎、全胰癌鉴别。急性坏死型胰腺炎有时因低密度坏死与胰实质紧贴在一起似胰腺多发性弥漫转移，但强化后实质边界不清，胰周有低密度水肿带，临床症状典型可以鉴别。部分全胰癌表现为胰腺多发病灶和灶性弥漫性肿大时，二者鉴别较困难，须紧密结合临床病史。

(3)浆液性囊腺瘤：浆液性囊腺瘤起源于胰腺腺泡的中心细胞，多见于头颈部，一般分为微囊型和寡囊型两类。微囊型多见，占70%～80%，最大的肿瘤直径可达25cm，平均6～10cm，由许多直径＜2cm的小囊组成，切面呈蜂窝状或海绵状，有时可见到中央纤维瘢痕，囊壁菲薄，囊腔内液体清亮。寡囊型则由单个或数个直径＞2cm的囊组成。

浆液性囊腺瘤多见于女性，临床表现无特征性，如腹痛、腹胀不适、食欲缺乏、黄疸、消瘦、腹块、腹泻等，实验室检查，包括肿瘤指标的检测多在正常范围内，无诊断价值。其诊断主要依赖影像学检查，如B超、超声内镜、CT及MRI等。CT的诊断价值尤为突出，不仅能发现胰腺的囊性病变，而且能显示钙化、分隔等特征性表现。浆液性囊腺瘤的典型CT表现为多个直径＜2cm的囊，构成蜂窝状、中央呈星状瘢痕、并有中央型钙化的边界清楚的囊实性肿块，但也仅只有30%的病人有这种特征性的病症。

(4)黏液性囊腺瘤：黏液性囊腺瘤起源于胰腺外周的导管上皮，多见于体尾部，为巨囊或多房性，囊腔多在2cm以上，与胰管不相通，囊腔内可见纤维分隔，囊液为黏稠淡黄色液体。黏液性囊腺瘤具有高度潜在恶性，瘤体愈大，恶性的可能性也愈大。一般来说，黏液性囊腺癌的直径均＞3cm。

黏液性囊腺瘤也多见于女性，临床表现也无特征性。复旦大学附属中山医院的资料显示，黏液性囊腺瘤首发症状以腹痛最为多见(21%)，其次为腹胀(15%)。38%的病人无临床症状，因其他疾病或体检行影像学检查时偶然发现。黏液性囊腺瘤的CT特征为单房或多房性低密度肿瘤,内有纤维分隔,囊壁较厚,可有结节,偶见高密度的钙化影。如囊壁不规则,分隔厚而不均匀,有乳头状突起,强化较明显者,或囊壁钙化明显,甚至呈蛋壳样钙化者,或有周围浸润征象者,提示恶性可能。对不典型病例,如单囊、无囊壁结节或者囊内有出血坏死者,CT常不能作出明确的诊断。

(5)导管内乳头状黏液性肿瘤(IPMN):导管内乳头状黏液性肿瘤是最近几年才被认识的一种胰腺囊性肿瘤。IPMN多位于胰头、钩突部,其次为体尾部,也可累及整个胰腺。其基本的病理改变是胰管内出现分泌黏液的异常上皮,导致胰管内大量黏液潴留、胰液淤滞和胰管扩张。根据肿瘤的起源不同分为主胰管型、分支胰管型和混合型3种类型。肿瘤与胰管相通,切面见主胰管及部分分支显著扩张,并有大量黏液潴留,导管壁部分增厚或有乳头状突起。导管内乳头状黏液腺瘤有恶变倾向,其中,主胰管型IPMN的恶变率高达60%~92%,分支胰管型的恶变率为6%~40%。中山医院1999年1月至2008年10月收治的78例IPMN,分支胰管型的恶变率高达58%,可能与就诊相对较晚有关。

IPMN多见于中老年男性,腹痛往往是主要的首发症状,可能与胰管堵塞造成的胰管高压有关,这也是导致有些病人反复急性胰腺炎发作的主要原因。此外,另有些患者因胰管的长期阻塞,引起内、外分泌功能受损,而导致特发性的慢性胰腺炎,常表现为脂肪泻、糖尿病和体重下降。血清CA19-9水平在浸润性IPMN组显著高于非浸润组,因此,测定血清CA19-9水平对鉴别IPMN的良恶性有参考价值。主胰管型IPMN的CT检查可发现导管节段性和弥漫性扩张,并见扩张的导管内充满低密度的黏液或多发的乳头状结节。如主胰管直径>10mm,或胰管内结节>10mm,提示恶性可能。分支胰管型的CT表现为分叶状囊性肿物,包膜薄,境界清,与胰管相通。如肿瘤直径>30mm且伴有导管腔内结节,提示恶性可能。

此外,超声内镜引导下细针穿刺吸取囊液并做细胞学、肿瘤标志物及淀粉酶的检测对鉴别胰腺囊性肿瘤有帮助,但潜在的出血、感染和肿瘤播散等并发症及较低的阳性率限制了其在临床的广泛开展。

(6)实性假乳头性肿瘤:实性假乳头性肿瘤的组织来源尚不清楚,可能起源于胚胎发生过程中与胰腺原基连接的生殖脊-卵巢原基相关细胞,这符合该病女性多见的特点。肿瘤为实性或囊实性,多有包膜。较小的肿瘤以实性区为主,而较大的肿瘤以充满陈旧血液的囊性区为主,仅在边缘残留少数肿瘤细胞。实性假乳头性肿瘤属于交界性或低度恶性肿瘤,以膨胀性生长为主。随着肿瘤生长可发生恶性变,侵犯、突破包膜,并可浸润周围组织、血管和器官等。

实性假乳头性肿瘤好发于年轻女性,早期无症状,或上腹部轻微腹痛、腹胀等非特异性消化道症状,部分病人有腹泻、消瘦等症状。多数病人以腹部肿块为首发表现,就诊时肿瘤体积往往超过10cm。实性假乳头性肿瘤的CT检查显示一低密度境界清楚的胰腺占位,似有包膜,其中液性成分较水的密度高,提示出血或坏死液化。即使肿瘤体积很大,也很少出现胰管和胆管梗阻征象;可以发现血管弯曲、管腔变窄,也往往是肿瘤推挤移位和压迫所致,很少有血管受侵表现。

(7)胰腺的神经内分泌肿瘤:神经内分泌肿瘤既往习惯称为胰岛细胞瘤,包括胰岛素瘤、胰高糖素瘤、生长抑素瘤、胃泌素瘤、血管活性肠肽瘤、分泌血清素的肿瘤、ACTH和异位产激素肿瘤、混合外分泌-内分泌肿瘤、分化差的内分泌肿瘤、无功能肿瘤和微腺瘤。

其中，无功能性胰腺内分泌肿瘤虽亦具有产生内分泌激素的特性、但其分泌的物质不会引起典型临床症状，因此，临床上更容易被忽视。良性胰腺神经内分泌肿瘤与神经内分泌癌在临床上、组织学上难以鉴别。若呈浸润性生长、伴有局部侵犯或远处转移，则诊断为神经内分泌癌。

(8)原发性胰腺淋巴瘤：原发性胰腺淋巴瘤极为罕见，约占淋巴结外恶性淋巴瘤的2%，占胰腺肿瘤的0.5%。原发性胰腺淋巴瘤的病因至今未明，可能与某些病毒感染(如EB及人类T淋巴细胞等病毒)、幽门螺杆菌等细菌感染、职业暴露(如杀虫剂、橡胶煤油加工等)、免疫力低下以及基因遗传有关。西方国家报道的均是B细胞淋巴瘤，但有日本学者报道过T细胞淋巴瘤。

原发性胰腺淋巴瘤好发于35～75岁的成年男性，男女之比为7∶1。临床表现缺乏特征性，早期症状不明显，常以腹痛、腹块、体重减轻为首发症状，无明显的腰背部疼痛，黄疸较胰腺癌少见。病灶主要位于胰头部。常见的诊断手段包括B超，增强CT和MRI。增强CT对鉴别胰腺导管腺癌和原发性胰腺淋巴瘤可提供有价值的信息。原发性胰腺淋巴瘤通常无明显的胰管扩张和胰管受侵表现，而胰腺导管腺癌因近端胰管受侵犯常导致远端胰管扩张。此外胰腺导管腺癌在肾静脉水平以下淋巴结较少受累。细针穿刺活检对原发性胰腺淋巴瘤的诊断有重要意义，可以在超声或CT引导下实施。有助于明确诊断，制定有效的化疗方案。

原发性胰腺淋巴瘤的诊断标准，具体为：①无浅表和纵隔淋巴结肿大；②外周血白细胞计数正常；③肿块局限在胰腺并累及胰腺周围淋巴结；④无肝、脾累及。分期主要采用Ann Arbro的非霍奇金分期系统，分为4期：Ⅰ期，病变仅局限在胰腺内；Ⅱ期，病变除胰腺外，还累及区域淋巴结；Ⅲ期，病变除胰腺外，还累及横膈上下淋巴结；Ⅳ期，病变除胰腺外，还累及多个脏器并有更远处淋巴结转移。

(9)胰腺假性囊肿：胰腺假性囊肿多由急性胰腺炎胰周积液纤维化包裹所致，或是外伤、手术后胰液渗漏潴留的结果，由于囊壁无胰腺上皮细胞内衬，称之为胰腺假性囊肿。少数病人因胰腺炎或外伤轻微，可无相应的病史。临床表现主要为急性胰腺炎或胰腺外伤之后出现持续上腹、恶心呕吐、体重下降和发热等，腹部甚至可扪及囊性肿块。血尿淀粉酶测定以及B超、CT等影像学检查，是与胰腺癌鉴别的主要方法。

囊肿内胰酶经囊肿壁吸收后可出现于血尿中，可引起50%病例的血清和尿液中淀粉酶呈轻度到中度增高。在急性胰腺炎所致假性囊肿，血清淀粉酶常持续升高，而慢性胰腺炎所致者常正常。

B超检查是诊断胰腺假性囊肿的一项简便而有效的手段，典型者于上腹可探及一位置明确、范围肯定的液性暗区。B超对鉴别包块和囊肿特别有助，对胰假性囊肿的诊断正确率可达73%～91%。动态的超声探查可了解囊肿大小的改变。此外，在B超引导下，可做囊穿刺，抽取囊液做生化和细胞学检查。CT扫描可见胰腺假性囊肿为边缘光滑的圆形或卵圆形密度均匀减低区。假性囊肿形成早期壁相对较薄，后期形成慢性囊肿壁相对较厚，可有钙化，合并感染时壁可增厚，但均无壁结节，增强后壁强化不明显，与周围组织间隙较清晰。如显示有气液平面，说明有感染性脓肿形成。

X线钡剂检查对胰腺假性囊肿亦有定位价值，除可排除胃肠腔内病变外，尚可见到囊肿对周围脏器的压迫和移位征象。如在胃后有大的假性囊肿存在，钡剂可显示胃向前推移，胃小弯亦可受压。胰头部假性囊肿可使十二指肠曲增宽，横结肠向上或向下移位。腹部平片偶可发现胰腺钙化阴影。

通过ERCP可确定囊肿的存在和位置，并有助于与胰腺癌相鉴别。胰腺假性囊肿的ERCP表现有囊肿充盈；主胰管梗阻，梗阻端呈锥形或截然中断；胆总管受压移位；非沟通性囊肿时胰管分支受压和局限性分支不充盈。但约有半数假性囊肿不与主胰管沟通，故胰管造影正常不能否定诊断。ERCP亦可检查有否瘘管存在。但ERCP可促使继发感染或使炎症扩散，故在诊断业已肯定的病例，不宜列为常规检查。

选择性动脉造影和螺旋CT动脉造影对假性囊肿有肯定的诊断价值，能显示病变部位。囊肿区呈无血管区，并见邻近血管移位变形。动脉造影能正确地诊断血管受侵情况，确定有否出血和出血来源，判断囊壁内有否假性动脉瘤存在。血管造影对判断假性囊肿是否侵入脾内，较B超和CT更有价值。

(10)肿块型胰腺炎：胰头肿块型胰腺炎是慢性胰腺炎的一种类型，即为胰头局限性炎症性肿大，形成肿块，见于30%的慢性胰腺炎患者。胰头肿块型胰腺炎患者与无胰头肿大的慢性胰腺炎患者相比，在临床症状出现时保存有较好的胰腺内、外分泌功能，可能是处于慢性胰腺炎临床过程中的相对早期。胰腺的炎症变化可能与胰腺癌有一定的关系，如晚期病程的酒精性慢性胰腺炎可能转变为胰腺癌，二者之间的密切联系使处于一定病程阶段的慢性胰腺炎病例，从临床角度难以与胰腺癌鉴别。

胰头肿块型胰腺炎病因繁多、病理机制复杂，80%以上为慢性酒精性损害所致，与胰头的解剖生理有密切相关。由于胰头占全胰组织比例大，慢性胰腺炎患者的胰头部较胰体、胰尾部易发生炎性肿块；特别是分开胰管和胰胆管共同通道异常的患者，存在有胆、胰液引流紊乱，在酒精等病因的作用下，胰头更容易遭受炎症侵害，发展为胰头炎性肿块。

胰头肿块型胰腺炎肉眼下所见为胰头肿大，呈结节状、表面凸凹不平，质地坚韧，周围炎性粘连，难与胰头癌区别。其病理特征为胰腺腺泡细胞减少和纤维结缔组织的明显增多。常有局灶性坏死、假性囊肿形成，胰头实质钙化、胰头部主胰管狭窄，主胰管结石。鉴于胰头局部解剖特征，作为胰头慢性炎症发展和纤维组织增生的后果，胰头肿块型胰腺炎患者常发生胆总管下端狭窄，门静脉压迫和严重的十二指肠管腔变窄。在胰头炎性肿块患者，胰头部导管癌的发生率为3.7%。

胰头肿块型胰腺炎临床表现可与胰头癌类似，即腹痛、厌食、恶心呕吐、体质量减轻和梗阻性黄疸。即使根据病史、体征、影像资料，甚至术中所见也难以和胰头癌鉴别，而且临床上多数胰腺癌常合并有慢性阻塞性胰腺炎。以下几方面可以作为与胰头癌相鉴别的要点：①胰头肿块型胰腺炎一般局部边界不清楚，轮廓不整，主胰管及胆总管呈不规则扩张，管壁多不光滑，沿胰管分布结石或胰腺实质内钙化；②通过胰头肿块有无低血供病灶区，胰腺周围有无转移灶及肿大淋巴结等间接征象和胰头癌相鉴别；③对有胆系感染、急性胰腺炎、饮酒、外伤史等要高度怀疑肿块型胰腺炎的可能；④肿瘤标志物的检测亦有助于明确诊断，CA19-9对胰腺癌诊断的敏感性为74.15%，特异性为90%，同时检测血清及胰液中CEA水平亦可提高诊断率。

(11)自身免疫性胰腺炎(AIP):自身免疫性胰腺炎是由自身免疫炎症介导、以胰腺肿大和胰管不规则狭窄为特征的一种特殊类型慢性胰腺炎,是一种少见病,占慢性胰腺炎发病率5%~6%。镜下可见胰腺组织内广泛的淋巴细胞及浆细胞浸润导管周围,腺体中、重度萎缩或完全消失、胰腺间质致密纤维化,可见闭塞性静脉炎,并有小叶间隔增厚。AIP一般以激素治疗为主,无需手术。只有激素治疗后症状不改善,或者无法除外恶性肿瘤才考虑手术治疗。但由于AIP临床特点与胰头癌、胆总管下端癌相似,难以鉴别,常因临床认识不足误诊为胰腺癌而行手术切除,误诊率高达96%。

AIP起病隐匿,老年男性多见。临床表现多样,但剧烈的上腹痛及急性胰腺炎少见,63%患者有黄疸,35%有腹痛,17%可合并溃疡性结肠炎或克罗恩病,但后者少见。年轻人和老年人的临床表现有差别,年轻人多有轻微的腹痛症状及血淀粉酶升高,老年人多有阻塞性黄疸。AIP无饮酒或胆石等其他慢性胰腺炎易患因素。AIP的胰外现象可能累及胆囊、胆管、肾、肺、涎腺、胃、十二指肠、结肠。可合并原发性硬化性胆管炎、干燥综合征、溃疡性结肠炎、系统性红斑狼疮、糖尿病等自身免疫性疾病。此外,还可有腹膜后纤维变性,胰周动脉或门静脉的狭窄。

AIP典型CT特点:平扫胰腺呈"腊肠样"弥漫性肿大,以胰头为主,密度均匀,增强后轻微强化;胰腺小叶常消失,胰周脂肪间隙变小,呈低密度囊状缘,类似一个包膜,即"晕环"征;胰腺周围局部淋巴结轻度肿大也很普遍;主胰管狭窄及胰腺段胆总管狭窄合并近端胆管扩张;罕有胰腺钙化或囊肿。AIP在超声内镜下也表现为胰腺弥漫性或局灶性肿大,伴随弥漫性低回声实质。EUS下细针穿刺胰腺可为AIP提供细胞学或组织学依据。自身免疫性胰腺炎ERCP特征性表现为主胰管节段性或弥漫性不规则狭窄,多有胰腺段胆总管的狭窄,局灶病变时狭窄胰管近端可轻度扩张,其中AIP累及胆管时表现为节段性胆管狭窄改变,具有较高的诊断价值,上述改变经激素治疗后可恢复。相反,胰头癌影像学表现多有主胰管突然截断、近端扩张,胰腺多无弥漫性肿大;实验室检查有肿瘤标志物升高,免疫球蛋白水平、自身抗体等结果二者有区别,对激素的反应性不同。

日本胰腺病学会于2002年提出本病的诊断标准:①胰管不规则狭窄伴胆总管下段狭窄(长度>1/3主胰管)及胰腺弥漫性肿大;②血清球蛋白升高,抗心磷脂抗体E阳性;③淋巴细胞、浆细胞浸润的纤维化改变。其中①为必备条件,结合②或③任何一项即可诊断。

日本标准对胰腺影像要求过于严苛,许多激素治疗有效的患者被排除在外。因此,目前广泛应用的是美国Mayo Clinic医院的诊断标准:即①可明确诊断的组织学特征;②特征性的胰腺CT和胰管影像及血清IgG4升高;③激素治疗有效。≥1条标准者即可确诊。

总之,典型的影像学检查加上支持本病的异常实验室检查或组织学上异常表现就足够诊断AIP。实验室检查提示,有自身免疫系统紊乱患者尤其要考虑此病,这些患者中早期的细针穿刺可能有帮助,特别是准备手术的患者。因病理学确诊难,对临床和实验室检查强烈提示此病的患者,激素治疗可用作诊断工具,应在激素治疗后2~4周行影像学检查以明确肿块是否消失。

(四)临床分期及可切除性评估

1.临床分期

(1)胰腺癌TNM分期:国际抗癌联盟(UICC)和美国肿瘤联合委员会(AJCC)TNM分期

系统，目前已得到广泛的认可，详细内容如下。

1)原发肿瘤(T)

Tx：原发肿瘤无法评估。

T_0：无原发肿瘤的证据。

Tis：原位癌。

T_1：肿瘤限于胰腺内，直径不超过2cm。

T_2：肿瘤限于胰腺内，直径超过2cm。

T_3：肿瘤超出胰腺范围，但没有累及腹腔干和肠系膜上动脉。

T_4：肿瘤累及腹腔干或肠系膜上动脉(不可切除的原发肿瘤)。

2)局部淋巴结(N)

Nx：局部淋巴结情况无法评估。

N_0：无局部淋巴结转移。

N_1：有局部淋巴结转移。

3)远处转移(M)

Mx：远处转移情况无法评估。

M_0：无远处转移。

M_1：有远处转移。

4)分期

0期：Tis N_0 M_0。

Ⅰ期：T_1 N_0 M_0，T_2 N_0 M_0。

Ⅱ期：T_3 N_0 M_0。

Ⅲ期：T_1 N_1 M_0，T_2 N_1 M_0，T_3 N_1 M_0。

ⅣA期：T_4任何N M_0。

ⅣB期：任何T 任何N M_1。

(2)EUS对胰腺癌的TNM临床分期

第一期(T_1～3，N_0，M_0)：肿瘤未超出胰腺包膜，或已侵及邻近脏器而手术可切除，且无局部淋巴结转移。

第二期(T_3，N_0，M_0)：肿瘤直接浸润邻近脏器，手术已无切除可能，但尚无局部淋巴结及远处转移。

第三期(T_1～3，N_1～2，M_0)：已有局部淋巴结转移，但尚无远处转移。

第四期(T_1～3，N_0～1，M_1)：已有肝等远处转移者，不论是否原位胰腺癌或局部淋巴结转移均已属第四期。

2.可切除性评估　评估肿瘤可切除性是胰腺癌术前诊断的重要内容。然而，判断肿瘤能否切除尚无统一标准，除肿瘤本身因素外还与病人自身状况、术者对疾病的认识、手术技能的掌握、术后临床经过及预后等多种因素有关。胰腺癌不可切除的因素包括胰周侵犯、血管受累、腹腔种植、淋巴结和肝转移，其中主要评估胰周侵犯和血管受累情况。

临床上术前影像学评估方法很多，首选超声检查，但价值有限。内镜超声对于发现2cm

以下的肿瘤比CT敏感,观察淋巴结转移、SMV和PV受累情况与螺旋CT双期扫描相似,但对SMA受累的评估低于CT。MR动态增强扫描组织分辨能力好,能清晰显示胰周脂肪、肠系膜上血管、PV及下腔静脉、胰静脉等重要血管与肿瘤、肝门、脾门的关系,对肝转移的诊断率高于CT,但对淋巴结转移的诊断率低于CT,对局部浸润的评价意见不一;多层螺旋CT更是有助于判断血管受侵情况、胰腺癌是否侵犯邻近器官、有无淋巴结转移等。腹腔镜检查主要用于对没有胆道和消化道梗阻的胰腺癌手术可切除性的进一步评估,可发现CT和血管造影无法发现的肝微小转移灶和腹膜转移,避免不必要的开腹手术。综合应用上述检查手段有助于提高术前可切除性评估的准确性。目前,CT特别是螺旋CT在术前评估中占有核心地位,如病人的病史和血液检测提示可能为胰腺癌,CT发现胰腺肿块并认为不可切除时就应放弃手术。如CT检查结果提示可以切除,尚应综合其他检查作出判断。

(1)肿瘤侵犯血管分级标准(Loyer分级标准):肿瘤累及PV等重要血管的程度是可切除性评估的主要依据。即使联合血管切除,也要求在术前能够判断肿瘤侵犯血管是部分相邻还是完全包绕、血管形态是否规则、有无癌栓等情况。以下是肿瘤侵犯血管的Loyer分级标准。

A型:低密度肿瘤和(或)正常胰腺与邻近血管之间有脂肪分隔。

B型:低密度肿瘤与血管之间有正常胰腺组织。

C型:低密度肿瘤与血管之间有凸面点状接触。

D型:低密度肿瘤与血管有凹面接触,或者部分包绕。

E型:低密度肿瘤完全包绕邻近血管,但尚未造成管腔变化。

F型:低密度肿瘤阻塞血管或浸润血管致使管腔狭窄。

A～B型为可切除型;C～D型为有可能切除,需视术中情况而定;E～F型为不可切除型。

(2)可切除性评估:综合肿瘤胰周侵犯、血管受累、腹腔种植、淋巴结和肝转移等情况,可以在术前准确地评估肿瘤可切除性。

1)可以切除

①无远处转移。

②腹腔于和肠系膜上动脉周围脂肪清晰光整。

③肠系膜上静脉/门静脉通畅无浸润。

2)可能切除

①胰头癌、胰体癌:a.单纯的肠系膜上静脉/门静脉侵犯;b.肿瘤邻近肠系膜上动脉;c.肿瘤包绕胃、十二指肠动脉;d.肿瘤单纯地包绕下腔静脉;e.肠系膜上静脉闭塞,但近侧和远侧的静脉通畅;结肠和结肠系膜侵犯。

②胰尾癌:a.肾上腺,结肠或结肠系膜,或肾侵犯;b.手术前胰周淋巴结活检阳性。

3)不可切除

①胰头癌:a.远处转移[包括腹腔于和(或)主动脉旁];b.肠系膜上动脉、腹腔干的包绕;c.肠系膜上静脉/门静脉闭塞;d.主动脉、下腔静脉的侵犯或包绕;e.横结肠系膜以下的肠系膜上静脉侵犯。

②胰体癌:a.远处转移[包括腹腔干和(或)主动脉旁];b.肠系膜上动脉、腹腔干、肝动脉的包绕;c.肠系膜上静脉/门静脉闭塞;d.腹主动脉侵犯。

③胰尾癌：a.远处转移[包括腹腔干和(或)主动脉旁]；b.肠系膜上动脉、腹腔干的包绕；c.肋骨、椎骨的侵犯。

三、胰腺癌的治疗

(一)治疗总原则

治疗的总目标无非是延长生存期，改善生存质量。治疗原则是：早期治疗、综合治疗、积极治疗。胰腺癌治疗中基本原则是根据可切除性评估结果，最大限度地切除肿瘤又要最大限度地避免不必要的手术探查。

需要强调的是，在评估局部可切除性之前，首先要综合评估病人全身状况和生理、心理的忍受能力，正确衡量局部与整体的关系。胰腺癌手术，尤其是手术范围大且涉及邻近器官时，既要"破坏"又要"重建"，操作时间长，对机体损伤和内环境影响大。对那些高龄、全身状况虚弱、主要脏器(尤其是心肺肾)存在严重功能不全者施行根治性切除手术，不仅难以达到延长生存期，改善生存质量的目标，还可能因手术并发症的发生导致结局与初始治疗目标背道而驰。

1.早期治疗　早期治疗依赖于胰腺癌的早期诊断，是提高胰腺癌治疗效果的关键，也是目前胰腺癌研究最主要的方面。在肿瘤仍局限于胰腺内，出现区域淋巴结转移以前，仍有根治切除的机会。而肿瘤一旦扩展到胰腺外，出现淋巴结转移，或侵犯肠系膜上静脉和门静脉，即使仍有切除的机会，也有可能延长生存期，但效果要差很多。而一旦肿瘤到了 T_4，即肿瘤侵犯腹腔动脉和肠系膜上动脉，或者出现肝转移，则失去了手术切除的机会。

2.综合治疗　胰腺癌的治疗强调以手术切除为核心的综合治疗。术中镜下残留、血循环、各脏器潜伏的肿瘤细胞是术后复发和转移之源，也是胰腺癌术后5年生存率仍低的主要原因。因此，综合治疗是提高胰腺癌术后疗效的必由之路。它包括不同化疗方案和放疗方案的联合应用，包括术前新辅助放化疗，也包括术后的生物治疗。近年来肿瘤靶向治疗的兴起，也具有里程碑的意义。

3.积极治疗　不可切除的胰腺癌并非失去了治疗机会，化疗、放疗、免疫治疗也可延长生存期和改善生活质量。也有部分病人在放疗、化疗、介入治疗后肿瘤缩小得到了手术切除的机会。目前多数人主张采用胆管空肠鲁氏Y形吻合解除胆道梗阻，同时附加胃空肠吻合，以解除或预防十二指肠梗阻。随着内镜技术、微创外科、介入技术的发展，可通过内镜或介入方法放置胆道内支架和肠道内支架以及腹腔镜胆肠吻合、胃肠吻合等手段解决胰头癌病人的黄疸、十二指肠梗阻等症状。

恶性梗阻性黄疸，尤其是重度黄疸的病人，常伴有肝功能、肾功能以及免疫系统的损害，术后容易发生肝肾衰竭、应激性溃疡、吻合口漏、腹腔感染等严重并发症。但减黄需要一定时间，这样有可能造成恶性肿瘤的生长、扩散。另外，减黄操作本身也有一定的并发症。因此术前减黄的意义存在争议，不强调常规进行术前胆汁引流，对于血清胆红素过高的病人才考虑进行减黄。目前国内术前减黄指征亦不统一，血清总胆红素需在171～340mmol/L再考虑减黄。但对由于营养不良，脓毒血症，并发症以及新辅助化疗必须延期外科手术的病人指征可适当放宽。减黄途径分别为内镜下放置鼻胆管引流、胆道内支架，或者B超、X线引导下PTCD。

（二）整体治疗方案

1.胰腺癌治疗方法选择的依据　在选择胰腺癌的治疗方法前，需弄清以下情况。

（1）肿瘤情况：TNM 分期是国际公认的确定治疗方法的依据之一，包括肿瘤的大小、数目、范围，胰周血管侵犯情况，淋巴结和远处是否有转移等。通常 T_1 及 T_2 和部分 T_3 期可切除评估通常为可切除，可考虑手术切除；部分 T_3 和 T_4 期以及 M_1 通常为不可切除，不考虑手术切除。

（2）可切除评估：评估肿瘤可切除性是胰腺癌术前诊断的重要内容，也是最终判断是否手术治疗的主要依据。胰腺癌不可切除的因素包括胰周侵犯、血管受累、腹腔种植、淋巴结和肝转移，其中主要评估胰周侵犯和血管受累情况。

（3）全身情况：包括年龄、心肺功能、糖尿病、其他脏器严重病变。

2.胰腺癌治疗方法的选择

（1）可切除胰腺癌的治疗选择：如全身情况可，没有手术禁忌证，应力争根治性切除手术，术后再辅以化疗或放疗。高龄、重度心肺功能障碍等全身情况较差者，手术风险极大者，可考虑非手术治疗，包括化疗、放疗或联合放化疗、对症支持治疗，现在还有免疫治疗；若存在梗阻性黄疸或十二指肠梗阻，可在内镜下放置支架。

（2）不可切除胰腺癌的治疗选择：若全身情况可，可采用放疗或化疗等姑息性治疗手段，但不主张姑息性切除。少数病人治疗后临床分期降期，评估为可切除，可行手术治疗。若全身情况差，难以耐受放化疗，则主要予以对症支持等姑息治疗。有梗阻性黄疸者，可行 PTCD 或 ERCP 减黄治疗。

（3）全胰腺癌的治疗选择：若评估为可切除，适宜的手术只有全胰切除术。但由于该术式创伤大，手术范围广，对术者技术要求高，术后血糖管理较复杂，患者生存质量明显下降，因此，全胰腺癌选择手术治疗时要尤为慎重。若评估为不可切除，或者选择非手术治疗，可考虑全身化疗，也可选择三维适形放疗、介入、高强度聚焦超声、伽马刀等局部治疗。

（4）胰腺癌侵犯门静脉-肠系上膜静脉的治疗选择：门静脉、肠系上膜静脉受胰头癌侵犯，主要是癌肿的特殊位置所致，并非是预后不良的指标，因此，如果排除了肝转移、腹膜种植和远处转移，可采用联合血管切除的胰十二指肠切除术。术前采用螺旋 CT 血管造影，识别局部进展期胰腺癌侵犯胰周血管的程度，精确评价肿瘤可切除性，是选择治疗方法的关键。当然，最后术式的选择还依赖于术中胆大心细的操作。如果肠系膜上动脉、腹腔干明显受侵，则放弃切除术。如动脉未受侵犯，可清晰解剖门静脉近端，同时可游离出足够的 SMV 远端正常血管，可联合切除受累静脉。

（5）胰腺癌肝转移的治疗选择：TNM 分期属 M_1，选择非手术治疗。胰腺癌并肝转移，可选择全身化疗，若治疗后临床分期降期，肝转移灶消失或缩小，可考虑手术切除原发病灶，术后再辅以肝动脉区域灌注化疗。胰腺癌术后肝转移，可选择全身化疗，或者选择介入、高强度聚焦超声、伽马刀以及射频等局部治疗。

（6）神经内分泌癌的治疗选择：胰腺神经内分泌癌属于消化系统神经内分泌肿瘤之一，起源于神经内分泌系统的 APUD 细胞，生长较缓慢，预后较其他胰腺恶性肿瘤好，可适当手术切除的指征。即使出现肝转移，也首选手术治疗，能有效控制症状和改善预后。对于已有远处转移的病例，如果转移灶可以手术切除，也应积极手术，孤立转移灶切除＋原发肿瘤切除的效果与根治性手术效果相当。手术范围达到根治切除即可，在清扫范围内的淋巴结转移对预后没有影响。位于胰体尾的神经内分泌癌可不必同时切除脾。对术后复发者，可再次手术切除病灶。生物治疗是胰腺神经内分泌癌的有效治疗手段，生物治疗的效应与人生长抑素受体hSSTR过度表达相关，主要机制为：①控制功能性神经内分泌癌的临床症状；②控制肿瘤细胞的增殖。对于未能手术切除肝转移病灶的患者，文献报道肝动脉栓塞化疗有显著疗效，能使33％～80％的患者肿瘤体积缩小。

(7)终末期病人的治疗选择：只宜对症支持等姑息治疗。梗阻性黄疸者，可行PTCD或ERCP减黄治疗。疼痛患者按照癌痛三级镇痛的原则予以镇痛治疗。可于硬膜外放置镇痛泵，以吗啡10mg加入60ml生理盐水中，72h持续泵入。或长期给予长效的吗啡缓释剂(美思康定)镇痛。若仍不能控制疼痛，可考虑行腹腔神经丛阻滞。

(三)常规治疗方法

1.*手术治疗*　手术切除是胰腺癌的主要治疗方法。根据肿瘤的性质，部位，侵犯的范围等可有多种术式的选择。随着手术技术、重症监护、营养支持水平的不断提高，胰腺癌围手术期死亡率、并发症发生率已大大降低。目前国内外主要胰腺癌诊疗中心的胰十二指肠切除术围手术期死亡率多在1％左右或更低。

(1)适应证

1)术前评估可以切除或可能切除的胰腺癌。

2)新辅助放化疗后评估可以切除或可能切除的胰腺癌。

3)胰腺占位性病变存在，包括肿块型胰腺炎，不能除外恶性肿瘤，尤其CA19-9升高者。

(2)禁忌证

1)年龄过大、体质过度虚弱、严重心、肺功能障碍、肝功能失代偿(ChildC)或有代谢性疾病，无法耐受手术者。

2)严重消瘦或已出现明显恶病质者；伴有急性感染或有脓毒出血症者；腹腔出现大量腹水者。

3)术前评估肿瘤不可切除。肿瘤巨大，侵犯肠系膜上静脉、门静脉并非手术的绝对禁忌证。

(3)术中探查：首先排除肝转移、腹腔及盆底种植和肝十二指肠上端门静脉的癌浸润，然后按标准Whipple手术三步法探查腹主动脉、下腔静脉、SMV前壁、SMA及CA有无癌浸润、转移。最关键的是胰腺与肠系膜上血管的解剖探查，能否将SMV的“胰后干”右侧壁及背侧壁与钩突分离。方法是先上提横结肠，确定横结肠系膜根部有无浸润性的“癌脐”征，如有则不行解剖性探查。然后行Kocher切口充分游离十二指肠圈，直至十二指肠升部，完全将胰头、十二指肠和下腔静脉分离。分离切断Henle干，自然显露出SMV，将其血管鞘打开，自下向上用沿SMV的“外科干”“胰后干”进行钝性分离。如果癌肿和血管紧密粘连，不能钝性分开，多提示血管壁实质性浸润。此时，要结合MSCT表现估计受侵范围，如浸润严重，则放弃根治性切除。如估计受侵范围不大,可打通胰颈后SMV前壁“隧道”,于SMV纵轴左侧切断胰腺后直接探查SMV“胰后干”的右侧壁和后壁。此时可采用钳夹法仔细分离癌肿和SMV-PV之间的紧密粘连,逐步将癌肿和SMV-PV完全分离,如不能完全分离,则行联合SMV-PV的手术切除。

(4)切除范围:经典胰十二指肠切除术切除范围包括胆总管中下段以下的胆管(包括胆囊)、部分胃、全部十二指肠、胰头、部分胰颈及钩突,Treitz韧带以下10cm左右的空肠。不清除肝十二指肠韧带、肠系膜根部及腹腔动脉周围淋巴结,胰腺切缘在门静脉长轴、胰钩突切线在肠系膜上静脉后侧。

扩大胰十二指肠切除术切除范围包括:①胰头颈及钩突,在门静脉左侧1.5cm处断胰,钩突的完整切除包括钩尖及腹主动脉前和肠系膜上动脉右侧的软组织;②远端1/2胃,全部十二指肠及Treitz韧带以下10cm左右的空肠;③肝总管以下的胆道和胆囊及肝十二指肠韧带淋巴结;④胰头前后、上下淋巴结及肠系膜根部淋巴结;⑤腹腔动脉干周围的淋巴结;⑥肝下至肾前的后腹膜及软组织;⑦受侵犯的部分门静脉、肠系膜上静脉壁或一小段门静脉、肠系膜上静脉。

(5)消化道重建

1)消化道重建顺序:多采用Child法,即按胰肠、胆肠、胃肠的顺序进行吻合;而Whipple法按胆肠、胰肠、胃肠的顺序进行吻合。

2)胰肠吻合方式:胰瘘是胰腺术后最重要和最常见的并发症。为了降低胰瘘发生率,根据胰腺残端、口径,演变了多种不同的胰肠吻合方式。各种吻合方式都具有各自的适应证,有各自的合理性和局限性,术者应根据实际情况和个人的手术技巧和习惯,选择合理方式,以尽量避免胰瘘的可能性及减少胰瘘量,尽量控制继发于胰瘘的感染和出血。

①胰肠端端吻合

a.套入法:适用于吻合端空肠襻肠管直径明显大于胰腺残端直径,尤其是胰腺质地较“坚韧”,有慢性纤维化改变者。优点在于残端游离只需2cm,缝合较为牢固。缺点是胰腺残端粗大者难以套入,即使勉强套入,往往血供受影响。而胰腺若伴有炎症、水肿或质地过于柔软,则操作比较困难,容易撕裂出血。因此,有急性胰腺炎或炎性红肿、黄疸者慎用。可先将长短合适的支撑管式引流管置入胰管引流胰液,同时避免吻合时误缝。

b.捆绑法:适用于吻合端空肠襻肠管和胰腺残端直径相似,用于胰腺质地正常或有炎症者,以及胰管细小者。缺点是残端游离段较长,且要求残端要呈锥形或蝌蚪状,否则有滑脱的危险,且捆绑线远侧胰肠间隙有坏死物积聚可能。

②胰肠端侧吻合

a.嵌入式胰肠吻合:空肠残端关闭,侧壁与胰腺残端做端侧吻合。适用于大多数胰肠吻合,正常胰腺质地或有急性、亚急性炎症时应慎重。由于空肠可任意扩大切口,故适用于各种口径胰肠吻合,可操作性强,适应面广。分离胰腺残端吻合段距离短,可以缩短手术时间,且周围胰断面和肠壁间隙无液体积聚。

b.黏膜对黏膜胰肠吻合:理论上最符合机体生理环境,适用于各种口径残端胰肠吻合,尤其是胰管管径粗大者以及胰腺质地相对较韧和牢靠者。但不能应用于所有病例,合并有亚急性或急性炎症应避免使用,胰管细小者、胰腺质地柔软者慎用。该吻合方式的优点在于不受胰腺残端口径大小限制,可选择性大;不必封闭残端创面;止血相对较好。缺点是胰管吻合技术要求较高,胰管壁薄时难以游离且容易撕裂,胰管周围胰残端创面与肠壁肌层间有潜在腔隙,一旦出血积液继发感染或吻合口裂开时,即发生胰瘘且不易局限。

③胰胃吻合:适应于各种残端直径的残胰吻合以及吻合支空肠系膜血管过短无法行胰肠吻合者。可采用胰胃双层缝合式、挤入或荷包捆扎法进行吻合。两种方式都需要切开胃前壁,另做胃大弯侧后壁切口与胰腺做吻合或捆扎。胰胃吻合优点在于不受胰腺直径、质地影响,不受空肠系膜肥厚、血管细短影响,同时使胰液胆汁得到分流。缺点是胰酶可在胃环境中失活、吻合口溃疡出血、食物与残胰直接接触。

(6)胰腺残端处理:对于行胰体尾切除后的近端胰腺残端,可以采用以上的方法进行胰肠吻合。也可采用无创伤可吸收缝线关闭残端。若直接关闭残端,应尽量找到胰管,予以缝扎保持胰管的封闭性,可有效降低胰瘘的发生、减少胰瘘量。

(7)门静脉切除重建:下列几种情况下应行血管节段切除:①肿瘤与血管壁之间无法分离;②分离后确定血管壁受浸润或高度怀疑者;③分离过程中血管壁破损无法修补或修补后有狭窄者;④分离后血管过长、打折而影响门静脉血流通畅者。

门静脉血流阻断时间过长会增加肠道淤血和毒素吸收,因此阻断门静脉并切除连同血管的肿瘤标本,应在完成其他手术步骤后,仅留待离断 SMV-PV 并做好血管吻合准备后再进行。门静脉阻断最好控制在 60min 内,一般重建都能在 30min 左右完成。血管重建采用 4 点、8 点吻合法,即于两血管截面 4 点和 8 点处各缝一针,线结打在管腔外,打结后向两侧牵引,并保持一定的张力,使血管后壁对合良好。用对侧固定线一头缝针,缝入上端血管腔内,全层后壁连续缝合,后壁最后一针由下端穿出,线结留在管腔外;再用对侧固定线的另一头针缝合血管前壁,前壁缝合完成后,两线交会打结即可。采用 5-0 或 6-0prolene 缝线,缝合过程中注意确保管壁外翻和腔内光整。为避免吻合口狭窄,应预留扩展环。由于切除了胰头和十二指肠,往往可以切除一段血管后直接吻合,但可切除的长度不一(3～6cm)。直接吻合困难或无法直接吻合,则行血管移植。首选自体血管移植,也可直接采用 Gore-Tex 人造血管移植。自体血管有大隐静脉、股静脉、颈内静脉可供选择。

(8)手术方式:根据肿瘤部位、分期、切除范围、消化道重建的不同,胰腺癌有不同的术式。

1)经典胰十二指肠切除术:经典胰十二指肠切除术(PD)又称 Whipple 术,1935 年由 Whipple 首创。目前是治疗胰头癌的基本术式,其他不同术式都是在此基础上进行改进的结果。手术切除范围包括胰头(含完整钩突)、远端胃、全段十二指肠、屈氏韧带以下 10cm 的空肠、胆囊和下段胆总管。消化道重建多采用 Child 法,即按胰肠、胆肠、胃肠的顺序进行吻合。由于胰腺癌易侵犯胰周大血管及后腹膜,且早期即易出现淋巴结转移及胰周神经侵犯,而该术式仅局限于切除胰头肿瘤及与胆总管右侧之淋巴结,不涉及血管切除,所以手术切除率低,术后复发率较高,5 年生存率较低。

2)根治性胰十二指肠切除术:由于经典胰十二指肠切除术治疗胰腺癌疗效不佳,部分学者希望通过扩大手术切除或清扫范围以提高手术生存率,并提出了不同的手术方式,如区域性胰腺切除、扩大的(或广泛的)胰十二指肠切除、联合血管切除重建的胰十二指肠切除等等。尽管如此，目前各种扩大的术式名称及切除范围尚无统一的标准。而根治性的胰十二指肠切除术比较能概括上述各种术式名称的基本方式及范围，近年来也逐渐得到国内外学者的认可。该术式切除范围如下：①门静脉左侧2～3cm处切断胰腺；②在肝总管处切断胆道，门静脉和肝固有动脉"骨骼化"，清扫肝门处的淋巴结及脂肪组织；③1/2远端胃、十二指肠、近端空肠10cm及右半大网膜；④完整切除胰腺钩突；⑤清扫肝总动脉及腹腔干周围淋巴结；⑥将肠系膜上动脉右侧的软组织连同十二指肠系膜一并切除；⑦下腔静脉、腹主动脉与左肾静脉三角间淋巴、结缔组织。

目前普遍认为：广泛淋巴结清扫有可能提高Ⅰ期、Ⅱ期胰腺癌患者的手术效果，达到R_0切除，从而改善生存状况；但对于较为晚期的病例，伴有腹膜后淋巴结广泛转移是全身疾病的标志，此时合并广泛淋巴结清扫并不能改变预后。

后腹膜切缘阴性是后腹膜淋巴结清扫的目的，也是R_0切除的关键。但由于后腹膜切缘的定义仍未统一。有学者认为是距离肠系膜上动脉（SMA）右侧3～4cm的软组织切缘，也有学者定义为胰头后的脂肪组织以及SMA的侧面和钩突部，还有学者提出环状切缘的定义，包括整个标本的前面、侧面和后面，侧面再进一步分解就包括胰腺上下缘的纤维结缔组织、SMV/PV血管沟、钩突部切缘及其向SMA后方延伸的脂肪结缔组织。由于界定上和技术上的困难，国内大多数单位没有检查后腹膜切缘。有研究发现，不少所谓的R_0切除其实为R_1切除。因此，为达到真正的R0，不仅要完整切除钩突，还要紧贴SMA完整切除钩突部向SMA后方延伸的脂肪结缔组织，即所谓的钩突系膜。南京医科大学第一附属医院苗毅教授提出的"动脉入路"，有助于降低后腹膜切缘阳性。

由于解剖位置的关系，胰腺癌极易侵犯门静脉-肠系膜上静脉，这也是既往胰头癌切除率低的主要原因之一。1973年，Fortner提出了胰腺癌联合门静脉（PV）、肠系膜上静脉（SMV）、肠系膜上动脉（SMA）、肝动脉（HA）、腹腔干（CA）等血管切除的区域性胰腺切除术，极大的提高了胰腺癌的切除率。Fortner等提出的区域性胰腺切除的分型为：

0型：胃全胰切除（包括远端胃、胆囊胆管、脾及后腹膜淋巴结清扫）。

Ⅰ型：胃胰部分切除或全部切除＋SMPV节段切除重建＋后腹膜淋巴结清扫。

Ⅱ型：分为3个亚型，Ⅱa型为Ⅰ型＋SMA部分切除重建，Ⅱb型为Ⅰ型＋CA和（或）HA部分切除重建，Ⅱc型为Ⅰ型＋CA和SMA部分切除重建。

对于该术式的疗效目前尚存在着较大争议。有学者认为，肿瘤与静脉无法分离，并不能说明静脉是否真正受侵犯，有时为肿瘤侵犯，有时则为炎症粘连。如为前者，即便是两者勉强分离，在和血管的接触面，部分患者仍会有肿瘤细胞残留；而对有些静脉血管真正受累的患者，如肿瘤未侵及内膜，连同血管一并切除仍可取得较好的疗效。鉴于此，目前一般认为对于肿瘤侵犯门静脉或肠系膜上静脉病例，如果侵犯范围在2cm以内或累及血管周径＜1/3者，且无手术禁忌证，并估计能达到切缘阴性，术者又具有良好的手术技巧，可考虑行联合门静脉（PV）、肠系膜上静脉（SMV）血管切除重建的胰十二指肠切除术，这样可使更多的患者获得根治性切除机会。但对于以下情况即便是连同血管一并切除，患者的生存率也并无改善。

①术前影像学检查显示血管闭塞，肿瘤包裹血管，血管受累长度超过2cm或血管内膜明显受侵者。

②任何的胰周动脉受侵者;前述“动脉入路”以SMA为中心进行解剖,可以在术中较早辨认术前评估为可能切除的肿瘤是否真正侵犯SMA,判断其可切除性。

③术中发现除血管受侵外,肿瘤局部侵犯严重,难以达到切缘阴性者。

3)保留幽门的胰十二指肠切除术(PPPD):1944年Watson报道了保留幽门的胰十二指肠切除术(PPPD)治疗壶腹部肿瘤。1978年后在longmire和Traverso推广下,PPPD得到了广泛的应用。保留胃、幽门及十二指肠球部,在幽门下方2cm切断十二指肠,其他与Whipple手术一致。一般认为由于PPPD切除范围小,术后消化道激素的分泌更接近生理状态,可防止经典胰十二指肠切除术术后的营养性并发症以及减少其他术后并发症,如碱性反流性胃炎、倾倒综合征等,从而提高患者的生活质量。但由于幽门的保留,可能影响幽门上下淋巴结的清扫;此外部分胰头癌患者,因肿瘤直接侵犯十二指肠球部及幽门,可能会降低手术的彻底性。同时,部分患者由于幽门及十二指肠球部的血供和迷走神经鸦爪神经丛的完整性受手术影响,术后可能发生胃排空延迟。因此,PPPD是否能作为胰头癌的标准术式,目前尚无定论。从目前资料看,PPPD与传统的Whipple手术相比,两者手术并发症(包括胃排空延迟),死亡率及术后长期生存率均接近,但术后早期生活质量前者优于后者,所以对于小胰头癌患者,PPPD可能是合适的选择;而对于肿瘤>4cm,估计幽门上下有淋巴结转移或肿瘤已侵犯十二指肠球部的患者,仍需行Whipple术。

4)全胰切除术(TP):全胰切除治疗胰腺癌的合理性至今仍存在争议,赞成者认为部分胰腺癌为多中心,该术式可清除胰腺的所有肿瘤细胞,并可彻底清扫胰周淋巴结;此外还可避免胰腺切除术中最为严重的胰瘘并发症的发生。反对者则认为只有少数胰腺癌为多中心(10%~15%),且目前胰瘘发生率已显著下降,即便发生胰瘘,绝大多数经非手术治疗方式均可痊愈。且该术式后需长期使用胰岛素替代治疗,消化功能亦差。目前多数学者认为与经典胰十二指肠切除相比,全胰切除术并不能提高患者长期生存率,生存质量也明显下降,所以不主张全胰切除;除非术中胰腺残端有肿瘤残留(术中冷冻证实),或残留胰腺已无法保留以及胰腺残端无法满足胰肠吻合的条件者,则可考虑行全胰切除术。但最近文献报道,扩大手术范围使术中冷冻切缘阳性转阴也不能改善患者术后生存,因此,为追求术中切缘阴性而切除全胰是否合适,还值得探讨。

5)胰体尾切除术(DP):该术式是治疗胰体尾肿瘤的常用方法。由于胰体尾癌早期多无明显不适,待出现症状就诊时大多数已属晚期,根治手术切除率低。对Ⅰ期及Ⅱ期患者行根治性切除加淋巴结清扫并联合其他辅助治疗,可提高其5年生存率。此外,由于胰体癌易侵犯腹腔干,对于这类患者,有学者根据全胃切除手术中的Appleby术式提出了联合腹腔干切除的胰体尾切除术(改良的Appleby手术),即切除胰体尾的同时一并切除腹腔干,目前该术式的效果尚不清楚,临床应用应十分慎重。

6)姑息性手术

①姑息性切除术:术前或术中决定是否切除所应秉持的基本原则是R_0切除。2008年版NCCN指南强调R_0切除,认为R_1切除患者预后与仅行姑息放化疗者无异;“可能切除”的患者有较高的R_1或R_2的可能性;对于切缘阳性率风险很高的患者,不适合选择进行外科手术。对于术中判断肿瘤不能根治性切除的病人,可根据情况行胆肠吻合、胃肠吻合、腹腔神经丛阻

滞等改善患者的生活质量及为放化疗提供条件。但在临床上是否可做到 R_0 切除，往往是离断胰腺颈部、切除钩突时才可能有较为准确的判断，此时对于外科医生而言已无退路，只能行姑息性切除。但术前判断不能 R_0 切除或不能切除应予避免主动性的姑息性手术，避免盲目的探查手术。至于梗阻性黄疸，可通过内镜或介入方法放置胆道内支架或 PTCD，十二指肠梗阻可内镜下放置肠道内支架处理。

②胆肠内引流：术中无法切除肿瘤，如果同时有梗阻性黄疸，可考虑行胆肠内引流。通常是先切除胆囊，然后行胆管空肠鲁氏 Y 形吻合。注意胆管必须是侧面与肠管吻合，不能横断，否则远端将形成闭襻。如果胆囊管扩张明显，无胆道结石，且肿瘤距离胆囊管汇入口有充分的距离，可以行胆囊空肠鲁氏 Y 形吻合。

③胃空肠吻合：术中不能切除肿瘤的患者，如果同时存在十二指肠梗阻，可行胃空肠吻合以重建消化道通畅。但是，预防性的胃空肠吻合是不主张的。

④术中引流管放置：术中放置引流管，不仅可以吸出手术区域或膈下的积液，预防感染，也可借以观察出血状况，大大提高手术安全性，同时还可以观察有无胆瘘、胰瘘等并发症的发生。一旦出现腹腔感染、胆瘘、胰瘘等并发症，引流即成为最主要的治疗手段。一旦引流失败，就只能藉介入或手术，以重建通畅引流。

目前可用于腹部胰腺手术的引流管主要有烟卷、乳胶管、负压球、双套管。前二者属于被动引流，后二者属于主动引流。可以根据术者个人的习惯经验进行适当的选择。一般来说，烟卷由于不能长期放置，且对于腹水病人，大量的渗出也使得病人术后必须进行极为频繁的换药，因此，中山医院普外科胰腺肿瘤专业组目前已基本弃用。

通畅引流不仅与引流管的选择相关，也与引流管的放置技术有关。胰肠吻合口、胆肠吻合口必须位于引流管的主要引流区域。且引流管末端需放置于局部低点，至腹壁戳创口尽量平坦、不扭曲打折，以利于手术区积液的引流和日后引流管的更换。同样也选择较粗口径的引流管，一旦出现并发症，需要双套管持续冲洗吸引治疗时，方便更换。为使引流效果更加，可以联合被动引流和主动引流。

(9)术后观察与处理：术后应监测病人生命体征、密切注意病人的神志、24h 出入水量与胃管、腹腔引流管引流量及色泽；应检查病人的皮肤弹性和色泽、黄疸消退情况、腹部体征及腹壁切口愈合情况；定期复查血常规、肝功能、肾功能、电解质、出凝血功能、血糖等生化指标。必须注意胆红素的动态变化。术前胆管无扩张的病人，Whipple 术后早期可能由于胆肠吻合口水肿而出现黄疸，但多可自行消退。而行门静脉切除重建的病人，由于术中的门静脉阻断，术后会产生一定程度的肝功能损害。而术前黄疸的病人术前就可能已经存在肝功能损害。这些病人术后都需要应用一些药物以促进或改善肝功能，包括应用谷胱甘肽、维生素 C 等。术中止血效果确切，术后可以不用止血药。如果有凝血机制障碍，术中易渗血，术后可以联合应用酚磺乙胺、氨甲苯酸，也可应用巴曲酶，以减少术后出血。对于高凝状态、门静脉切除重建、长期卧床的病人，术后可采用低分子肝素钙 5000U 皮下注射，以预防血栓形成。定期随访 PTT 及 APTT，了解体内出凝血功能变化，有助于药物的使用。术后可常规应用抑制胃酸分泌的西咪替丁类或质子泵抑制药，预防应激性溃疡及其所致的上消化道出血。生长抑素或奥曲肽可减少胰腺外分泌，而在预防和治疗胰腺手术后并发症方面起到有效的治疗作用，术后可适当应用。但新近的研究表明，生长抑素或奥曲肽的主要作用在于治疗胰瘘，其预防作用意义价值不大。中山医院普外科胰腺组近年来采用精细、微创的操作方法，重视并提高了胰肠、胆肠吻合技术后，未应用生长抑素和奥曲肽，也使胰瘘、胆瘘发生率有明显的下降。目前仅对胰腺组织特别娇嫩、吻合不太满意的病人，才预防性应用生长抑素或奥曲肽。

术后引流管的维护是胰腺手术后处理的重要内容。早期可以观察腹腔内渗血渗液及腹水情况，后期可以观察胆瘘、胰瘘等并发症的发生，并成为治疗并发症的主要手段。为监测胰瘘，一般在术后1，4，7d检测腹腔引流管（主要是胰肠吻合口旁或胰腺残端旁）引流液淀粉酶。若无明显升高，往往提示没有胰瘘。如果体温平，引流量也少，血白分正常，可以考虑早期拔管。反之，如果引流液淀粉酶升高，则必须警惕胰瘘的发生。至于术后5～7d仍有低热，引流管引流量始终较少，或者引流量减少后体温升高者，必须注意血块、网膜或坏死组织包裹、堵塞引流管导致腹腔积液及继发的腹腔感染。B超容易受到肠道气体干扰，诊断价值不大。此时可以进行腹部增强CT检查，了解腹腔手术区域积液情况及与引流管的关系。必须注意，放射科医生难以完全了解外科医生的意图，通常仅报告手术区渗液或未见明显积液。因此，由外科医生自己仔细读片对于病情的判断至关重要，在终端上动态阅片可以掌握更多的关于积液和引流管的信息。Whipple术后最易导致积液的部位乃肝下肾前区域，此处为病人平躺时的最低处，也是切除胰头十二指肠的区域。积液的产生一方面和引流管堵塞导致引流不通畅有关，另一方面也可能和胆瘘、胰瘘等并发症有关。一般先采用退管1～2cm或更换引流管处理。如果引流管侧孔被包裹，退管后包裹松脱，可以重新恢复通畅引流。而如果引流管管腔堵塞，则必须拔管后通过原窦道更换新的引流管了。为了使新的引流管能放到原位，一般在术后7d窦道基本形成后再换管，并且嘱咐病人呼吸幅度不宜过大，防止腹腔内肠管移动导致窦道被破坏。如果能够重新建立通畅引流，是不考虑再次手术引流的。只有那些无法恢复通畅引流，腹腔感染无法控制，考虑并发胆瘘或胰瘘，可以考虑介入穿刺引流，引流失败可考虑手术探查。

2.*非手术治疗* 尽管手术仍是目前唯一有希望治愈胰腺癌的措施，但由于缺乏早期诊断手段，总体来说，只有10%～20%病人就诊时适宜手术切除，总的切除率为14%。手术切除者总的5年存活率为18%，淋巴结阴性的病人为32%，切缘和淋巴结均为阴性的病人可达到40%，但这部分病人仅占胰腺癌病人总数的一小部分。70%～80%的病人由于肿瘤无法切除，必须通过非手术治疗来改善生活质量、延长生存期。即使是肿瘤切除的病人，既往十几年的随机对照研究也证明扩大手术范围和广泛淋巴结清扫不能进一步提高胰腺癌的存活率。重视胰腺癌的非手术治疗是提高胰腺癌存活率的一个重要环节。

胰腺癌的非手术治疗主要包括化疗、放疗或联合放化疗，现在还有免疫治疗。在很长时间里，临床医学界认为以化疗为主的非手术治疗效果不比支持治疗好。直到1983年Andren-Sandberg等发表了他的前瞻性研究报告，证实氟尿嘧啶（5-Fu）化疗较支持治疗可以延长病人的存活期，非手术治疗才逐渐被接受为胰腺癌治疗的一个组成部分。新的荟萃研究分析也发现，化疗组的死亡危险较支持治疗组下降了36%。目前尚无标准的胰腺癌非手术治疗方案，大西洋两岸的观点也不尽相同，欧洲倾向于采用单纯化疗，而美国则推崇联合放化疗。

（1）化疗：化疗在胰腺癌的综合治疗中占有重要地位，现有资料表明，无论是胰腺癌切除术后还是无法切除的胰腺癌患者，化疗对提高生存率均有一定的帮助。胰腺癌化疗可分为胰腺癌的术后辅助化疗及术前辅助化疗(新辅助化疗),化疗药物临床应用种类及配伍方案较多;可经外周静脉输入的全身系统化疗,也有经门静脉或肝动脉的区域性化疗。由于多数临床研究不是严格意义上的前瞻性双盲对照研究,所以得出的结论也各不相同。根据目前少数大宗病例数的前瞻性双盲对照试验结果,比较公认有效的方案为单用吉西他滨(GEM)或吉西他滨与氟尿嘧啶的组合,两者疗效相似。

1)适应证:根治性手术切除后辅助化疗、胰腺癌伴转移、局部进展无法切除胰腺癌、手术或其他治疗后复发转移、取得病理诊断的术前新辅助化疗。

2)禁忌证:严重消瘦或已出现明显恶病质者、伴有急性感染或有脓毒出血症者、白细胞计数$<3\times10^9$/L(3000/mm^3)、血小板计数$<70\times10^9$/L(7万/mm^3)者(相对禁忌证);严重心、肾疾病患者;肺转移出现大量胸腔积液、腹腔出现大量腹水者。

3)单药治疗:氟尿嘧啶是第一个被报道用于胰腺癌化疗的药物,有效率约10%,可轻度改善生存期。因此被广泛应用,是最主要的药物,但与其他常规药物联合应用仅轻度增加疗效,预后无显著改善。而其他药物大多疗效欠佳,毒性偏大,现已较少使用。

与氟尿嘧啶相比,吉西他滨在提高生存质量方面略显优势。吉西他滨是新一代阿糖胞苷类似物,其药理特性独特,不良反应低微,具有中度抗胰腺癌作用,可以明显改善晚期胰腺癌患者的疾病相关症状和生活质量,于1996年被美国食品与药品监督管理局(FDA)批准取代氟尿嘧啶作为抗胰腺癌一线药物,并被视作临床研究的“金标准”。GEM的标准用法是每周1000mg/m^2,30min滴注,每周1次,连用7周后休1周,以后每4周用药3周。

近年来,许多学者尝试改变GEM的用药方法来治疗胰腺癌,如每分钟10mg/m^2固定速率24h持续静脉滴注和静脉滴注时间延长至120min等。有些临床研究的结果显示出了一定的疗效,值得进一步深入研究。

新近国内外学者试用一些新药治疗胰腺癌,包括多西紫杉醇(DOC)、奥沙利铂(L-OHP)、卡培他滨和S-1等,还有拓扑异构酶Ⅰ制剂如依立替康、鲁比替康等,均显示出了一定的抗肿瘤活性。

4)联合化疗:尽管GEM目前是晚期胰腺癌的标准治疗,但对患者生存期的延长有限,除了不能耐受强烈化疗或参加新药试验的患者,临床上经常采用联合化疗治疗晚期胰腺癌。早先的联合化疗一般是以氟尿嘧啶为主的三联或四联用药,如FAM,FAM-S和SMA方案等。自GEM问世以来,联合化疗多以GEM为基础,再加用其他药物。近2年来ASCO年会上陆续报道了以GEM为主的多种联合方案的Ⅲ期临床研究结果。

GEM+5-Fu是最常用的联合方案之一。美国东部肿瘤协作组(ECOG)开展的Ⅲ期随机临床研究E2297结果表明,GEM+5-Fu与GEM单药相比,除了不良反应可以耐受外,在疗效和生存期方面均没有明显的优势。可是最近希腊学者报道GEM+5-Fu/CF姑息治疗晚期胰腺癌48例,临床获益率超过50%,77%的患者可改善疼痛,52%体质得以改善,28%体重增加,并且耐受良好。

Alberts报道应用GEMOX方案(GEM+L-OHP)治疗晚期或转移性胰腺癌耐受性较好。Van Laethem应用GEMOX方案治疗30例经GEM治疗失败后的患者,客观有效率为23.3%,提示GEMOX方案是治疗晚期胰腺癌的良好方案。法国GERCOR和意大利

GISCAD两大学术协作组织共同完成的GEM单药与GEMOX方案比较的Ⅲ期随机临床试验最终结果，共有36个中心的326例胰腺癌患者参加。研究表明，尽管GEM是当前治疗胰腺癌的标准治疗，但在GEM基础上增加L-OHP而组成的GEMOX方案进行联合化疗，无论在肿瘤缓解率、无进展生存期和临床受益率等方面与单用GEM相比均有进一步改进，并且耐受性良好，可能会使生存期有所改善，因而是改善进展期胰腺癌患者预后的最有活性和最具潜力的方案。

5)术前新辅助化疗：与术后化疗相比，新辅助化疗的优势在于：①在肿瘤各级血管和淋巴管未损伤前予以化疗可提高局部组织和器官的药物浓度，抑制和杀伤敏感的肿瘤细胞，减少术中、术后有增殖活力的癌细胞发生医源性播散；②控制和杀灭临床或亚临床的微小转移灶，减少术后复发和转移；③术前病人多能耐受较大剂量的化疗药物而较少发生急性不良反应；④降低临床分期，缩小原发病灶，增加手术机会；⑤通过手术切除标本的病理检查，有助于了解肿瘤对化疗药物的敏感性，也利于术后化疗药物的选择。

对于胰腺癌而言，从解剖角度来看，胰腺癌术前肿瘤组织血循环好，相对缺氧轻，术前化疗有利于化疗药物直接到达肿瘤部位发挥作用，其疗效较单纯术后化疗要好，国内外也有大量的报道与此相符。另外，胰腺肿瘤周围血供好于肿瘤本身，化疗药物对肿瘤周围细胞作用更强，术前化疗能减少切缘残留肿瘤细胞复发的机会，减少术中癌细胞脱落所致的局部种植机会，使肿瘤局限化，降低肿瘤浸润活性，增加肿瘤根治切除率。术前化疗抑制肿瘤，联合术后化疗对残留癌细胞的杀伤，提高术后远期生存率在理论上是成立的。

胰腺癌的新辅助化疗目前研究较少，但从少数研究结果看，可以降低胰腺癌的术前分期，提高手术切除率，但目前对患者的长期生存率尚未观察到显著的影响。同时，以化疗为主的术前辅助治疗也是一把双刃剑，它为手术病人提供帮助的同时，也可能拖延了肿瘤的手术时间，使本不易早期诊断的胰腺癌患者手术时机延迟，再者由于化疗药物的不良反应，术前化疗可能使本已虚弱的病人耐受手术的能力更差，另外也会增加住院时间、住院费用。因此，术前以化疗为主的辅助治疗应严格掌握适应证，早期肿瘤不宜采用，中晚期肿瘤病人权衡利弊后使用。

(2)放疗：晚期胰腺癌手术切除率低，因此，探讨其非手术治疗的有效方法是提高胰腺癌总体生存率的关键所在。选择无创、微创且治疗增益比高的局部治疗方法是缓解病情的重要途径，并可以通过病情的缓解为结合其他治疗方法提供机会。放疗是胰腺癌综合治疗中局部治疗的重要手段。一般来说，不论肿瘤是否成功切除，不论切缘或淋巴结状态都可采用放疗。放疗对降低肿瘤分期，提高生存率，缓解疼痛均起到一定作用，但目前尚无统一的方案。放疗可与化疗联合，且部分化疗药物如氟尿嘧啶及吉西他滨等可以起到放疗增敏剂的作用。照射的靶区根据术前CT和(或)术中标记，应包括原发肿瘤或瘤床和局部淋巴结。由于胰腺癌的生物学特点和周围有很多对放射敏感的脏器，如小肠、十二指肠、胃、肝、肾脊髓，限制了对胰腺的放疗剂量。因此，采取常规姑息性外放疗手段常效果不显。建议采用三维适形放疗，剂量40～50Gy(1.8～2Gy/d)。

1)三维适形放射治疗方法：三维适形放射治疗方法，又称调强放疗，可应用VARIAN加速器15MVX线和CADPAN三维治疗计划系统。利用真空枕垫将患者固定于立体定向体部框架内，行CT增强扫描定位。病变区域CT层厚5mm，层间距5mm，病变区域上下各扫描

15层，层间距10mm。将图像信息输入计划系统，勾画出肿瘤临床靶体积（CTV）和计划靶体积（PTV），并标记出周围的重要敏感器官，如胃、小肠、肝、脊髓、肾等。选择5～7个非共面射线束，尽量减少敏感器官的照射剂量，利用加速器MLC使之在各射线方向与肿瘤相适形，通过剂量-体积直方图（DVH）选择最佳治疗方案。

三维适形放疗的技术特点是利用三维治疗计划系统设计共面或非共面的不规则照射野进行分次照射，在照射野的方向上，放射野的形状和靶区的形状一致，要求靶区内及靶区表面的剂量处处相等，每个照射野内诸点的输出剂量率能够按要求进行调整。调强放疗是近年随着CT技术及三维适形放疗技术的发展而兴起的新技术。这项技术可以根据肿瘤三维外形调整放疗区域。肿瘤靶区适形度的提高和多野照射使用，治疗区接近照射区，减少了肿瘤周围正常组织和重要敏感组织的照射剂量，提高了每次分割剂量，达到常规放疗难以达到的肿瘤剂量，提升了放射治疗增益比，从而提高局部控制率和生存率。

三维适形放疗值得推广的另一个优势在于不良作用小。大剂量分割的三维适形技术在短期内给予胰腺肿瘤高剂量照射，治疗精度高，瘤体缩小快，能够较快改善疼痛、黄疸等临床症状，适当延长生存期。另一方面周围正常组织损伤轻微，可避免出现较严重的放射性不良反应，患者能够耐受全程治疗，是中晚期胰腺癌患者确实有效的高姑息治疗手段。

2）术中放疗：通常是指在术中直视条件下，利用电子线对肿瘤病灶或瘤床进行一次大剂量照射。广义的术中放疗包括术中放射性粒子在瘤体或瘤床内置入。与常规外照射相比，术中放疗主要有以下优点：①术中可精确设定照射野。②单次大剂量照射，超过了细胞存活剂量的肩曲线，不利于肿瘤细胞的修复，生物学效应高。文献报道，术中大剂量照射的生物效应是同剂量分次体外照射生物效应的2～3倍。③利用高能电子线建成区小、表面剂量高、达到最大剂量点深度后剂量急剧衰减的特性，使靶区剂量均匀、病灶后正常组织和器官受照射量小、保护性好。④与手术同时进行，短时间双疗效。⑤不影响以后进行的体外放疗和化疗。目前国内已有数家大型医疗机构在不能切除的胰腺癌患者中开展了术中放疗。如没有单独的放疗手术间，术中放疗治疗步骤一般如下：于常规手术间剖腹探查，充分暴露胰腺后，经针吸细胞学活检或快速组织病理学确诊后，将手术床位连同患者及麻醉仪器推入加速器治疗室内。根据术前影像学定位和术中所见，确定照射范围，将合适大小的限光筒置于肿瘤或瘤床上方，并包括肿瘤周围1cm左右的正常组织；避开肿瘤周围的其他正常组织和器官，但将左右腹腔神经节包含其中，以收到减轻疼痛的效果。术中使用高能电子线，对肿瘤组织进行一定剂量的照射。此种方法无法保证患者在移动过程中的无菌条件，操作过程烦琐、复杂。2000年国外已将最新的Mobetron放射系统投入使用，其特点是相关仪器可安置于手术间内，术者只需将肿瘤解剖清楚后，将限光筒置于瘤床或肿瘤组织上方，由放射工作者完成术中放疗，整个操作过程避免了上述缺陷。

3）适应证：根治性手术切除后辅助放疗；胰腺癌伴转移；局部进展无法切除胰腺癌、手术或其他治疗后复发转移。取得病理诊断的术前新辅助放疗。

4）禁忌证：严重消瘦或已出现明显恶病质者；伴有急性感染或有脓毒出血症者；白细胞计数$<3\times10^9$/L（3000/mm^3），血小板计数70×10^9/L（7万/mm^3）者（相对禁忌证）；严重心、肾疾病患者；严重心、肾疾病患者；肺转移出现大量胸腔积液、腹腔出现大量腹水者；已有全身性广泛

转移者放疗为相对禁忌证。

5)不良反应：正常组织器官也不可避免受到照射而产生放射反应，可出现不同程度的皮肤反应、全身反应及消化道反应。常见的皮肤反应有干性脱皮、红肿、红斑、水疱，偶有湿性脱皮。此外，常有乏力、食欲下降、发热(体温均在38.5℃以下)、恶心、呕吐等不适。经过对症处理后均可继续治疗，并且在治疗结束后上述反应均有所缓解或消失。此外，可出现急性放射性肠炎、急性放射性肝损伤、骨髓抑制等急性放射不良反应，放射治疗后2～7个月，部分患者可出现胃和十二指肠黏膜糜烂、溃疡。穿孔、大出血、持续高热等严重并发症较少发生。

(3)介入治疗：胰腺癌的介入化疗是通过动脉插管技术选择胰腺主要的供血动脉给予高剂量的化疗药物。其理论依据是：①胰腺癌瘤体常包被致密纤维包膜，且胰腺癌常表达中至高水平多药耐药基因，化疗药物进入胰腺癌组织太少，系统性化疗效果较差，而通过靶向性介入化疗可以使高浓度的化疗药物直接进入胰腺癌组织；②介入化疗药物首先作用于胰腺癌组织，可明显减少全身的不良反应，提高化疗的效果。国内对310例中晚期胰腺癌病例介入治疗与外周静脉化疗疗效比较的荟萃分析提示，前者更能提高病人的1年生存率和临床受益率。对于不能切除的晚期胰腺癌病人来说，介入治疗能明显控制肿瘤的生长，延长进展期胰腺癌病人的生存期。我院于2001—2005年间收治212例中晚期胰腺癌病人，其中经介入性灌注化疗1～8次的65例中晚期胰腺癌病人总体客观缓解率为32.7%，总体临床受益率为56.9%，中位生存期为9个月，6个月和1年累积生存率分别为72.6%和28.7%。

1)适应证：对于胰腺肿瘤在5cm以下、无腹腔重要血管大范围侵犯、无广泛转移者，仍以早期及时根治性手术为宜，不建议术前介入治疗，以免错过最佳手术时机，因为介入治疗要耽误手术时间3～4周。可将介入治疗作为术后辅助治疗的重要手段，以巩固手术治疗的效果，延缓局部复发及远处转移，提高生存率。对临床分期已晚、失去根治性手术机会或一般情况差、无法耐受根治性手术的患者，在及早利用微创外科技术解除胆道或和胃肠道梗阻的前提下，可进行介入治疗。

2)区域灌注化疗：由于全身化疗易出现不良反应，局部药物浓度低，疗效差，而区域灌注化疗能使化疗药物在肿瘤周围高浓度聚集，直接作用于肿瘤，疗效显著，全身不良反应轻微，故在临床广泛应用。

3)区域灌注化疗作用机制：胰腺癌属乏血供肿瘤，其瘤体表面常有一层致密、供血少的纤维包膜包被，化疗药常难以渗入。胰腺癌常表达中高水平的多药耐药基因产物，可将化疗药物快速从肿瘤细胞清除。而化疗药物的疗效与肿瘤部位药物浓度及药物和癌细胞直接接触的时间呈正相关。区域性动脉灌注化疗的原理是通过肿瘤滋养动脉，局部注入一定剂量的高浓度药物到达肿瘤靶器官。通过增加胰腺肿瘤局部的抗癌药物浓度和作用时间，提高药物对肿瘤组织的毒性作用，以克服肿瘤的耐药性，诱导胰腺癌细胞凋亡和坏死，从而抑制肿瘤的生长和转移。局部供血减缓和栓塞剂的使用可造成肿瘤内的低氧环境，增强化疗药物的细胞毒作用，促进肿瘤细胞的坏死。

胰腺癌区域性动脉灌注介入治疗的特点及疗效：胰腺癌区域性动脉灌注介入治疗除没有全身化疗引发的严重不良反应外，还具有以下优点：①能在胰腺肿瘤区域达到较高的化疗药物浓度。已有试验表明，区域性动脉灌注化疗时的药物浓度是外周静脉化疗时的10～16倍。

②对局部进展期胰腺癌有降低分期的作用，减轻胰腺癌侵犯门静脉、肠系膜上静脉或下腔静脉的程度，缩小肿瘤体积，使部分原先认为不能切除或初次手术未能切除的肿瘤获得根治性切除的机会，明显提高手术的切除率。③可杀灭已存在的微小转移灶、亚临床病灶及残留的肿瘤细胞，控制肿瘤的局部复发和肝转移，提高胰腺癌患者的生存率。④使肿瘤与周围血管之间产生炎性间隙，有助于术中判断肿瘤是否侵犯门静脉或肠系膜上静脉和其被侵犯的长度，减少了血管的误切和血管移植的概率。⑤使胰腺组织变韧，降低术后胰肠吻合口漏的发生率。⑥对于不能切除的晚期胰腺癌患者，动脉灌注治疗在一定时间内能有效地抑制肿瘤的生长，改善患者全身症状，从而延长患者生存期。

动脉灌注化疗的基本原理为大剂量冲击化疗，目的是以高浓度的抗癌药物在短时间内杀伤大量的癌细胞。病变部位有效药物浓度比静脉给药要高许多倍，可直接达到抗肿瘤的效果，给药后采集外周血及胰腺、胰周、心脏等组织，测定血浆和组织匀浆中 GEM 的药物浓度，并观察组织病理改变。结果提示，区域性动脉灌注能明显提高胰腺内 GEM 的浓度，且药物体内滞留时间明显延长，对全身其他重要脏器的不良作用也小，从而提示胰腺癌介入治疗的有效性。GEM 是否选择介入途径至今仍有争议，因为该药物必须通过肝代谢后才能对胰腺肿瘤细胞产生杀伤效应。

(4)姑息性治疗：对终末期胰腺癌患者，应按照癌痛三级镇痛的原则予以镇痛治疗。可于硬膜外放置镇痛泵，以吗啡 10mg 加入 60ml 生理盐水中，72h 持续泵入。或长期给予长效的吗啡缓释剂(美思康定)镇痛。若已行剖腹探查，也可行内脏神经离断术或无水乙醇腹腔丛封闭破坏术以期改善患者生存期生活质量。有骨转移，可试用放射性核素内放射治疗。有梗阻性黄疸者，可行 PTCD 或 ERCP 减黄治疗。

第十节　卵巢癌

卵巢癌是妇科三大恶性肿瘤之一。我国卵巢癌的发病率位于宫颈癌和宫体癌之后，居第三位，在美国仅次于宫体癌居第二位。近 20 年来其发病率以每年 0.1%的速度增长，并随年龄增长而升高。女性一生中患卵巢癌的危险为 1.5%。因卵巢癌早期无明显症状，就诊时 2/3 属晚期，是妇科三大恶性肿瘤中预后最差的。近 20 年来由于外科治疗技术的改进、顺铂联合化疗的进展，卵巢恶性生殖细胞瘤目前已成为化疗可根治的肿瘤，使卵巢癌总的 5 年生存率由 20 世纪 70 年代的 30%升至 20 世纪 80 年代末的 44%，上皮癌由 30%升至 39%。目前恶性生殖细胞瘤的 5 年生存率早期超过 90%，晚期达 50%～60%。

流行病学研究表明，晚婚、不育者患卵巢癌的危险相对增高。妊娠期不排卵及长期服用避孕药，可减少卵巢癌的发生。和遗传相关的卵巢癌约占所有卵巢癌的 5%～10%，如直系亲属有卵巢癌和乳腺癌者，其发病率明显增高。其他危险因素如环境、饮食、服用外源性非避孕性雌激素等均相关。

卵巢癌主要有三种病理类型：上皮癌国外占卵巢癌的 90%以上，国内约占 65%，多发生于绝经期和绝经后期；恶性生殖细胞瘤国外少见，国内约占 20%，多发生于青少年；性索间质肿瘤属低度恶性肿瘤，约占10%，可发生于任何年龄。

【诊断要点】

1.早期症状可有月经失调及轻度的胃肠症状。随着肿瘤的增大和转移，可扪及肿块，出现腹胀、腹水、盆腔压迫症状或不同程度的肠梗阻等。卵巢恶性生殖细胞瘤由于肿瘤生长迅速，常伴坏死，多有腹痛、发热，或因肿瘤扭转出现急腹症。妇科检查发现盆腔有囊性或囊实性或实性肿块，晚期可扪及转移结节。

2.腹水细胞学检查：70%～80%的上皮癌腹水中可发现腺癌或恶性肿瘤细胞，应和胃肠道原发肿瘤鉴别。

3.影像学检查：如X线检查、盆腹腔CT、MRI、B超等，可提供病变的部位、大小、性质及累及范围等资料，有利于诊断及鉴别诊断。

4.肿瘤标记物检查：血清卵巢上皮癌相关抗原CA125水平的测定是卵巢上皮癌标记物的监测方法，有80%以上的上皮癌病人CA125水平升高。卵巢粘液腺癌的癌胚抗原(CEA)可增高。甲胎球蛋白(AFP)和人体绒毛膜促性腺激素(HCG)是卵巢内胚窦瘤和绒癌的标记物，近年来发现患卵巢无性细胞瘤者血液中乳酸脱氢酶增高。这些肿瘤标记物均可用于相应肿瘤的诊断及病情追踪。

5.细针穿刺活检：从阴道后穹隆或在B超指引下从腹部进行肿瘤细针穿刺活检，可获初步组织学检查资料。

6.剖腹探查和肿瘤组织学检查是最后诊断和分期的依据。

7.肿瘤转移：①种植性转移：肿瘤穿透包膜，广泛种植于盆腹腔表面，是其主要途径。②直接浸润：肿瘤侵犯邻近组织或器官。③淋巴道转移：亦是卵巢癌转移主要途径，包括盆腹腔和体表淋巴结。早期淋巴结转移率为10%～20%，晚期达40%～60%。④血行播散：可转移至肝、肺、骨等。

【病理分类】

世界卫生组织有关卵巢肿瘤的分类如下：

1.常见卵巢上皮肿瘤　包括浆液腺瘤、粘液腺瘤、子宫内膜样腺瘤、透明细胞瘤、勃勒纳瘤及混合性上皮肿瘤，每种均分为良性、交界性和恶性三种。还包括未分化癌及不能分类的上皮肿瘤。

2.性索间质肿瘤　主要包括颗粒间质细胞瘤、泡膜细胞瘤、睾丸母细胞瘤(支持细胞-间质细胞瘤)、两性母细胞瘤和未分类肿瘤。

3.类脂细胞瘤

4.生殖细胞瘤　包括无性细胞瘤、内胚窦瘤、胚胎癌、多胚瘤、绒癌、畸胎瘤。畸胎瘤可分为未成熟型、成熟型畸胎瘤(实性畸胎瘤、囊性畸胎瘤和畸胎瘤恶变)和单胚性高度特异性型(甲状腺肿、类癌)。

5.性腺母细胞瘤

6.非卵巢特异性软组织肿瘤

7.未分类肿瘤

8.继发性(转移性)肿瘤

9.瘤样病变

【临床分期】

卵巢癌的分期必须通过全面的体检及剖腹手术对盆、腹腔全面探查，腹水或腹腔冲洗液的细胞学检查及对盆、腹腔可疑部位多处活检，病理检查后才能作出准确的临床分期。目前采用的国际分期法(1987 年 FIGO)，标准如下：

Ⅰ期　肿瘤局限于卵巢

$Ⅰ_a$　肿瘤局限于一侧卵巢，无腹水，包膜完整，表面无肿瘤

$Ⅰ_b$　肿瘤局限于双侧卵巢，无腹水，包膜完整，表面无肿瘤

$Ⅰ_c$　$Ⅰ_b$或$Ⅰ_b$期病变已累及卵巢表面；或包膜破裂；或在腹水或腹腔冲洗液中发现恶性细胞

Ⅱ期　病变累及一侧或双侧卵巢，伴盆腔转移

$Ⅱ_a$　蔓延和/或转移至子宫或输卵管

$Ⅱ_b$　蔓延至其他盆腔组织

$Ⅱ_c$　$Ⅱ_a$或$Ⅱ_b$期肿瘤已累及卵巢表面；或包膜破裂；或在腹水或腹腔冲洗液中发现恶性细胞

Ⅲ期　肿瘤侵及一侧或双侧卵巢，伴盆腔以外腹膜种植或腹膜后或腹股沟淋巴结转移；肝脏表面转移

$Ⅲ_a$　肿瘤局限在盆腔未侵及淋巴结，但腹腔腹膜面有镜下种植

$Ⅲ_b$　腹腔腹膜种植瘤直径＜2cm，淋巴结阴性

$Ⅲ_c$　腹腔腹膜种植瘤＞2cm，或伴腹膜后、或腹股沟淋巴结转移

Ⅳ期　肿瘤侵及一侧或双侧卵巢并有远处转移，胸水存在时需找到恶性细胞；肝转移需累及肝实质

为了更准确地估计预后，对$Ⅰ_a$或$Ⅰ_c$期的病例应注明肿瘤包膜系自发破裂或在手术中破裂，对阳性细胞学发现也应注明系来自腹腔冲洗液或来自腹水。

【治疗原则】

治疗卵巢癌主要采用手术和化疗。

1.卵巢上皮癌的治疗原则

Ⅰ期　以外科手术切除为主。首先作全面盆腹腔探查分期，切除范围包括全子宫、双附件、大网膜、阑尾，并行腹膜后淋巴结清扫。年轻患者要求保留生育功能，仅行单侧附件切除者应具备下述条件：①肿瘤限于$Ⅰ_a$期，和周围组织无粘连；②对侧卵巢正常；③肿瘤分化好；④肿瘤类型属非透明细胞癌。Ⅰ期预后差的因素包括$Ⅰ_b$或$Ⅰ_c$期、肿瘤分化差、属透明细胞癌，术后均应辅助化疗，一般不超过 4～6 个疗程，或辅助放疗。

Ⅱ、Ⅲ期　行剖腹探查和肿瘤减灭术，即以尽量彻底切除肿瘤的原发灶及转移灶为原则，包括全子宫、双附件、大网膜、阑尾切除，以及受累腹膜和(或)部分受累脏器切除和腹膜后淋巴结清扫。

Ⅳ期　以化疗为主。为提高疗效，延长生命，可辅以手术治疗。

2.卵巢恶性生殖细胞瘤的治疗原则　近 10 余年来，卵巢生殖细胞瘤的疗效有明显改善，

以前除无性细胞瘤外，几乎所有的恶性生殖细胞瘤都难逃死亡的恶运。现已将卵巢生殖细胞瘤列入继绒癌之后第2种可用化疗根治的妇科恶性肿瘤。

Ⅰ、Ⅱ期　手术的目的是明确诊断及分期，切除原发及转移灶。由于此组肿瘤多发生于青少年，保留生育功能备受关注。目前认为经探查对侧卵巢及子宫未受肿瘤侵犯者均可保留生育功能，可行单侧附件切除。术后除$Ⅰ_a$期中肿瘤分化Ⅰ级的未成熟畸胎瘤外，均需术后化疗。如手术后无残存肿瘤，一般化疗需3～4个疗程，并严密随诊。

Ⅲ、Ⅳ期　肿瘤减灭术，术后化疗。由于此组肿瘤对化疗高度敏感，一般化疗需6个疗程。

【化学治疗】

(一)卵巢上皮癌的化疗

上皮癌是化疗敏感肿瘤。近20年来疗效取得了长足的进展，从20世纪60年代的单药烷化剂，70年代的单药顺铂，至80年代顺铂联合化疗，使Ⅲ期上皮癌的术后中位生存从12、18个月提高至24个月。顺铂联合化疗成为20世纪80年代卵巢癌的常规化疗方案。顺铂联合化疗虽然改善了晚期病人的生存，但肿瘤易耐药和复发，即使肿瘤达到临床完全缓解的晚期病人，仍有50%～75%复发。80年代对这些复发耐药的肿瘤，仅有少数药物如异环磷酸胺、六甲嘧胺等有效，疗效率仅20%。1989年细胞毒抗癌新药紫杉醇应用于临床，改善了复发病人的疗效，20世纪90年代初被广泛用于复发卵巢癌的治疗。对顺铂联合化疗中肿瘤进展和无化疗间隔6个月内复发者的疗效为20%～40%。1996年美国妇科肿瘤组采用紫杉醇与顺铂联合和标准顺铂联合化疗方案(DDP、CTX)治疗理想减瘤术后晚期病人，结果表明前者的疗效明显优于后者，有效率73%对60%，完全缓解率51%对31%，中位生存期38个月对24个月。这一结果随后也得到欧洲和加拿大几组临床试用的证实，从而奠定了紫杉醇与顺铂联合作为卵巢上皮癌一线治疗的基础，现已被全世界广泛采用。

20世纪90年代又有一批抗癌新药上市，主要是治疗卵巢癌的二线药，如拓扑替康、吉西他滨、泰索帝、草酸铂、脂质体阿霉素等，给卵巢癌的二线治疗增加了希望。但目前这些新药治疗耐药卵巢癌均属中度有效，疗效相似，约20%左右。因此耐药卵巢癌的治疗仍是当今的棘手问题。为进一步改善疗效，对这些新药的给药剂量、方法以及联合化疗等正在进行广泛的研究和试用。同时也在探索作为术后一线用药的疗效。

1.卵巢上皮癌一线化疗

(1)早期癌的化疗：除$Ⅰ_a$期肿瘤分化好外，术后均需化疗，一般4～6个疗程。常用方案：

1)单药顺铂(DDP)：DDP目前是治疗上皮癌最有效的首选药，有效率达29%～35%。其主要毒性有严重的胃肠反应如恶心、呕吐、肾毒性、末稍神经和听神经毒性以及轻度血液学毒性等。肾和神经毒性是顺铂剂量限制性毒性，故肾功不全和末稍神经病变者慎用。为减少肾毒性，当顺铂剂量超过50mg/m^{2}时需同时水化、利尿，为缓解严重胃肠毒性可用5-羟色胺受体拮抗剂如恩丹西酮等。顺铂有剂量累积毒性，总剂量一般不应超过800mg/m^2。单药DDP剂量为50～100mg/m^2＋NS 200ml；静脉滴注，第1日，水化利尿止吐，3周1疗程。

2)单药卡铂(CBP)：卡铂是顺铂第二代衍生物，具有与顺铂疗效相同，而胃肠道、肾和神经毒性小的优点，无累积毒性，但有明显血液学毒性。

剂量：CBP 300～400mg/m^2＋5% GS 500ml，静脉滴注，第1天或分5日，4周为1疗程。

3)腹腔化疗:上皮癌有盆、腹腔广泛转移的生物特性和腹腔解剖学和腹腔药代动力学的优势,使腹腔可灌注高浓度药物,有局部药物浓度高、维持时间长、药物和肿瘤直接接触、毒性小等优点。但腹腔化疗受药物渗透深度有限(对>2cm 残存瘤疗效差),术后腹腔粘连而至药物分布不均和插管或穿刺并发症等限制。目前腹腔化疗尚未被世界广泛接受作为常规化疗。

DDP 100mg/次或 100mg/m^2+NS 2000～3000ml,ip,水化利尿止吐,3 周 1 疗程。

或 CBP 400～600mg/次,ip,3～4 周 1 疗程。

4)DDP/CTX 腹腔与静脉联合化疗:同晚期癌。

5)顺铂联合化疗和紫杉醇联合化疗:同晚期癌

(2)晚期上皮癌的化疗:20 世纪 80 年代已将顺铂联合化疗作为上皮癌首次术后的常规化疗。同等强度的 CP 方案与 CAP 方案的多组对比研究表明,两种方案疗效相同,前者避免了阿霉素的毒性。目前提倡 CP 方案取代 CAP 方案作为术后一线化疗。但另几组研究结果表明 CAP 方案比 CP 方案治疗晚期癌的 2 年和 6 年生存率各增加 5%和 7%,中位生存期增加 10 个月。

晚期上皮癌的术后一线化疗一般应用 6～8 个疗程。如肿瘤切除困难,已有远处广泛转移等,在基本明确诊断后,可先化疗 2～3 个疗程,常称此种化疗为新辅助化疗,可使肿瘤缩小,一般状态改善,提高手术切除率。晚期癌的化疗方案如下:

1)CP 方案:DDP 60～75mg/m^2+NS 100ml,静脉滴注,第 1 日(正规水化利尿止吐);CTX 60～75mg/m^2+NS 100ml,静脉冲入,第 1 日,3 周为 1 疗程。

2)CC 方案:CBP 300mg/m^2(或 AUC 5)+5% GS 500ml,静脉滴注,第 1 日或分 5 天给予;CTX 60～75mg/m^2+NS 100ml,静脉冲人,第 1 日。每 4 周 1 疗程。CBP 与 DDP 疗效相同,无明显胃肠、肾和神经毒性,用 CBP 代替 DDP 目前颇受欢迎。

3)CAP 方案:DDP 50mg/m^2+NS 100ml,静脉滴注,第 1 天;ADM 40～50mg/m^2 或 EPI 50～60mg/m^2,静脉冲入,第 1 日;CTX 500mg/m^2+NS 100ml,静脉冲入,第 1 日,4 周 1 疗程;为避免 DDP 的肾及胃肠毒性,治疗同时应予水化、利尿及止吐治疗。DDP 的剂量限制性毒性为累积的肾及神经毒性,其总剂量不应超过 800～880mg/m^2;由于阿霉素的心脏毒性,总累积剂量不应超过 500～550mg/m^2,表阿霉素不应超过 700～900mg/m^2。中国医学科学院肿瘤医院对轻度肾损伤病人采用 DDP 20mg/m^2 第 1～3 或 4 日,代替 DDP 一日剂量,取得相似疗效,未明显增加肾毒性。

4)腹腔顺铂与静脉联合化疗:由于卵巢癌的腹腔用药比静脉用药有优势,近年来腹腔化疗备受重视。Alberts 等 1996 年采用顺铂腹腔用药,环磷酰胺静脉用药与二者均静脉用药治疗Ⅲ期理想减瘤术后(残存肿瘤≤1～2cm)病人的结果证明,顺铂腹腔给药有较高的二探阴性率(47%对 36%)和较长的中位生存期(49 个月对 41 个月),并有肾、神经毒性小,可大剂量给药的优点。主要用于术后腹腔有小残存肿瘤的病人。

PC 方案:DDP 100mg/m^2ip,第 1 日(水化利尿止吐);

CTX 750mg/m^2 静注,第 1 日,

3～4 周 1 疗程。

5)TP 或 TC 方案:紫杉醇(PTX 或 T)联合化疗,目前国内外许多医院已将 TP 方案代替

顺铂传统联合化疗作为初治晚期卵巢癌的一线标准化疗，甚至用于早期癌的一线化疗。

PTX 135mg/m^2＋5％ GS 500ml，静滴 24 小时，

或 175mg/m^2＋5％ GS 500ml，静滴 3 小时，第 1 日；

DDP 70～75mg/m^2 ＋NS 1000ml 静滴，第 2 日，或分两次剂量，第 2 和第 3 日输入（正规水化利尿止吐），3～4 周 1 疗程。

为减少紫杉醇和顺铂联合化疗的毒性和便于门诊治疗，美国妇科肿瘤组开始采用卡铂代替顺铂与紫杉醇联合，非血液学毒性，特别是神经毒性减低，已将其作为一线标准化疗。其疗效与紫杉醇和顺铂联合化疗疗效无明显差别，且毒性低，易于耐受。

PTX 175mg/m^2，静滴 3 小时，第 1 天；

CBP AUC 4～6（250～350mg/m^2），静滴，第 2 日，

4 周为 1 疗程。

紫杉醇主要的剂量限制性毒性是末稍神经病变，如肌肉痛，关节痛等，并有中度血液学毒性、脱发、胃肠反应等。有 3％的病人可出现过敏反应，应用紫杉醇治疗应注意下述事项并做预处理：①有过敏史者慎用。②为预防过敏反应，用药前 12 小时及 6 小时分别口服地塞术松 3.75mg，用药前半小时肌注苯海拉明 40mg，静脉用西米替丁 300mg。③为减轻末稍神经炎，治疗期间给予 B 族维生素，为缓解末稍神经病变的疼痛症状，可用止痛药百服宁等。④此药输入时应采用高分子聚乙烯输血器或特制输入装置，不能用聚丙烯塑料袋，以免药物变质。⑤用药前 15 分钟以及用药后每 15 分钟测量血压、脉搏各 1 次，至 1 小时，观察有无过敏反应。如用药过程中出现过敏反应，应积极抢救。在病情稳定后，先静脉注入地塞米松 20mg、苯海拉明 40mg、西米替丁 300mg，后将紫杉醇缓慢输入（输 24 小时），密切观察。中国医学科学院肿瘤医院采用上述方法，使数例过敏病人完成治疗。因紫杉醇与顺铂联合化疗 4 疗程后，有 40％人出现神经毒性，一般不超过 6～8 疗程。

Fennelly 等人研究表明，用低剂量的紫杉醇进行周化疗可维持紫杉醇的血药浓度为 0.01～0.05mol/L，这样的血药浓度既能维持有效的抗肿瘤作用，又不会引起太重的骨髓抑制。近年来的临床研究表明此种方案既可导致肿瘤细胞的凋亡，又可抑制肿瘤新生血管的生存，小剂量周疗目前正在临床试用中。

PTX 60～80mg/m^2，静滴 1 小时，第 1，8，15 日；

DDP 70mg/m^2 静滴，第 2 天（正规水化利尿止吐），

或 CBP AUC 4～6（250～350mg/m^2），静滴 2 小时，第 2 日，

4 周为 1 疗程。

2.复发病人的化疗　大约 10％的早期癌和大多数的晚期癌，治疗后肿瘤未控或复发。初次手术后的化疗常称一线化疗，一线化疗中肿瘤未控或以后肿瘤复发的二次化疗统称为二线化疗。一般又将顺铂联合化疗中肿瘤进展或化疗结束后 6 个月（或一年）内肿瘤复发认为肿瘤对顺铂耐药，其中化疗中肿瘤进展者也称难治性卵巢癌；化疗结束 6 个月（或一年）后肿瘤复发为顺铂敏感，此时采用的化疗称为二线化疗。近 10 年来逐步明确了二线化疗的疗效主要和一线化疗后无化疗间隔长短有关。随无化疗间隔时间延长，化疗敏感性逐渐增高。难治性卵巢癌目前化疗疗效仅 10％，无化疗间隔＜6 个月复发的耐药卵巢癌，化疗疗效为 20％左右，而间

隔＞24 个月有效率达 59％。而顺铂耐药肿瘤，顺铂联合化疗很少对其有效，应选择与顺铂无交叉耐药的药物或紫杉醇、拓扑替康等新药。无化疗间隔＞6 个月的顺铂敏感复发，对顺铂联合化疗仍有效，可用顺铂联合化疗或新药。

复发病人的化疗方案：

(1)CP 或 CAP 方案(或用 CBP 代替 DDP)：

主要用于未用或仅用过少量顺铂或顺铂化疗敏感复发者(化疗有效并化疗结束后 6 个月或 1 年后复发)。也可改用 EP 方案。

EP 方案：

VP-16 60～70mg/m^2＋NS 500ml 静滴，第 1～5 日；

DDP 20mg/m^2＋NS 100ml 静滴，第 1～5 日，

或 CBP 100mg＋5％ GS 500ml 静滴，第 1～5 日，

4 周为 1 疗程。

中国医学科学院肿瘤医院采用 EP 方案作为二线化疗，治疗复发卵巢癌取得较好疗效，同样仅对顺铂化疗敏感者疗效好。

(2)IEP 方案：

VP-16 60～70mg/m^2 或 100mg＋NS 500ml 静滴，第 1～3 日；

DDP 30mg＋NS 100ml 静滴，第 1～3 日；

IFO 2g＋NS 500ml 静滴，第 1～3 日；

Mesna 400mg，用 IFO 后的 0、4、8 小时静滴，第 1～3 日，

4 周 1 疗程。

某医院采用此方案治疗复发耐药卵巢癌 26 例，有效率 30.7％。此方案对部分紫杉醇联合化疗失败后有效，但有较严重的骨髓毒性，年老、体弱、既往化疗有严重骨髓抑制者慎用。

(3)紫杉醇联合化疗：无论肿瘤顺铂耐药或顺铂敏感，目前紫杉醇联合化疗均是最有效的挽救化疗和二线化疗方案。紫杉醇与顺铂和紫杉醇与卡铂联合化疗的剂量同晚期卵巢癌。

(4)六甲嘧胺(HMM)：用于治疗卵巢癌已有 30 余年历史，单药作为一线化疗的有效率为 41％～46％，烷化剂治疗失败后的有效率 8％～43％，顺铂联合化疗后的有效率 0％～33％。Manette 报道一组难治性卵巢癌 52 例，用六甲嘧胺每日 260mg/m^2，口服 15 日，4 周为 1 疗程，共 12 疗程，追随 10 年，9 例无复发，中位生存 75 个月。为部分耐药病人提供长期生存机会。现六甲嘧胺与异环磷酰胺、卡铂等联合作为二线治疗也有报道。HMM 的用法：HMM 250mg/m^2・d，口服(分次服)，第 1～15 日，4 周为 1 疗程。

(5)激素治疗：采用雌激素作为卵巢癌的姑息治疗的有效率为 5％～10％。多用三苯氧胺 20mg，1 日 2 次或甲羟孕酮 500mg，1 日 1 次或甲地孕酮 160mg，1 日 1 次，有报道可延缓肿瘤的进展。

(6)治疗卵巢癌有效的新药：迄今在欧洲和美国卵巢癌Ⅱ、Ⅲ期临床试用最多的新药是拓朴替康(TPT)。它不但对顺铂耐药肿瘤有效，而且对紫杉醇与顺铂治疗失败后也有效。其中紫杉醇与顺铂治疗一线失败后有效率为 13％，二线失败后为 14％，中位缓解期各为 24 周和 11

周。目前认为TPT是对紫杉醇与顺铂耐药肿瘤的有效药物，其他新药均在临床试用中。

(二)卵巢恶性生殖细胞瘤的化疗

目前认为恶性生殖细胞瘤中，除Ⅰ期Ⅰ级未成熟畸胎瘤不需化疗外，其余各期的恶性生殖细胞瘤都应手术后辅助化疗。20世纪90年代以来，BEP方案已经成为国际上治疗各期卵巢恶性生殖细胞肿瘤的标准一线化疗方案。

1.BEP方案：

BLM 15mg+NS 1000ml静滴，第1～3日，

VP-16 70～100mg/m^2+NS 500ml静滴，第1～5日；

DDP 20mg/m^2+NS 200ml静滴，第1～5日；

3～4周为1疗程。

关于生殖细胞瘤化疗疗程，Ⅰ期患者术后常用BEP方案3～4程，Ⅱ期以上晚期患者，应根据肿瘤残存情况用4～6个疗程，如果化疗前血清肿瘤标记物阳性，则可在标记物转阴后，再用2～3疗程。

2.IEP方案：

IFO 1.2g/m^2+NS 500ml静滴，1～3日或5日，Mesna每次400mg，每日于0，4，8小时解毒；

VP-16 75mg/m^2+NS 500ml静滴，1～5日；

DDP 20mg/m^2+NS 200ml静滴，1～5日；

4周为1疗程。

以异环磷酰胺为基础的化疗，主要用于对铂类敏感的生殖细胞瘤(一线化疗达CR，以后复发者)大约有50%可以达到无瘤状态，然而其中约一半仍将复发。

3.近年来报道新药紫杉醇和吉西他滨对耐药难治性恶性生殖细胞瘤有效，有效率20%左右。有采用Toxal+IFO或Toxal+VP-16或Toxal+IFO+VP-16均有效的报道。

【综合治疗】

卵巢癌既是化疗敏感肿瘤又极易耐药，目前手术和化疗是卵巢癌的两大不可缺少的治疗手段，两者相辅相成，才能提高疗效。放疗也是辅助治疗之一。卵巢癌手术治疗原则独树一帜，是以尽量彻底切除肿瘤的原发灶及转移灶为原则，称之为肿瘤细胞减灭术，使残存肿瘤体积尽量减小至2cm甚至0.5cm直径以下，以提高术后化疗和放疗的疗效。如果晚期肿瘤切除困难，可先行术前化疗，使肿瘤缩小，提高手术切除率。即使是Ⅳ期已有远处转移，在化疗达到一定疗效后，也可行肿瘤减灭术，进一步提高疗效。

近10余年来卵巢癌的放射治疗的适应证主要限于①卵巢放射敏感肿瘤，如无性细胞瘤、颗粒细胞瘤等术后治疗；②术后无残存肿瘤或仅盆腔有残存肿瘤的上皮癌；③局部肿瘤，或复发转移的姑息治疗，如盆腔、锁骨上和腹股沟肿瘤的局部放疗。

激素治疗，如他莫昔芬、孕激素类药等作为辅助治疗主要用于晚期病人的姑息治疗，或与化疗联合。生物治疗如白介素、干扰素，目前不但作为晚期病人的辅助治疗，已有腹腔治疗获得较好疗效的报道。中药治疗在提高机体的免疫功能、改善病人的一般状态、缓解化疗的毒副

作用等方面都起了重要作用。

第十一节 肾癌

一、发病概况及易患高危人群

肾癌即肾细胞癌，是肾实质上皮性恶性肿瘤，又名肾透明细胞癌。起源于肾小管上皮细胞，可发生于肾实质的任何部位，但以肾上、下极为多见，少数侵及全肾；左、右肾的发病率相似，双侧病变占1%～2%。一般一经临床诊断，约30%的病例已发生转移，肺、脑、对侧肾、甲状腺、腹膜后间隙及骨骼为远处转移的好发脏器。肾癌高发年龄是50～60岁。男∶女为2∶1。

肾癌的治疗以根治性肾切除为主，手术范围包括肾及肿瘤、肾周筋膜及脂肪、肾门淋巴结等。肾癌的放疗和化疗效果不好。目前对手术后免疫治疗研究很多，有一定疗效。手术治疗后5年生存率为30%～50%，10年生存率为25%。

肾癌在我国的发病率不算高。《内科肿瘤学》中记载：1990—1992年我国22个省市抽样地区居民病死率及死因构成统计，肾肿瘤的粗病死率为0.32/10万人。全国12.5亿人计数，每年约4000人死于肾癌。但由于肾位于体内较深的位置，人们无法直接触摸到。肾里要有一个较小的肿瘤，一般无法察觉到。而如果在腰部或上腹部能摸到一个肿物时，肿瘤就已经长到很大的程度了。这样发现的肿瘤少说直径也接近10cm左右。如果不是高分化的肿瘤，那早已全身转移、扩散了。我们知道高分化的肿瘤恶性程度低，俗语说长得慢，仅仅在局部缓慢增大，很长时间内不会转移。而低分化的肿瘤，恶性程度高，发展快，往往原发肿瘤的直径只有1～2cm，就已经出现体内各脏器转移。高分化的肾癌尽管转移比较晚，但它毕竟还是恶性肿瘤，还是会转移的。所以一旦体表，也就是腰部、腹部触摸到肿物，那已经是比较晚期了。肿瘤的治疗应该尽量早，愈早愈容易治疗，而且患者可能长期存活。

二、临床表现、病因、病理、转移、预后

1.临床表现　常见症状为血尿、肿块、疼痛，此为肾癌三联征。三联征出现时已属晚期，而单单出现某一症状时也不一定是早期表现。一旦出现肉眼血尿，表明肿瘤已侵入肾盂或肾盏。患者常为腰部钝痛或隐痛，是由于肾脏层包膜张力增大所致。而疼痛不重，又常认为是其他原因引起而拖延时间。所以，早期很难发现肾癌。

肾癌有许多肾外表现，如低热、红细胞沉降率加快、高血压、红细胞增多症、高血钙，同侧精索静脉曲张、消瘦、贫血、虚弱等。这些症状没有特异性，容易误诊为其他疾病而延误诊断。肾癌患者就医时，约1/4已有肿瘤扩散，表现转移灶症状，如病理性骨折、咳嗽、咯血等。

2.病因　肾癌的病因尚未明确，但有资料显示与以下因素有关。

(1)吸烟：大量的前瞻性观察发现吸烟与肾癌发病呈正相关。吸烟者发生肾癌的相对危险因素(RR)=2，且吸烟30年以上、吸无过滤嘴香烟的人患肾癌的危险性明显上升。

(2)肥胖和高血压：国外的一项前瞻性研究表明，高体重指数(BMI)和高血压是与男性肾癌危险性升高相关的两个独立因素。

(3)职业：接触金属的工人、过去的报业印刷工人、焦炭工人、干洗业和石油化工产品工作的人，肾癌发病和死亡危险性增加。亚尼林兰染料已证明能致肾癌。

(4)放射：有报道使用过一种弱的Cc粒子辐射源导致的124例肿瘤患者中，有26例局限在肾，但未见放射工作者和原子弹爆炸受害者的放射暴露与肾癌的相关报道。

(5)遗传：有一些家族呈现多发肾癌，在进行染色体检查时发现。肾癌高发生率的人中第三对染色体上有缺陷。多数家族性肾癌发病年龄比较早，趋于多病灶和双侧性。有一种罕见的遗传性疾病——遗传性斑痞性错构瘤(VHP)病的患者发生肾癌者多达28%～45%。

3.肾癌的病理　大体病理可见肿瘤外观为不规则圆形或椭圆形肿块，有一层纤维包膜；血供丰富，表面血管扩张，有充血及出血区。肿瘤的颜色与血管多少、癌细胞内脂质含量以及出血、坏死等因素有关，一般地说，生长活跃区为白色，透明细胞呈黄色，颗粒细胞或未分化细胞呈灰白色。暗红色或红色部位分别为陈旧或新鲜出血区，常见有囊性变、中心坏死、血肿或不规则钙化灶。显微镜下，癌细胞类型主要为透明细胞癌、颗粒细胞癌和未分化癌等，其中以透明细胞癌为常见。透明细胞癌体积大，边缘清晰，呈多角形，核小而均匀、染色深；细胞质量多呈透明色。细胞常排列成片状、乳头状或管状。颗粒细胞呈圆形、多边形或不规则形态，暗色；细胞质内充满细小的颗粒，胞质量少；核略深染。还有一种恶性程度更高的肾癌，其细胞呈梭形，核较大或大小不一，有较多的核分裂象，呈肉瘤样结构，称为未分化癌。

4.肾癌转移　肾癌转移最常见的部位是肺、骨、肝。所以定期复查胸部X线片、骨扫描或抽血查碱性磷酸酶、做肝B超，及早发现转移灶是非常重要的。早发现、早治疗，尽管有转移，治疗得当，病人也能获得较长的生存期。关键还是要早发现。如果是单发病灶，体积不大的，化疗可能效果不一定好，但放疗还是会起些作用。即使肿瘤不消失，或缩小不明显，但放射性肝纤维化也能将转移灶包裹起来，控制或减缓它的生长。即使带瘤生存，也还是可以争取较长的生存期。

5.预后　局限性肾癌手术后5年生存率为90%左右。总体上各期5年生存率分别为：Ⅰ期95%，Ⅱ期88%，Ⅲ期59%，Ⅳ期20%。M_1期肾癌如不治疗，大多将在1年内死亡。

三、肾癌的诊断和检查

1.无痛性血尿　当肾癌侵犯到血管时，就会出现血尿。这种血尿还是无痛性的。没有合并感染时，一般没有明显的尿频、尿急。出现几天血尿后，有时会自动停止。过一段时间又复发。这样反复出现的无痛性血尿应尽早到医院做B超检查。如果无痛性血尿中间伴有脓尿，那一般都是肾结核。没有脓尿的无痛性血尿，首先要考虑是不是肾癌。一定要反复检查，不能掉以轻心。

2.贫血、低热 贫血、低热也是肾癌常见的症状。凡有贫血、低热的情况,先做肾B超检查,如果肾没有肿瘤,当然更好。如果有占位性病变,就应抓紧做进一步检查,及早确诊,尽快治疗。

3.定期体检 定期体检。体检中腹部B超是一项必做的检查。通过B超就能明确地发现肾里的占位病变。每年做1～2次腹部B超检查,就能较早地发现肾里的肿瘤。良性肿瘤在B超上也能很好的鉴别。

囊肿,因为囊内是一包“水”,没有组织,没有血管,所以在荧光屏上表现是一个低回声光团。没有血流信号。

错构瘤:因为它生长缓慢,内部结构特别致密,在荧光屏上是一个强光团。比肾正常组织的回声要强得多,而且形状也比较规整,包膜光滑。

肾癌:由于生长比较快,它在B超荧水屏上的回声较正常的肾组织稍低。它的血管长得无规律,表现出的血流信号杂乱无章。整个肿块的形状也是不规则的。只要B超一旦发现可疑病灶,就应尽早住院系统检查。明确病变的性质、范围,病变与肾及肾周围组织的关系,腹膜后的淋巴结是否有侵犯。肺、骨、肝等脏器是否有转移等。为后期治疗做好准备。

4.肾癌诊断检查

(1)一般检查:血尿是重要的症状,需做尿检查;红细胞增多症多发生率占3%～4%,亦可发生进行性贫血,要检查血常规;双侧肾肿瘤但总肾功能常无变化,变化是肾癌的特点之一,要检查肾功能;红细胞沉降率增高也是常见表现;某些肾癌患者并无骨骼转移却可有高血钙的症状以及血清钙水平的增高,肾癌切除后症状迅速解除,血钙亦恢复正常,血钙测定也是必做项目;有时出现肝功能不全,若切除肿瘤后可恢复正常,所以检查肝功能也是必做项目。

(2)X线造影术是诊断肾癌的重要手段

①X线平片:X线平片可显示肾轮廓增大改变,肿瘤钙化显示在肿瘤内局限的或广泛的絮状影,或肿瘤周围钙化线壳状影,尤其多见于年轻人肾癌。

②静脉尿路造影:为常规检查方法。用于显示尚未引起肾盂肾盏变形的肿瘤、鉴别肾癌、肾血管平滑肌脂肪瘤、肾囊肿等疾病,但需借助于超声或CT检查的协助。可了解双侧肾的功能以及肾盂肾盏输尿管和膀胱的情况。

③肾动脉造影:肾癌可有新生血管的动静脉瘘出现,但此时肿瘤还无明显变形,肾动脉造影时造影剂呈池样聚集,包膜血管增多血管变异较大,这些变化在泌尿系统造影不能发现,而肾动脉造影可以显示。有时当肾癌组织坏死或出现囊性变,或动脉栓塞等,肾动脉造影时可向肾动脉内注入肾上腺素,正常血管可呈收缩,而肿瘤血管无此反应,可鉴别肾癌和其他良性肿瘤。在比较大的肾癌选择性肾动脉造影时,亦可随之进行肾动脉栓塞术,可减少手术中出血,或当肾癌不能手术切除而有严重出血者,可行肾动脉栓塞术作为姑息性治疗。

④超声扫描:超声检查是最简便的无创伤检查手段,可作为常规体检的一部分。肾内直径超过1cm的肿块,即可被发现。在鉴别肾癌或肾癌由于其内部出血坏死而囊性变时具有一定的价值,因为肾癌的境界不甚清晰,回声不均匀,一般为低回声;肾囊肿、肾内占位性病变都可能引起肾盂、肾盏、肾窦的脂肪变形或断裂;肾乳头状囊腺癌超声检查酷似囊肿,并可能有钙化

灶。当肾癌和囊肿难以鉴别时在超声引导下穿刺是比较安全的操作,穿刺液可做细胞学检查,囊肿液常为清澈、无肿瘤细胞和低脂肪,造影时囊壁光滑可肯定为良性病变。如穿刺液为血性应想到肿瘤,可能在抽出液中找到肿瘤细胞。造影时囊壁不光滑即可诊断为恶性肿瘤。肾血管平滑肌脂肪瘤为肾内实性肿瘤,其超声表现为脂肪组织的强回声,容易和肾癌鉴别。在超声检查发现肾癌时,须注意肿瘤是否穿透包膜?肾周脂肪组织有无肿大淋巴结?肾静脉、下腔静脉内有无癌栓?肝有无转移等。

⑤CT 扫描:CT 对肾癌的诊断有重要作用,可以发现未出现肾盂、肾盏变形和无症状的肾癌,可准确地测定肿瘤密度,还可准确分期。有人统计其诊断准确性为:侵犯肾静脉为 91%,肾周围扩散为 78%,淋巴结转移为 87%,附近脏器受累为 96%。肾癌肿块在 CT 检查可表现为:肿块在肾实质内,亦可突出于肾实质,肿块为圆形、类圆形或分叶状,边界清楚或模糊,平扫时为密度不均匀的软组织块,CT>20Hu,常为 30～50Hu,略高于正常肾实质值,也可相近或略低。其内部不均匀系出血坏死或钙化所致,有时可表现为囊性 CT 值,但囊壁若有软组织结节,经静脉注入造影剂后,正常肾实质 CT 值达 120Hu 左右,肿瘤 CT 值可增高,但明显低于正常肾实质值,使肿瘤境界更为清晰,如结节 CT 值在增强后无改变可能为囊肿。结合造影剂注入前后的 CT 值为液体密度,即可确定诊断肾癌内坏死灶的肾囊腺癌。

(3)肾癌的标志物检测:直至目前还没有对肾癌特殊敏感的肿瘤标志物(TM),但可用于肾癌诊断的 TM 有:

①M2 型丙酮酸激酶(TuM2-PK)。近年来发现的一种新的 TM,已有一些报道认为,对肾癌的诊断具有重要的意义。

②端粒酶活性检测。有作者以 TRAP-PCR-ELISA 法及 TRAP-PCR 银染法对肾细胞癌组织和癌旁正常肾组织中端粒酶活性进行检测,结果 51 例肾癌组织中,端粒酶阳性 48 例,阴性 3 例;51 例癌旁正常肾组织中,端粒酶阳性 2 例,阴性 49 例,两组阳性率差异有显著性,而肾癌的端粒酶活性与其恶性程度无相关性。结论认为,肾癌组织中端粒酶阳性率极高,可作为肾癌诊断的分子水平标志物。

③生长激素:当生长激素升高时在排除其他各种肿瘤后,应考虑肾癌。

④S100 蛋白(S100):为神经内分泌标志物,肾癌患者常升高。

⑤DR-70:有作者经多瘤种筛选时发现,5 例肾癌患者全部升高,优于其他肿瘤,例数虽少但仍值得重视。

⑥CA50:是一种非特异性的广谱 TM,在升高的癌种中,也有肾癌。

⑦胰高血糖素:有报道肾癌组织分泌胰高血糖素和糖原分解素样活性物质,导致胃肠道动力及吸收功能紊乱。

⑧角蛋白与波形蛋白:肾小管及肾小囊壁层上皮属中胚层起源,却含有细胞角蛋白而不含有波形蛋白,所以,角蛋白与波形蛋白的检测对肾癌的诊断有帮助。

四、肾癌的治疗

1.手术治疗　传统的观点认为肾癌的治疗主要靠手术。当然,如果没有其他部位转移,手术对肾癌是最有效的治疗。肾癌的手术就是直接把患病的那侧肾摘除就行了。怀疑腹膜后淋巴结有转移的，再做淋巴结清扫术。有的术后给病侧肾周围组织做点放射治疗。这又算是手术与放射治疗的联合。避免手术中肿瘤细胞污染周围组织造成局部复发，相当于术后清扫。还有一种方式是手术前做肾动脉造影，进一步明确肿瘤的情况。同时以碘油堵塞肾动脉，阻断病侧肾的血液供应。这样可以使肾癌的大部分细胞因缺血而死亡。残存的癌细胞也会明显降低活力。手术切除时也就减少了血行转移和手术野中种植的可能性，也就是降低了复发和转移的概率。

2.放化疗　现在专家们比较认同的看法是放化疗对肾癌疗效是不确定的，基本上算是无效。因放化疗无效就不能用也是不对的。其实不妨先用联合化疗试 1 个疗程，如果病灶明显缩小(缩小 50%以上)，提示这个患者的肿瘤对化疗还是比较敏感的，还可以用。对化疗敏感的肿瘤一般对放疗会更敏感。若肿瘤缩小不到 50%，则以后就没有必要化疗。不能手术的病人，局部还是可以做点放疗。尽管放疗未必有效，但它比化疗在局部所起的作用要强，而且它能造成肿瘤周边纤维化。纤维组织包裹肿瘤就能减少肿瘤的血液供应。对稳定肿瘤，减缓其发展也还是有一定作用的，这也能为带瘤生存创造条件。

3.免疫治疗　免疫治疗在肾癌的治疗中占有很重要的地位。专家们一般都主张肾癌手术后不能放化疗，只用免疫治疗。肾癌术后常规用干扰素。单一使用干扰素治疗，疗效与化疗差不多，略为低一点。干扰素联合白细胞介素-2 治疗则有效率略高于化疗，为 27%，但总的来说，免疫治疗如果使用大剂量，疗效与化疗差不多，但毒副作用比化疗重。低剂量，也就是常规剂量，疗效就不太确定。所以还是与其他治疗联合应用为好。

五、饮食和调养

1.饮食

(1)手术后饮食：肾癌、肾盂癌、输尿管癌手术后，因损伤正气，肾气大伤，气血两伤，宜补气养血，食用富含蛋白质的食物，如牛奶、豆浆、藕粉、土豆泥、青豆泥、菠菜泥、粥类、鱼羹，同时加用瘦肉汤、鸡蛋汤、山梨汁和苹果汁等。还可用枸杞子炒肉食用。但补益食品不宜食用过多、过饱。

(2)放疗时饮食：放疗期间，肾阴亏损，宜用滋阴养血生津之品，选用新鲜蔬菜、水果，如菠菜、卷心菜、苹果、山梨、桂圆肉、杏仁、核桃仁、枇杷果、枸杞子、银耳汤等。

(3)化疗时饮食：化疗时患者气血两伤，宜进食滋阴补气食品，如鱼羹、龟肉汤、甲鱼汤、香菇汤、白木耳汤、燕窝、山梨、苹果汁、银杏、肉片汤、鸡汤等。有呕吐者，可用生姜汤。

(4)晚期肿瘤饮食：肿瘤晚期气血均伤，阴阳失调，宜调阴阳，益气养血。除酌用上述食品外，可选用胡桃人参汤、杏仁莲藕汤、白梨汤、银耳汤、果仁膏等。禁食虾、蟹等发物食品。

对肾癌术后患者，可先用太极功，能增强体质，延缓病情。活动困难者，采用卧式或坐式放松功，并采用良性意念法、自然呼吸或深呼吸法，另外，高位下按式站桩功，行步练功 500m。太极气功、床上或站式十段锦等，可根据患者的具体情况而分别采用。但练功时要注意避免偏差和过度疲劳，宜因人因病而异。

2.药膳的疗法 肾癌术后的食疗也是很重要的一个方面。

(1)三核粉煮粥:山楂核100g,橄榄核100g,荔枝核100g,粳米100g,小茴香少许。将山楂核、橄榄核、荔枝核火烧存性研末,将梗米洗净煮粥,加入上述粉末10g,每周服1～2次。这个方在很多中医的食疗中都有。

(2)赤小豆黑豆薏米刀豆粥:赤小豆、黑豆、生薏苡仁各60g,刀豆子30g,加水文火久炖至烂。早晨顿服,每日或隔日1次。

中医还有一个吃什么补什么的观点。肾有病,就要吃肾。如:猪肾(猪腰)1个,补骨脂15g,洗净一起煮。可加适当的作料,喝汤吃猪腰。每周1～2次。也可以用1个猪腰加刀豆50g,同样加作料炖汤。喝汤吃猪腰,1d内分3次服完。还有用猪腰1个,核桃仁60g,鸡蛋2个,糯米纸24张。将猪腰洗净切成1mm薄的片;核桃仁开水泡后去皮,用花生油炸熟,切成小颗粒;鸡蛋去黄与猪腰、核桃仁加作料适量拌匀,包入24张糯米纸中,入油炸至金黄色,捞出即可服用。但无论吃什么,蔬菜、水果不能少。一定要多吃富含维生素C、维生素E、胡萝卜素、蕃茄红素、花青素类的蔬菜、水果。食物尽量杂,不能单一。要粗,不要过精。包括食用油,都应尽量吃压榨的,而不吃精制的。食物中的粗纤维对清除体内的致癌物质是有好处的。

六、肾癌治疗中的不良反应及处理

西医对付手术引起的创伤多半是通过静脉给一些生物营养品:白蛋白、血浆、脂肪乳、维生素等。如果患者能进食,当然一般就不用从静脉里给这些营养品。除了这些营养品,动员患者吃富含蛋白质、维生素的食品。剩下的就靠患者自己的体质,身体素质好的、年轻的恢复就快些。而年纪大的、体质差些的恢复就慢。

化、放疗的不良反应,西医有一套办法:呕吐、食欲下降可以用恩丹西酮、枢丹等。白细胞、血小板下降,可用惠尔血、格拉诺赛特、血小板生成素等药。如果白细胞、血小板升不上来影响治疗时,西医还能为患者输成分血,也就是输血细胞,或血小板。这些药品、成分血价格都是比较高的。放疗引起的放射性炎症,西医唯一的办法就是用激素对抗。总的来讲,一旦患者出现了不良反应再来做对抗治疗,效果都是比较差的。

最好是不要给患者造成一个放化疗时会出现恶心、呕吐、全身乏力的恶性刺激。那么怎样才能做到这一步呢?服中药。

能否不用汤药,用单一中药对抗放化疗的不良反应呢?体会是,所有的单一中药中,灵芝孢子粉有可能完全消除患者在治疗中的不良反应。灵芝作为一种真菌,在《本草纲目》上有记载。它的主要作用是安神。但作为灵芝的种子——孢子粉,这是最近几十年才发现的。很多科研人员对它所含的各种成分进行了提取,并进行了各种实验,都没有发现有什么特别的功效。但作为总的生物体,孢子粉对放化疗的不良反应却有着明显的对抗作用。当服用了有效剂量时,放化疗的不良反应几乎不会出现。笔者曾见到一位80岁的患卵巢癌的老人。她的腹腔里已有大量腹水。CA-125的水平超过了1000ng/ml。为了缓解老人的腹胀,就必须在抽腹水的同时做腹腔内化疗。对于80岁的老人这样做的风险还是很大的,家属给她服用了大量的灵芝孢子粉,进行2次腹腔内化疗,腹水基本消退,老人几乎没有感到不舒服。腹水控制后又进行了开腹手术，切除了原发肿瘤，并且用射频治疗了腹腔内可见到的转移灶。手术后1周，老人就可以下床活动，自我感觉很好。术后间断化疗3个疗程，CA-125降至正常水平。老人始终没有出现明显不适。在后来的日子里，老人还经常主动提出到医院去做预防性化疗。治疗后能获得这样的效果，孢子粉的作用应该是功不可没。要求孢子粉像化疗那样让肿瘤缩小50%以上或完全消失，这不可能，但它调节患者的内平衡，调动患者的内在因素对抗放化疗的不良反应可以说是肯定的。有学者曾给化疗患者用过很多中药，如人参、蜂王浆、冬虫夏草、十全大补膏、香菇多糖、人参蜂王浆、参芪扶正剂等，都没有灵芝孢子粉的作用明显。灵芝孢子粉对肿瘤患者来讲，是一种非常好的辅助用药。如何服呢？有经验是只要一确诊是恶性肿瘤，就应尽早服灵芝孢子粉，为治疗做准备。治疗中间的间歇期，可以停药。一旦要治疗，应提前两三天服药，并伴随治疗的全过程。全部治疗结束后，可以停药。也可以像前面叙述的那样每个月服10d药，以便调节、巩固自己的免疫功能，预防肿瘤复发、转移，也可以预防其他的疾病。一般的正常人也可以服灵芝孢子粉提高免疫力。

七、肾癌患者的巩固治疗

肾癌患者术后一般以干扰素间断治疗3～5年，当然最好是配合服中药。可以服汤药，也可以服中成药。汤药就是请中医辨证论治后开方，而中成药则是以六味地黄丸或金匮肾气丸为主。肾阴虚的患者服六味地黄丸，肾阳虚的患者则服金匮肾气丸。怎样区别肾阴虚还是肾阳虚？简单的办法是看患者怕冷还是怕热，怕冷的患者，舌质偏淡，一般认为是阳虚，应服金匮肾气丸。怕热的患者，舌质偏红，则一般认为是阴虚，应该服六味地黄丸。服这两种中成药时应注意，如果感冒了，须停药。一定要等感冒症状消失了才能再服药。因为中医认为感冒时这两种药会把表证，也就是外感风寒引入各脏腑变成里证，不利于感冒的治疗。当然要准确地区别阴虚、阳虚，还是要请中医诊断。干扰素治疗的同时服孢子粉也不失为一种较好的搭配。孢子粉既对抗了干扰素的不良反应，又能调节患者的免疫功能。前提是一定要服足够的量，也就是要达到有效剂量。

预防复发、转移是肾癌患者的长期任务。坚持食疗的同时坚持服中药是最简单易行的方法。

定期复查一定不能忽视。每0.5～1年摄一次胸部正、侧位X线片。每1～2年做一次骨扫描。每3个月至半年做一次肝、腹膜后B超检查。小的、单发的转移是可以控制的，而且是可能长期生存的。每个人都一定要树立起信心，争取最好的效果。

八、肾癌综合治疗的新进展

1.分期检查中，增加了“如临床提示，可针吸活检”：

2.分期检查中“移行细胞癌”已被明确为“尿路上皮癌”；

3.晚期肾癌透明细胞为主型的一线治疗中，增加了“对于某些患者(除外高危患者)推荐CCI-779”(2B类证据)；

4.晚期肾癌透明细胞为主型的一线治疗中,贝伐单抗+干扰素由2A类证据改成了1类证据;

5.晚期肾癌透明细胞为主型的二线治疗中,低剂量IL-2+干扰素由2B类证据改成了3类证据;

6.手术治疗中新增了:对于小的肿瘤,可由某些经验丰富的专家实施冷冻或射频治疗,但缺乏与开放手术对照的大规模研究证据。

第十二节　膀胱癌

【临床概述】

在美国,膀胱癌发病率居男性恶性肿瘤的第四位,估计2010年有70530例新发患者,同期14680例死亡,男性发病率为女性的3～4倍,中位诊断年龄65岁。我国发病率远低于西方国家,但近年来,我国部分城市肿瘤发病率报告显示膀胱癌发病率有增高趋势。

膀胱癌的发生是多因素、多步骤的病理改变过程。膀胱癌可能与遗传有关。吸烟是目前最为肯定的致癌危险因素,另一重要因素为长期职业接触工业化学品,约20%的膀胱癌是由职业因素引起的。其他可能的致病因素还包括慢性感染(如细菌、血吸虫等)、应用化疗药物环磷酰胺、滥用含有非那西汀的止痛药等。

【临床表现】

血尿是膀胱癌最常见的症状,尤其是间歇全程无痛性血尿,可表现为镜下血尿或肉眼血尿,通常是无痛性血尿,但由于血块堵塞或者肿瘤进展侵犯较深,可引起腹痛。

膀胱癌患者亦有以尿频、尿急、尿痛即膀胱刺激征和盆腔疼痛为首发表现,为膀胱癌另一类常见症状,常与弥漫性原位癌或浸润性膀胱癌有关。进展期疼痛症状比较常见,也可因淋巴回流阻塞而出现下肢水肿。

其他症状还有输尿管梗阻所致腰胁部疼痛、下肢水肿、盆腔包块、尿潴留。有的患者就诊时即表现为体重减轻、肾功能不全,腹痛或骨痛,均为晚期症状。

膀胱癌患者触及盆腔包块多提示肿瘤局部进展。体检还包括双合诊,若发现膀胱壁增厚、肿物可推动或固定有助于判断临床分期已达T_3或T_4。

【诊断要点】

1.*膀胱镜检查和活检*　膀胱镜检查仍然是诊断膀胱癌最可靠的方法。可以发现膀胱肿瘤及明确肿瘤数目、大小、形态和部位,并对肿瘤和可疑病变部位进行活检以明确病理诊断。

2.*尿脱落细胞学检查*　方法简便、无创,是膀胱癌诊断及术后随访的主要方法。尿脱落细胞学检测膀胱癌的敏感性为13%～75%,特异性为85%～100%,尤其对于分级高的膀胱癌,特别是原位癌,敏感性和特异性均较高。

3.*超声检查*　盆腔超声检查不仅可以发现膀胱癌,还有助于病变分期,了解有无局部淋巴结转移及周围脏器侵犯,尤其适用于造影剂过敏者。

4.*其他影像检查*　螺旋CT-U可使输尿管和肾盂很好显影，已广泛用于上尿路检查，静脉肾盂造影已较少用；腹部盆腔MRI可区分非肌层浸润性肿瘤与肌层浸润性肿瘤以及浸润深度，也可发现正常大小淋巴结有无转移征象；胸部X线片或胸部CT可除外肺部转移；对碱性磷酸酶升高或有骨相关症状患者应行骨扫描了解有无骨转移。

5.*经尿道膀胱肿瘤电切术*(TURBT)　有助于对肿瘤进行组织学检查以明确病理诊断、组织病理分级，原发肿瘤的临床分期取决于肿瘤浸润深度，为进一步治疗及预后判断提供依据。

【病理类型和级别】

尿路上皮癌最为常见，占膀胱癌的90%以上。尿路上皮癌是个多起源性肿瘤，90%以上发生于膀胱，8%发生于肾盂，2%发生于输尿管以及尿道(近端2/3)。膀胱鳞状细胞癌比较少见，占膀胱癌的3%～7%。膀胱腺癌更为少见，占膀胱癌的比例<2%。尿路上皮癌常常有混合型，如合并鳞癌或腺癌。还有更少见的小细胞癌和癌肉瘤等。

根据癌细胞分化程度，膀胱癌的组织病理学分级分为高级别或低级别。

【分期和预后】

膀胱癌TNM分期。

T—原发肿瘤

Tx　原发肿瘤不能评价

T_0　无原发肿瘤证据

T_a　非侵袭性乳头状癌

T_{is}　原位癌:“扁平肿瘤”

T_1　肿瘤侵犯上皮下结缔组织

T_2　肿瘤侵犯肌层

T_{2a}　肿瘤侵犯浅肌层(内1/2)

T_{2b}　肿瘤侵犯深肌层(外1/2)

T_3　肿瘤侵犯膀胱周围组织

T_{3a}　显微镜下可见

T_{3b}　肉眼可见(膀胱外肿块)

T_4　肿瘤侵犯下列任何部位:前列腺、精囊、子宫、阴道、盆壁、腹壁

T_{4a}　肿瘤侵犯前列腺、子宫、阴道

T_{4b}　肿瘤侵犯盆壁、腹壁

N—区域淋巴结(区域淋巴结是指第一站及第二站引流区域内的淋巴结，超过主动脉分叉平面以上的淋巴结转移均为远处转移)

Nx　区域淋巴结不能评价

N_0　无区域淋巴结转移

N_1　单个真骨盆内的淋巴结转移(下腹淋巴结、闭孔、髂外、骶前)

N_2　多个真骨盆内的淋巴结转移

N_3　髂总淋巴结转移

M—远处转移

M_0 无远处转移

M_1 有远处转移

分期标准

0a 期	Ta	N_0	M_0
0is 期	T_{is}	N_0	M_0
Ⅰ期	T_1	N_0	M_0
Ⅱ期	T_{2a}	N_0	M_0
	T_{2b}	N_0	M_0
Ⅲ期	T_{3a}	N_0	M_0
	T_{3b}	N_0	M_0
	T_{4a}	N_0	M_0
Ⅳ期	T_{4b}	N_0	M_0
	任何	$N_{1,2,3}$	M_0
	任何	任何	M_1

膀胱癌可分为非肌层浸润性膀胱癌(T_{is},T_a,T_1)和肌层浸润性膀胱癌(T_2 以上)及转移性膀胱癌,分别占75%、20%和5%。非肌层浸润性膀胱癌中,大约70%为 T_a 期病变,20%为 T_1 期病变,10%为膀胱原位癌。原位癌虽然也属于非肌层浸润性膀胱癌,但一般分化差,属于高度恶性的肿瘤,5年内复发概率约50%~90%,向肌层浸润性进展的概率高。

各型的生物学行为、治疗原则及预后不同。最重要的预后因素是肿瘤的T分期及组织病理分化类型。高级别分化 T_a 以及 T_1 期病变的肿瘤,其复发率高,浸润肌层进展的比例也较高。低级别分化Ta期病变,其患者生存率为95%;低级别分化的 T_1 期病变,10年生存率约50%。而肿瘤侵犯肌层后5年生存率为20%~50%。

【治疗原则】

根据膀胱癌的临床分期决定肿瘤治疗措施。非肌层浸润性膀胱癌治疗目的是防止肿瘤复发和进展;肌层浸润性膀胱癌治疗提倡多学科综合治疗;全身姑息化疗是转移性膀胱癌的标准治疗。

(一)非肌层浸润膀胱癌

TURBT术是非肌层浸润膀胱癌的主要治疗手段,后续进行膀胱灌注治疗预防复发及进展,并需要泌尿外科长期密切随访。

(二)肌层浸润膀胱癌

只有20%新发膀胱癌病例属肌层浸润膀胱癌,根治性全膀胱切除术+区域淋巴结切除是肌层浸润性膀胱癌标准治疗方法。但即使接受全膀胱切除术,约40%~50%已有远处微小转移,长期生存率低。因此包括泌尿外科、肿瘤内科、放疗科在内的多学科综合治疗模式值得探索和推广。

1.新辅助化疗或放化疗 越来越多的数据支持对肌层浸润性膀胱癌进行新辅助化疗,特别是对于 T_3 期患者(2011 NCCN 1类推荐)。新辅助治疗的主要目的是控制局部病变,使肿瘤降期,降低手术难度和消除微小转移灶,提高术后远期生存率。2011 NCCN 指南推荐 cT_2、

T_3且LN(—)患者，应行新辅助化疗2～3个疗程后行膀胱根治切除术；cT_4，LN(—)患者，全身化疗2～3个疗程，或加同步放疗，评估疗效后，若肿瘤消退，可继续巩固化疗或进行膀胱手术；盆腔淋巴结转移患者：全身化疗2～3个疗程，或加放疗，评估疗效后，若肿瘤消退，可继续巩固化疗或进行膀胱手术。联合放化疗有可能提高保留膀胱的可能性，需前瞻性临床研究进一步探索。

2.辅助治疗　现有研究结果已经提示，术后辅助化疗可延长无复发生存期或无病生存期。对于临床T_2或T_3期患者，术前未行新辅助化疗，术后病理提示pT_3、T_4、淋巴结转移的高危患者、部分高危T_2(P53突变者)，应行术后辅助化疗，不少于3个疗程。若进行膀胱保存手术或部分切除，术后可考虑放疗(顺铂单药或联合5FU增敏)或进行术后辅助化疗。

膀胱癌对含顺铂的化疗方案比较敏感，总有效率为40%～75%，其中12%～20%的患者局部病灶获得CR，约10%～20%的患者可获得长期生存。建议选择基于顺铂的(新)辅助化疗，推荐化疗方案：GC、MVAC。

(三)转移性膀胱癌

建议全身姑息化疗以延长生存，改善生活质量。GC(吉西他滨和顺铂)方案与MVAC(甲氨蝶呤、长春碱、阿霉素、顺铂)方案治疗膀胱尿路上皮癌随机对照Ⅲ期临床研究的长期随访结果显示，GC方案与MVAC方案疗效相当，两组患者中位PFS分别为7.7个月和8.3个月，中位生存期分别为14.0个月和15.2个月，均无显著差异。GC方案与MVAC方案都是1类推荐，但GC方案毒副反应较轻，耐受性更好，因此对于绝大多数患者是更好的选择。紫杉类药物也是对膀胱癌有效的一类药物，包括紫杉醇、多西紫杉醇，但目前尚缺乏大型的Ⅲ期临床研究进一步的证实，可试用于二线化疗方案，也推荐进行新药临床研究。

第十三节　宫颈癌

近60年来，以宫颈脱落细胞涂片为主要内容的宫颈癌筛查的普及和推广使宫颈癌的发生率和死亡率在世界范围内普遍下降了70%，但近年来其稳居不降。与发达国家相比，发展中国家常因为缺乏经济有效的筛查，仅有少数妇女能够得到宫颈癌筛查服务。因此宫颈癌仍是一种严重危害妇女健康的恶性肿瘤，在发展中国家尤其如此。

【宫颈癌的流行病学】

1.发病率与死亡率

宫颈癌是最常见的妇科恶性肿瘤。据世界范围统计，其发病率在女性恶性肿瘤中居第二位，仅次于乳腺癌。全世界每年估计有46.6万的新发宫颈癌病例，其中80%患者发生在发展中国家。在不同国家或地区宫颈癌的发病率和死亡率存在着显著差异。在已建立了宫颈癌筛查的发达国家和一些发展中国家的流行病学资料显示，宫颈浸润癌的发病率和死亡率均已大幅度下降。我国自20世纪50年代末期就积极开展了宫颈癌的防治工作，如上海市纺织系统和江西靖安县等均取得了显著成效。全国宫颈癌的死亡率(中国人口年龄调整率)由20世纪70年代的10.28/10万下降到20世纪90年代的3.25/10万，下降了69%。我国由于幅员辽阔、人口众多、经济发展和医疗水平尚不均衡,较难实施统一完善的普查计划,每年仍有新发宫颈癌病例约10万,占全球新发病例总数的1/5。

2.地区分布

宫颈癌的发病率和死亡率在不同地区和不同国家之间存在非常显著的差异。与发达国家和地区相比,发展中国家或地区宫颈癌的发病率和死亡率均较高,迄今在南非、东非、中美洲、中亚、南亚和拉美地区,宫颈癌仍是威胁妇女健康的最主要恶性肿瘤。城市妇女宫颈癌的发病率和死亡率均低于农村妇女。尽管在过去的20年里,我国宫颈癌的发病率和死亡率有了明显下降,但在我国的中、西部地区宫颈癌的发病率和死亡率却一直徘徊不降,如甘肃、四川、江西、陕西等。在甘肃武都、山西阳城县,宫颈癌的死亡率高达36/10万,超过全国宫颈癌死亡率的10倍,远高于世界平均水平(8/10万)。

3.人群分布

近年来在世界范围内,宫颈癌呈发病年轻化和发病过程缩短的趋势,年轻化已成为宫颈癌防治工作面临的新的严峻挑战。数据显示小于35岁的宫颈癌发病率以每年2%~3%的速度上升,已由20世纪70年代的8/10万增加至20世纪80年代的16/10万。

宫颈癌的发生存在着种族和民族间的差异,如在非裔美国人、拉丁美洲人和美洲印第安人发病较多,而夏威夷人、新西兰毛利人等发病较少。我国曾经对8个民族宫颈癌的死亡率进行了调查,发现维吾尔族的死亡率最高,其次是蒙古族、回族,而藏族、苗族和彝族则较低。

【宫颈癌的病因学】

宫颈癌的病因学研究历史悠久,也提出了许多可能的病因。概括来讲主要包括两个方面:其一是行为危险因素,如性生活过早、多个性伴侣、多孕多产、社会经济地位低下、营养不良和性混乱等;其二是生物学因素,包括细菌、病毒和衣原体等各种微生物的感染。近年来,在宫颈癌病因学研究方面取得了突破性进展,尤其在生物学病因方面成绩显著,其中最主要的发现是明确人乳头状瘤病毒(HPV)是宫颈癌发生的必要条件。

1.宫颈癌发生的必要条件——HPV感染　与宫颈癌最为密切的相关因素是性行为,因而人们很早就怀疑某些感染因子的作用。在20世纪60—70年代,人们将主要的目光投向单纯疱疹病毒(HSV)Ⅱ型,尽管HSV在体外被证实具有一定的致癌性,且在宫颈癌标本中有一定的检出率,但临床活体标本能检出HSV的始终仅占极小部分,流行病学调查也不支持HSV与宫颈癌的关系。而其他的因子,如巨细胞病毒、EB病毒、衣原体等迄今尚未发现有力证据。

1972年Zur Hansen提出,HPV可能是最终导致生殖道肿瘤的性传播致病因子,1976年德国研究者在子宫颈癌中发现有HPV特异序列,以后的大量流行病学和分子生物学研究肯定了HPV在子宫颈癌发生中的作用。1995年国际癌症研究中心(IARC)专门讨论有关性传播HPV在子宫颈癌发生中的作用,认为HPV16和18亚型与子宫颈癌的发生有关。进一步的问题是HPV是否是子宫颈癌的必需和充足病因?最有代表性的研究是Walboomers等于1999年对1995年IARC收集来自美洲、非洲、欧洲和亚洲22个国家冻存的浸润性子宫颈癌组织重新进行HPV试验,应用HPVLlMY09/MY11引物检出率为93%,对HPV阴性组织重新应用LICP5+/CP6+引物,检出率为95.7%,使用14种高危HPVE7引物,检出率为98.1%,总检出率为99.7%。实验动物和组织标本研究还表明,HPV-DNA检测的负荷量与宫颈病变的程度呈正相关，而且 HPV 感染与宫颈癌的发生有时序关系，符合生物学致病机理。这些流行病学资料结合实验室的证据都强有力的支持 HPV 感染与宫颈癌发生的因果关系，均表明 HPV 感染是宫颈癌发生的必要条件。关于 HPV 在子宫颈癌发生中的作用或重要性，有研究者认为其重要性与乙型肝炎病毒与肝癌的关系相似，高于吸烟与肺癌的关系。

2.宫颈癌发生的共刺激因子　事实证明，性活跃妇女一生感染 HPV 的机会大于 70%，但大多为一过性的，通常在感染的数月至两年内消退，仅少数呈持续感染状态，约占 15%左右。已经证实，只有高危 HPV 持续感染才能导致宫颈癌及其前期病变的发生，但他们之中也仅有极少数最后才发展为宫颈癌。因此可认为 HPV 感染是宫颈癌发生的必要条件，但不是充足病因，还需要其他致病因素协同刺激。现已发现一些共刺激因子与子宫颈癌的发生有关，有研究者总结宫颈癌发生的共刺激因子为：①吸烟；②生殖道其他微生物的感染，如 HSV、淋球菌、衣原体和真菌等可提高生殖道对 HPV 感染的敏感性；③性激素影响：激素替代和口服避孕药等；④内源或外源性因素引起免疫功能低下。

国外有学者将宫颈癌的发生形象地用“种子-土壤”学说来解释，其中将 HPV 感染比喻为种子，共刺激因子为营养，宫颈移行带为土壤。

【宫颈癌病理】

1.宫颈癌组织学分类　2003 年版宫颈癌 WHO 组织学分类。

上皮性肿瘤

鳞状上皮肿瘤及其癌前病变

　鳞状细胞癌，非特殊类型

　　角化型

　　非角化型

　　基底细胞样

　　疣状

　　湿疣状

　　乳头状

　　淋巴上皮瘤样

　　鳞状上皮移行细胞癌

　早期浸润性(微小浸润性)鳞状细胞癌

　鳞状上皮内肿瘤

　　宫颈鳞状上皮内肿瘤(CIN)3 级

　　原位鳞状细胞癌

　良性鳞状上皮病变

　　尖锐湿疣

　　鳞状上皮乳头状瘤

　　纤维上皮性息肉

腺上皮肿痛及其癌前病变

　腺癌

黏液腺癌
宫颈型
肠型
印戒细胞型
微小偏离型
绒毛腺型
子宫内膜样腺癌
透明细胞腺癌
浆液性腺癌
中肾管型腺癌
早期浸润性腺癌
原位腺癌
腺体不典型增生
良性腺上皮病变
米勒管源性乳头状瘤
宫颈管内膜息肉
其他上皮性肿瘤
腺鳞癌
毛玻璃细胞亚型
腺样囊性癌
腺样基底细胞癌
神经内分泌肿瘤
类癌
非典型类癌
小细胞癌
大细胞神经内分泌癌
未分化癌
间叶性肿瘤和肿瘤样病变
平滑肌肉瘤
子宫内膜样间质肉瘤,低度恶性
未分化宫颈管肉瘤
葡萄状肉瘤
腺泡状软组织肉瘤
血管肉瘤
恶性外周神经鞘肿瘤
平滑肌瘤
生殖道型横纹肌瘤

上皮和间叶混合性肿瘤

癌肉瘤(恶性米勒管源性混合瘤;化生性癌)

腺肉瘤

Wilms 肿瘤

腺纤维瘤

腺肌瘤

黑色素细胞肿瘤

恶性黑色素瘤

蓝痣

杂类肿瘤

生殖细胞型肿瘤

卵黄囊瘤

表皮样囊肿

成熟性囊性畸胎瘤

淋巴造血组织肿瘤

恶性淋巴瘤(特殊类型)

白血病(特殊类型)

继发性肿瘤

2.宫颈微小浸润癌 宫颈微小浸润癌是指只能在显微镜下检出而临床难以发现的临床前宫颈癌,由 Mestwardt 于 1947 年首先提出微小癌的名称,此后几十年其名称、定义、诊断标准乃至治疗均很混乱。1974 年美国妇科肿瘤协会(SCO)提出微小浸润癌的定义,其诊断标准为癌变上皮浸润间质达基底膜下≤3mm,未波及淋巴管及血管,此定义被 FICO 认可。1975 年 FIGO 将其诊断标准修订为基底膜下浸润深度<5mm,无融合,无淋巴管及血管瘤栓。为使众多的定义趋于统一,1985 年 FIGO 根据间质浸润情况将ⅠA 期(微小浸润癌)分为两个亚分期,1994 年 FIGO 对ⅠA 期又作了新的规定:

ⅠA 期:镜下浸润癌,可测量的间质浸润深度≤5mm,宽度≤7mm。所有肉眼可见病变甚至仅有浅表浸润亦为ⅠB 期。

ⅠA1 期:可测量的间质浸润深度不超过 3mm,宽度不超过 7mm。

ⅠA2 期:可测量的间质浸润深度>3mm,但≤5mm,宽度不超过 7mm。血管、淋巴间质浸润不改变分期,但应记录。

微小浸润性腺癌也有称为早期浸润性腺癌。与原位腺癌相比,微小浸润性腺癌正常腺体结构消失,代之以分布更加密集、形状更不规则的腺体,并且出现在正常腺体不应该出现的部位。然而在具体诊断工作中,很难界定病变出现在正常腺体范围以外。微小浸润性腺癌的肿瘤细胞也可以像鳞状细胞癌一样以出芽的形式向间质浸润,但在实际工作中这种浸润形式并不多见。所以当出现不规则的筛状、乳头状以及相对实性的巢状结构时,就应考虑是否有浸润。浸润性病变通常伴随有间质反应,如间质水肿、炎症反应和促结缔组织增生性反应等。对于微小浸润性腺癌的浸润深度的界定标准也有很大差异。Ostor 发现各家文献报道的早期浸润性腺癌的浸润深度从 1mm、2mm、3～5mm 不等，但是大多数研究报道所采用的深度为 5mm，并且应用这一浸润深度作为诊断标准的病例，其淋巴结转移率仅为 2%(清扫 219 个淋巴结标本仅有 5 个转移)。WHO 分类中也没有标定出具体的浸润深度，只是在其分期中提到将微小浸润性腺癌划为 FIGOⅠA 期。然而在实际操作中，由于宫颈腺体结构复杂，很难准确地测量腺癌的侵犯深度，有学者提出对于微小浸润腺癌应该测量肿瘤的体积，而不只是单一测量浸润深度，其体积应小于 $500mm^3$。浸润灶还可能出现多灶状分布，Mc Cluggage 建议如果浸润灶彼此孤立应该分别测量，然后进行累加；如果浸润灶在同一区域，又彼此关系密切，应该测量整个病变的深度及宽度(包括间质)。

3.宫颈浸润癌　指癌灶浸润间质范围超出了微小浸润癌，多呈网状或团块状浸润间质，包括临床分期ⅠB～Ⅳ期。

(1)鳞状细胞浸润癌：占宫颈癌的 80%～85%。鳞状细胞的浸润方式大多为团块状或弥漫性浸润。

1)按照局部大体观主要有四种类型：

①外生型：最常见，癌灶向外生长呈乳头状或菜花样，组织脆弱，触之易出血，常累及阴道。

②内生型：癌灶向宫颈深部组织浸润，宫颈表面光滑或仅有柱状上皮异位，宫颈肥大变硬，呈桶状，常累及宫旁组织。

③溃疡型：上述两型癌组织继续发展、或合并感染坏死，组织脱落后形成溃疡或空洞，如火山口状。

④颈管型：癌灶发生在宫颈管内，常侵入宫颈管及子宫峡部供血层及转移至盆腔淋巴结。

2)根据癌细胞分化程度可分为：

①Ⅰ级为高分化癌(角化性大细胞型)：大细胞，有明显角化珠形成，可见细胞间桥，细胞异型性较轻，无核分裂或核分裂＜2/高倍视野。

②Ⅱ级为中分化癌(非角化性大细胞型)：大细胞，少或无角化珠，细胞间桥不明显，细胞异型性明显，核分裂象 2～4/高倍视野。

③Ⅲ级为低分化癌(小细胞型)：多为未分化小细胞，无角化珠及细胞间桥，细胞异型性明显，核分裂象＞4/高倍视野。

(2)腺癌：占宫颈癌的 15%～20%。由于其癌灶往往向宫颈管内生长，故宫颈外观可正常，但因颈管膨大，形如桶状。其最常见的组织学类型有两种。

1)黏液腺癌：最常见。来源于宫颈管柱状黏液细胞。镜下仅腺体结构，腺上皮细胞增生呈多层，异型性明显，见核分裂象，癌细胞呈乳突状突向腺腔。可分为高、中、低分化腺癌。

2)微偏腺癌：属高分化宫颈管黏膜腺癌。癌性腺体多，大小不一，形态多变，呈点状突起伸入宫颈间质深层，腺细胞无异型性。常有后腹膜淋巴结转移。

(3)腺鳞癌：占宫颈癌的 3%～5%。是由储备细胞同时向腺细胞和鳞状细胞分化发展而形成。癌组织中包含有鳞癌和腺癌两种成分。

【诊断】

1.临床表现

(1)症状：原位癌与微小浸润癌常无任何症状。宫颈癌患者主要症状是阴道分泌物增多、阴道流血，晚期患者可同时表现为疼痛等症状，其表现的形式和程度取决于临床期别、组织学类型、肿块大小和生长方式等。

1)阴道分泌物增多：是宫颈癌最早出现的症状，大多为稀薄、可混有淡血性的。若合并感染，可有特殊的气味。

2)阴道流血：是宫颈癌最常见的症状。早期患者大多表现为间歇性、无痛性阴道流血，或表现为性生活后及排便后少量阴道流血。晚期患者可表现长期反复的阴道流血，量也较前增多。若侵犯大血管，可引起致命性大出血。由于长期反复出血，患者常可合并贫血症状。

3)疼痛：是晚期宫颈癌患者的症状。产生疼痛的原因主要是癌肿侵犯或压迫周围脏器、组织或神经所致。

4)其他症状：主要取决于癌灶的广泛程度及所侵犯脏器。癌肿压迫髂淋巴、髂血管使回流受阻，可出现下肢水肿。侵犯膀胱时，可引起尿频、尿痛或血尿，甚至发生膀胱阴道瘘。如两侧输尿管受压或侵犯，严重者可引起无尿及尿毒症，是宫颈癌死亡的原因之一。当癌肿压迫或侵犯直肠时，出现里急后重、便血或排便困难，甚至形成直肠阴道瘘。

(2)体征：宫颈原位癌、微小浸润癌和部分早期浸润癌患者局部可无明显病灶，宫颈光滑或为轻度糜烂。随宫颈浸润癌生长发展可出现不同体征，外生型者宫颈可见菜花状赘生物，组织脆易出血。内生型者由于癌细胞向周围组织生长，浸润宫颈管组织，使宫颈扩张，从而表现为宫颈肥大、质硬和颈管膨大。无论是外生型或内生型，当癌灶继续生长时，其根部血管被浸润，部分组织坏死脱落，形成溃疡或空洞。阴道壁受侵时可见赘生物生长。宫旁组织受侵时，盆腔三合诊检查可叩及宫旁组织增厚、或结节状或形成冰冻骨盆。

晚期患者可叩及肿大的锁骨上和腹股沟淋巴结，也有患者肾区叩痛阳性。

2.检查

(1)盆腔检查：不仅对诊断有帮助，还可决定患者的临床期别。

1)阴道检查：窥阴器检查以暴露宫颈及阴道穹隆及阴道壁时，应缓慢扩张并深入暴露宫颈和阴道，以免损伤病灶而导致大出血。阴道检查时应主要观察宫颈外形和病灶的位置、形态、大小及有无溃疡等。阴道指诊时应用手指触摸全部阴道壁至穹隆部及宫颈外口，进一步了解病灶的质地、形状、波及的范围等，并注意有无接触性出血。

2)双合诊：主要了解子宫体的位置、活动度、形状大小和质地，以及双附件区域、宫旁结缔组织有无包块和结节状增厚。

3)i合诊：是明确宫颈癌临床期别不可缺少的临床检查，主要了解阴道后壁有无肿瘤病灶的浸润、宫颈大小及形态、宫旁组织情况.应同时注意有无肿大的盆腔淋巴结可能。

(2)全身检查：注意患者的营养状况，有无贫血及全身浅表淋巴结的肿大和肝、脾肿大。

(3)实验室检查和诊断方法极早期的宫颈癌大多无临床症状，需经宫颈癌筛查后最后根据病理组织学检查以确诊。

1)宫颈细胞学检查：是目前宫颈癌筛查的主要手段，取材应在宫颈的移行带处，此为宫颈鳞状上皮与柱状上皮交界处。

2)阴道镜检查：适用于宫颈细胞学异常者，主要观察宫颈阴道病变上皮血管及组织变化。对肉眼病灶不明显的病例，可通过阴道镜协助发现宫颈鳞，柱交界部位有无异型上皮变化，并根据检查结果进行定位活检行组织学检查，以提高宫颈活检的准确率。

3)宫颈活组织病理检查：是诊断宫颈癌最可靠的依据。适用于阴道镜检查可疑或阳性、临床表现可疑宫颈癌或宫颈其他疾病不易与子宫颈癌鉴别时。宫颈活检应注意在靠近宫颈鳞柱交界的区域(SCJ)和(或)未成熟化生的鳞状上皮区取活检可减少失误，因为这常常是病变最严重的区域。溃疡的活检则必须包括毗邻溃疡周边的异常上皮，因为坏死组织往往占据溃疡的中心。取活检的数量取决于病变面积的大小和严重程度，所谓多点活检通常需要2～4个活检标本。一般宫颈活检仅需2～3mm深，约绿豆大小，当怀疑浸润癌时，活检应更深些。

4)宫颈锥形切除术：宫颈锥形切除术(锥切)主要应用于宫颈细胞学检查多次异常而宫颈活组织学结果为阴性，或活组织学结果为原位癌但不能排除浸润癌的患者。其在宫颈病变的诊治中居于重要地位，很多情况下锥切既是明确诊断，同时亦达到了治疗目的。按照使用的切割器械不同，可分为传统手术刀锥切、冷刀锥切(CKC)、激光锥切(LC)和近年流行的环形电切术(LEEP)。锥切术的手术范围应根据病变的大小和累及的部位决定，原则上锥切顶端达宫颈管内口水平稍下方，锥切底视子宫阴道部病变的范围而定，应达宫颈病灶外0.5cm。在保证全部完整的切除宫颈病变的前提下，应尽可能多地保留宫颈管组织，这对未生育而又有强烈生育愿望的年轻患者尤为重要。术后标本的处理十分重要，应注意以下几方面：①锥切的宫颈标本应做解剖位点标记，可在宫颈12点处剪开或缝线作标记，并标明宫颈内外口；②锥切标本必须进行充分取材，可疑部位做亚连续或连续切片，全面地评价宫颈病变以免漏诊；③病理学报告应注明标本切缘是否受累、病变距切缘多少毫米、宫颈腺体是否受累及深度和病变是否为多中心等，均有助于宫颈病变的进一步治疗。

5)宫颈管搔刮术：是用于确定宫颈管内有无病变或癌灶是否已侵犯宫颈管的一种方法，其常与宫颈活检术同时进行从而及早发现宫颈癌。

6)影像学检查：宫颈癌临床分期通常不能准确地确定肿瘤范围，因此不同的影像学诊断方法，如CT扫描、MRI及正电子发射断层扫描术(PET)，用于更准确地确定病灶范围，用于确定治疗计划。但这些检查一般不是都有条件进行，而且结果多变，因而这些检查结果不能作为改变临床分期的依据。MRI具有高对比度的分辨率和多方位的断层成像能力，对宫颈癌分期的准确率为81%～92%。MRI在宫颈癌的术前分期中极具价值：①可以通过宫颈本身信号改变直接观察肿瘤的有无及侵犯宫颈的深度；②可以判断宫旁侵犯的程度、宫颈周围器官(膀胱或直肠)是否受侵以及宫颈癌是否向上或向下侵及宫体或阴道；③可以提示肿大淋巴结的存在，进一步判断淋巴结转移的可能。

7)鳞状细胞癌抗原(SCCA)检测：SCCA是从宫颈鳞状上皮中分离出来的鳞状上皮细胞相关抗原TA-4的亚单位，由SCCA-1和SCCA-2抗原组成，是宫颈鳞癌较特异的肿瘤标志物，现已被广泛应用于临床。

【宫颈癌的分期】

宫颈癌分期的历史可追溯到1928年，当时主要根据肿瘤生长的范围进行分期。在1950年国际妇科年会及第四届美国妇产科学年会上对宫颈癌的分类和分期进行了修正，并推荐命名为“宫颈癌分期的国际分类法”。自此之后，宫颈癌分期经过8次修正，最近一次修正于2008年由FIGO妇科肿瘤命名委员会提出并通过，随后经过国际抗癌联合会(UICC)、美国癌

症分期联合委员会(AJCC)及FIGO的认可。并建议2009年1月起生效,此次修改主要有:

宫颈癌的临床分期(FIGO,2008年)

Ⅰ期　病变局限于宫颈(扩展至宫体将被忽略)

ⅠA期　仅在显微镜下可见浸润癌,浸润深度≤5mm,宽度≤7mm

ⅠA_1期　间质浸润深度≤3mm,宽度≤7mm

ⅠA_2期　间质浸润深度>3mm至5mm,宽度≤7mm

ⅠB期　临床可见癌灶局限于宫颈,或显微镜下可见病灶大于ⅠA期*

ⅠB_1期　肉眼可见癌灶最大直径≤4mm

ⅠB_2　期肉眼可见癌灶最大直径>4mm

Ⅱ期　癌灶浸润超出子宫,但是未达盆壁,或浸润未达阴道下1/3

ⅡA期　无宫旁浸润

ⅡA_1期　临床可见癌灶最大直径≤4cm

ⅡA_2期　临床可见癌灶最大直径>4cm

ⅡB期　有明显的宫旁浸润

Ⅲ期　肿瘤扩散至盆壁和(或)累及阴道下1/3,和(或)引起肾盂积水,或无功能肾**

ⅢA期　癌累及阴道下1/3,但未达盆壁

ⅢB期　癌已达盆壁,或有肾盂积水或无功能肾

Ⅳ期　肿瘤扩散超过真骨盆,或浸润(活检证实)膀胱黏膜或直肠黏膜,大疱性水肿的存在不应归于Ⅳ期

ⅣA期　邻近器官转移

ⅣB期　远处器官转移

*所有大体可见病灶,即使为浅表浸润,都归于IB期。浸润是指测量间质浸润,最深不超过5mm,最宽不超过7mm。浸润深度不超过5mm的测量是从原始组织的上皮基底层-表皮或腺体开始。即使在早期(微小)间质浸润的病例中(-1mm),浸润深度的报告也应该始终用mm表示。

**在直肠检查中,肿瘤和盆壁之间没有无瘤区。除去已知的其他原因,所有肾盂积水或无功能肾的病例都包括在内

1.去除0期　国际妇产科联合会认为0期是原位癌,决定在所有肿瘤分期中去除此期。

2.ⅡA期　FIGO年报所示文献及资料一贯提示,在ⅡA期患者中,以病灶最大直径为准则提示癌灶大小对于预后有较大影响,同样结论也见于ⅠB期。因此,ⅡA期的再细分定义包括如下:ⅡA_1期:癌灶大小≤4cm,包括阴道上2/3浸润;ⅡA_2期:癌灶大小>4cm,包括阴道上2/3浸润。

FIGO妇科肿瘤命名委员会也考虑到临床调查研究,进一步推荐:

(1)宫颈癌保留临床分期,但鼓励关于手术分期的研究。

(2)虽然分期中并未包括,但所有手术,病理发现的阳性结果(如脉管浸润)需报告给FIGO年报编辑部办公室或其他科学出版物。

(3)推荐采用诊断性影像学技术帮助判断原发肿瘤病灶的大小,但非强制性的。对于有MRI/CT设备的机构,影像学评估肿瘤体积及宫旁浸润情况应记录,并送FIGO年报编辑部

办公室作数据录入。

(4)其他检查如麻醉术前检查、膀胱镜检查、乙状结肠镜检查及静脉压检查等可选择进行，但不是强制性的。

宫颈癌采用临床还是手术分期是多年来一大重要争论要点。一方面，尽管随着近年来影像学技术的长足发展，判断肿瘤大小有更佳的评估方法，但临床分期仍没有手术分期精确。而另一方面，手术分期法不能广泛应用于全世界范围，特别在某些资源欠缺不能及早发现肿瘤的国家地区，不能手术的晚期患者比较普遍，而手术设施稀有，难以推广手术分期法。因此宫颈癌的分期仍建议采用FIGO的临床分期标准，临床分期在治疗前进行，治疗后不再更改，但FIGO妇科肿瘤命名委员会也仍鼓励关于手术分期的研究。

【宫颈癌的转移途径】

宫颈上皮内因缺乏淋巴管和血管，而且基底膜又是组织学屏障，可以阻止癌细胞的浸润，因此宫颈原位癌一般不易发生转移。一旦癌细胞突破基底膜侵入间质，病程即是不可逆，癌细胞可到处转移。宫颈癌的转移途径主要是直接蔓延和淋巴转移，少数经血循环转移。

1.*直接蔓延* 是最常见的转移途径，通过局部浸润或循淋巴管浸润而侵犯邻近的组织和器官。向下可侵犯阴道穹隆及阴道壁，因前穹隆较浅，所以前穹隆常常较后穹隆受侵早。癌细胞也可通过阴道壁黏膜下淋巴组织播散，而在离宫颈较远处出现孤立的病灶。向上可由颈管侵犯宫腔。癌灶向两侧可蔓延至宫旁和盆壁组织，由于宫旁组织疏松、淋巴管丰富，癌细胞一旦穿破宫颈，即可沿宫旁迅速蔓延，累及主韧带、骶韧带，甚至盆壁组织。当输尿管受到侵犯或压迫可造成梗阻，并引起肾盂、输尿管积水。晚期患者癌细胞可向前、后蔓延分别侵犯膀胱或直肠，形成癌性膀胱阴道瘘或直肠阴道瘘。

2.*淋巴转移* 是宫颈癌最重要的转移途径。一般沿宫颈旁淋巴管先转移至闭孔、髂内及髂外等区域淋巴结，后再转移至髂总、骶前和腹主动脉旁淋巴结。晚期患者可远处转移至锁骨上及深、浅腹股沟淋巴结。

宫颈癌淋巴结转移率与其临床期别有关，研究表明Ⅰ期患者淋巴结转移率为15%～20%、Ⅱ期为25%～40%和Ⅲ期50%以上。20世纪40年代末Henriksen对宫颈癌淋巴结转移进行详细的研究，其将宫颈癌的淋巴结转移根据转移时间的先后分为一级组和二级组：

(1)一级组淋巴结

1)宫旁淋巴结：横跨宫旁组织的一组小淋巴结；

2)宫颈旁或输尿管旁淋巴结：位于输尿管周围横跨子宫动脉段附近淋巴结；

3)闭孔或髂内淋巴结：围绕闭孔血管及神经的淋巴结；

4)髂内淋巴结：沿髂内静脉近髂外静脉处淋巴结；

5)髂外淋巴结：位于髂外动、静脉周围的6～8个淋巴结；

6)骶前淋巴结。

(2)二级组淋巴结

1)髂总淋巴结；

2)腹股沟淋巴结：包括腹股沟深、浅淋巴结；

3)腹主动脉旁淋巴结。

3.血行转移　宫颈癌血行转移比较少见，大多发生在晚期患者，可转移至肺、肝、心、脑和皮肤。

【治疗】

浸润性宫颈癌诊断明确后，选择最佳的治疗方案是临床医师面临的首要问题。最佳治疗方案的选择通常取决于患者的年龄、全身健康状况、肿瘤的进展程度、有无并发症和并发症的具体情况以及治疗实施单位的条件。因此，有必要先对患者进行全面仔细的检查评估，再由放疗科医生和妇科肿瘤医生联合对治疗方案作出决定。

治疗方案的选择需要临床判断，除了少数患者的最佳方案只能是对症治疗以外，大多数患者的治疗选择主要是手术、放疗或放化疗。对于局部进展患者的初始治疗大多学者建议选择放化疗，包括腔内放疗(Cs 或 Ra)和外照射 X 线治疗。手术和放疗之间的争论已经存在了几十年，特别是围绕Ⅰ期和ⅡA 期宫颈癌的治疗。对于ⅡB 期及以上期别宫颈癌患者治疗，大多采取顺铂化疗和放疗联合的放化疗。

1981 年，Zander 等报道了在德国的 20 年合作研究结果，该研究对 1092 例ⅠB 期和Ⅱ期宫颈癌患者行 Meigs 型根治性子宫切除术及双侧盆腔淋巴结切除术。在 1092 例患者中，50.6%只给予手术治疗，5 年生存率分别为 84.5%(ⅠB 期)和 71.1%(Ⅱ期，多数为ⅡA 期)。在 MD Anderson 医院和肿瘤研究所，Fletcher 报道了 2000 例宫颈癌患者放疗后的 5 年治愈率如下：Ⅰ期为 91.5%，ⅡA 期 83.5%，ⅡB 期66.5%，ⅢA 期 45%，ⅢB 期 36%和Ⅳ期 14%。Perez 报道单独放疗的 5 年生存率分别为：ⅠB 期 87%，ⅡA 期 73%，ⅡB 期 68%，Ⅲ期 44%。Montana 报道单独放疗的 5 年生存率：ⅡA 期为 76%，ⅡB 期 62%，Ⅲ期 33%。

Benedet 等在 1998 年的 FIGO 年度报告中报告了宫颈癌患者手术、放疗、手术＋放疗联合治疗的 5 年生存率。

在意大利的一个研究中，337 例ⅠB～ⅡA 期宫颈癌患者随机接受放疗或手术治疗。患者的无进展时间的中位数是 87 个月，手术和放疗的 5 年总体无进展生存率相似(分别为 83%和 74%)。在宫颈直径≤4cm 的手术组患者中，有 62 例(54%)接受了辅助放疗；在宫颈直径＞4cm 的手术组患者中，有 46 例(84%)接受了辅助放疗。在手术组和放疗组中，宫颈直径≤4cm 和＞4cm 的患者的生存率均相似。而手术＋放疗组患者的严重并发症发生率(25%)大于放疗组(18%)和手术治疗组(10%)。

总体上讲，对于早期宫颈癌患者，手术和放疗的生存率是相似的。放疗的优点是几乎适用于所有期别的患者，而手术治疗则受限于临床期别，在国外的许多机构中，手术治疗被用于希望保留卵巢和阴道功能的Ⅰ、ⅡA 期年轻宫颈癌患者。由于手术技巧提高和相关材料的改进，目前手术所导致的患者死亡率、术后尿道阴道瘘发生率均＜1%，这使得选择手术治疗的患者明显增加。其他因素也可能导致选择手术而不是放疗，包括妊娠期宫颈癌、同时合并存在肠道炎性疾病、因其他疾病先前已行放疗、存在盆腔炎性疾病或同时存在附件肿瘤，还有患者的意愿。但在选择放疗时必须考虑到放疗对肿瘤周围正常器官的永久损伤和继发其他恶性肿瘤的可能。

1.手术治疗　是早期宫颈浸润癌首选的治疗手段之一和晚期及某些复发性宫颈癌综合治疗的组成部分。宫颈癌手术治疗已有一百余年历史。随着对宫颈癌认识的不断深入，手术理论与实践的不断完善及宫颈癌其他治疗手段尤其是放疗和化疗的不断进展，宫颈癌手术治疗的术式及其适应证也几经变迁，日趋合理，但其中对手术治疗的发展最重要的贡献者当数 Wertheim 和 Meigs 两位学者。当今开展的宫颈癌各种手术方式均为他们当年所开创术式的演变与发展。

(1)子宫颈癌手术治疗的历史：以手术治疗宫颈癌的设想最初始于 19 世纪初，Sauter 于 1827 年开始采用阴道切除子宫治疗宫颈癌。1878 年 Freund 首先提出子宫切除术为宫颈癌首选的治疗方式，但当时的死亡率高达 50%。1895 年，Reis 最早行根治性子宫及附件切除并在尸体示范了盆底淋巴清除术。1905 年，奥地利 Wertheim 首次报道了他施行的 270 例子宫广泛切除及盆腔淋巴结切除术，成为宫颈癌手术的奠基人，这一手术也称 Wertheim 手术。1911 年，他又报道了手术治疗宫颈癌 500 例，并将盆腔淋巴结切除改为选择性切除，使手术死亡率从 30%降到 10%。但仍由于手术死亡率高及手术引起的泌尿道并发症等问题，以及 1890 年 X 线和镭的发现，并逐渐用于宫颈癌治疗，该手术未能推广。

直至 20 世纪 30 年代，美国 Meigs 到维也纳 Wertheim 诊疗所观摩，认识到 Wertheim 手术的合理性，并参考外阴癌淋巴浸润的处理经验，重新开展 Wertheim 手术，并对原有 Wertherim 式子宫根治术与经腹淋巴结系统切除术相结合，形成 Wertheim-Meigs 手术。他于 1944 年报道应用该手术治疗宫颈浸润癌 334 例，Ⅰ期 5 年存活率为 75%，Ⅱ期 54%，输尿管瘘为 9%。1948 年，Bmnschwig 开创盆腔脏器切除术治疗晚期宫颈癌及部分复发癌。大约在 30 年代，Wertherim-Meigs 手术传到亚洲，并经冈林、小林隆等不断改进，推广，成为Ⅰ、Ⅱ期和极少数Ⅲ期宫颈癌的主要治疗手段。我国宫颈癌根治术开始于 20 世纪 50 年代，先后在江西、天津、山东等地陆续施行。国内术式以 Wertheim 手术为基础，并汲取了 Meigs、冈林等变式，逐渐形成了我国自己的特色。

(2)宫颈癌手术类型及其适应证：宫颈癌手术治疗的目的是切除宫颈原发病灶及周围已经或可能受累的组织、减除并发症。其原则是既要彻底清除病灶，又要防止不适当地扩大手术范围，尽量减少手术并发症，提高生存质量。

目前国外多采用 Piver 1974 年提出的将宫颈癌手术分为五种类型，见表 3-7。

表 3-7 宫颈癌手术的分类

类别	手术范围	适用于
Ⅰ	筋膜外子宫全切；切开耻骨宫颈韧带，使输尿管向外侧绕行	ⅠA_1 期
Ⅱ	在中点处切除主韧带和宫骶骨韧带；切除阴道上 1/3	ⅠA_2 期
Ⅲ	切除整条主韧带和宫骶韧带；切除阴道上 1/3	ⅠB 期，ⅡA 期
Ⅳ	切除输尿管周围的所有组织、膀胱上动脉；切除上 3/4 阴道(此处仍可以保留膀胱)	发生在前面的中央型复发
Ⅴ	切除部分末段输尿管及膀胱	中央型复发累及部分末段输尿管或膀胱

1)筋膜外子宫切除术(Ⅰ型)：切除所有宫颈组织，不必游离输尿管。筋膜外全子宫切除的范围国内外不同学者在描述上尽管存在一定的差异，但不管如何，与适用于良性疾病的普通全

子宫切除术的范围并不相同，主要差异在于普通全子宫切除术不需暴露宫旁段输尿管，而是沿子宫侧壁钳夹、切断宫颈旁组织及阴道旁组织，包括主韧带、宫骶韧带、宫颈膀胱韧带等，为避免损伤输尿管，须紧靠宫颈旁操作，这种操作方法必然会残留部分宫颈组织，而不能很完整地切除宫颈。筋膜外全子宫切除术主要适用于ⅠA_1期宫颈癌。

2)改良根治性子宫切除术(Ⅱ型)：这一术式基本上是 Wertheim 手术，在子宫动脉与输尿管交叉处切断结扎子宫动脉。部分切除主韧带和宫骶韧带，当上段阴道受累时切除阴道上段1/3。选择性切除增大的盆腔淋巴结。这一术式主要适用于ⅠA2 期宫颈癌。

3)根治性子宫切除术(Ⅲ型)：基本上为 Meigs 手术。在膀胱上动脉分出子宫动脉的起始部切断并结扎子宫动脉，切除全部主韧带、宫骶韧带及阴道上 1/2。主要适用于 IB 和ⅡA 宫颈癌。

4)超根治性子宫切除术(Ⅳ型)：和Ⅲ型的主要区别是：a.完整切除膀胱子宫韧带；b.切断膀胱上动脉；c.切除阴道上 3/4。这一手术泌尿道瘘的发生率较高，主要用于放疗后较小的中心性复发癌。

5)部分脏器切除术(Ⅴ型)：适用于远端输尿管或膀胱的中心性复发。相应部分切除后，输尿管可重新种植于膀胱。当根治术时发现远端输尿管受累时，也可采用该手术，当然也可放弃手术治疗改行放疗。

国内治疗宫颈癌手术的术式与国外略有不同，基本根据上海张惜阴教授提出的四级手术。

Ⅰ级：筋膜外全子宫及附件切除术(年轻患者保留一侧卵巢)。

Ⅱ级：扩大全子宫切除，阴道和宫旁各切除 1cm。

Ⅲ级：次广泛全子宫切除术，宫旁和阴道各切除 2～3cm。适用ⅠA 期宫颈癌，一般不行盆腔淋巴切除术，但特殊情况除外。

Ⅳ级：广泛性全子宫切除术及盆腔淋巴结清扫术，宫旁组织和阴道各切除至少 3cm 以上，适用于ⅠB～ⅡA 期宫颈癌。

目前宫颈癌根治术通常经腹施行，但也可经阴道施行。事实上经阴道根治术的历史早于经腹。经阴道子宫根治术特别适用于肥胖，合并心、肺、肾重要脏器疾病难以耐受腹部手术等。但操作难度大，主要依靠术者触觉完成手术，要完成淋巴结切除较为困难，目前临床应用较少。随着腹腔镜手术技术的日益成熟，目前腹腔镜宫颈癌根治术也在蓬勃开展，并且已经显现出其微创效优的特点。

(3)并发症：宫颈癌手术并发症可分为术中、术后及晚期并发症。

1)术中并发症：主要包括术时出血和脏器损伤。

①术时出血：根治性全子宫切除术时出血最容易发生在两个步骤，第一为清扫淋巴结时损伤静脉或动脉，第二容易出血处是分离主韧带和游离输尿管隧道。对这类出血可看清出血点者，采用缝扎或结扎止血。对细小静脉或静脉壁细小破裂出血，最简单有效的方法是压迫止血。

②脏器损伤：容易损伤的脏器有输尿管、膀胱、直肠和闭孔神经。若操作仔细、技术和解剖熟悉，多能避免。一旦损伤发生可根据损伤部位和范围作修补术。闭孔神经损伤发生后应立即修补缝合。

2)术后并发症

①术后出血:多发生于术中出血漏扎或止血不严,若出血发生在阴道残端,可出现术后阴道出血。处理方法经阴道结扎或缝扎止血。若出血部位较高,或腹腔内出血,且出血量较多,则需开腹止血。对手术后数日发生的残端出血要考虑感染所致,治疗以抗感染为主。

②输尿管瘘:游离输尿管时损伤管壁或影响其局部血供加之术后感染、粘连排尿不畅等,可形成输尿管阴道瘘或腹膜外渗尿等。近年来发生率已降至1%以下,防治措施除不断改进技术外,最重要的是手术细致,尽量避免损伤及预防感染,避免排尿不畅。

③盆腔淋巴囊肿:手术后回流的淋巴液潴留于后腹膜间隙而形成囊肿,发生率达12%~24%。淋巴囊肿一般较小,并无症状可随访观察。但较大的囊肿可引起患侧下腹不适,甚至造成同侧输尿管梗阻。需要时可在超声引导下行穿刺抽吸。淋巴囊肿的预防主要靠尽量结扎切断的淋巴管,也有人提出不缝合反折腹膜可减少其发生。

④静脉血栓及肺栓塞:是宫颈癌围术期最可能致死的一个并发症,任何时候都应对此提高警惕,术中、术后应予特别的关注,以防发生这种可能致死的并发症。术中是腿部或盆腔静脉形成血栓的最危险时期,应注意确保术中腿部静脉没有被压迫,仔细分离盆腔静脉可减少在这些静脉中形成血栓。

⑤感染:其发生率已明显下降,主要取决于广谱抗生素的临床应用和手术条件及技巧的提高。

3)晚期并发症

①膀胱功能障碍:Seski、Carenza、Nobili 和 Ciacolum 等学者均认为术后膀胱功能障碍是支配膀胱逼尿肌的感觉神经和运动神经损伤的直接结果,手术做得越彻底,损伤的程度就越大,术后发生膀胱功能障碍的可能越大。膀胱功能障碍通常表现为术后排尿困难、尿潴留、尿道感染等,术后需长期给予持续的膀胱引流,但经对症治疗,几乎所有的患者都能恢复。通过控制手术范围和手术的彻底性,特别是对于早期宫颈癌患者,能够降低这个并发症。Bandy 及其同事报道了根治性子宫切除术(Ⅲ型)及术后是否予放疗对膀胱功能的远期影响,结果发现30%的患者术后需膀胱引流达到或超过 30 日,术后盆腔放疗者膀胱功能障碍的发生率明显高于未放疗者。

②淋巴囊肿:是较麻烦的并发症。在髂外静脉下方结扎进入闭孔窝的淋巴管有助于减少淋巴液流入这一最常形成淋巴囊肿的区域。腹膜后引流也可减少淋巴囊肿的发生,但避免盆腔腹膜的重新腹膜化就可以不再需要引流。如果出现淋巴囊肿,一般不会造成损害,而且如果时间足够长,淋巴囊肿通常会被吸收。Choo 及其同事报道认为直径<4~5cm 的囊肿通常在 2 个月内吸收,处理上只需予以观察。当有证据表明存在明显的输尿管梗阻时需要手术治疗,手术需切除淋巴囊肿的顶,并将舌状下挂的网膜缝合到囊腔内面(内部造袋术),这样可以避免重新形成囊肿。经皮穿刺抽吸囊液常会继发感染,所以需谨慎使用。

(4)宫颈癌手术新进展

1)腹腔镜下根治性子宫切除术:根治性子宫切除术可以通过完全的腹腔镜手术(TLRH)完成,也可部分或全部经阴道手术(LRVH/RVH)完成。1992 年,法国 Dargent 等报道了腹腔镜盆腔淋巴结切除术和腹腔镜辅助经阴道根治性子宫切除术,同年美国 Nezhat 等报道了首例腹腔镜下根治性子宫切除术和盆腔淋巴结切除术。之后此技术逐渐用于临床，并取得了满意的临床效果。切除范围严格按照开腹手术的标准进行，包括切除骶骨韧带 3cm 以上，主韧带的 2/3 或完整切除，阴道切除的长度在 3cm 以上等。淋巴结切除的范围也按照开腹手术的要求，对不同的疾病切除不同范围的淋巴结。特别是对腹主动脉周围和髂血管的淋巴结均在血管鞘内切除，闭孔和腹股沟深淋巴结切除务必完整彻底，包括闭孔神经深层的淋巴结切除。Pomel 等在 8 年时间里，研究了 50 例行腹腔镜下根治性子宫切除术的患者。平均手术时间 258 分钟，只有 2 例患者发生泌尿系统并发症（1 例是膀胱阴道瘘，1 例是输尿管狭窄）。平均随访时间 44 个月，5 年生存率为 96%。Frumovitz 等对照研究了腹腔镜下和开腹根治性子宫切除术治疗早期宫颈癌患者的资料，结果显示，两组平均手术时间分别是 344 分钟和 307 分钟，平均术中出血分别为 319ml 和 548ml，术后平均住院分别为 2 天和 5 天。两组患者平均随访 7.2 个月和 15.2 个月，共 3 例复发，其中腹腔镜组 1 例，开腹组 2 例。PeHegrino 等为 107 例 1 期宫颈癌患者行腹腔镜下根治性子宫切除术＋淋巴结切除术，平均切除淋巴结 26 枚，平均出血 200ml，平均手术时间 305 分钟；6 例中转开腹；平均随访 30 个月，11 例复发，无瘤生存率 95%。我国学者对 317 例浸润性宫颈癌患者行腹腔镜下根治性子宫切除术＋盆腔淋巴结切除术，其中 143 例同时行腹腔镜主动脉旁淋巴结切除术，术中并发症发生率为 4.4%（14/317），膀胱损伤 7 例（5 例在腹腔镜下成功修补）；术后并发症发生率为 5.1%（16/317），5 例输尿管阴道瘘，4 例膀胱阴道瘘，1 例输尿管狭窄，6 例膀胱功能障碍。因此认为腹腔镜下根治性子宫切除术＋盆腔淋巴结切除术可作为宫颈癌手术治疗的可选择方式。但是，由于此术式难度较大，若无丰富的腹腔镜手术经验和技巧，及妇科肿瘤开腹手术的经验和良好的腹腔镜设备，一般不建议在腹腔镜下行此手术，因为若处理不当会致严重并发症，甚至危及患者的生命。

2）卵巢移位术早期的宫颈癌卵巢转移率很低，Shimada 等分析宫颈癌卵巢转移的临床病理学特征，对 1981 年—2000 年ⅠB～ⅡB 期宫颈癌的 3471 例患者进行研究，结果表明卵巢转移率仅为 1.5%，其中鳞癌ⅡB 期转移率明显增加，因此提出对于ⅡA 及ⅡA 期以下期别宫颈鳞癌患者，保留卵巢是可行的，同时指出宫颈腺癌的卵巢转移率明显增加。Nakanishi 等对 1064 例宫颈鳞癌和 240 例宫颈腺癌患者的研究也发现，宫颈腺癌的卵巢转移率远高于宫颈鳞癌（6.3% vs. 1.3%），因此宫颈腺癌不应保留卵巢。由于卵巢对射线极为敏感，故对于可能需要放疗的年轻患者，可将卵巢移位于放射野之外，避免卵巢功能损伤。对于 FIGOⅠ～ⅡA 期年轻宫颈癌患者，如果存在高危因素，需要辅助盆腔放疗（用或不用放疗增敏的化疗），在经腹行根治性子宫切除术时，应将卵巢移位到结肠旁沟。对于局部进展的宫颈癌患者（FIGOⅠB_2～ⅣA），主要的治疗是放化疗，可预先在腹腔镜下行卵巢移位术。

卵巢移位常见的手术方式有经腹或腹腔镜下手术，将卵巢移位至侧腹部、乳房下、腹膜外、结肠旁沟外侧。目前国外多采用结肠旁沟外侧卵巢移位术。具体方法为：游离卵巢动静脉，将卵巢移位并固定于结肠旁沟腹膜处，使两侧卵巢高于腹主动脉分叉水平，并各用一金属夹固定于卵巢上，作为卵巢标志以便术后放疗定位。该术式优点为：①避免因卵巢的周期性变化引起的侧腹部不适；②若移位卵巢发生病变，便于行腹腔镜或开腹手术；③避免卵巢血管扭转打结，发生缺血坏死；④避免卵巢移位过远，造成卵巢血供不良，影响其功能。

对于行卵巢移位术的效果，多数学者认为能明显减轻放疗对卵巢的损伤，Olejek 等研究的行宫颈癌根治术加卵巢移位术和术后放疗的101例患者中，69.8%的患者卵巢功能不受影响，监测血清卵泡刺激素(FSH)、黄体生成激素(LH)等卵巢分泌激素在正常水平。Morice等对104例行卵巢移位术的患者随访结果表明，83%的患者卵巢功能得到保留。该术式的术后并发症为：①卵巢良性囊肿形成；②卵巢缺血坏死；③宫颈癌卵巢转移。以卵巢良性囊肿最为常见，多数患者口服避孕药后囊肿即可消失，少数患者口服药物无效需手术治疗。卵巢移位术后卵巢功能的影响因素：①术后是否放疗；②放疗方式；③放疗剂量；④移位卵巢的位置。Morice等分析了卵巢移位术后未接受放疗、接受盆腔外照射加阴道内腔照射以及仅接受盆腔外照射的患者92例，卵巢功能保存者分别为100%、90%和60%，可见盆腔外照射是造成卵巢损伤的主要因素，而放疗剂量的大小和移位卵巢的位置也直接影响到移位卵巢的功能。20世纪90年代Chambers等学者曾对14例行卵巢腹部外侧移位术加术后放疗的患者进行研究，71%的患者卵巢功能未受影响，当照射剂量>300cGy时，卵巢功能衰竭的比例明显增加。如果移位的卵巢位置低于髂前上棘，100%会出现卵巢功能衰竭。因此有学者提出卵巢移植的概念，使卵巢远离盆腔，将卵巢移植至远离盆腔且血管口径与卵巢血管较一致的部位，如上肢、乳房外侧等，已有成功病例的报道，术后患者能具有正常的卵巢功能。

卵巢移位后，盆腔放疗致卵巢功能衰竭的发生率为28%～50%。如果散射到移位的卵巢上的放疗剂量>300cGy，就会有绝经倾向。散射剂量的大小并不取决于移位的卵巢与骨盆线之间的距离。在已经行卵巢移位的患者中，当不需要辅助放疗时，发生卵巢早衰的风险约为5%。大约有5%的患者出现有症状的卵巢囊肿。

3)早期宫颈癌保留生育功能的手术：对于宫颈微小浸润癌，治疗需根据其浸润的深度选择某些合适的病例行保留生育功能治疗，包括宫颈锥切与根治性宫颈切除术＋淋巴结切除术。另外，对于病灶小于2cm，伴有颈管局部受累，且没有淋巴结转移病理学证据的ⅠB期患者也可考虑行根治性宫颈切除术。对于选择行保留生育治疗的患者，必须没有生育功能已经受损的临床证据，而且患者需有强烈的生育要求。另外，必须进行严格的随访检测，包括定期行宫颈细胞学检查、阴道镜检查和颈管搔刮。

①宫颈锥切：对于ⅠA_1期宫颈鳞状细胞癌，因为宫旁侵犯和淋巴结转移的风险很低，几乎可以忽略，所以许多学者认为病理证实无脉管浸润的、渴望保留生育功能的年轻ⅠA_1期宫颈鳞状细胞癌患者仅给予冷刀锥切治疗是较安全的。另外，对于ⅠA_1期宫颈鳞状细胞癌患者锥切方式，国外学者认为局麻下CO_2激光宫颈锥切也是可以考虑的。Diakomanolis等研究了62例患者，平均随访54个月，复发率为6.6%(复发的均为CINI)。对于某些希望保留生育功能的微小浸润宫颈腺癌患者，宫颈锥切术也是一种可供选择的治疗。McHale等研究了1985～1996年期间行保留生育功能治疗的宫颈原位腺癌和微小浸润性宫颈腺癌病例的生存率和生育情况。41例宫颈原位腺癌中有20例行宫颈锥切术，在其中的5例宫颈锥切切缘阳性的患者中，2例复发，1例在随访5年时发展成为了浸润性腺癌。在20例FICOIA期的患者中，4例行宫颈锥切术，保留生育功能，其中3例成功分娩健康婴儿，随访48个月，没有一例复发。Schorge等利用宫颈锥切治疗5例FIGOIA期宫颈腺癌，保留生育功能，没有一例锥切标本存在脉管浸润，随访6～20个月，没有一例复发。

②阴式根治性宫颈切除术(VRT)：1987年，Dargent为ⅠA_2期和某些ⅠB_1期宫颈癌患者

设计了一种保留患者生育功能的手术。VRT 是经典 Shauta 阴式根治性子宫切除术的一种变化术式，VRT 之前应先行腹腔镜下双侧盆腔淋巴结切除术。VRT 手术是在子宫峡部下方将子宫离断，在手术结束时，再将子宫与阴道缝起来。从肿瘤学的角度来讲，这种手术技术可以在病灶周围切除足够宽的组织，后者包含了宫旁组织和阴道上部，而子宫体被原位保留。术中必须对淋巴结组织和宫颈切除术标本的宫颈管内膜上部切缘行冰冻切片检查。通过对 61 例 VRT 标本的回顾阅片，Tanguay 等建议当肿瘤已经侵犯距离手术切缘 5mm 以内时，应在根治性宫颈切除术的基础上补充行根治性子宫切除术，他们还认为，当存在肉眼可见病灶时，纵切比横切的冰冻切片好，因为纵切的冰冻切片可以测量肿瘤与宫颈内膜边缘之间的距离。

有学者认为 VRT 对于经过良好选择的早期宫颈癌患者，在肿瘤学上是安全的。除了 1 例小细胞神经内分泌癌患者很快复发并死亡，在平均 60 个月的随访期间，有 2 例复发(2.8%)、1 例死亡(1.4%)。作者认为病灶＞2cm 存在较高的复发风险。另外，1 例宫颈腺癌患者在 VRT 后 7 年发生盆腔中央型复发，Bali 等对此提出了一个问题：VRT 术后的患者(特别是腺癌患者)，是否应当在完成生育后立即行子宫切除术。对四个中心发表的 224 例患者的临床结果(法国的 Dargent，n＝82；多伦多的 Covens 等，n＝58；魁北克的 Roy 和 Plante，n＝44；英国的 Shepherd 等，n＝40)进行了总结，发现其复发率仅为 3.1%(n＝7)，其中 3 例为远处复发。同时也显示出了相当鼓舞人心的产科结局，妊娠率达 96%，其中有 51 例分娩活婴。Covens 等报道在他们的研究中，所有患者在试图妊娠的 12 个月之内都成功妊娠，一年妊娠率为 37%。重要的是，大多数妇女无需辅助生育技术就能够妊娠，有 12 例因宫颈机能不全在孕中期流产。Bemardiru 等报道了 80 例患者 VRT 后产科结局，在平均 11 个月的随访期间有 39 例患者试图妊娠，结果有 18 例患者一共妊娠 22 次，18 次是活胎，其中 12 次妊娠至足月，并行剖宫产分娩。胎膜早破是早产的主要的原因。我们目前主张在子宫下段开口处经腹行环扎术，以后再以剖宫产分娩。

③经腹行根治性宫颈切除术(ART)：ART 的潜在优点包括：较广的宫旁切除，可能较低的术中并发症发生率，妇科肿瘤医生对这种手术技术较为熟悉等，此外某些特殊类型早期宫颈癌患者需选此术。Cibula 推荐行 ART 术的特殊类型宫颈癌患者如下：a.合并阴道解剖结构异常；b.子宫次切术后宫颈残端癌；c.外生巨块型；d.根据肿瘤生长部位及宽度需要更广泛宫旁组织切除术者；e.妊娠合并宫颈癌。也有学者建议希望保留生育功能的早期宫颈腺癌患者只选择经腹的根治性宫颈切除术，目的在于保证切除足够的癌周组织。

ART 手术步骤如下：进腹后先切除前哨淋巴结或闭孔及髂内、外淋巴结；后在宫颈峡部水平切断并结扎圆韧带，距离宫颈内口以下至少 1cm 切断宫颈及宫旁组织以及阴道上段组织(宫颈内口的保留被认为对于保留生育能力有重要意义)，切除的宫颈组织及淋巴结送冰冻切片确认有无癌细胞浸润。若冷冻结果提示阴性，则之后步骤与子宫根治术相同：从阔韧带水平至主韧带水平充分游离输尿管，并从髂内动脉起始处游离双侧子宫动脉，切断子宫骶骨韧带及宫旁组织。最后剩余宫颈处行环扎术，再与阴道穹隆吻合。Ungar 等对 30 例患者经腹行根治性宫颈切除术，10 例 ⅠA_2 期，5 例 ⅠB_1 期，5 例 ⅠB_2 期。平均随访 47 个月，没有复发病例。在 5 例试图妊娠的患者中，3 例妊娠，其中 1 例在早孕期流产，2 例足月妊娠并以剖宫产分娩。虽然这项手术技术尚没有被广泛应用，但作者认为，这种手术与标准的 Wertheim 根治性子宫切除术具有同等的肿瘤学安全性。Einstein 等比较了 ART 和 VRT 这两种术式的并发症，包括 VRT 28 例和 ART 15 例，结果发现 ART 者术中出血量明显多于 VRT，手术时间明显短于 VRT，但术中、术后并发症及随访结果无显著差异。

④保留神经的根治性子宫切除术(NSRH)：根治性子宫切除术是治疗宫颈癌的主要方式，但一味强调切除的广泛性会致盆腔自主神经损伤，引起术后膀胱、直肠功能紊乱及性功能障碍，根治性子宫切除术术后膀胱功能障碍的发生率高达 70%～85%。如何在保证切除范围提高生存率的同时提高患者的生活质量，越来越受到妇科肿瘤专家的关注。特别在宫颈癌发病年轻化的趋势下，保留神经功能是进一步优化根治性子宫切除术术式的一大挑战。子宫、阴道、膀胱、直肠由自主神经支配，既有交感神经，又有副交感神经。交感神经来自胸 11～腰 2，形成腹下神经。交感神经损伤会引起膀胱顺应性降低、膀胱颈关闭机能不全和尿失禁。副交感神经来自骶 2、3 和 4，形成盆内脏神经。这些神经交叉后形成下腹下神经支配子宫和膀胱。副交感神经损伤可引起膀胱对压力敏感性降低，损伤支配直肠的自主神经会引起直肠功能紊乱。自主神经对维持盆腔脏器正常生理功能起重要作用，根治性子宫切除术术中保留自主神经手术技巧的发展有望减少术后相应的并发症。最早开展 NSRH 的是日本学者 Okabayashi，他将主韧带分为两个部分：血管部和神经部，切除血管部，保留神经部就可以完整保留膀胱直肠功能，他将此术式命名为“东京手术”。此后德国学者 Hockel 等又报道另一种术式，用类似于抽脂的方法进行根治性子宫切除术，先找到腹下丛，然后沿腹下丛用抽脂法逐渐分离盆内脏神经和盆丛。而德国学者 Possover 等报道了腹腔镜下根治性子宫切除术中独特的保留神经的方法，首先分离直肠旁间隙、骶前间隙和膀胱周围间隙，清除这些间隙内的脂肪和淋巴组织，充分游离主韧带。然后以直肠中动脉为解剖标志，分离主韧带的神经部。此术式仅保留了盆内脏神经，未保留腹下神经，他认为对于维持膀胱功能而言，盆内脏神经比下腹下神经更重要。2001 年荷兰学者 Trimbos 等报道了“三步法”保留神经的广泛性子宫切除：①保留腹下神经和下腹下丛近端；②保留盆内脏神经和下腹下丛中段；③保留下腹下丛远端。首先，研究者们辨认并保留了腹下神经，它位于输尿管的下方、宫骶韧带的外侧的一个疏松组织鞘中；然后，把位于宫旁的下腹下神经丛向外侧推开，避免在切除宫旁组织时受损；最后，在切开膀胱子宫韧带后部时，保留下腹下神经丛的最远端。Trimbos 等认为这种手术方案可行，而且安全，值得进一步考虑。

Maas 等在一个最新的系列研究中观察发现保留神经之后，排尿功能障碍的发生率很低。这些发现受到其他研究的支持，Sakuragi 等的研究结果发现，施行了保留神经手术的 22 例患者没有一例发生排尿功能障碍，而 5 例未施行 NSRH 手术的患者中有 3 例发生排尿功能障碍。

保留神经手术的关键在于既保留自主神经提高患者的生存质量，又不影响治愈率。尽管在保留神经的手术中有部分远端和外侧的宫旁组织未能完全切尽，但保留此组织是否增加复发的危险目前仍有争议。Tillaart 等将 246 例临床分期为Ⅰ～Ⅱ期的宫颈癌患者分为两组，研究组 122 例行 NSRH 手术，术中处理主韧带、宫骶韧带、深层的膀胱宫颈韧带及阴道旁组织时，保留盆腔内脏神经、腹下神经、下腹下神经丛及其膀胱支；对照组 124 例行经典的根治性子宫切除术。对比两组患者并发症发生情况，结果发现研究组手术时间和术中出血量均少于对照组，术后残余尿量大于100ml的患者及留置尿管的时间明显少于对照组；随访2年，局部复发率两组无显著差异。因此认为，NSRH术在不降低早期宫颈癌患者治愈率的前提下，提高了其生活质量。

总之，NSRH术能保留宫颈癌患者术后膀胱、直肠和性功能，所以备受关注。但此术式仍有许多亟待完善的地方：①肿瘤安全性问题；②只有经验丰富的医师、具备良好的设备才能开展此类手术，限制了在发展中国家的应用，而这些国家恰恰是宫颈癌的高发区；③尚无规范的方法和评价标准。

2.放射治疗　在过去的一个多世纪中，由于技术的进步，放疗已经成为与根治性手术一样重要的一种新治疗手段。对放疗耐受的宫颈癌病灶很少，已有大量的证据表明放疗能破坏原发病灶和淋巴结中的转移灶。近年来在许多中心仍保留根治性子宫切除术用于治疗相对比较年轻的、消瘦的、健康状况良好的患者。对于Ⅰ期和ⅡA期患者，手术和放疗这两种治疗手段都具有相对的安全性和较高的治愈率，这给了医生和患者一个真正的治疗选择。

1903年，Margaret Cleaves开始将放疗用于治疗宫颈癌。在1913年，Abbe报道了8年的治愈情况。1914年建立了放疗的斯德哥尔摩法，1919年建立了巴黎法，1938年建立了曼彻斯特法。在存在良好而完整的循环及充分的细胞氧合的情况下，可以获得电离辐射对肿瘤的最大效应。根治性放疗前对患者的准备应与子宫根治性手术一样仔细。应当予高蛋白、高维生素和高热量的饮食，尽可能使患者保持良好的全身状况。需控制过多的失血，血色素应维持在10g以上。

必须注意正常盆腔组织对放疗的耐受情况，在宫颈癌的治疗过程中，正常盆腔组织可能受到相对较高剂量的放射。穹隆部位的阴道黏膜可耐受的放射剂量为20000～25000cGy，阴道直肠隔大约可耐受4～6周的6000cCy，膀胱黏膜可接受最大达7000cGy的剂量，结肠和直肠可耐受约5000～6000cGy，而盆腔内小肠的耐受性较差，可接受的最大剂量为4000～4200cCy。全腹放疗时，小肠的耐受性限制在2500cGy，这样的剂量显然也适合盆腔内小肠。放疗的一个基本原则是：任何脏器中的正常组织对放疗的耐受性与该脏器所受到的放射剂量成反比。外放疗与腔内放疗必须以不同的方式结合使用。必须根据每个患者及其特殊的病灶情况制订个体化的治疗计划。需要考虑肿瘤的大小及其分布情况，而不是肿瘤的分期。宫颈癌的成功治疗有赖于临床医师在治疗过程中对病灶的评估能力（也包括对盆腔空间几何的了解），并在必要时对治疗作出调整。因为腔内放疗容易到达宫颈及宫颈管，所以很适合于治疗早期宫颈癌。可以将镭或铯放置到很接近病灶的部位，使病灶表面剂量达到约15000～20000cGy，而且正常宫颈及阴道组织可以耐受特别高的放射剂量。

（1）放疗的适应证及禁忌证：宫颈癌各期别均可行放射治疗，但ⅠA、ⅠB及ⅡA期癌的患者可以手术方法治愈，手术治疗有保留卵巢，保持阴道弹性等优点，对于年轻患者，医生及患者均乐于选择手术治疗。单纯放疗常常只用于那些不具备手术条件及不愿意接受手术治疗的患者，ⅡB期以上的患者为放射治疗的适应证。孤立性远隔转移的病灶或手术后复发也为放疗适应证。另外，早期患者术后若发现具有高危因素，应接受辅助性放疗或放化疗。禁忌证包括：患者骨髓抑制，白细胞$<3\times10^9$/L，及血小板$<70\times10^9$/L者，急性或亚急性盆腔炎症未被控制者，已出现尿毒症或恶病质的晚期患者，肝炎急性期、精神病发作期及心血管疾病未被控

制者。

(2)宫颈癌的放疗方法:宫颈癌的转移方式以直接蔓延及淋巴转移为主,其盆腔淋巴结受累的概率ⅠB期为15%左右,Ⅱ期为30%,Ⅲ期为45%左右。故放疗范围应包括原发灶及转移灶。由于宫颈所处的解剖位置,适合于腔内放射源容器的安置,放射源所给予组织的放射剂量与组织距放射源的距离的平方成反比,故腔内治疗所能给予宫颈的放射剂量远远超过体外放疗,但所给予盆腔淋巴结的剂量却不足,所以宫颈癌的放射治疗应包括体外与腔内放疗的综合治疗。单纯体外放疗难以做到既达到根治剂量又不产生严重的放射性损伤,治疗效果远不如综合放疗。

1)参考点及其意义:在宫颈癌的腔内治疗中,盆腔各点距放射源的距离不同,所获得的放射剂量各异,且差异梯度很大,计算困难,只能选择有实际临床意义的点作为评估剂量的参考点:称为A点和B点。A点定位于宫腔放射源的末端之上方2cm及放射源旁2cm的交叉点,代表宫旁血管区的正常组织受量。B点为A点线外侧3cm处,相当于闭孔区,代表盆壁淋巴结的受量。因受肿瘤形态及解剖变异的影响,定位不是十分确切,A、B两点的定义几经争议及修订,仍不完善,但尽管有不足之处,迄今仍沿用以评估及比较剂量。

2)后装腔内放射治疗:后装腔内放射治疗系统按A点的剂量率不同可分为3类:高剂量率指A点剂量率为12Gy/h以上;中剂量率指A点剂量率2~12Gy/h之间;低剂量率为A点剂量率0.4~2.0Gy/h之间。高剂量率后装腔内放疗的优点为治疗时间短、机器治疗能力大、患者在治疗中无需护理从而免除患者长时间被迫体位静卧的痛苦、源容器的固定位置易维持和不至于因患者活动而移位等。而低剂量率后装放射治疗系统的治疗时间以小时计算,患者较长时间被动体位卧床不舒服,放射源容器可因此而移位等是其缺点,但放射生物效应好。由于每台治疗机,每个工作日只能治疗1个患者,不适合繁忙的治疗中心的工作需求,

3)体外放疗:以^{60}钴的γ线或加速器所产生的高能X线实施。体外放疗的目的是补充腔内放疗所给予的A点以外区域的剂量的不足。综合放疗时的体外照射以全盆大野开始,剂量20~30Gy,每周5次,每次1野,每次剂量2Gy,前后轮照,结束后中央挡铅成四野垂直照射,方法同前,体外放疗给予B点的总剂量40~50Gy。

单纯体外放疗作为宫颈癌的根治性治疗疗效不如综合放疗且并发症的发生率高,在有条件的医院已不再作为常规治疗,但作为晚期患者的姑息治疗,手术前后的补充治疗及对于阴道解剖不良而无法行腔内治疗者的唯一的放射治疗,以及手术后复发患者的挽救性治疗等有极其广泛的适应证。

体外照射的方法除垂直照射外,尚有四野交叉照射、六野交叉照射、钟摆照射及旋转照射等多种方法,这些方法的目的在于以体外放射为主要治疗时尽可能增加肿瘤受量并减少膀胱和直肠的受量。

4)体外与腔内放疗的配合:合并感染、空洞型、宫旁侵犯或因肿瘤浸润而阴道狭窄的患者应以全盆大野照射开始治疗。随着放射的进行,肿瘤逐渐消退,阴道的伸展性可能改善,允许腔内治疗的进行。全盆照射的剂量可适当增加,但要相应调整腔内照射的剂量。腔内放疗与体外放疗所给予A点的总剂量在70Gy左右,根据患者及肿瘤情况个别化调整。

大菜花型宫颈癌,或局部呈现外突性大结节者则以腔内治疗开始,适当增加局部剂量或给

予消除量，有条件者先给外突性肿瘤间质插植放疗，使肿瘤最大限度的脱落及消退，改善局部解剖，有利于腔内放疗的进行，改善治疗效果。

常规放疗结束后，可针对残余病灶适当补充三维适形照射。手术中发现不可切除的受累淋巴结，亦应银夹标记，常规治疗结束后，适当补充适形放射治疗。适形放疗为一种治疗技术，使得高剂量区分布的形状在三维方向上与靶区的形状一致，以物理手段改善靶区与周围正常组织和器官的剂量分布，有效地提高治疗增益。但三维适形照射是一种局部治疗措施，不能作为宫颈癌的常规治疗。

总之宫颈癌的放射治疗有其原则，但不应机械套用，而应根据患者及肿瘤情况，本着负责任的精神个别化的设计。

(3)放射治疗的效果及并发症

1)治疗效果：放射治疗效果受多种因素的影响，影响预后的因素包括肿瘤临床分期、局部肿瘤的大小、肿瘤生长方式、病理类型、肿瘤分化程度、淋巴结转移的有无、转移瘤的大小、是否合并不可控制的感染或贫血及患者的局部解剖等。不恰当的治疗方式当然也影响预后，同一期别的治疗效果各家报道有区别，5 年存活率大约Ⅰ期为 90%左右，Ⅱ期为 60%～80%，Ⅲ期为 50%左右。

2)近期放疗副反应及晚期并发症：近期反应包括乏力、食欲缺乏、尿频和便次增多等，对症处理可缓解。少数患者反应较重，可出现黏液血便，严重尿频、尿急，甚至合并白细胞减少或血小板减少，须暂停放疗，适当处理，恢复后再重新开始放疗。

晚期肠道并发症包括放射性直肠炎、乙状结肠炎、直肠阴道瘘、肠粘连、肠梗阻和肠穿孔等。放射性直肠炎为最常见，按程度可分为轻、中、重 3 度。发生率因治疗方式及放射总剂量不同而有差别，约 10%～20%。轻度放射性直肠炎不必特殊处理，嘱患者注意休息，避免粗糙有刺激性的饮食，保持大便通畅即可。中度者则须消炎、止血、解痉等药物治疗，严重者甚至须手术干预。

晚期放射性泌尿系统并发症以放射性膀胱炎最常见，表现为反复发生的血尿，可造成严重的贫血，除消炎止血、解痉、矫正贫血等治疗外，可行局部止血处理，必要时行膀胱造瘘术。

3.化疗

近年来对宫颈癌和化疗研究的进展，已成为各阶段宫颈癌重要的和不可缺少的治疗手段。化疗不仅作为晚期及复发癌的姑息治疗，而且有些化疗药物可作为放疗增敏剂与放疗同时应用或作为中、晚期患者综合治疗方法之一，以提高治疗效果。

(1)同步放化疗：1999—2000 年，美国新英格兰医学杂志及临床肿瘤杂志相继发表 5 个大样本随机对照临床研究，结果表明，同步放化疗提高了宫颈癌患者(包括ⅠB、ⅡA 期根治性手术后具有高危因素者)的生存率和局部控制率，减少了死亡的危险。从此，世界各地相继采用同步放化疗治疗宫颈癌。Green 等对 1981—2000 年间 19 项采用同步放化疗与单纯放疗治疗宫颈癌的随机对照临床研究中共 4580 例患者的临床资料进行 Meta 分析，其中同步放化疗患者根据化疗方案不同分为顺铂组和非顺铂组，结果表明，与单纯放疗比较，同步放化疗患者的总生存率明显提高[其危险比(HR)=0.71，P<0.01。其中，顺铂组 HR=0.70，P<0.01；非顺铂组 HR=0.81.P=0.20]。临床Ⅰ、Ⅱ期宫颈癌患者所占比例高的临床研究中，患者获益更大

(P=0.009)。该 Meta 分析表明，与单纯放疗患者比较，同步放化疗患者的总生存率和肿瘤无进展生存率分别提高了 12%(95% CI=8~16)和 16%(95% Cl=13~19)；同步放化疗对肿瘤的局部控制(OR=0.61，P<0.01)和远处转移(OR=0.57，P<0.01)均有益处。2002 年，Lukka 等对 9 项采用同步放化疗治疗宫颈癌的随机对照临床研究进行 Meta 分析，结果与 Green 等的结果一致。但目前也有一些学者持不同意见，认为宫颈癌患者同步放化疗后的 5 年生存率和局部控制率与单纯放疗比较无明显提高。

有关同步放化疗研究中的资料存在不足：①研究组与对照组各期别比例不合理：有的研究组Ⅰ、Ⅱ期患者占 60%~70%。②分期标准不一致：有临床分期，也有手术分期，将腹主动脉旁淋巴结阳性患者排除在研究组之外，将ⅢA 期或阴道下 1/3 受侵者不列在内。③对照组放疗方案不合适。④各组中贫血患者比例不一致：贫血影响宫颈癌患者放疗的疗效。Pearcey 等报道顺铂加放疗组中 53%的患者血红蛋白≤90g/L；而美国 COC120 号研究中，研究组中 43%的患者血红蛋白≤90g/L。⑤各组病理类型比例不一致：有的研究组患者全部为鳞癌，非鳞癌不列在内。因此，目前的资料可比性较差。

同步放化疗的化疗方案繁多，包括所使用的化疗药物不同、剂量不同，有单药也有多药联合化疗。近几年报道的化疗方案多为以顺铂为主的联合化疗，如紫杉醇+顺铂、多柔比星+顺铂、紫杉醇+卡铂等方案。1990—2000 年，美国 GOG 先后进行了 4 次临床研究，结果表明，顺铂比氟尿嘧啶更有效、优越，可在门诊使用，且较经济，尤其适合发展中国家对宫颈癌患者的治疗。同步放化疗的顺铂剂量，各家报道也不一。Serkies 和 Jassem 发现同步放化疗伴有较重近期并发症，半数以上患者难以完成治疗计划，顺铂 $40mg/m^2$、1 次/周的全量化疗是困难的。Watanabe 等认为宫颈癌患者行同步放化疗，推荐剂量应为 $40mg/m^2$、1 次/周，或 $75mg/m^2$、1 次/月。Nyongesa 等将行同步放化疗的宫颈癌患者根据顺铂剂量不同分为 3 组，顺铂剂量分别为 20、25、$30mg/m^2$、1 次/周。结果表明，患者能耐受的最佳剂量为 $25mg/m^2$、1 次/周。

宫颈癌同步放化疗的并发症分为早期与晚期两种，早期毒副反应有全身感乏力，食欲减退、厌食、恶心、呕吐，白细胞减少，甚至血红蛋白、血小板下降，早期放射性直肠炎者感里急后重、腹泻、腹痛。2003 年，Kirwan 等收集 19 项采用同步放化疗治疗宫颈癌患者的研究中共 1766 例患者的临床资料进行 Meta 分析，结果显示，Ⅰ、Ⅱ度血液学毒副反应发生率，同步放化疗组高于单纯放疗组，差异有统计学意义；Ⅲ、Ⅳ度毒副反应发生率，同步放化疗组与单纯放疗组比较，白细胞减少症的发生率增加 2 倍(OR=2.15，P<0.001)，血小板减少症增加 3 倍(OR=3.04.P=0.005)，胃肠道反应增加 2 倍(OR=1.92.P<0.001)。19 项研究中，8 项研究有晚期并发症的记录，其中 7 组资料中同步放化疗组晚期并发症的发生率与单纯放疗组比较，差异无统计学意义。导致上述结果可能的原因：①评定并发症的标准不统一；②并发症资料不全；③近期并发症的定义不同；④并发症发生率的计算方法不同；⑤缺少远期并发症资料；⑥随访时间过短。

(2)新辅助化疗：从 20 世纪 80 年代开始，新辅助化疗(NACT)逐渐应用于局部晚期宫颈癌，NACT 指在主要治疗手段前给予的化疗，属辅助性化疗范畴。其主要意义：①缩小肿瘤体积，增加手术切除率和减少手术风险；②缩小肿瘤体积，提高放射治疗的敏感性；③消灭微转移，减少不良预后因素，降低复发风险，提高患者的生存率。根据 NACT 后主要治疗手段的不同，可分为 NACT＋子宫根治术＋/－辅助性放疗和 NACT＋放射治疗两种治疗策略。

NACT 后可手术率为 48%～100%，且不增加手术并发症；9%～18%患者术后病理证实达完全缓解，淋巴结转移率比相同临床期别和肿瘤大小的患者明显下降；更重要的发现是 NACT 后 ⅠB_2～ⅡB 和Ⅲ期患者的 5 年生存率分别为 83%和 45%，明显高于单纯放疗。但是否所有期别的局部晚期宫颈癌均能从 NACT 中得到生存期延长的益处目前还存在不同的意见。2001 年 Hwang 等对 80 例 ⅠB_2～ⅡB 期局部晚期宫颈癌患者采用 VBP 方案化疗，3 个疗程后给予子宫根治术＋后腹膜淋巴结切除术，并进行了 10 年随访。结果发现 NACT 有效率为 93.7%，5 年和 10 年无瘤生存率分别为 82.0%和 79.4%，结果提示 NACT 似乎可提高ⅠB_2～ⅡB 期局部晚期宫颈癌患者长期生存率。Aoki 等对 21 例年龄小于 50 岁、且具有高危因素的ⅠB～ⅡA(MRI 提示宫颈深间质浸润和肿块大小≥4cm)和ⅡB 期患者给予 PVP 方案化疗，2 个疗程后给予子宫根治术，18 例术后接受放疗。并选择具有高危因素和ⅡB 期、初次治疗接受子宫根治术和术后放疗的 21 例患者作为对照。结果 NACT 有效率为 86%，NACT 组 5 年生存率为 84.0%，明显高于对照组(58.9%)。2001 年 Benedetti-Panici 等报道了一组 441 例多中心、前瞻性、随机对照Ⅲ期临床研究，比较了ⅠB_2～Ⅲ期患者 NACT＋子宫根治术和单一放疗的疗效。结果发现 NACT 组 5 年总生存率和无瘤生存率分别为 58.9%和 55.4%，明显高于对照组的 4.5%和 41.3%；ⅠB_2～ⅡB 期患者 NACT 组 5 年总生存率和无瘤生存率分别为 64.7%和 59.7%，明显高于对照组的 46.4%和 46.7%；而Ⅲ期患者 NACT 组 5 年总生存率和无瘤生存率与对照组比较差异无统计学意义。因此作者认为 NACT＋子宫根治术疗效与传统放疗相比，只有ⅠB_2～ⅡB 期患者才能得到生存期延长的益处。与单纯的放疗相比，目前多数文献认为，NACT＋子宫根治术能使ⅠB_2～ⅡB 局部晚期宫颈癌患者长期生存率得到提高，但对于Ⅲ期患者来说，尽管 NACT 使可手术率得到提高，但是否使其长期生存率得到提高目前尚有争论。

Tabata 等对 61 例ⅢA 和ⅥA 期宫颈癌随机选择 NACT＋放疗和单一放疗，发现对化疗的有效率为 72%，但两组的 5 年生存率和放疗区域外转移率差异均无统计学意义，因此作者认为与单一放疗相比，NACT＋放疗并不能提高局部晚期宫颈癌的生存率。同样有 9 个临床随机研究比较了 NACT＋放疗与单一放疗的疗效，尽管有较高的化疗反应率，但其中 7 个临床随机研究发现 NACT＋放疗组的生存率与生存期与单独放疗相比差异无统计学意义。Rose 等认为 NACT＋放疗疗效无明显上升的原因有：①化疗毒副反应导致的死亡；②先前化疗可导致耐药克隆的快速产生。也有学者认为其原因有：①以顺铂为主的化疗药物与放疗存在交叉耐受；②先前化疗导致肿瘤细胞动力学变化。Sardi 等认为，NACT 延长ⅠB_2 期患者生存时间的原因是 NACT 增加了手术的机会，而不是化疗的结果。

近年来有学者开展了 NACT 后同步放化疗治疗局部晚期宫颈癌的临床研究。Duenas-Conzalez 等对 14 例经 NACT(顺铂＋健择)3 个疗程后不能手术的患者给予同步放化疗，结果发现有效率为 93%，经 20 个月的随访有 50%患者无瘤生存，无严重毒副反应发生。因此，有作者认为 NACT 后同步放化疗是有效和可耐受的，同步放化疗可克服 NACT 所导致的耐药。2003 年 Duenas-Conzalez 等又报道了 43 例接受 NACT＋子宫根治术＋同步放化疗的ⅠB_2～ⅢB 期患者的临床研究结果，发现该治疗方案有较高的反应率，经 21 个月(平均 3～26 个月)

随访总生存率79%,无严重毒副反应。

从目前的国内外文献来看,NACT的适应证尚不统一,ⅠB_2～ⅣA均有。2003年国际妇产科联盟(FIGO)推荐ⅠB_2和ⅡA_2宫颈癌患者初次治疗可选择NACT(3个疗程的以铂类为主的快速输注化疗),随后给予子宫根治术±放疗。Kuzuya认为NACT+放疗对任何期别的宫颈癌均无效,对ⅠB_2～ⅡB期患者NACT+手术效果优于单纯放疗,而Ⅲ和Ⅳ期宫颈癌患者的标准治疗方案为同步放化疗。国内有作者认为NACT的适应证为:①ⅠB_2期宫颈癌;②ⅠB期及ⅡA期宫颈癌,但是伴有不良的预后因素;③局限性晚期宫颈癌的降分期(ⅡB～ⅣA)。

在局部晚期宫颈癌新辅助化疗中应用最广泛的药物有顺铂、博莱霉素、阿霉素和长春新碱等,这些药物的联合应用如BIP方案、VBP方案等可以获得80%左右的缓解率,而且副反应相对不高,耐受性较好,但对腺癌的有效率仍不理想,约为67%。近年来随着化疗新药,如紫杉醇、健择、多西紫杉醇等药的开发,许多新的方案也开始应用于新辅助化疗,诸如DDP+CPT-11、ADM+Taxol+DDP等。Park等对43例ⅠB_2～ⅡB期宫颈癌患者采用紫杉醇+顺铂(紫杉醇60mg/m^2+顺铂60mg/m^2,疗程间隔10天)联合化疗,3疗程后接受手术治疗,结果发现,临床有效率为90.7%,其中完全缓解率为39.5%,病理完全缓解率11.6%。17例患者出现血液学毒性,但无一例为3或4级血液学毒性。有作者对18例肿块>4cm的ⅠB_2～ⅡA期宫颈鳞癌患者采用健择与顺铂(健择1000mg/m^{2}第1、8日和顺铂70mg/m^{2}第1日;疗程间隔21天)联合化疗,2疗程后接受手术治疗,结果发现,临床有效率为84%,其中完全缓解率为28%。只有4例患者出现3或4级血液学毒性或消化道反应。

2003年Tiemey对1975—2000年发表的宫颈癌新辅助化疗随机临床试验21篇文献进行Meta分析。发现NACT疗程间隔>14天,其危险度为1.25,死亡率增加25%;疗程间隔<14天则危险度为0.83,死亡率下降17%。接受长疗程间隔的5年生存率下降了8%(从45%下降到37%),而接受短疗程间隔患者5年生存率则提高了7%(从45%提高到52%)。同时发现剂量强度(DI)与NACT疗效也存在关系,接受剂量强度每周为<25mg/m^{2}与≥25mg/m^{2}者相比,低剂量强度者5年生存率下降了11%,而高剂量强度者5年生存率则上升了3%。

随着介入技术的成熟与发展,动脉插管介入化疗已被部分学者成功用于宫颈癌的NACT:动脉介入化疗能够使化疗药物聚集于靶器官,可长时间、高浓度作用于癌组织,且副作用小。目前,大多数学者认为术前动脉介入化疗能显著地缩小肿瘤的体积,降低淋巴结转移、宫旁浸润、脉管浸润等的比例,增加临床和病理的完全缓解率,提高5年生存率。但国内学者的研究发现动脉化疗与静脉化疗有相同的疗效,且后者使用相对更简便、经济。

(3)早期宫颈癌术后的辅助性化疗:目前对具有高危因素的早期宫颈癌患者术后原则上推荐接受辅助性放疗,但由于放疗可导致患者卵巢、阴道等损伤,年轻患者往往难以接受。随着人们对化疗在宫颈癌治疗中地位的认识,近年来有学者对具有淋巴结转移、脉管内癌栓、间质浸润深度≥75%、手术切缘阳性、肿瘤细胞分化差,以及细胞学类型为非鳞状细胞癌等高危病例进行了术后化疗的临床研究,发现化疗可作为术后辅助治疗或补充治疗手段,有助于提高局部控制率,减少复发转移和改善患者的生存,特别是不愿接受盆腔放疗的年轻宫颈癌患者,采用术后化疗代替盆腔局部放疗,可有效保留阴道和卵巢的功能。

Takeshima等报道了术后接受辅助性BOMP化疗的65例子宫根治术后ⅠB期～ⅡA期

宫颈鳞癌或腺鳞癌患者的随访结果，其中30例间质浸润超过50%的患者(中危)术后接受3疗程化疗，35例切缘阳性、宫旁浸润、淋巴结阳性等患者(高危)术后接受5疗程化疗。结果发现中危、高危患者的5年无进展生存率分别为93.3%和85.7%，局部复发率分别为3.3%和8.6%。作者认为，化疗单独作为早期患者术后辅助性治疗是一个值得考虑的选择。Iwasaka等报道，宫颈癌根治术后有淋巴结转移、宫颈深部间质浸润≥75%、宫旁浸润者，分别给予辅助性化疗和放疗，两组5年无进展生存率非常相近，分别为83.0%和81.7%。化疗组盆腔内、外复发率分别为85%和23%，而放疗组为38%和71%。因此，作者认为辅助性化疗的应用可显著减少早期宫颈癌患者的盆腔外复发，而放疗可减少早期宫颈癌患者的盆腔内复发。

(4)姑息性化疗：Ⅵ期宫颈癌和复发宫颈癌患者预后差，其中放疗后复发者预后更差。其对化疗的临床有效率在10%～20%之间。初始是放疗抑或非放疗，其化疗有效率存在明显不同。导致这种现象的原因可能为：①放疗破坏了复发癌灶的血液供应，药物难于达到较高浓度；②交叉抗拒；③患者存在的相关并发症，如肾功能不全、尿路梗阻等导致患者对化疗药物的耐受性差。

4.复发转移宫颈癌的治疗

大多数复发转移宫颈癌发生在初次治疗后的2年内，其治疗十分困难，预后极差，平均存活期为7个月。复发转移宫颈癌治疗方式的选择主要依据患者本身的身体状况、转移复发部位、范围及初次治疗方法决定。目前，国内外对转移复发宫颈癌的治疗趋势是采用多种手段的综合治疗。无论初次治疗的方法是手术还是放疗，均由于解剖变异、周围组织粘连及导致的并发症，给治疗带来了一定的困难，并易造成更严重的并发症。因此，在再次治疗前除详细询问病史外，还应做钡灌肠、全消化道造影、乙状结肠镜以及静脉肾盂造影等，以了解复发转移病灶与周围组织的关系，评价以前的放射损伤范围和正常组织的耐受程度等，从而在考虑以上特殊情况后，选择最适宜的个体化治疗。

(1)放疗后局部复发宫颈癌的治疗：大多数放疗后盆腔局部复发的宫颈癌患者并不适合再次放疗，对于这些患者来说盆腔脏器切除术是唯一的治疗方法。纵观几十年来的国外资料，由于手术不断改进如盆腔填充、回肠代膀胱以及阴道重建术等，使手术并发症及病死率明显下降，多数文献报道病死率小于10%，5年存活率明显改善，达30%～60%。影响手术后生存的主要因素有：初次治疗后无瘤生存期、复发病灶的大小和复发病灶是否累及盆侧壁，文献报道初次治疗后无瘤生存期大于6个月、复发病灶直径小于3cm和盆侧壁未累及的患者存活期明显延长。由于放疗后出现广泛纤维化，导致术前判断复发灶是否累及盆侧壁比较困难，有学者认为单侧下肢水肿、坐骨神经痛及尿路梗阻这三种临床表现预示复发病灶已累及盆侧壁，实行盆腔脏器切除术的失败率增加，建议施行姑息性治疗。另外，老年妇女并不是盆腔脏器切除术的反指征。尽管术前进行了严密的评估，但仍有1/3的患者术中发现有盆腔外转移、腹主动脉旁淋巴结转移，以及病灶已累及盆侧壁，因此临床医师应有充分的思想准备，并加强与患者及家属的沟通。也有作者建议对病灶直径小于2cm的中心性复发患者可采用子宫根治术，但术后易发生泌尿系统的并发症。

(2)子宫根治术后局部复发宫颈癌的治疗：对于子宫根治术后局部复发的宫颈癌患者治疗方法有两种：一是选择盆腔脏器切除术，二是选择放射治疗。据文献报道其5年存活率为

6%～77%。有关影响该类患者治疗后预后的因素主要为初次治疗后的无瘤生存期、复发灶的部位和大小。中心性复发患者的预后好于盆侧壁复发者，对于病灶不明显的中心性复发患者再次治疗后10年存活率可达77%，病灶直径小于3cm的中心性复发患者10年存活率为48%，而对于病灶直径大于3cm的中心性复发患者则预后很差。对于体积较小的复发患者往往可通过增加体外放射的剂量提高局部控制率，但对于体积较大的复发患者来说，增加放射剂量并不能改善其预后。因此，为提高子宫根治术后局部复发患者的存活率，关键是加强初次治疗后的随访，争取及早诊断其复发。

已有前瞻性的、多中心的随机研究结果显示同时放化疗与单独放疗相比，能明显改善ⅠB_2～ⅣA期的宫颈癌术后复发的存活率，因此有作者认为子宫根治术后局部复发的患者选择同时放化疗应是今后努力的方向。

(3)转移性宫颈癌的治疗

1)全身化疗：对转移性宫颈癌患者而言，全身化疗可作为一种姑息性治疗措施。目前有许多有效的化疗方案，其中顺铂(DDP)是最有效的化疗药物。许多研究已证明以顺铂为基础的联合化疗治疗后其缓解率、未进展生存期均明显好于单一顺铂化疗者，但总的生存期两者则没有明显差异，因此目前对于转移性宫颈癌是选择联合化疗还是选择单一顺铂化疗尚有争论。另外，迄今尚无随机研究来比较化疗与最佳支持治疗对此类宫颈癌患者生存期、症状缓解和生活质量影响的差异。

近来已有许多新药如紫杉醇、长春瑞滨、健择、伊立替康等与顺铂联合治疗局部晚期宫颈癌和(或)复发转移宫颈癌的Ⅱ期研究发现有效率为40%～66%，其中局部晚期宫颈癌的疗效明显好于复发转移宫颈癌，但与既往报道的以顺铂为基础的化疗疗效相比无明显提高。2001年5月美国ASCO会议报道GOG的初步研究结果，该研究比较了顺铂单药($50mg/m^2$)与顺铂联合Taxol(顺铂$50mg/m^2$，Taxol $135mg/m^2$)治疗28例复发和ⅣB期宫颈癌患者的有效率、无进展生存期和总的生存期，尽管最后结果提示顺铂＋Taxol组有效率、无进展生存率明显高于单一顺铂者，但两者总的生存期无明显差异。

2)放疗：作为局部治疗手段对缓解转移部位疼痛及脑转移灶的治疗具有明显作用，Meta分析结果显示短疗程放疗与长疗程化疗疗效相似，因此对于预计生存期较短的转移性宫颈癌患者给予短疗程放疗可提高生活质量。

5.正在发展中的生物治疗

(1)血管生成抑制剂：用于生物治疗在阻止肿瘤生长和进展、甚至清除较小体积残余病灶方面可能有效。近年来，积累了一些有关血管生成在局部进展型宫颈癌中发挥作用的证据。在一个对111例患者的研究中，Cooper等发现肿瘤的血管生成(可由肿瘤的微小血管密度MVD来反映)是COX多因素分析中的一个重要的预后因素，它与较差的肿瘤局部控制及较差的总生存率有关。相反的，在166例行根治性子宫切除术的ⅠB期宫颈癌患者中，Obermair等发现当MVD＜20/HPF时，患者的5年生存率得到改善，为90%，而当MVD＞20/HPF，患者的5年生存率为63%。另外，已经发现VEGF受体的表达也与宫颈癌中的MVD成正比。

中和抗-VEGF的单克隆抗体在各种临床前实体瘤模型中表现出了治疗作用。贝伐单抗(VEGF)是一种VEGF单克隆抗体，Genentech公司已经将它发展并应用于临床，在实体瘤患者中诱导肿瘤生长的抑制，与细胞毒性化疗药物联合用于延缓转移性实体瘤的进展。在最近的一项研究中，对卡铂和紫杉醇化疗加用或不加用贝伐单抗治疗进行了比较，结果发现，加用贝伐单抗使晚期或转移性非小细胞肺癌的生存时间延长了20%，美国FDA因此批准此药用于治疗这种疾病。在另外一个重要的试验中，800例转移性结直肠癌患者接受Saltz方案（依立替康、氟尿嘧啶、甲酰四氢叶酸：IFL）治疗，随机加用贝伐单抗或安慰剂治疗。IFL加用贝伐单抗治疗组中位数生存时间为20.3个月，而IFL加用安慰剂组为15.6个月。这是用抗血管生成策略治疗人类肿瘤的第一个Ⅲ期临床试验。Monk正在GOG开展一项贝伐单抗在宫颈癌中的Ⅱ期评估，这个免疫分子以21日为一个周期，静脉注射，剂量为15mg/kg。

（2）治疗性HPV疫苗：至于预防性HPV疫苗，在2003年WHO召集了一群来自发展中国家和发达国家的专家来确定检测HPV疫苗效能的合适终点。普遍的共识是：效能终点应当是适合在公共健康机构开展HPV疫苗的、全球一致的、可测量的。因为从病毒感染到表现为浸润癌存在时间上的滞后，因此，一个替代终点应当可用来确定疫苗的效能。因为同一种高危型HPV病毒的持续感染是中度或者高度宫颈不典型增生和浸润性宫颈癌的易感因素，所以，决定将CIN，而不是浸润癌，作为HPV疫苗的疗效终点。来自亚利桑那大学的Garcla等对161例活检证实为CINⅡ～Ⅲ的患者开展了一项随机、多中心、双盲、安慰剂对照试验。研究对象接受3次肌注剂量的安慰剂或ZYC10la，后者是一种含有质粒DNA的疫苗，这种质粒DNA含有编码HPV16/18E6和E7基因片段。这种疫苗具有良好的耐受性，在小于25岁的年轻妇女中显示出了促使CINⅡ～Ⅲ消退的作用。近来，Einstein等公布了一种新型的治疗性疫苗：HspE7的Ⅱ期临床试验数据。融合蛋白由卡介苗热休克蛋白（Hsp65）的羧基端共价结合到HPV16～E7的整个序列组成。32例HIV阴性的CINⅢ患者接种了疫苗，在4个月的随访期间，研究者观察到48% CINⅢ完全消退，19%的CINⅢ出现部分消退，33%的CINⅢ保持病情稳定。

【宫颈癌预后】

影响宫颈癌预后的因素很多，包括患者的全身状况、年龄、临床分期、组织学类型、生长方式，以及患者接受治疗的手段是否规范和治疗的并发症等。但临床分期、淋巴结转移和肿瘤细胞分化被认为是其独立的预后因素。

1.临床分期　无论采用何种治疗手段，临床期别越早其治疗效果越好。国际年报第21期报道了32052例宫颈癌的生存率，其中Ⅰ期患者的5年生存率为81.6%；Ⅱ期为61.3%；Ⅲ期为36.7%；Ⅳ期仅为12.1%。显示了随着宫颈癌临床分期的升高，其5年生存率明显下降。

2.淋巴结转移　局部淋巴结浸润传统上被认为是宫颈癌预后不良的因素，是手术后患者需接受辅助性治疗的适应证。临床期别越高，盆腔淋巴结发生转移的可能性越大。目前的研究表明，无论是宫颈鳞癌还是腺癌，淋巴结转移对于患者总生存率、疾病特异性生存率、局部复发率和无瘤生存期均是一个独立的预后因素。然而，有些学者报道淋巴结状态对于早期宫颈癌的预后无重要临床意义，淋巴结转移常与其他预后不良因素有关，如临床分期、肿块大小、脉管癌栓和宫旁浸润。

转移淋巴结的数目也与宫颈癌的复发率和无瘤生存期有关，并且许多研究发现它是Ⅰ、Ⅱ期宫颈鳞癌的一个独立预后指标。有研究表明，一个淋巴结转移和无淋巴结转移的ⅠB～ⅡA

期宫颈癌患者的5年生存率是相似的，分别为85%和87%。但转移淋巴结数目超过1个后，则其5年生存率较低。在许多淋巴结转移的ⅠB期宫颈癌患者中，如有4个以上的转移淋巴结，则其预后更差。但也有研究发现盆腔淋巴结转移的数目与其预后无关。

转移淋巴结的位置也与宫颈癌的预后有关。Kamura等发现，ⅠB～ⅡB期宫颈癌患者有1个部位或无淋巴结转移与2个及以上部位转移的生存率差异有显著性。

3.组织学类型　迄今对于宫颈鳞癌、腺癌和腺鳞癌是否存在不同的预后和转归尚有争议。几项研究结果表明，ⅠB～Ⅱ期宫颈腺癌、腺鳞癌患者与鳞癌患者相比，前者局部复发率高、无瘤生存率和总生存率低。研究指出，腺癌患者的预后明显差于鳞癌，原因在于腺癌肿块体积大，增加了化疗的耐受及向腹腔内转移的倾向。有报道具有相同临床分期和大小相似的肿瘤的宫颈腺癌和鳞癌的淋巴结转移分别是31.6%和14.8%、远处转移分别为37%和21%、卵巢转移分别是6.3%和1.3%。另外还发现，腺癌患者卵巢转移的发生与肿瘤的大小更有关，而与临床分期无关。鳞癌患者卵巢转移则与临床分期有关。但也有研究显示，宫颈腺癌和鳞癌患者在复发和生存率方面差异无显著性。有报道显示淋巴结转移和肿瘤浸润达到宫旁的腺癌患者预后较差，而无淋巴结转移的腺癌预后与鳞癌差异不明显。

4.肿瘤细胞的分化　肿瘤细胞分化也是宫颈癌的一个重要预后因素，临床分期和治疗方法相同的患者，但由于其肿瘤细胞分化程度不一致，其治疗效果和预后也可不尽相同。Zamder分析了566例宫颈鳞癌手术切除标本肿瘤细胞分化程度与其5年生存率的关系，若取材部位为肿瘤表面，则肿瘤细胞分化Ⅰ级5年生存率为96%；Ⅱ级84.0%；Ⅲ级为72.3%；而取材部位为肿瘤中心，则肿瘤细胞分化Ⅰ级5年生存率为85.6%；Ⅱ级79.8%；Ⅲ级为71.6%。结果表明肿瘤细胞分化越差，其5年生存率愈低。

【随访】

宫颈癌的复发主要位于阴道上1/3。宫颈癌复发50%在治疗后的1年内，75%～80%在治疗后的2年内，少数复发在治疗后的4～5年内，而治疗5年后复发相对少见。盆腔内局部复发占70%，盆腔外远处转移为30%。因此治疗后的随访非常重要，尤其应注意治疗后的2年。

因为宫颈癌治疗后随访的最佳方法还没有明确的研究结果或统一意见，2008年NCCN指南推荐：随诊时间为第1年每3个月1次，第2年每4个月1次，其余3年每6个月1次，然后每年1次。随访内容主要包括定期询问病史、体格检查和涂片细胞学检查。胸片可以每年做1次。其他检查可以酌情选择，如每半年做1次全血细胞计数、血尿素氮、血清肌酐。对病变持续存在和复发的患者，需要通过影像学检查（如盆腔/腹腔，胸部CT/PET扫描）来评价，部分患者行手术探查，之后进行挽救治疗（指复发后的治疗）。2007年中华医学会妇科肿瘤学分会指南推荐：随访时间：①第1年：放疗者每月1次，手术治疗者每3个月1次；②第2年：放疗者每3个月1次，手术治疗者每6个月1次；③2年后：放疗者每6个月1次，手术治疗者每年1次。随访内容：①盆腔检查、三合诊检查；②阴道细胞学检查和HPV检测；③盆腔超声、胸片和肿瘤标志物SCCA检测；④必要时行MRI、泌尿系统和消化系统检查；⑤怀疑早期复发时，PET检查。

【临床特殊情况的思考和建议】

1.根治性宫颈切除术（RT）的适应证　RT通过保留子宫体，保留了潜在的生育功能，从而使年轻早期宫颈癌患者的治疗有了真正的突破。RT 是目前得到最多数据支持的保留早期宫颈浸润癌患者生育功能的手术，虽然这些结果令人鼓舞，但缺乏比较保留生育功能手术与根治性手术的安全性和存活率的Ⅰ类证据(如随机对照研究)，且这种手术需由训练有素的手术医生来实施，并需明白的是目前这种手术并不是早期宫颈癌的标准治疗，因此我们应严格掌握该手术的适应证。

从 1994 年至今，RT 的手术适应证在不断改进中。Dargent、Bernardiru 等提出的 RT 适应证如下：①渴望生育的年轻患者；②患者无不育的因素；③宫颈癌灶≤2cm；④临床分期为ⅠA_2～ⅠB_1 期；⑤组织学类型为鳞癌或腺癌；⑥影像学检查未发现宫颈内口上方有肿瘤浸润；⑦未发现区域淋巴结有转移。现国内外大多数学者采用该适应证。也有学者认为只有鳞癌患者才适合行 RT，因为腺癌患者术后有较高的复发率。但 Schlaerth、Ungar 分别报道的 10 例和 30 例接受 RT 的患者中腺癌及其他病理类型分别占 60%和 13%，经过平均 2 年以上时间的术后随访，无一例复发，故作者认为腺癌并非 RT 的禁忌证。病灶＞2cm 患者 RT 术后有较高的复发率，因此多数学者认为接受 RT 者病灶大小应小于 2cm。但 Cibula 认为癌灶＞2cm、有强烈保留生育功能的ⅠB_1 患者可尝试此法，2008 年 NCCN 指南并不认为病灶的大小是 RT 的禁忌证。

2.重视和规范宫颈癌的新辅助化疗 宫颈癌新辅助化疗的出现和广泛应用是近年来对宫颈癌治疗所取得的进展，然而，NACT 系辅助治疗的手段，仅为局部晚期宫颈癌综合治疗措施中的一部分，宫颈癌的主要治疗手段仍为手术、放疗和放化疗，目前还没有足够的证据提示化疗作为主要治疗手段与根治手术和(或)放疗在疗效上的可比性。目前临床研究表明，根治手术前运用 NACT 的效果比放疗前运用 NACT 的效果优越，对于ⅡB 以上级别的晚期宫颈癌，首要的治疗的选择仍然应首先考虑放疗或放化疗，因此应严格掌握 NACT 适应证。另外，目前化疗方案还不规范，尽管 FICO 指南推荐应用短期集中式的、大剂量、以顺铂为主要药物的化疗方案，长期应用小剂量的化疗方案而推迟根治手术时间不是目前最合理的选择，但具体的方案及用法尚未统一。Cochrane 数据库中证据是基于静脉化疗的临床试验，动脉插管介入化疗方案的高级别循证医学的证据还未见报道。以上问题的解决有待于大样本、随机、双盲的临床对照试验，在没有肯定的循证医学的证据前，不应该在临床上广泛推广对所有宫颈癌患者进行新辅助化疗。

3.意外发现的宫颈癌 单纯子宫切除术后发现宫颈浸润癌患者的处理比较棘手，目前尚缺乏肯定的恰当治疗方案。对这些患者的全面评价包括询问病史和体格检查、全血细胞计数、血小板检查、肝肾功能检查。影像学检查包括胸片、CT、MRI 或 PET。对ⅠB_1 期或期别更早的患者，以上检查为可选。但对于临床可疑膀胱或直肠侵犯的患者，应该在麻醉下行膀胱镜检查和直肠镜检查。2008 年 NCCN 指南推荐：对有 LVSI 的ⅠA_1 期、ⅠA_2 期和更高期别(病理学发现)的患者，合理的治疗方案应该根据手术切缘的状态决定。如果切缘阳性且影像检查未发现淋巴结转移，应该推荐同步放化疗。ⅠA_2 期和更高期别的患者，如果切缘或影像学检查为阴性，选择包括：①盆腔放疗和近距离放疗加(或不加)含顺铂的同步化疗；或②全部宫旁组织切除加盆腔淋巴结切除加(或不加)腹主动脉旁淋巴结取样。对淋巴结阴性的患者可以观察或对同时有高危因素者[如原发肿瘤大、深间质浸润和(或)LVSI]进行盆腔放疗加(或不加)阴

道近距离放疗。对肉眼残留病灶、影像学检查阳性、淋巴结或宫旁转移或手术切缘阳性的患者推荐行以顺铂为基础的同步化放疗;阴道切缘阳性者完全适合给予个体化近距离放疗。ⅠA_1期且没有LVSI可以给予密切观察。

第十四节 前列腺癌

前列腺癌是男性泌尿系统常见恶性肿瘤。除人类外,其他哺乳动物在自然状态下罕见发病,因而这是人类特有的疾病。Parkin等总结了1980年全世界24个地区16种常见肿瘤的新发病数,前列腺癌列男性恶性肿瘤的第5位。在欧美各国发病率很高,而亚非各国发病率低。在美国占男性癌症发病率的第1位(58/10万白人男性,95/10万黑人男性)、男性癌症死亡率的第2位,男性恶性肿瘤的21%为前列腺癌。我国北京市1984—1987年男性发病率为2.41/10万,死亡率1.19/10万。国外和我国的发病率均有上升的趋势。前列腺癌病人中有一部分属无症状的"潜伏癌",尸检时始能发现;国外有人常规尸检发现50～60岁年龄组潜伏性前列腺癌为10%,而70～79岁年龄组为30%,因而,前列腺癌的实际发病率高于文献报道的数值。

前列腺癌病因迄今尚不明确,一般认为有如下因素:①性激素:雄激素与雌激素平衡紊乱,特别是雄激素的变化。青春期切除睾丸则不发生前列腺癌。②性活力:有研究发现在性活力高的人群中,此病发病率高。③年龄:随年龄增长,发病率随之增加。④性激素受体和癌基因;⑤种族遗传和地理因素。⑥饮食:高脂肪饮食、过量饮用咖啡和酒类有一定关系。⑦环境污染、暴露于放射线、过多接触镉等也有一定关系。

【诊断要点】

1.临床表现　前列腺癌早期可无症状,随肿瘤增长和病情发展可出现下述症状:①尿频、尿急、尿失禁,尿流缓慢、排尿困难、尿潴留或血尿。②肿瘤压迫或淋巴结转移压迫可出现下肢水肿。③骨转移可出现疼痛,病理性骨折和神经压迫症状。

2.直肠指检　是诊断和筛选前列腺癌的主要方法,80%的病例可获得诊断。前列腺癌指检表现为腺体增大、坚硬结节、表面高低不平、中央沟消失、腺体固定或侵犯肠壁等。

3.前列腺酸性磷酸酶(PAP)　又称前列腺血清酸性磷酸酶(PSAP),可由正常或癌变的前列腺上皮细胞溶酶体产生,是较特异的肿瘤标志物。用敏感性和特异性强的放射免疫测定法或免疫电泳法(CIEP)检测,总阳性率在70%左右,晚期患者可达80%～90%,并可提高早期癌的诊断率。

4.前列腺特异性抗原(PSA)　是由正常或癌变的前列腺上皮细胞内质网产生,分子量为3400的大分子糖蛋白,是目前前列腺癌敏感性强且特异性高的肿瘤标志物。总阳性率为70%以上,晚期患者为90%以上为阳性。正常值:＜4ng/ml,可疑值4～10ng/ml,＞10ng/ml应高度怀疑前列腺癌,＞20ng/ml则可能有转移灶。前列腺增生PSA亦可高于正常,应注意鉴别。

5.前列腺B型超声　经直肠或腹部B超可发现前列腺内低回声占位病变;并可根据其向被膜外浸润的程度做分级诊断。根据图像有助于和前列腺增生相鉴别。有些西方国家常用此法对高危人群普查。

6.细胞学或病理诊断　①尿液或前列腺液涂片细胞学检查：由于前列腺患者前列腺液中可能有癌细胞，因而可在尿液或前列腺液的涂片检查中发现。前列腺液可用导管法采取。涂片只能作为辅助方法，不能代替前列腺活检。②经直肠或会阴部前列腺穿刺活检：经直肠前列腺穿刺活检的准确率可达80%～90%。用B超导引穿刺可显著提高准确率。

7.其他检查　CT和MRI可了解肿瘤和周围组织、器官的关系及淋巴结转移的情况。骨扫描和X光检查有助于骨转移的诊断。雄激素及雌激素受体测定有助于诊断和治疗。

前列腺癌需与前列腺增生、前列腺炎、前列腺肉芽肿、前列腺结核、前列腺纤维化、囊肿、结石等鉴别。

【病理分类】

前列腺癌绝大多数为腺癌，极少数为鳞癌或移行上皮癌。病理分为四级：

Ⅰ级　腺体大或中等，细胞大小正常，有核仁而不清楚。

Ⅱ级　腺体较小或中等，细胞多型性，核仁小而明显。

Ⅲ级　腺体小而不规则，呈筛状或硬癌样，腺泡形成差。细胞明显多型性，核仁大、嗜酸性。

Ⅳ级　无腺泡形成，呈硬块或膨胀的癌细胞团块，成为弥散浸润的小细胞癌块；细胞大小不等，核有丝分裂明显。

前列腺癌多发生于后叶，占75%；前叶和侧叶分别占15%和10%；其中10%为多发。一般分为3个类型：①潜伏型：小而无症状，无转移，常见于尸检。②临床型：有局部症状，侵犯明显，转移较晚。③隐蔽型：原发灶小而难于发现，常早期广泛转移。

【临床分期】

临床分期方法很多，目前尚不统一，多采用Jewett分期法；TNM分期比较繁杂，未被广泛采用。

1.Jewett分期法

A期　潜伏型，临床上不能检出，肛诊不能触及肿物

A_1　局灶性且分化好

A_2　弥漫性或分化差

B期　肛诊能触及肿瘤，肿瘤限于前列腺内

B_1　结节≤1.5cm，局限于一叶

B_2　结节>1.5cm或侵犯一叶以上

C期　肿瘤穿破前列腺包膜

C_1　包膜外小肿瘤

C_2　侵犯精囊，膀胱颈或盆腔其他器官

D期　临床和病理均有转移

D_1　盆腔淋巴结转移，未超过主动脉分叉以上

D_2　主动脉分叉以上淋巴结转移，骨、器官和软组织转移

D_3　内分泌治疗无反应

2.TNM 国际分期(UICC,1992)

T—原发肿瘤

T_x 原发肿瘤不能确定

T_0 未发现原发肿瘤

T_1 针吸活检或切除组织中有肿瘤,但临床未扪及或影像学未能显示

T_2 肿瘤局限于前列腺

T_{2a} 肿瘤侵犯一叶的≤1/2

T_{2b} 肿瘤侵犯一叶的>1/2

T_{2c} 肿瘤侵犯两叶

T_3 肿瘤已超出前列腺包膜

T_{3a} 肿瘤侵出单侧包膜外

T_{3b} 肿瘤侵出双侧包膜外

T_{3c} 肿瘤侵犯精囊

T_4 肿瘤固定或侵犯精囊以外的邻近组织

T_{4a} 肿瘤侵犯下列部位之一:膀胱颈、外括约肌或直肠

T_{4b} 肿瘤侵犯提肛肌或与盆壁固定

N—区域淋巴结

Nx 区域淋巴结转移不能确定

N_0 无区域淋巴结转移

N_1 有区域淋巴结转移,单个淋巴结最大径≤2cm

N_2 有区域淋巴结转移,单个淋巴结最大径>2cm,但不超过 5cm,或多个淋巴结,最大径均不超过 5cm

N_3 有区域淋巴结转移,一个淋巴结最大径>5cm

M—远处转移

Mx 远处转移不能确定

M_0 无远处转移

M_1 有远处转移

M_{1a} 只有骨转移

M_{1b} 有其他部位的远处转移

临床分期

0 期	Tis	N_0	M_0
Ⅰ期	T_1	N_0	M_0
Ⅱ期	T_2	N_0	M_0
Ⅲ期	T_3	N_0	M_0
Ⅳ期	T_4	N_0	M_0
	任何 T	$N_{1、2、3}$	M_0
	任何 T	任何 N	M_1

【治疗原则】

前列腺癌的治疗方法有手术治疗、放射治疗、内分泌治疗、化学治疗、免疫治疗及冷冻治疗等，具体治疗方案应根据病人的年龄、全身状况及肿瘤分期而定。

根据前列腺癌分期程度选择治疗方案

A_1 期　老人可不处理，发生转移约8%，治疗与否对生存率并不产生影响，5～10年内死于癌仅2%。

A_2 期、B_1 期　①根治性前列腺切除术。②睾丸切除术。③内分泌治疗。

B_2 期　①根治性前列腺切除术＋盆腔淋巴结清扫术。②睾丸切除术。③内分泌治疗。④放射治疗。⑤组织内放疗。

C期　处理尚无统一意见，有下列几种方案可供选择：①年老体弱、全身情况较差者适用扩大范围的体外放疗。②全身情况较好者行组织内放疗＋体外放疗。③内分泌治疗(包括双侧睾丸切除)＋扩大范围体外放疗＋根治性前列腺切除术。

D期　①D_0 期：凡PAP持续升高，但淋巴结或骨骼未发生转移者为 D_0 期患者。Whitesel等1984年报道 D_0 期肿瘤患者2年内有71%出现淋巴结转移或骨转移。因此这期患者应作为 D_2 期肿瘤处理。年轻而全身情况良好者可先施行盆腔淋巴结清扫术，如无淋巴结转移或转移轻微，可再作前列腺癌根治术。②D_1 期：无理想治疗方案，一般采用以下措施：小部分(15%～25%)仅有轻微淋巴结转移者(1～3个)，作扩大范围盆腔淋巴结清扫术及前列腺根治性切除术后，有希望长期存活且无肿瘤复发。扩大范围的放疗对部分 D_1 期患者可延迟远处转移的发生。早期应用内分泌治疗可能会延长无肿瘤复发的存活时间。③D_2 期：可酌用内分泌治疗、化疗、冷冻治疗或免疫治疗。

【手术治疗】

1.根治性前列腺切除术：包括前列腺及其包膜、精囊和局部淋巴结。近年应用“保留神经”的前列腺根治手术，可使多数病人保持原有性功能。

2.盆腔淋巴结清扫术及扩大盆腔淋巴结清扫术。根治性前列腺切除术治疗的A期5年无瘤生存率为93%，B期5年、10年、15年无瘤生存率分别为85%、72%、56%。并发症有阳痿、尿失禁及切口感染。

【放射治疗】

1.外照射　用 ^{60}Co 或直线加速器，65～70Gy/6～8周。

2.内照射　用 ^{198}Au、^{222}Ra、^{125}I 或 ^{192}Ir 等。

3.骨转移同位素治疗　用 ^{32}P 或 ^{89}Sr 对缓解骨转移局部疼痛及病变发展有一定作用。结果：A期5年、10年无瘤生存率分别为83%、67%。B期5年、10年无瘤生存率分别为70%、51%。^{125}I 植入前列腺组织内照射：B期5年、10年无瘤生存率分别为73%、44%。C期5年、10年无瘤生存率分别为38%、20%。并发症有便血、粘液分泌、里急后重、腹泻、大便失禁或肠梗阻等消化道症状。泌尿系并发症有尿频、排尿困难、血尿、尿道狭窄及阳痿。并发症在剂量＞50Gy时易出现，放疗结束后6个月内大多数能恢复。

【内分泌治疗】

1941年Huggins及其同事开始对晚期前列腺癌进行内分泌治疗(双侧睾丸切除和雌激素)研究,并取得较好效果。50余年来,内分泌治疗一直是晚期前列腺癌的主要治疗手段。

睾丸切除及其他内分泌治疗用于晚期患者:40%消退、40%稳定、20%进展,转移癌者多数生存2年,80%患者5年内死亡。

化疗疗效不佳,用于内分泌治疗失败者,肿瘤消退0%~32%、稳定12%~68%。缓解期1.5~24个月,生存期4~24个月。

按EORTC评价标准,前列腺癌患者经内分泌治疗后5%~10%达CR,20%~35%达PR,客观缓解30%~45%;40%~50%的患者可稳定一段时间。前列腺癌的激素依赖性是显而易见的。

已知前列腺癌的生长调节受下列因素影响:①类固醇激素(雄激素、雌激素)。②肽类激素(GnRHA,促性腺释放激素激动剂)。③生长因子。④营养因子。⑤某些糖蛋白。而①和②是最重要的因素,故而前列腺癌的内分泌治疗主要针对上述两个环节。

初次内分泌治疗称之为一线内分泌治疗。一线内分泌治疗失败,再次内分泌治疗称之为二线内分泌治疗。一般来说,除双侧睾丸切除术和雌激素外。

(一)双侧睾丸切除术

可使多数前列腺癌消退或稳定,手术简便、疗效好。但患者心理上不易接受,不良反应有阳痿、阵发性发热、出汗等症状,短期应用环丙氯地孕酮(CPA)或己烯雌酚可改善症状。

睾丸切除术在近期内一般可取得显著疗效,甚至椎体骨转移所致截瘫也有可能恢复,多数患者病情缓解可持续1~2年。治疗失败往往是由于非雄激素依赖肿瘤细胞的增殖,故远期疗效取决于肿瘤对雄激素的依赖性。一些研究表明,睾丸切除术加用雌激素不能提高疗效和生存率,但雌激素对骨转移患者有姑息性治疗作用。既往曾应用过肾上腺切除术和垂体切除术作为前列腺癌内分泌治疗的手段。因临床效果差、对患者损害大,现在已不再采用。

(二)雌激素类药物

雌激素可抑制垂体前叶释放促黄体激素(LH),进而抑制睾丸产生雄激素,消除雄激素对前列腺的刺激。并且可直接抑制睾丸酮产生。常用药物如下:

1.己烯雌酚(DES,乙底酚) 为雌激素类的代表药物。用量:口服每日3~5mg,7~21日后血睾酮可达去势水平,维持量每日1~3mg。可有恶心、呕吐、水肿、血栓性静脉炎等出现。美国退伍军人医院泌尿学协作研究组(VACURG)对1764例前列腺癌病人进行了DES 1mg/d和5mg/d的随机研究,证实1mg/d在有效率和降低死亡率方面和5mg/d无差别,而消化道和心血管方面的不良反应较5mg/d为轻(Bailar等,1970)。以后其他一些研究组证实了这一结论。目前美国采用1mg/d的DES作为“标准”(standard)进行前列腺癌的内分泌治疗,但1mg/d尚不能使血中雄激素降至去势水平,有学者认为3mg/d比较适宜。

2.聚磷酸雌二醇 为长效制剂,用量:肌注每次80~160mg,1月1次,不良反应较DES少。

3.炔雌醇(乙炔雌二醇) 为人工修饰的雌激素,口服易吸收,在体内不易被代谢破坏。用量:口服每次0.05~0.5mg,每日3~6次。不良反应有头昏、恶心、呕吐等。

4.三对甲氧苯基氯乙烯　口服每次12mg,每2日1次。

(三)抗雄激素类药物

抗雄激素药物通过与内源性雄激素竞争性结合胞质双氢睾酮受体,抑制双氢睾酮进入细胞核,从而阻断雄激素对前列腺细胞的作用。分类固醇和非类固醇两类。

1.类固醇抗雄激素　为孕激素类药物。

(1)醋酸环丙氯地孕酮(CPA,环丙孕酮,环丙甲地孕酮,醋酸色普龙):具有孕激素的双相作用,可与双氢睾酮竞争受体,抑制双氢睾酮进入细胞核,并可抑制垂体LH的释放。用量:口服每次100mg,每日2次。肌注每次300mg,1周1次。不良反应为男子乳房发育。此药为类固醇抗雄激素的代表药物。

(2)醋酸氯羟甲烯孕酮:用量:口服每日250mg。

(3)醋酸甲地孕酮(甲地孕酮):与天然孕激素相同,具有中枢和外周抗雄激素作用,通过抑制LH的释放而抑制血睾酮浓度,抑制4α-还原酶而降低前列腺双氢睾酮的浓度,并可与双氢睾酮竞争受体。用量:口服每次40mg,每日2~4次。或每次160mg,每日1次。3月后改用维持量:每次40mg,每日2次。

(4)甲羟孕酮(MPA,安宫黄体酮):作用机制同甲地孕酮。用量:口服每次500mg,每日1~2次,3个月后改维持量:每次500mg,每日1次。治疗后5年生存率较DES和CPA为低。

此外还有醋酸氯地孕酮、双甲孕酮(二甲去氢孕酮)作用机制类似上述药物。

2.非类固醇类抗雄激素药物

(1)氟硝基丁酰胺(氟他米特):为非类固醇类抗雄激素药物,通过与睾酮和二氢睾酮竞争性结合雄激素受体而抑制雄激素进入靶细胞,并可阻止雄激素和靶细胞核结合。还可阻断睾酮对促性腺激素分泌的抑制作用。因此,用药后血清促黄体生成素和睾酮水平增加,因而可使大多数患者保存生殖能力和性功能。用量:250~500mg,每日3次,继之1日750~1500mg。一般与促性腺激素激动剂(GnRHA)联合应用。亦可单用或与5α-还原酶抑制剂Finasteride合用,副作用为腹泻、面部发热和男子乳房发育。

(2)尼鲁米特:结构与氟他米特有些类似,作用机制亦类似。半衰期约40小时。用量:口服每次300mg,每日1次。

(3)康士得:一种合成的抗雄激素药物,作用机制与氟他米特类似,半衰期约5~6日,用量:每日50mg口服。不良反应为乳房触痛或轻度男性乳房发育。胃肠道反应轻于上述两药,性功能一般不受影响。

(四)促性腺释放激素激动剂(GnRHA,LHRHA,**又称促性腺释放激素类似物或促黄体生成素释放激素类似物**)

天然GnRH(促性腺释放激素)为下丘脑分泌的肽类激素,脉冲式作用于垂体前叶,使之分泌LH和FSH,LH作用于睾丸间质细胞,使之分泌睾酮;FSH作用于睾丸支持细胞,使之产生雄激素结合蛋白。自1971年Schally等确定GnRH结构后,已合成了约2000余种GnRHA。GnRHA与垂体亲和力强,LH释放量可比正常情况增加15~20倍,大剂量长期给GnRHA可造成垂体促性腺激素耗竭,使GnRH受体调节功能降低,最后使血清睾酮降至去势水平;其作用可维持长达3年之久。临床应用的药物有:

1.醋酸亮丙瑞林(利普安)　LHRH的第6位甘氨酸被D-亮氨酸取代,第10位甘氨酸以乙酰基连接于第9位的脯氨酸的羧基上,即为本药,于1984年在德国上市。应用此药后血清睾酮常暂时上升,使少数患者病情在短期内恶化,4周后又恢复至原有水平。然后睾酮水平逐渐下降至去势水平(<1.72nmol/L),并始终保持低水平。因此,在病情严重的患者,开始治疗时最好与抗雄激素药氟硝基丁酰胺合用。用量:皮下注射每日1mg。不良反应小,为性欲减退、面部潮红及荨麻疹。

2.布舍瑞林　在LHRH的第6位甘氨酸由D-丝氨酸取代即为buserelin。用量:皮下注射0.5mg,每8小时1次,连用7日,以后改为每日0.2mg。或者用buserelin滴鼻剂滴鼻:0.4mg每次每鼻孔各0.2mg,3次/日。

3.醋酸性瑞林　LHRH的第6位及第10位的两个甘氨酸分别被D-丝氨酸和氮杂甘氨酸取代即为zoladex。为一长效生物膜微粒胶丸制剂。用量:腹壁皮下注射(用16号针)3.6mg,每4周1次。

4.醋酸6-D-色氨酸高那瑞林(D-6-色氨酸GnRH,曲普瑞林)　LH-RH的第6位甘氨酸被D-色氨酸取代即为本药,用量:皮下注射,最初0.5mg 1周1次,继续治疗每日0.1mg。

(五)抗肾上腺药物

1.氨鲁米特(AG,氨苯哌酮,氨基苯乙哌啶酮)　抑制由胆固醇转化为孕烯醇酮的酶促过程,故抑制肾上腺皮质合成雄激素、雌激素、糖皮质激素及醛固酮。类似于肾上腺皮质切除术。但因ACTH代偿性分泌增加可影响其作用,所以应加用皮质激素以抑制ACTH的分泌。本药适用于治疗睾丸切除无效,雌激素治疗无效或复发的患者。如与DES合用,疗效可提高,用量:250mg,1日3～4次,加服氢化可的松每日20～40mg,以补充糖皮质激素之不足和抑制ACTH的分泌。不良反应有低血压、胃肠道反应和皮疹。

2.安体舒通　原为利尿剂。主要通过抑制肾上腺和睾丸微粒体细胞色素P450及17羟化酶而抑制雄激素的形成。用药后能使血浆雄激素水平显著下降。适用于睾丸切除的转移性前列腺癌患者。用量:口服,每次100mg,每日1次。

(六)咪唑类药物

1.酮康唑　一种咪唑衍生物,为抗真菌药物。它的内分泌治疗作用可能是咪唑环上的N原子和细胞色素P450上的铁原子结合,影响其功能,从而抑制17α,20α二羟孕酮转化为雄烯二酮和睾酮,干扰雄激素的合成。小剂量不引起雄激素变化,大剂量时可抑制睾丸和肾上腺睾酮的合成。用量:1日600～1200mg,分3次口服,24～48小时内雄激素可降至去势水平。常用于须快速抑制睾酮至去势水平的情况,如缓解脊柱转移所致的脊髓压迫症。缺点是停药后激素水平很快恢复至治疗前水平。不良反应有恶心、乏力、皮肤粘膜干燥,肝毒性大而使其不易长期应用。

2.Liarozole　另一种咪唑衍生物。作用机制可能不同于酮康唑,用药后血中肾上腺分泌的雄激素及糖皮质激素水平无变化(用于去势治疗复发患者)。用量:口服每次300mg,每2日1次,持续4周。不良反应较酮康唑轻。主要用于前列腺癌的第二线内分泌治疗。

(七)生长激素释放因子类似物

奥曲肽,为一环状8肽,作用机制是抑制生长激素的释放,并降低其他因子的血浆水平,间接地抑制肿瘤的生长，也可通过与内源性上皮生长因子、移植生长因子的局部相互作用而直接抑制肿瘤的生长。

内分泌治疗长期以来一直以双侧睾丸切除术和雌激素治疗为主。但睾丸切除术后病人出现心理变态，而雌激素心血管方面的并发症是使用中的主要问题。随着 LHRHA 及非类固醇抗雄激素药物的出现，医生已不再偏爱雌激素类药物了。由于 LHRHA 及 Flutamide 类药物使用方便、安全且副作用小而应用渐趋广泛。

前列腺癌的内分泌治疗如前述的一线治疗和二线治疗外，还有内分泌联合治疗，可作为第一线或第二线应用。

近年研究表明，睾丸切除术＋非激素类抗雄激素药物可提高缓解率和延长生存期。LHRHA＋非激素抗雄激素药一些研究虽表明其缓解率似乎不优于单独治疗，但一些研究表明这种联合治疗可延长治疗后生存期

【单药化疗】

前列腺癌内分泌治疗失败后可采用化疗，化疗疗效不佳，单药对内分泌治疗失败的前列腺癌的治疗效果。

雌二醇氮芥（EMP，磷雌氮芥，癌腺治）是以雌二醇 17 磷酸酯为载体的氮芥类化合物，具有烷化剂及雌激素的双重作用，其主要代谢产物雌二醇氮芥和雌酮氮芥对前列腺具有特殊亲和力，既能通过下丘脑抑制促黄体生成素，降低睾酮的分泌，又有直接细胞毒作用。

用法每日 600mg/m^2，分 2 次口服，如连服 3～4 周无效，则应停药；如有效，原剂量继续服用，共 3～4 个月。有效率为 30％。不良反应为恶心、呕吐，轻微女性化，少见骨髓抑制，少数人有转氨酶和胆红素升高。

其他单药治疗：

1.DDP 60mg/m^2 静滴第 1、4、21、24 日。有效率 36％，以后每月 1 次×3～4 个月。

2.5-FU 600mg/m^2 静滴 1 次/周，共 6～8 周，有效率 36％。

3.MTX 40mg/m^2，静滴，第 1 日，
　　60mg/m^2，静滴，第 8 日
　　每 2 周重复×3 周期，有效率为 41％。

【联合化疗】

许多随机分组研究认为单药与联合化疗在疗效和生存期方面无明显差别。

前列腺癌常用的联合化疗方案

1.AV 方案：VLB　1.5mg/m^2　静注，第 1～5 日；
　　ADM　50mg/m^2　静注，第 1 日，
　　3 周为 1 周期，3 周期为 1 疗程。有效率为 29％。

2.MAV 方案：ADM　50mg/m^2　静注，第 1 日；
　　MMC　10mg/m^2　静注，第 1 日；
　　VLB　1.5mg/m^2　静注，第 1～5 日，
　　3 周为 1 周期，3 周期为 1 疗程。有效率 41％。

3.CFP 方案:DDP 50mg/m^2 静滴,第 1 日;
CTX 500mg/m^2 静注,第 1 日;
5-FU 500mg/m^2 静滴,第 1 日,
3 周为 1 周期,3 周期为 1 疗程。有效率为 41%。

4.MFA 方案:ADM 50mg/m^2 静注,第 1 日;
MMC 5mg/m^2 静注,第 1,2 日;
5-FU 750mg/m^2 静滴,第 1,2 日,
3 周为 1 周期,3 周期为 1疗程。有效率 41%。

5.PE 方案:DDP 60mg/m^2 静滴,第 1,4,21,24 日,以后每月 1 次;
磷雌二醇氮芥 600mg/m^2 口服,每日 1 次。
3 个月为一疗程。有效率为 36%。

以上方案是国外所用方案,供参考。可以选用有效药物如 DDP、CTX、ADM、5-FU 及磷二醇雌氮芥等按常规剂量组成化疗方案。

【综合治疗】

前列腺癌患者易早期出现淋巴结转移及远处转移,20 世纪 90 年代初有学者进行了可手术的前列腺癌的术前内分泌治疗,以期减少患者术后肿瘤复发。有些人认为前列腺癌的术前内分泌治疗对减少肿瘤复发有益,但得出明确的结论还有待于进一步研究。

手术治疗:①根治性前列腺切除术:包括前列腺及其包膜、精囊和局部淋巴结。近年应用"保留神经"的前列腺根治手术,可使多数病人保持原有性功能。②盆腔淋巴结清扫术及扩大盆腔淋巴结清扫术。根治性前列腺切除术治疗的 A 期 5 年无瘤生存率为 93%,B 期 5 年、10 年、15 年无瘤生存率分别为 85%、72%、56%。并发症有阳痿、尿失禁及切口感染。

放射治疗:①外照射:用^{60}Co 或直线加速器,近年多采用适形放疗,65~70Gy/6~8 周。②内照射:用^{198}Au、^{222}Ra、^{125}I 或^{192}Ir 等。③骨转移放射性核素治疗:用^{32}P 或^{89}Sr 对缓解骨转移局部疼痛及病变发展有一定作用。结果:A 期 5 年、10 年无瘤生存率分别为 83%、67%。B 期 5 年、10 年无瘤生存率分别为 70%、51%。^{125}I 植入前列腺组织内照射:B 期 5 年、10 年无瘤生存率分别为 73%、44%。C 期 5 年、10 年无瘤生存率分别为 38%、20%。并发症有便血、粘液分泌、里急后重、腹泻、大便失禁或肠梗阻等消化道症状。泌尿系并发症有尿频、排尿困难、血尿、尿道狭窄及阳痿。并发症在剂量>50Gy 时易出现,放疗结束后 6 个月内大多数能恢复。

内分泌治疗:1941 年 Huggins 及其同事开始对晚期前列腺癌进行内分泌治疗(双侧睾丸切除和雌激素)研究,并取得较好效果。60 余年来,内分泌治疗一直是晚期前列腺癌的主要治疗手段。

睾丸切除及其他内分泌治疗用于晚期患者:40%消退、40%稳定、20%进展,转移癌者多数生存 2 年,80%患者 5 年内死亡。

化学治疗:化疗疗效不佳,用于内分泌治疗失败者,肿瘤消退 0%~32%、稳定 12%~68%。缓解期 1.5~24 个月,生存期 4~24 个月。

前列腺癌手术、放疗、内分泌或化疗以后,还可采用免疫治疗,免疫治疗可用干扰素、白介

素-2、卡介苗、短棒菌苗、肿瘤疫苗等。有作者报道晚期前列腺癌患者加用免疫治疗，其平均生存期明显长于对照组。

近年来随着新的诊断技术的产生，新的药物和新的治疗方法的出现，前列腺癌的治疗疗效较以前有了很大的提高，一些晚期患者治疗后也可长期生存，现在前列腺癌的研究重点主要是晚期前列腺癌的治疗，以期提高前列腺癌患者总的生存率。

参考文献

1.石远凯，孙燕.临床肿瘤内科手册.北京：人民卫生出版社，2015

2.魏于全，赫捷.肿瘤学.北京：人民卫生出版社，2015

3.万德森.临床肿瘤学.北京：科学出版社，2016

4.(美)卡夏托 主编，刘云鹏，李智 译.临床肿瘤学手册.北京：中国协和医科大学出版社，2012

5.王颖，刘金丰.肿瘤CT与MRI诊断.广东：广东科技出版社，2013

6.蒋国梁，叶定伟，李进.常见恶性肿瘤的多学科综合诊断和治疗.上海：复旦大学出版社，2011

7.赫捷.胸部肿瘤学.北京：人民卫生出版社，2013

8.殷蔚伯.肿瘤放射治疗手册.北京：中国协和医科大学出版社，2010

9.王若峥，尹勇.肿瘤精确放射治疗计划设计学.北京：科学出版社，2015

10.(美)詹科斯基.消化道肿瘤诊断与治疗.北京：人民卫生出版社，2012

11.陈振东，王雅杰，唐金海，张长乐，熊建萍.肿瘤综合治疗学.安徽：安徽科学技术出版社，2014

12.徐小红，周勤.临床肿瘤内科学.北京：科学出版社，2016

13.胡雁，陆箴琦.实用肿瘤护理.上海：上海科学技术出版社，2013

14.吴鸣.协和妇科肿瘤手册.北京：人民卫生出版社，2012

15.罗荣城，李爱民.肿瘤生物治疗学.北京：人民卫生出版社，2015

16.邵志敏.乳腺肿瘤学.上海：复旦大学出版社，2013

17.陈万涛.口腔颌面-头颈部肿瘤生物学.上海：上海交通大学出版社，2015

18.许亚萍，毛伟敏.胸部肿瘤放射治疗策略.北京：军事医学科学出版社，2013

19.陈灏珠.实用内科学.北京：人民卫生出版社，2013

20.钱家鸣.消化内科学.北京：人民卫生出版社，2014

21.周希亚，彭澎.北京协和医院妇产科住院医师手册.北京：人民卫生出版社，2012

22.华克勤，丰有吉.实用妇产科学(第三版).北京：人民卫生出版社，2013

23.陈杰，周桥.病理学.北京：人民卫生出版社，2015

24.王娅兰，龙汉安.病理学.北京：科学出版社，2014